W0253382

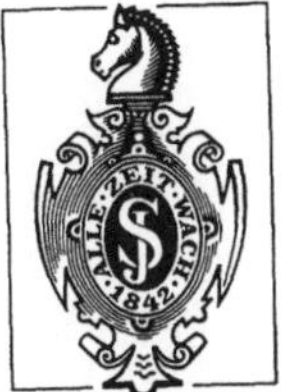
ALLE ZEIT WACH
1842

Kurt Biener

Grenzbereiche der Sportmedizin

Mit Beiträgen von

Urs Auf der Mauer, Walter Bachmann, Werner Bamert
Reto Caduff, Christoph Fischer, Walter Frey
Urs Fröhlicher, Elisabeth Kaiser-Joller, Fredy Nydegger
Peter Osterwalder, Franz Renggli, Jonas Rickli
Andreas Roos, Urs Steiner, Beat Villiger

Mit einem Geleitwort von Ernst Jokl

Mit 162 Tabellen und 19 Abbildungen

Springer-Verlag Berlin Heidelberg New York
London Paris Tokyo Hong Kong

Professor Dr. Kurt Biener
Institut für Sozial- und Präventivmedizin
der Universität Zürich
Sumatrastrasse 30, CH-8006 Zürich

Wildor Hollmann gewidmet

Unser Dank gilt
der Eidgenössischen Turn- und Sportschule Magglingen sowie
der Schweizerischen Gesellschaft für Sportmedizin
für ihre Unterstützung bei der Drucklegung dieses Buches.

ISBN-13: 978-3-540-52168-6 e-ISBN-13: 978-3-642-75429-6
DOI: 10.1007/978-3-642-75429-6

CIP-Titelaufnahme der Deutschen Bibliothek
Biener, Kurt:
Grenzbereiche der Sportmedizin/Kurt Biener. Mit Beitr. von
Urs Auf der Mauer ... Geleitw. von Ernst Jokl. - Berlin;
Heidelberg; New York; London; Paris; Tokyo; Hong Kong:
Springer, 1990
ISBN-13: 978-3-540-52168-6 (Berlin ...)

2119/3130(3011)-543210 - Gedruckt auf säurefreiem Papier

Geleitwort

Professor Biener ist weltweit anerkannt als Autorität auf dem Gebiet der Sportmedizin und der Sportwissenschaften in ihrer Gesamtheit. In dem von ihm bearbeiteten Übersichts-Opus «Grenzbereiche der Sportmedizin» präsentiert er eine Gesamtdarstellung von Randgebieten des Sportes und der Sportmedizin, denen bislang wenig Beachtung geschenkt worden ist. So werden beispielsweise Probleme des Sportes bei Strafgefangenen, bei Alkoholkranken und in Blindenheimen dargestellt. Es folgen Behandlungen der Themen «Kind und Sport», sowie «Sportorthopädische Probleme bei Schülern». Eine besondere Arbeit ist der Frage «Sport und Intelligenz» gewidmet. Von vielen Vorurteilen umgeben ist das Body-Building; in einer ausführlichen Studie werden die Lebensgewohnheiten, die Ernährungsweise, das Dopingproblem sowie die spiroergometrischen Untersuchungsergebnisse an Vertretern dieser Sportart diskutiert. Weitere Arbeiten sind der oxymetrischen Leistungsbeurteilung, den Grenzproblemen des Sportes bei Diabetikern sowie den spezifischen Augen-, Ohren- und Genitalverletzungen im Sport gewidmet, aber auch der neuen Bedrohung durch die Aids-Erkrankung.

Vor 25 Jahren erschien das inzwischen viel diskutierte Buch von Lord Charles Snow «Two Cultures», in dem die These vertreten wird, dass der traditionelle Kulturbegriff im Verlaufe unseres Jahrhunderts in einen naturwissenschafftlichen und einen geisteswissenschaftlichen Eigenkomplex gespalten worden sei und dass die beiden von einander kaum Notiz nähmen. Dazu käme, dass dem Erstgenannten viel mehr Aufmerksamkeit gewidmet würde als dem Letztgenannten mit dem Resultat, dass wir mit einem präzedenzlosen Bildungsverfall konfrontiert werden.

Ich meine, das vorliegende Buch kann als Gegenargument zu den von Lord Snow vertretenen Schlussfolgerungen ins Feld geführt werden. Biener ist sowohl Wissenschaftler sensu strictiori als auch Humanist traditioneller Prägung. Für ihn sind die Sportwissenschaften nicht aufgerufen, den «man as a machine» darzustellen. Für Biener gilt das Diktum von Sherrington «man is a machine with a mind». Das vorliegende Buch stellt eine Bereicherung der Fachliteratur dar. Ich wünsche ihm viel Erfolg.

Prof. Dr. med. Ernst Jokl
ehem. University of Kentucky, Lexington/USA
und Präsident der Forschungskommission
im Weltrat für Leibeserziehung und Sport
der UNESCO (JCSPE)

Vorwort

In den letzten Jahren ist der Sport und besonders die Sportmedizin immer mehr mit Grenzproblemen konfrontiert worden. Diese Grenzfragen haben zu Antworten herausgefordert. So ist beispielsweise der Sport in Randgruppen immer mehr in den Vordergrund gerückt: Behindertensport, Blindensport, Sport für Suchtkranke, für Straffällige. Dazu kommen psychohygienische Konfliktsituationen wie Stress, Angst, Aberglaube, Sexualprobleme, AIDS; sie reichen heran an die Aufgaben der Selbstmordprävention. Aber auch andere Freizeitbeschäftigungen — auch wenn deren Zugehörigkeit zum Sport manchmal in Frage gestellt wird — wie Ultralanglauf, Bodybuilding, Camping gehören durchaus ins Untersuchungsfeld dieser Thematik.

Eine Zusammenstellung dieser Grenzbereiche, besonders aus der Sicht der präventiven Sportmedizin, soll in diesem Buch versucht werden.

Mitgeholfen haben junge Mediziner und Sportlehrer, welche selbst begeisterte Leistungs- und/oder Freizeitsportler sind und deren Dissertationen bzw. Diplomarbeiten unter meiner Leitung in Kurzfassungen in diesem Buch vorgelegt werden. Einige medizinische Fachbegriffe sind verdeutscht und in Klammern beigefügt worden.

Mein Dank gilt Frau Rose Bucher für die Reinschrift, die Gestaltung und die Korrektur des Textes sowie Herrn Hanspeter Jauss für die grafischen Darstellungen.

Zermatt, 1. Januar 1990 Kurt Biener

Inhaltsverzeichnis

ERSTER TEIL

A. SPORT IN RANDGRUPPEN

B. SONDERSTUDIEN

5. Oxymetrie und Leistungsbeurteilung Jugendlicher

6. Sport, Körperentwicklung und Intelligenz

7. Sportorthopädische Probleme bei Jugendlichen

ZWEITER TEIL

A. *INTERNATIONALE FORSCHUNGSERGEBNISSE*

1. Training und Sport als Prävention

2. Sportunfälle, Morbidität und Mortalität

6. Gesundheitserziehung und Sport: Langzeitinterventionen

7. Kind und Sport

8. Lebensgewohnheiten von Leistungssportlern

9. Sonderprobleme der Sporternährung

10. Diabetes und Sport

11. Sport und Partnerschaftsinteressen

ERSTER TEIL

A. SPORT IN RANDGRUPPEN

1. Sport bei Strafgefangenen I

Walter Bachmann

1.1. Zielsetzung und Untersuchungsgut

In der vorliegenden Studie werden zunächst das Sportinteresse und Sportverhalten der Gefangenen mit demjenigen von gleich alten Nichtgefangenen verglichen, dann soll sie Aufschluss über die heute vorhandenen Sportmöglichkeiten in den Männerstrafanstalten der deutschsprachigen Schweiz geben und die Probleme der sportlichen Betätigung unter den gegebenen Bedingungen aufzeigen, und zwar sowohl aus der Sicht der Inhaftierten wie der Vorgesetzten.

In einem weiteren Teil der Untersuchung wird die aktive und passive Sportbetätigung der Gefangenen vor dem Strafantritt ermittelt und einer vergleichbaren Gruppe von Nichtgefangenen gegenübergestellt. In diesem Zusammenhang erhalten auch soziale und psychische Aspekte ihre Bedeutung. Zweifellos ist der Sport für viele Menschen ein Mittel, zwischenmenschliche Beziehungen aufzubauen und aufrechtzuerhalten. Man sagt aber, dass der Gefangene vor dem Strafantritt vielfach kaum eine tiefgehende zwischenmenschliche Beziehung gehabt habe. Inwieweit diese Aussage für den Sport auch zutrifft, kann aus den Angaben zum Aktiv- und Passivsport von Gefangenen und Nichtgefangenen herausgelesen werden.

Anschliessend werden die in den Strafanstalten vorhandenen Sportmöglichkeiten nach verschiedenen Gesichtspunkten untersucht. Wesentlich scheinen dabei die Fragen nach dem Trainingsraum, der Trainingszeit und der Auswahl der Sportarten zu sein, sowie auch die Frage nach dem Trainingsleiter. Die auftretenden Probleme des Gefangenensportes aus der Sicht der Direktoren oder der dafür verantwortlichen Personen einerseits und der Gefangenen anderseits kommen dabei zur Sprache.

Um ein möglichst umfassendes Bild der gegenwärtigen Situation des Gefangenensportes zu erhalten, wurden alle acht Strafanstalten der deutschsprachigen Schweiz mit Strafzeiten von mehr als einem Jahr in die Umfrage einbezogen. Es sind dies die Strafanstalten Basel, Egolzwil, Oberschöngrün, Lenzburg, Regensdorf, Saxerriet, Thorberg und Witzwil. Die Untersuchungs- und Bezirksgefängnisse wurden für diese Untersuchung nicht berücksichtigt, weil dort in den meisten Fällen eine sportliche Betätigung zum vornherein nicht in Frage kommt. Auch wurde zwischen offenen Anstalten (für Erstmalige) und geschlossenen Anstalten (für gefährliche Erstmalige und Rückfällige) nicht unterschieden.

Die Anzahl der Gefangenen in diesen acht Strafanstalten betrug zum Zeitpunkt der Umfrage 1050. Die Resultate der Erhebungen geben demnach Aufschluss über die Situation von mehr als tausend Insassen.

Von all diesen Gefangenen haben sich in einer Stichprobenauswahl 139 aus den Strafanstalten Saxerriet, Lenzburg und Regensdorf zur Verfügung gestellt, einen umfassenden Fragebogen auszufüllen.

1.2. Methodik

Die Fragebogen der Direktoren oder Verantwortlichen des Freizeitbetriebes gliedern sich in zwei Teile. In einem ersten Teil wird der Gefangenensport gewertet, und im zweiten werden die Sportmöglichkeiten der betreffenden Anstalt erforscht.

Die Frage an die Gefangenen lassen sich in drei Gebiete einordnen: die aktive sportliche Betätigung vor dem Strafantritt, die passive sportliche Betätigung vor dem Strafantritt und die momentane sportliche Betätigung in der Strafanstalt. Wegen den verschiedenen in der Schweiz inhaftierten Ausländern wurden die Fragebogen auch in italienischer und englischer Sprache verteilt.

Die Auswertung aller Fragebogen erfolgte von Hand. Alle Antworten wurden gezählt und katalogisiert. Die Resultate bei der Gefangenenumfrage werden in Prozenten angegeben. Normalerweise stehen für die 139 Beantworter 100%, auch bei Mehrfachnennungen werden für 139 Antworten 100% geschrieben.

Die Resultate der Untersuchung über den Gefangenensport werden mit den Ergebnissen einer Repräsentativstudie von uns *(Biener und Schär)* verglichen, in der die Sportsituation von 1260 männlichen Betriebsangehörigen der Nordschweiz untersucht worden ist. Da bei den beiden Arbeiten nicht die gleichen Schwerpunkte gesetzt worden sind, ist nicht überall ein Vergleich zwischen Gefangenen und Nichtgefangenen möglich.

1.3. Die aktive sportliche Betätigung vor dem Strafantritt

Für einen regelmässig trainierenden Sportler bedeutet der Eintritt in die Strafvollzugsanstalt sicher das Ende eines intensiven Trainings. Wieviele Gefangene regelmässig bis zum Strafantritt Sport betrieben haben und nun unter den verschlechterten Trainingsbedingungen leiden, ist Gegenstand des ersten Themenkreises.

Nach der Schulentlassung haben noch 76% der Gefangenen (G) in der Freizeit Sport betrieben, bei den männlichen Betriebsangehörigen (BM) sind es 79%. Von den befragten Gefangenen hörten 19% nach der obligatorischen Schulzeit mit dem Sporttreiben auf, während 5% zu dieser Frage keine Antworten gaben.

Die Begründungen der eigenen Sportätigkeit bei den beiden Vergleichsgruppen zeigen einige Unterschiede (Tabelle 1).

Tabelle 1: Sport bei Strafgefangenen I.
Deutschsprachige Schweiz (n = 139).
Positives Sportinteresse, Vergleich zu berufstätigen Männern (n = 1260).

Frage: *Warum trieben Sie nach der Schulzeit noch Sport?*
(Mehrfachantworten)

	G	*BM*
Freude an Spiel und Sport	40%	35%
Gesundheit und Fitness	35%	57%
Freizeit und Ausgleich zur Arbeit	13%	9%
Soziale Gründe (Freund, Freundin usw.)	8%	–
Interesse an der Sportart selbst	7%	–
Erholung	–	3%
Bewegungsdrang	–	2%
Gewicht	–	2%
Sonstige Gründe	9%	14%

Tabelle 2: Sport bei Strafgefangenen I.
Deutschsprachige Schweiz (n = 139).
Negatives Sportinteresse, Vergleich zu berufstätigen Männern (n = 1260).

Frage: *Warum trieben Sie nach der Schulzeit keinen Sport mehr?*
(Mehrfachantworten)

	G	*BM*
Zeitmangel	49%	48%
Keine Interessen am Sport	25%	16%
Keine Möglichkeiten	14%	7%
Lethargie	14%	13%
Sonstige Gründe	8%	20%

Während die Betriebsangehörigen vorwiegend aus gesundheitlichen Erwägungen zu einer sportlichen Betätigung hinfinden, treiben die Strafgefangenen vor allem aus Freude an Spiel und Sport und Interesse an einzelnen Disziplinen regelmässig Sport. Gesundheit und Fitness werden bei ihnen am zweitmeisten genannt.

Es fällt auch auf, dass die Gefangenen deutlich vermehrt durch soziale Motive zum Sport gefunden haben als die Probanden der Vergleichsgruppe. Einerseits betrieben verschiedene eine bestimmte Sportart nur, weil schon der Freund diese Sportart ausführte oder im entsprechenden Klub war und anderseits ging deutlich aus den Antworten hervor, dass es auch welche gab, die unmittelbar durch das Sporttreiben Kontakt zu andern gesucht hatten.

19% der Gefangenen trieben nach der Schulzeit keinen Sport mehr. Die Gründe gegen die eigenen sportlichen Tätigkeiten sind aus der Tabelle 2 ersichtlich.

Von den Gefangenen werden unter anderem folgende Gründe gegen eine sportliche Betätigung angeführt (in der Tabelle unter «sonstigen Gründen» eingeordnet): Zuviele andere Hobbies, körperliche Behinderung, Schichtarbeit, Drogenabhängigkeit.

Beide Testgruppen haben ähnliche Rechtfertigungen angebracht, wobei auch die Prozentzahlen sich ungefähr entsprechen. Inwieweit aber Zeitmangel, keine Interessen und keine Möglichkeiten als Entschuldigungen für die eigene Trägheit stehen, wäre noch zu überprüfen.

1.4. Die Sportklubzugehörigkeit

Von den 79% der sporttreibenden Betriebsangehörigen waren 41% in einem Sportklub, während von 76% der aktiven Gefangenensportler 65% Mitglieder in einem Sportklub waren.

Die Begründungen für den Eintritt in den Sportverein bei den Gefangenen belegen, dass beim Eintritt in den Klub oft soziale Motive von Bedeutung sind. Leider können zu diesem Thema keine Vergleiche gezogen werden, da den Betriebsangehörigen diese Frage nicht gestellt worden ist.

Unter sonstigen Gründen wurden Angaben gemacht wie «ideelle Gründe», «um das Brevet zu erlangen» und «sportliche Karriere».

Für 44% der Gefangenen war der Sport die Möglichkeit — vielleicht eine unter anderen — Kontakte zu suchen oder aufrechtzuerhalten. Für 44% aller Befragten war also nicht der Gedanke an die eigene Fitness der Hauptgrund für einen Eintritt in den Sportverein. Fast die Hälfte aller Beweggründe lag somit im sozialen Bereich.

Tabelle 3: Sport bei Strafgefangenen I.
Deutschsprachige Schweiz (n = 139).
Sportklubzugehörigkeit.

Frage: *Warum sind Sie einem Sportklub beigetreten?* (Mehrfachantworten)	
Soziale Gründe (Lehrer, Suche von Kameraden, Kameradschaft, Bruder, Vater, Freundin, Freund, Familientradition)	44%
Freude und Begeisterung am Sport (Sportart)	20%
Mehr Möglichkeiten (bessere Instruktionen, regelmässiges Training, Konkurrenz)	15%
Körperliche Ertüchtigung, Gesundheit	10%
Mannschaftssportart	8%
Sonstige Gründe	9%

1.5. Die Freizeitsportart

Tabelle 4 zeigt, welche Sportarten die Gefangenen vor dem Strafantritt allein oder innerhalb des Sportklubs ausgeführt hatten.

Zudem wurden noch folgende Einzelnennungen notiert: Kunstspringen, Autorennen, Volleyball, Fallschirmspringen, Basketball, Landhokkey, Segeln, Eislaufen und Wasserball

Die Zeit für den Sport, die von den sporttreibenden Gefangenen vor dem Strafantritt eingesetzt wurde, war relativ hoch. Neben wenigen Spitzensportlern sind doch einige darunter, die zwei oder sogar drei Sportarten gleichzeitig ausgeführt haben. Dadurch steigt die durchschnittliche Wochensportstundenzahl beträchtlich.

Bei der Auswertung wurde auch ein Berufs-Judolehrer und ein Bergführer berücksichtigt. Ebenfalls berücksichtigt wurde ein Einbrecher, der unter Tags an bekannten Skiorten seinem Lieblingssport nachging und nachts Einbrüche verübte.

Die hohen Sportstundenzahlen pro Woche ergeben sich zum Teil aufgrund der ausgeführten Wettkämpfe und Meisterschaften. Unterschiede zwischen Dauerwettkämpfen (Meisterschaften) und Tageswettkämpfen wurden keine gemacht. Zudem konnte nicht genau eruiert werden, wie oft der einzelne Gefangene an diesen Wettkämpfen teilgenommen hatte.

Das breite Spektrum an Sportteilnahmen zeigen die Einzelnennungen auf: Eishockeymeisterschaft, Moto-Cross-Rennen, Kunstflugmeisterschaften, Boxkämpfe, Ringwettkämpfe, Schwingturniere, Volleyballmeister-

Tabelle 4: Sport bei Strafgefangenen I.
Deutschsprachige Schweiz (n = 139).
Sportbetätigung vor Strafantritt.

Frage: *Welche Sportarten betrieben Sie vor dem Strafantritt?* (Mehrfachantworten)

Fussball	41%
Schwimmen	25%
Skifahren	25%
Turnen/Kunstturnen	17%
Radsport (Radrennen/Kunstfahren)	13%
Leichtathletik	11%
Japanische Kampfsportarten	11%
Langstreckenläufe	11%
Handball	9%
Tennis	7%
Reiten	5%
Boxen	5%
Tischtennis	5%
Rudern, Bergsteigen, Motorrad	je 4%
Eishockey, Schwingen, Ringen, Schiessen	je 3%

Tabelle 5a: Sport bei Strafgefangenen I.
Deutschsprachige Schweiz (n = 139).
Sportwochenstundenzahlen vor Strafantritt.

Frage: *Wieviele Stunden pro Woche trieben Sie durchschnittlich Sport vor dem Strafantritt?*

1– 2 Stunden	14%
3– 4 Stunden	20%
5– 6 Stunden	24%
7– 8 Stunden	16%
9–10 Stunden	8%
11–15 Stunden	9%
16–20 Stunden	7%
21–25 Stunden	1%
26–30 Stunden	1%

Tabelle 5b: Sport bei Strafgefangenen I.
Deutschsprachige Schweiz (n = 139).
Wettkämpfe vor Strafantritt.

Frage: *An welchen Wettkämpfen haben Sie schon teilgenommen?* (Mehrfachantworten)

Fussballmeisterschaft		39%
Kunstturnertage		12%
Handballmeisterschaft, Radrennen, Langstreckenläufe	je	11%
Skirennen, Leichtathletikwettkämpfe	je	9%
Orientierungsläufe, Reitwettkämpfe	je	8%
Schwimmwettbewerbe		5%
Judomeisterschaft, Tennisturnier	je	4%

schaft, Schiesswettkämpfe, Tischtennisturniere, Fallschirmspringmeisterschaft, Segelregatta, Kegelmeisterschaft.

Unter den Gefangenen sind verschiedene Spezialisten zu finden, welche eine Ausbildung absolvieren mussten, um zu ihrer Lizenz oder ihrem Brevet zu kommen. Bei den Brevetierten handelt es sich um folgende: SLRG-Rettungsbrevet I (9 Inhaber), SLRG-Rettungsbrevet II (1), Flugbrevet (1), Skilehrerbrevet (1), Bergführerbrevet (1), Judolehrerbrevet (1) und Segelbrevet (1).

1.6. Das Training

33% aller Befragten trainierten regelmässig bis zum Strafantritt, 60% der Sporttreibenden hatten das Training nicht bis zum Antritt der Strafe absolviert, sondern hatten aus verschiedenen Gründen vorzeitig aufgehört. Von den restlichen 7% liegen keine Antworten vor.

Tabelle 6: Sport bei Strafgefangenen I.
Deutschsprachige Schweiz (n = 139).
Sportbetätigung vor Strafantritt, Vergleich zu berufstätigen Männern (n = 1260).

Frage: *Weshalb haben Sie mit dem Training aufgehört?*

	G	*BM*
Keine Zeit mehr	27%	40%
Berufliche Gründe	15%	12%
Keine Freude mehr, kein Interesse mehr	14%	5%
Auslandaufenthalt	5%	4%
Gesundheitliche Gründe	4%	9%
Negative Einflüsse (Kriminalität, Drogen)	9%	–
Wohnortwechsel	2%	7%
Heirat, familiäre Gründe	2%	13%
Weiterbildung	2%	5%
Faulheit, Bequemlichkeit	2%	5%
Diverse Gründe	7%	–
Ohne Antwort	11%	–

Einzelne dieser Befragten hatten die sportliche Tätigkeit aus nachfolgenden Gründen aufgegeben: Finanzielle Schwierigkeiten, Aufgabe des Leistungssportes, unpassende Trainingszeit, Auflösung der Mannschaft.

1.7. Interesse am Passivsport

Zu dieser Frage wurde das Verhalten zur Sportinformation durch die Zeitungen, Radio und Fernsehen untersucht und gleichzeitig die Teilnahme am Sport-Toto erkundet (siehe auch die zweite Studie).

Bei den Sportwetten nahmen, regelmässig oder selten, 54% der Inhaftierten teil, während der prozentuale Anteil bei den Betriebsangehörigen im gleichen Altersbereich 42% betrug.

1.8. Die Passivsportarten

Untersuchungsergebnisse des Schweizer Fernsehens zeigten folgende Reihenfolge der Beliebtheit der Sportarten auf: Fussball, Ski, Leichtathletik, Reiten und Eishockey.

Fussball, Motorsport, Skisport lautet bei den Gefangenen die Reihenfolge, während bei den männlichen Betriebsangehörigen Fussball vor Eishockey und Motorsport kommt. Aus der Tabelle ist ersichtlich, dass nicht unbedingt die selbst aktiv betriebene Sportart beim Zuschauen im Vordergrund steht.

Auffallend ist vor allem die Beliebtheit des Motorsportes (Auto- und Motorradrennen) und des Boxens bei den inhaftierten Sportinteressenten.

Tabelle 7: Sport bei Strafgefangenen I.
Deutschsprachige Schweiz (n = 139).
Passivsportinteressen vor Strafantritt. Vergleich zu berufstätigen Männern (n = 1260).

Frage: *Lasen Sie den Sportteil Ihrer Zeitung?*

Regelmässig	55%
Selten	24%
Nie	21%

Frage: *Verfolgten Sie Sportsendungen am Radio und Fernsehen?*

	G	*BM*
Regelmässig	55%	35%
Selten	38%	45%
Nie	7%	20%

Frage: *Spielten Sie Sport-Toto?*

	G	*BM*
Regelmässig	14%	8%
Selten	40%	34%
Nie	46%	58%

Tabelle 8: Sport bei Strafgefangenen I.
Deutschsprachige Schweiz (n = 139).
Passivsportinteressen der Inhaftierten.

Frage: *Für welche Sportarten interessieren Sie sich als Passivsportler am meisten?* (Mehrfachantworten n = 333)

Fussball	51%
Motorsport	43%
Skisport	37%
Boxen	21%
Reiten	18%
Eishockey	18%
Leichtathletik	12%
Kunstturnen	12%
Schwimmen	12%
Tennis	9%
Radsport	6%
Judo	6%
Eislaufen, Ringen, Karate, Schiessen, Segeln, Handball	je 3%

1.9. Die sportliche Betätigung in der Strafanstalt

Von den Gefangenen machten 44% im freiwilligen Sport mit, 41% nahmen bisher daran nicht teil und 15% antworteten nicht. Nach den Gründen befragt, gaben sie die verschiedensten Anworten (vgl. Tabelle 9).

Die Gründe für die Teilnahme am Sportbetrieb sind gut zu verstehen. Es scheint selbstverständlich zu sein, dass nicht nur Fitness und der Gedanke an die Gesundheit im Vordergrund stehen, sondern dass der Sport für viele eine Abwechslung im Alltagsleben und eine Möglichkeit zum geselligen Beisammensein darstellt. Zudem bietet der Sport die willkommene Gelegenheit, sich an der frischen Luft frei zu bewegen.

Die Gründe gegen die Teilnahme am Sportbetrieb berühren wichtige Probleme. Die Probleme des geeigneten Leiters, der Lektionen innerhalb des Tagesablaufes und des umfassenden Angebotes an Sportdisziplinen sind wirklich aktuell. Auf die ganze Thematik wird in einem späteren Kapitel eingegangen, weshalb hier die Hauptpunkte nur kurz erwähnt werden.

Tabelle 9: Sport bei Strafgefangenen I.
Deutschsprachige Schweiz (n = 139).
Aktivsportinteressen der Inhaftierten.

Frage: *Warum nehmen Sie am Sportbetrieb teil?*	
Gesundheit, Fitness	44%
Freude am Sport, Sportsgeist	22%
Bewegung, frische Luft	11%
Abwechslung, Ablenkung	11%
Zeitvertreib, Freizeitbeschäftigung	6%
Geselligkeit, Beisammensein	6%
Frage: *Warum nehmen Sie am Sportbetrieb nicht teil?*	
Alter, Krankheit, Invalidität	20%
Kein Interesse mehr, andere Interessen	20%
Zeitmangel	12%
Keine Gelegenheit	11%
Schlechte Stimmung beim Sport	7%
Zuviel Arbeit	6%
Kein Unterricht, man lernt nichts	6%
Ungünstige Tageszeit zum Sporttreiben	5%
Gewünschte Sportart nicht möglich	5%
Keine Erlaubnis erhalten	4%
Noch zu wenig lange hier	4%

1.10. Sportarten in der Strafanstalt

Welche Sportarten die Gefangenen zur Zeit in den verschiedenen Strafanstalten ausführen können, zeigt Tabelle 10.

Aufgezählt wurden auch noch Schach und Yoga, die allerdings nicht als offizielle Kurse ausgeschrieben, sondern von Insassen selbständig im Freizeitraum oder in der Zelle ausgeführt wurden. Im geheimen betreibt einer sogar ein Boxtraining, vermutlich für sich in der Zelle.

Tabelle 10: Sport bei Strafgefangenen I.
Deutschsprachige Schweiz (n = 139).
Aktivsportbetätigung der Inhaftierten, Sportart.

Frage: *An welcher Sportart (welchen Sportarten) nehmen Sie teil?* (Mehrfachantworten)

Sportart	%
Fussball	73%
Turnen (Freiübungen, Geräte)	23%
Tischtennis	18%
Handball	13%
Schwimmen	11%
Volleyball	5%
Skilanglauf	3%
Vita-Parcours	3%
Basketball	3%
Gymnastik	3%
Leichtathletik	2%

1.11. Sportstundenzahl in der Strafanstalt

Einen Überblick über die durchschnittliche Wochensportstundenzahl der aktiven Gefangenen gibt Tabelle 11.

Weil der Sportbetrieb vielerorts wirklich vom Wetter abhängig ist, können die gemachten Angaben nur als Durchschnittswerte betrachtet werden. Auch können die Angaben jenes Insassen nicht überprüft werden, der 12 Stunden pro Woche turnt; es gibt jedoch Gefangene, laut Aussagen von Anstaltsleitern, die für sich in der Zelle turnen (Gymnastik, Fitnessprogramme).

1.12. Die Beurteilung der gegenwärtigen Sportmöglichkeiten

In Anbetracht der teilweise improvisierten Anlagen und des zur Verfügung stehenden Zeitraumes wurde den Gefangenen die Frage gestellt, die gegenwärtigen Sportmöglichkeiten zu beurteilen. 25% zeigten sich an der Frage nicht interessiert und antworteten nicht. 41% der Inhaftierten sind

Tabelle 11: Sport bei Strafgefangenen I.
Deutschsprachige Schweiz (n = 139).
Aktivsportbetätigungen der Inhaftierten, Stundenzahl.

Frage: *Wieviele Stunden durchschnittlich pro Woche treiben Sie zur Zeit Sport?*

1 Stunde	10 Nennungen
2 Stunden	14 Nennungen
3 Stunden	16 Nennungen
4 Stunden	12 Nennungen
5 Stunden	2 Nennungen
12 Stunden	1 Nennung
Je nach Wetter	1 Nennung
Viel zu wenig	2 Nennungen

Tabelle 12: Sport bei Strafgefangenen I.
Deutschsprachige Schweiz (n = 139).
Sportmöglichkeiten der Inhaftierten.

Frage: *Warum sind Sie mit den gegenwärtigen Sportmöglichkeiten nicht zufrieden?* (Mehrfachantworten)

Zu wenig Sportmöglichkeiten	35%
Zu wenig Zeit für den Sport	30%
Zu wenig Platz und Raum	28%
Sport zu falscher Tageszeit	7%
Zu einseitige Programmgestaltung	5%
Zu large Durchführung	5%
Leiter mit Erfahrung fehlt	4%
Kein Schwimmbad vorhanden	4%
Sportbetrieb ist wetterabhängig	3%

mit den jetzigen Möglichkeiten unzufrieden und 34% glauben, dass die gegenwärtige Situation zu keiner Kritik Anlass gebe.

Von diesen 34% wurden vor allem die folgenden drei Begründungen angegeben: Genügt für die Erhaltung der Gesundheit, in der Anstalt ist nicht mehr möglich und die Organisation ist nicht einfach.

Jene 41% begründen ihre Unzufriedenheit vielseitiger. Diese Begründungen sind in der Tabelle 12 zusammengetragen.

Für zwei Drittel der Befragten sind die Gründe für die Unzufriedenheit mit dem jetzigen Zustand vor allem im Mangel an Sportmöglichkeiten, an Zeit und Raum zu finden. Aus der Sicht der Anstaltsleiter stellen gerade auch diese drei Punkte das Hauptproblem dar. Kann hier eine Lösung gefunden werden? Um diese Probleme endgültig zu lösen, müssten zuerst neue Anstalten gebaut werden mit den entsprechenden Sportanlagen, welche auch ein Ganzjahrestraining garantieren könnten. An den meisten Orten kommen Umbauten gar nicht in Frage, weil die Möglichkeiten für einen Ausbau (Umbau) von der Lage der Strafanstalt her unmöglich ist. Wären auch gute Sportanlagen vorhanden, müsste zudem der Tagesablauf und der Arbeitsplan abgeändert werden, denn um die Anlagen voll ausnützen zu können, müsste Sport auch während der Arbeitszeit betrieben werden können. Engpässe in der freien Zeit könnten damit verhindert werden. Diese drei Probleme sind sicher nicht kurzfristig zu lösen, sondern verlangen eine Änderung in der ganzen Konzeption. Erst wenn diese drei Hauptprobleme weggeschafft worden sind, kann ein umfassender Sportbetrieb in den Strafanstalten garantiert werden.

In diesem Zusammenhang sei noch der Vorteil der offenen Strafanstalt kurz erwähnt, Sport auch ausserhalb des Anstaltgeländes durchführen zu können (Hallenbad, Spielplätze, Vita-Parcours).

9% beklagten eine zu large Durchführung und das Fehlen des erfahrenen Leiters. Sicher kann ein pädagogisch und sportlich geschulter Leiter zusätzlich motivieren und über gewisse Mängel an Raum und Material hinweghelfen. Welche Eigenschaften der Sportleiter nach Meinung der Gefangenen mitbringen soll, ist Thema eines späteren Kapitels.

1.13. Positive Aspekte am Sportbetrieb in der Strafanstalt

Ein ganzes Spektrum von Antworten traf zu dieser Frage ein. Zwischen den beiden Extremen «alles» und «nichts» reihen sich die andern Antworten ein. Tabelle 13 fasst diese zusammen.

Neben all diesen Nennungen wurden noch folgende Einzelnennungen notiert: Das Fach Turnen, in der besten Mannschaft zu sein, das Fach

Tabelle 13: Sport bei Strafgefangenen I.
Deutschsprachige Schweiz (n = 139).
Motivation zur Sportbetätigung.

Frage: *Was bereitet Ihnen am gegenwärtigen Sportbetrieb die grösste Freude?* (Mehrfachantworten)	
Die sportliche Bewegung	18%
Den Körper testen, die Leistungsgrenze feststellen, Leistungssteigerung	15%
Das Fach Fussball, Fussballspielen	13%
Die Kameradschaft	12%
Das Spielen	10%
Teamwork innerhalb der Mannschaft	10%
Kampf und Einsatz	9%
Fairness	5%
Abwechslung zum Alltagsleben	5%
An der frischen Luft zu sein	4%
Musik und Rhythmus erleben	4%

Schwimmen, das Training und seine Vorbereitung (Insasse als Leiter), dass es nicht zu anstrengend ist, das Fach Tischtennis, das Fach Volleyball, das Siegen, alles, nichts.

Zusammenfassend kann gesagt werden, dass der Gefangene sich vor allem an zwei Dingen freut. Einerseits ist es die Freude an der Bewegung und am Spiel, an der Leistung und Leistungssteigerung sowie am Kampf und Einsatz. Andererseits freut er sich auch an der Kameradschaft, am Teamwork innerhalb der Mannschaft und an der Fairness.

1.14. Kritik am Sportbetrieb in der Strafanstalt

Leicht aber lassen sich diese Freuden trüben durch Leute, welche zu ehrgeizig werden und dadurch Fairness und Kameradschaft missachten. Alle können nicht in der besten Mannschaft sein. Auch können nicht immer alle siegen. Hier entsteht für den betreffenden Sportleiter die Aufgabe, den ganzen Betrieb in einem freudigen Rahmen zu halten. Betrachtet man die diversen Kritiken an den gegenwärtigen Sportveranstaltungen in der Strafanstalt, so darf diese Aufgabe ganz sicher nicht unterschätzt werden.

Einzelne meinten: Sicherheitsdienst ist überflüssig, zu wenig Zeit für den einzelnen Gefangenen, allein wäre Sport treiben schöner.

Die wichtigsten Punkte dieser Kritik sind schon im vorangehenden Kapitel zur Sprache gekommen. Hinzu kommt diesmal die Kritik an gewissen Kameraden, die durch ihre Disziplinlosigkeit die Kollegialität in Gefahr bringen. Gerade in der Strafanstalt sollte der Sport jedoch Kontakt bringen zwischen den Inhaftierten und nicht Ursprung für Streitigkeiten sein.

Tabelle 14: Sport bei Strafgefangenen I.
Deutschsprachige Schweiz (n = 139).
Kritik am Sportbetrieb.

Frage: *Welche Mängel weist Ihrer Meinung nach der gegenwärtige Sportbetrieb auf?* (Mehrfachantworten)

Zu wenig Trainingszeit	33%
Schlechte Planung und Organisation	26%
Schlechte Disziplin und Kameradschaft	11%
Zu kleines Angebot, einseitige Auswahl	11%
Zu wenig Platz und Raum	8%
Kein Sportlehrer, erfahrener Leiter	6%
Zu wenig Geräte, mangelnde Einrichtungen	5%
Witterungsabhängigkeit des Sportbetriebes, im Winter keine Sportgelegenheiten	3%
Zu wenig Freiheit und Mitbestimmung	2%
Kein Trainingsaufbau	2%
Das erzieherische Moment fehlt (Kreativität, Resozialisierung)	2%
Keine Mängel	11%

Zudem bietet der Sport die Gelegenheit, gegenüber andern rücksichtsvoll zu sein und Verständnis aufzubringen. Diese Ziele der Gesamterziehung sollten auch im Sport dauernd angestrebt werden, und es sollte nicht sein, dass die Sportstunden Rückschläge innerhalb der Gesamterziehung darstellen. Es ist wiederum die Aufgabe des fähigen Leiters, möglichst nahe an die gesteckten Ziele zu gelangen.

1.15. Sportunfälle beim Gefangenensport

38% der sporttreibenden Gefangenen hatten einen mehr oder weniger schweren Unfall erlitten, die andern 62% blieben bis anhin unfallfrei.

Von diesen Sportverletzungen waren vor allem die Beine betroffen, in zweiter Linie Rumpf und Arme. Als Unfallursachen wurden aufgezählt: Zusammenprallen beim Fussballspiel, falsches Fallen, Übermüdung, Trainingsmangel, Judowurf, rauhe Anlage, falsches Ballhalten, Sturz auf den Asphalt, Unachtsamkeit.

Einerseits wurden also die Unfälle durch forsches Kämpfen mit dem Gegner und anderseits durch Trainingsmangel/Übermüdung und falsche oder ungenügende Technik verursacht. Daraus ergeben sich für den Sportunterricht zwei Konsequenzen. Erstens müssen die Teilnehmer lernen, ihre rohen Kräfte in einem sportlichen Kampf zu dosieren und zweitens müssen die Leute technisch und konditionell auf ein möglichst hohes Niveau gebracht werden.

Die Unfälle bei den 23 Sportlern brachten verschieden lange Absenzen am Arbeitsort mit sich. 11 Gefangene, also knapp die Hälfte, musste mit der Arbeit überhaupt nicht aussetzen. Die andern 12 mussten ihre Arbeit

Tabelle 15: Sport bei Strafgefangenen I.
Deutschsprachige Schweiz (n = 139).
Sportunfälle.

Frage: *Welche Unfälle haben Sie im Gefangenensport erlitten?* (Mehrfachantworten)

Verstauchungen	6 Nennungen
Muskelzerrungen	4 Nennungen
Knochenbrüche	3 Nennungen
Quetschungen	3 Nennungen
Muskelprellungen	3 Nennungen
Bänderzerrungen	2 Nennungen
Hirnerschütterung	1 Nennung
Sehnenriss	1 Nennung
Meniskus	1 Nennung
Knochenriss	1 Nennung
Verrenkung	1 Nennung
Starke Schürfungen	1 Nennung

für einen Tag bis zu einem Jahr unterbrechen. Die genauen Angaben: 1–3 Tage (2), 2 Wochen (3), 3 Wochen (1), 4 Wochen (1), 6 Wochen (1), 2 Monate (1), 4 Monate (1), 5 Monate (1) und 1 Jahr (1).

Beim Arbeitsausfall fehlt der Gefangene nicht einfach nur am Arbeitsort, sondern er entzieht sich dadurch auch der erzieherischen Einflussnahme am Arbeitsort, welche einen wesentlichen Bestandteil der Gesamterziehung während des Strafvollzuges darstellt.

1.16. Probleme des Gefangenensportes aus der Sicht der Inhaftierten

Seltener wurden folgende Probleme aufgezählt: Mehr Bewilligungen für die Teilnahme am Sportbetrieb, spontanes Sporttreiben ist unmöglich, Altersturnen fehlt, Verschiedenartigkeit der Teilnehmer, Unselbständigkeit beim Sporttreiben, schwerer Stand des Sportleiters, Kameradschaft wird zu wenig gepflegt, keine Schwimmgelegenheiten, zu starke Betonung des Kampfes, geringe Achtung vor dem Leiter.

Den Gefangenen beunruhigen vor allem drei Dinge an der gegenwärtigen Situation des Gefangenensportes: Erstens einmal fehlen ihm Zeit, Raum, Material und Geld für den Sport; zweitens kritisiert er die Organisation des Sportunterrichtes, weil zu wenig Leiter, Sportdisziplinen, Leistungsgruppen (differenzierter Unterricht) angeboten werden, weil die Sportstunden unregelmässig stattfinden und weil die Direktoren zu wenig

Tabelle 16: Sport bei Strafgefangenen I.
Deutschsprachige Schweiz (n = 139).
Probleme des Gefangenensports aus der Sicht der Inhaftierten.

Frage: *Wo sehen Sie die Probleme des Gefangenensportes?* (Mehrfachantworten)	
Zeitmangel	24%
Zu wenig Raum und Platz	16%
Selbstbeherrschung beim Gefangenen fehlt, zuviele Aggressionen, keine Fairness	14%
Zuviel Arbeit, zu wenig Freizeit	9%
Schwierige Organisation wegen den vielseitigen Wünschen	9%
Überwachung, Sicherheitsprobleme	8%
Zu wenig Material	6%
Zu wenig Auswahlmöglichkeiten	4%
Zu wenig Verständnis von der Direktion	4%
Keine Entfaltungsmöglichkeiten im Sport	4%
Passivität der Insassen	4%
Unregelmässigkeit des Trainings	4%
Keine Differenzierung in Leistungsgruppen	4%
Sport zu ungünstigen Tageszeiten	4%
Keine Sportlehrer vorhanden	4%

Verständnis für die Forderungen der Gefangenen haben, und drittens stellt der Mitspieler oder Mitturner durch sein unsportliches Verhalten ein Problem dar.

Aber die Gefangenen haben nicht nur Kritik geübt, sie haben zum Teil auch Vorschläge notiert. Diese reichen von Grundsatzfragen bis zu den konkretesten Neuerungen.

1.17. Probleme des Gefangenensportes aus der Sicht der Anstaltsleiter

Acht befragte Anstaltsleiter bejahen den Gefangenensport. Die Gründe dafür lassen sich in drei Hauptgruppen unterteilen.

Nach Aussagen der Anstaltsleiter oder der für den Freizeitsbetrieb verantwortlichen Leiter dürfen alle Gefangenen an den Sportstunden teilnehmen. Eine Ausnahme bilden nur jene Gefangenen, welche im Moment eine Disziplinarstrafe zu verbüssen haben. Diese Strafe ist zeitlich limitiert; der Gefangene wird dabei nicht nur vom Sporttreiben ausgeschlossen, sondern er kann auch an allen andern Freizeitanlässen nicht mehr teilnehmen.

Das Interesse für die Teilnahme am Sportunterricht scheint hingegen im offenen und im geschlossenen Vollzugssystem verschieden zu sein. Der Grund liegt wohl in den verschiedenen Möglichkeiten des Arbeitseinsatzes innerhalb der beiden Systeme. Die Gefangenen in den offenen Strafanstalten, welche vorwiegend für Arbeiten im Freien mit strenger körperlicher Beanspruchung eingesetzt werden, haben das geringere Bedürfnis nach einer sportlichen Betätigung. Die Insassen der geschlossenen Vollzugsanstalten verrichten ihre Arbeiten zum grossen Teil in isolierten Ate-

Tabelle 17: Sport bei Strafgefangenen I.
Deutschsprachige Schweiz.
Probleme des Gefangenensports aus der Sicht der Anstaltsleiter (n = 8).

Frage: *Warum sind Sie für den Gefangenensport?*
(Mehrfachantworten)

Medizinische Gründe:	9
Körperliche Ertüchtigung, Gesundheit, Vorbeugen von Haltungsschäden, freies Bewegen.	
Pädagogische Gründe:	9
Erziehung zum natürlichen Verhalten und Benehmen, Erziehung zur sinnvollen Freizeitbeschäftigung, Stärkung der Kameradschaft, Wecken der sozialen Eingliederungsbereitschaft, Erziehung zur Mitverantwortung, Förderung des Gruppengeistes.	
Psychologische Gründe:	8
Erleben der Begeisterung, Förderung des Selbstwertgefühls, Erleben des Vertrauens, Stärkung des Durchhaltevermögens und der Willenskraft, Abreaktion von Aggressionen.	

liers, weshalb auch ihr grösseres Bedürfnis nach Bewegung in der frischen Luft zu verstehen ist.

Erfreulicherweise wird heute nicht mehr diskutiert, ob Sport getrieben werden soll oder nicht. Sport ist, wenigstens in den befragten Strafanstalten, zur Selbstverständlichkeit geworden.

1.18. Die erzieherischen Möglichkeiten des Gefangenensportes

Die erzieherischen Möglichkeiten des Sportes für die Gefangenen werden bei guter Unterrichtsführung grösstenteils positiv eingeschätzt.

Alle Anstaltsleiter gehen einig, dass der Sport die Resozialisierung erleichtern kann. Allerdings ist er in den meisten Fällen nicht ausschlaggebend. Für eine Resozialisierung müssen verschiedene Komponenten zusammenspielen, wobei der Sport eine solche Komponente darstellen kann. *Hammelsbeck* beschreibt in seinem Aufsatz «Die Bedeutung von Sport und Spiel für die moderne Gesellschaft» den Prozess der Sozialisierung (bzw. der Resozialisierung) folgendermassen: «Für Gesellschaft und Soziologie ist der Prozess der Sozialisierung stets ein Prozess der Entpersönlichung, indem die absolute Individualität und Freiheit des einzelnen in der Kontrolle und Allgemeinheit sozialer Rollen aufgehoben wird». Sicher kann ein gut geführter Sportunterricht die Sozialisierung und Resozialisierung positiv beeinflussen, vor allem wenn der Unterricht in kleineren Gruppen erfolgen könnte.

In diesem Zusammenhang ist der Kontakt mit auswärtigen Sportkameraden zu erwähnen. An einigen Orten werden Fussballspiele gegen Gastmannschaften durchgeführt. Sport als gemeinsame Basis zu einem zwischenmenschlichen Kontakt ist sehr wertvoll, und das nicht nur für die Gefangenen, sondern ebenso für die Gäste. In einer Strafanstalt werden solche Spiele gerne gestattet, nicht in erster Linie wegen dem sportlichen Aspekt; vielmehr sehen die Verantwortlichen darin eine Schulung des Vertrauens. Allerdings besteht hier die Gefahr der unehrlichen Kontaktaufnahme, wobei der Gedanke an eine Flucht im Vordergrund steht, vor allem bei Insassen der geschlossenen Anstalten. Diese Gefahr hält eine Anzahl Anstaltsleiter davon ab, Sportveranstaltungen ausserhalb der An-

Tabelle 18: Sport bei Strafgefangenen I.
Deutschsprachige Schweiz.
Wertung des Gefangenensports, Anstaltsleiter (n = 8).

Frage: *Begünstigt der Sport die folgenden erzieherischen Ziele:*

	Ja	*Nein*
Erleichterung der Resozialisierung	8	–
Abbau von Aggressionen	8	–
Erziehung zur Fairness	7	1
Verminderung der Rückfälligkeit	7	1

stalt zu organisieren. Die Frage nach dem Sport ausserhalb der Anstaltsmauern wird später eingehender behandelt. Der Sport ist für manche Insassen von Strafanstalten die einzige legale Möglichkeit, ihre Aggressionen zu lösen. Seit Einführung des Sportunterrichtes mit auswärtigen Leitern, meint ein Verantwortlicher, sei der Umgang mit den Leuten viel weniger mühsam. Allerdings bedeutet diese Tatsache eine Gefahr für den Sportunterricht. Werden diese Aggressionen nicht geleitet abreagiert, und zwar ohne Schaden irgendeines andern Kameraden oder eines Leiters, verliert der Sport seinen Sinn, denn Verletzungen und Streitigkeiten sind nicht seine Ziele. Vor allem dürfte diese Tatsache für die geschlossenen Anstalten von Bedeutung sein. *Buytendijk* schreibt: «Insbesondere hat man immer mehr eingesehen, dass die aggressiven und destruktiven Tendenzen, die für eine harmonische und sittliche Bildung der Persönlichkeit und die gesunde Entwicklung des Volklebens eine Gefahr darstellen, einen ungefährlichen Ausweg finden müssen.» Zum gleichen Thema beschreibt *Klafki* in seinem Aufsatz das pädagogische Problem der Leistung: «Schliesslich erscheint der moderne Sport als ein Feld, in dem es möglich ist, das menschliche Urbedürfnis nach Aggressionen in sanktionierten Formen abzureagieren.»

Unter der Voraussetzung, dass Unterricht gut geführt wird, sind sieben der acht Anstaltsleiter der Meinung, dass der Sport zur Fairness erzieht. Sport lehrt vor allem durch das Einfügen in eine Mannschaft und durch das Bestreiten von Wettkämpfen, in einem Gegner Mitmenschen zu achten und als Kameraden zu schätzen.

1.19. Der Sportbetrieb in den Strafanstalten

Den Gefangenen werden die verschiedensten Freizeitmöglichkeiten geboten, wobei der Sport eine wichtige Stellung einnimmt. Die Sportgelegenheiten betragen ein Drittel (35%) aller gebotenen Freizeitmöglichkeiten. Sie teilen sich auf folgende Disziplinen auf:

Das Sportangebot im Winter beträgt nur 41% der Sportmöglichkeiten im Sommerhalbjahr. Der Grund für diese Tatsache liegt vor allem im Mangel an Räumlichkeiten wie Hallenbädern, Turnhallen und Fitnessräumen, welche auch ein Sporttreiben bei schlechter Witterung gestatten würden. So bleibt der Sportbetrieb heute noch zum grossen Teil wetterabhängig. Stunden fallen aus, ein regelmässiges Training wird verunmöglicht.

Sind Räume vorhanden, so sind sie doch zum Teil primitiv und improvisiert, um einen richtigen Unterricht zu garantieren. An solchen Örtlichkeiten kann wohl gespielt werden, allerdings nicht auf genormten Spielfeldern. Schwierigkeiten entstehen bei Spielen gegen Gäste ausserhalb der Anstalt, wo sich aus den ungewohnten Platzverhältnissen zusätzliche Probleme für die Spieler ergeben. Aus dem gleichen Grund kann oft auch nicht eine ganze Mannschaft eingesetzt werden, was wiederum ein taktisches Training verhindert.

Tabelle 19: Sport bei Strafgefangenen I.
Deutschsprachige Schweiz.
Sportmöglichkeiten in Strafanstalten, Anstaltsleiter (n = 8).

Frage: *Welche Sportstunden können die Gefangenen Ihrer Anstalt im Sommer und im Winter besuchen?* (Mehrfachantworten)

Sommersport: 39 Nennungen		*Wintersport:* 16 Nennungen	
Fussball	7	Tischtennis	4
Handball	5	Turnen	3
Tischtennis	4	Fitnesstraining	3
Volleyball	4	Schwimmen	2
Korbball	3	Volleyball	1
Leichtathletik	3	Korbball	1
Fitnesstraining	3	Skilanglauf	1
Turnen	2		
Vita-Parcours	2		
Schwimmen	2		
Wandern	2		
Waldlauf	1		
Karate (nicht für alle möglich)	1		

Festgestellt werden darf, dass Anstaltsleiter und Gefangene aus den bestehenden Verhältnissen ein Optimum herausholen und sich deswegen die Freude am Sport und Spiel nicht nehmen lassen.

Während des Sommersemesters betragen die Spiele 59% aller Sportgelegenheiten. Diese schönen und für die Erziehung wichtigen Sportarten fehlen im Winter meistens ganz. Die offenen Anstalten können ihren Insassen das viel umfassendere Angebot an Sportarten anbieten. Sie können viel eher auswärtige Sportanlagen wie Hallenbäder und Turnhallen aufsuchen. Auch Disziplinen wie Vita-Parcours, Waldlauf, Skilanglauf und Wandern kommen in einer geschlossenen Strafanstalt gar nicht in Frage. Nur eine der fünf geschlossenen Anstalten führt jährlich mit grossem Personenaufwand eine tägliche Wanderung mit Lehrlingen durch.

1.20. Der obligatorische Gefangenensport

Eindeutig verneint wird das Obligatorium des Sportes. Die acht Anstaltsleiter sind aus verschiedenen Gründen dagegen. Sport in der Strafanstalt ist ein Bestandteil der Freizeitbeschäftigung. Es steht dem einzelnen Insassen frei, wie er seine Freizeit verbringen will. Freizeit als Abwechslung und Erholung kann nicht durch ein Obligatorium erzwungen werden. Die Freude an der Freizeitbeschäftigung ist von grosser Wichtigkeit und darf nicht zerstört werden, lässt sie doch eine Entfaltung und Bestätigung der betreffenden Person zu. Zudem geht der Zwang zu einem bestimmten Tun vielen Verantwortlichen gegen das ganze Konzept. Dabei spielen pädagogische und psychologische Motive eine entscheidende Rolle. Ein solcher Zwang würde bei vielen Gefangenen Unzufriedenheit und Hass heraufbeschwören, was nicht dem Sport, sondern auch dem Anstaltsleben schaden würde. Auch wäre in einem solchen Falle die Arbeit des Sportleiters völlig umstritten und undankbar.

Neben all diesen verständlichen Gründen würden die Anlagen und der Mangel an geschultem Personal ein Obligatorium gar nicht zulassen.

In einer geschlossenen Anstalt besteht für die Lehrlinge eine obligatorische Sportstunde auf dem Programm, entsprechend der obligaten Sportstunde für Lehrlinge in der Berufsausbildung ausserhalb der Anstalt.

1.21. Zusammenfassung

Von den acht Strafanstalten der deutschsprachigen Schweiz haben sieben bereits Sportgelegenheiten für die Gefangenen geschaffen. Nur eine Anstalt bietet ausser Tischtennis keine anderen Sportgelegenheiten.

Die Anstaltleiter oder die Verantwortlichen für den Gefangenensport bejahen das Sporttreiben aus medizinischen, psychologischen und pädagogischen Gründen. Neben den verschiedenen Vorteilen des Gefangenensportes sind auch einige Nachteile zu nennen wie die disziplinarischen und erzieherischen Schwierigkeiten, die Sportunfälle und der Sicherheitsdienst. Diese Nachteile entstehen vor allem durch eine unsachgemässe Unterrichtsführung.

77% der Gefangenen haben vor dem Strafantritt, teilweise bis zum Strafantritt, Sport getrieben. Ein Drittel von ihnen hat lange vor der Inhaftierung damit aufgehört. Als Gründe wurden vor allem Zeitmangel, Beruf, keine Freude mehr und negative Einflüsse wie Drogenabhängigkeit und Straffälligkeit genannt.

Zur Zeit der Untersuchung trieben 44% der Inhaftierten freiwillig Sport. Fitness, Gesundheit, Bewegung an der frischen Luft und Abwechslung (Ablenkung vom Alltag) waren für die Teilnahme ausschlaggebend. 41% nahmen wegen Alter, Krankheit, Invalidität, Interessenverschiebung, Zeitmangel und Gelegenheitsmangel am Sportunterricht nicht teil.

Die Gefangenen besuchen vor allem die Lektionen Fussball, Turnen und Tischtennis, aber auch Handball, Schwimmen und Volleyball sind beliebt.

Unzufrieden sind die Gefangenen wegen dem zu kleinen oder einseitigen Angebot an sportlichen Disziplinen, weil sie zu wenig Zeit für die sportliche Tätigkeit haben und weil es an den meisten Orten an genügenden Räumlichkeiten und Plätzen fehlt.

Gerade in dieser Beziehung sehen die Anstaltsleiter die Probleme gleich wie die Gefangenen. Allerdings können Gegebenheiten, welche durch Bauten bestimmt sind, nicht so mühelos beseitigt werden. Ebenfalls begrüssen die beiden befragten Gruppen einen Fachmann als sportlichen

Leiter, der neben fachlichen Kenntnissen auch pädagogische und psychologische Fähigkeiten besitzt.

Erfreulich ist es, dass trotz teilweise misslicher Verhältnisse versucht wird, das Beste herauszuholen. Verschiedentlich könnten ohne grössere Aufwände Verbesserungen der Sportmöglichkeiten geschaffen werden.

2. Sport bei Strafgefangenen II

Christoph Fischer

2.1. Zielsetzung und Untersuchungsgut

Über das Sportverhalten und die Sportinteressen in sozialen Randgruppen wie beispielsweise in Trinkerheilanstalten oder in Haftanstalten ist noch wenig wissenschaftliches Material erarbeitet worden. Dabei könnten aus der umfassenden Förderung des Sportes gerade in diesen Einrichtungen grosse präventivmedizinische Chancen erwachsen. Ob sogar Möglichkeiten bestehen, durch Sportbeeinflussung einer Rückfälligkeit entgegenzuwirken, ist noch völlig ungeklärt. Walter Bachmann hat in der vorangehenden Studie die Sportmöglichkeiten im Strafvollzug in der Schweiz analysiert: in vielen Strafanstalten ist sportliche Betätigung möglich.

Für die vorliegende Untersuchung haben sich uns 258 Inhaftierte einer offenen Haftanstalt für Männer der Deutschschweiz zur Verfügung gestellt. Die Fragestellungen sind dabei zum Teil die gleichen wie in der vorhergehenden Studie, zum Teil sind die Akzente etwas verschoben. Auch hier geht es um Fragen des Stellenwerts, den der Sport vor und nach der Inhaftierung für die Befragten hat, um Präferenzen im Aktiv- und Passivsport und ihre Gründe und um die Einstellung zum Frauensport.

2.2. Sportmitgliedschaft vor der Inhaftierung

Unmittelbar vor Haftantritt waren 35%, also rund ein Drittel dieser Männer, Mitglieder in irgendeinem Sportverein gewesen. Im früheren Leben waren 34% irgendwann einmal Angehörige eines Sportklubs. Es hatten also ein Drittel im Laufe ihres Lebens ihren früheren Sportverein wieder verlassen. Die Gründe waren im wesentlichen angeblich Wegzug bzw. Wohnungswechsel oder Arbeitsüberlastung. Genaue Übersicht zeigt Tabelle 20.

Unter den Einzelgründen für einen Sportverzicht wurden von den Inhaftierten beispielsweise angegeben: «Mangelhafter Wille — zu alt — zuviel Alkohol — war lieber im Beizli — Militärdienst.» Bei den medizinischen Gründen wurden u. a. angegeben: «Tuberkulose — Herzinfarkt — Sportunfall — schwerer Verkehrsunfall — gehbehindert.»

Tabelle 20: Sport bei Strafgefangenen II.
Nordschweiz (n = 258).
Sportklubmitgliedschaft.

Gegenwärtige Sportklubmitgliedschaft	35% (Vor Haftantritt)
Frühere Sportklubmitgliedschaft	34%
Gründe des Austritts (alle Austritte als 100% gesetzt)	
Wohnungswechsel	25%
Arbeitsüberlastung	28%
Keine Zeit mehr	7%
Keine Lust, zu faul	13%
Verletzt, invalid, krank	12%
Sonstige Gründe	15%

2.3. Sport während der Haft

In der genannten Strafanstalt bestehen sehr gute Sportmöglichkeiten. Werden diese Gelegenheiten genutzt? Wieviele Haftinsassen treiben gegenwärtig Sport? Wieviele Stunden sind sie sportlich tätig? Eine Übersicht gewährt Tabelle 21. Knapp zwei Drittel aller Erfassten treiben irgendeinen Freizeit- bzw. Ausgleichssport in der Haft.

Es ist auffällig, dass sich die meisten Inhaftierten dann, wenn sie Sport treiben, durchschnittlich drei bis vier Wochenstunden aktivieren. Jeder zehnte Sporttreibende absolviert jedoch wöchentlich über zehn Stunden; in Einzelfällen wurden bis zwanzig Stunden angegeben. Es handelt sich in diesen Fällen um früher sportgewohnte Männer, die teilweise im Leistungstraining gestanden haben. Die durchgeführten Sportarten richten sich weitgehend nach den örtlichen Gelegenheiten; meist handelt es sich um Ballspiele, Konditionstraining, leichtathletische Möglichkeiten, Geräteturnen oder Schwimmen.

Tabelle 21: Sport bei Strafgefangenen II.
Nordschweiz (n = 258).
Sportwochenstundenzahlen in der Haft.

Während der Haft treiben 62% Ausgleichssport	
Sportstundenzahlen (alle Sporttreibenden 100%)	
1 bis 2 Stunden	23%
3 bis 4 Stunden	30%
5 bis 6 Stunden	24%
7 bis 8 Stunden	7%
9 bis 10 Stunden	6%
über 10 Stunden	10%

2.4. Erwünschte Freizeitsportarten

Auf die Frage, welchen Sport sie unabhängig von den vorhandenen Möglichkeiten am liebsten betreiben würden, wurden recht vielseitige Angaben gemacht. Im Vordergrund stehen Tempo- und Kampfsportarten. Ist es ein Zeichen dafür, dass viele Strafgefangene Aggressionsabbau durch den Sport anstreben? Tabelle 22 zeigt die Hitparade der begehrtesten Freizeitsportarten. Nur eine Antwort war erlaubt, der Befragte sollte sich also entscheiden.

Unter sonstigen Sportarten wurden u. a. genannt: «Schiessen, Degenfechten, Motocross, Yoga, Fliegen, Fallschirmspringen».

Bei den berufstätigen Männern in der Nordschweiz hatten je 13% Skifahren und Tennis, 10% Reiten, je 8% Schwimmen und Fussball, 7% Wandern, 6% Segeln, je 5% Turnen und Leichtathletik, der Rest andere Disziplinen als begehrteste Aktivsportarten genannt, jedoch wurde in keinem Falle Autorennen oder Boxen erwähnt.

Tabelle 22: Sport bei Strafgefangenen II.
Nordschweiz (n = 258).
Erwünschte Freizeitsportarten.

Autorennen	17%
Ski	14%
Boxen, Karate, Jiu-Jitsu, Ringen	9%
Fussball	8%
Schwimmen	8%
Reiten	7%
Rudern	6%
Turnen	5%
Tennis, Tischtennis	5%
Leichtathletik	5%
Segeln	4%
Radfahren	3%
Sonstiges	9%

2.5. Gesündeste Sportarten

Aufschlussreich ist die Frage nach der Einschätzung der gesündesten Sportart. Dabei hatte sich in unseren Erhebungen bei den Jugendlichen und in der Repräsentativstudie bei berufstätigen Männern (BM) gezeigt, dass die durchgeführte Sportart meist auch als gesündeste hingestellt bzw. erachtet wurde. Als gesündeste Sportart mit dem höchsten «biologischen Punktwert», also dem Einsatz möglichst aller Muskelgruppen und einer fast maximalen Herz-Lungen-Funktion, nannten die Strafgefangenen das Eishockeyspiel, dicht gefolgt vom Schwimmen. Die Meinung des Strafge-

Tabelle 23: Sport bei Strafgefangenen II.
Nordschweiz.
Einschätzung als gesündeste Sportart. Vergleichend zu berufstätigen Männern, in %. Mehrfachantworten.

	G (n = 258)	BM (n = 1260)	
		20–42j.	43–65j.
Schwimmen	61	86	73
Turnen	33	35	53
Wandern	29	32	39
Skiabfahrt	18	14	–
Skilanglauf	17	17	26
Radsport	16	18	13
Leichtathletik	15	10	14
Boxen, Karate, Judo	14	–	–
Fussball	12	4	11
Gymnastik, Vita-Parcours	5	6	3
Sonstiges	8	8	4

fangenenkollektivs war insofern von Interesse, als Aggressionssportarten hier im Gegensatz zu den liebsten Freizeitsportarten und auch zu den liebsten Sportarten zum Zuschauen wesentlich seltener genannt wurden. Man ist sich also eines gesundheitlichen Risikos bei den meisten erwünschten (Autorennen) oder gern gesehenen Sportarten (Boxen) wohl bewusst.

Als weitere Sportarten wurden hier aufgeführt: «Volleyball, Yoga, Schach, Wassersport, Bergsteigen, Reiten, Petanque».

2.6. Beliebteste Schausportart

Deutlich kommen eigene verhaltene Aggressionen zum Ausdruck in den Antworten auf die Frage: «Welchem Sport schauen Sie am liebsten zu?». Mit an erster Stelle wird das Boxen genannt. Zweifellos kommt damit dem Passiv- oder Schausport neben einer aggressionssteigernden auch eine aggressionsableitende Funktion zu, die nicht zu unterschätzen ist. Man ist sogar soweit gegangen, dem Aktiv- und Passivsport selbstmordverhütende Eigenschaften zuzuschreiben, da man seine Aggressionen beim Spiel an den Fussball und beim Zuschauen durch Schreie und Rufe abgibt und nicht gegen sich selbst richtet. Natürlich dürfen diese Aggressionen nie zu Schädigungen anderer führen.

Welchen Sportarten die Probanden unseres Kollektivs am Fernsehapparat bevorzugen, zeigt nachfolgende Übersicht.

Tabelle 24: Sport bei Strafgefangenen II.
Nordschweiz.
Beliebtester Schausport. Vergleichend zu berufstätigen Männern, in %.
Mehrfachantworten.

	G (n = 258)	BM (n = 1260)	
		20–42j.	43–65j.
Fussball	27	33	33
Boxen	20	3	3
Autorennen	14	7	2
Eishockey	12	16	11
Karate, Catch, Ringen	9	5	3
Ski	7	8	15
Leichtathletik	6	7	4
Motorradsport	6	3	2
Eiskunstlauf	4	1	2
Kunstturnen	3	7	17
Radrennen	2	4	5
Reiten	2	8	10
Schwimmen	2	–	4
Sonstiges	5	9	7
Keine Antwort, nichts	5	8	9

Tabelle 25: Sport bei Strafgefangenen II.
Nordschweiz.
Passivsportverhalten. Vergleichend zu berufstätigen Männern, in %.

Frage: *Haben Sie früher dem Sport am Fernsehen zugesehen?*	G (n = 258)	BM (n = 1260)	
		20–42j.	43–65j.
am Wochenende	39	35	32
zuweilen	44	45	47
nie	5	15	18
kein Fernsehapparat	12	5	3

Tabelle 24 zeigt, dass nur 5% der Inhaftierten überhaupt kein Interesse an Fernseh-Sportsendungen manifestieren. Bezieht man die Frage auf die Zeit vor der Haft, so ergibt sich im Vergleich mit Betriebsangehörigen folgendes Bild (Tabelle 25):

2.7. Teilnahme an Sportwetten

Zweifellos ist die Teilnahme an Sportwetten noch kein Mass für das sportliche Interesse eines Menschen, entpuppten sich doch aktiv wie passiv völlig unsportliche Probanden als leidenschaftliche Teilnehmer an Sportwetten. Allerdings sind Wettbegeisterte oft auch Sportexperten, zumal sie die Mannschaften kennen und einen Wetterfolg je nach Form, nach Zahl der verletzten Spieler und nach Tabellenstand auszurechnen versuchen. Bei den Strafgefangenen hatten sich 19% regelmässig an Sporttoto oder Sportlotto beteiligt, berufstätige Junioren bis 42 Jahre in 21% und Senioren über 42 Jahre in 10%.

Niemals engagiert hatten sich 28% der Strafgefangenen gegenüber 31% der Junioren und 56% der Senioren. Jeweils der Rest der drei Vergleichsgruppen nahm zuweilen an diesen Sportwetten teil. Die Teilnehmer am Lotto waren innerhalb dieser Prozentzahlen in allen drei Probandengruppen rund dreimal so häufig wie die am Toto.

2.8. Einschätzung des Frauensports

Stellte man die Frage, ob Frauen irgendwelchen Freizeitsport betreiben sollen, so äusserten sich jeder zehnte jüngere (bis 42jährige) Strafgefangene und jeder siebente ältere (über 42jährige) dagegen. Bei den berufstätigen Junioren war es jeder dreissigste und bei den Senioren jeder zehnte. Die ablehnenden Antworten der Strafgefangenen lauteten beispielsweise: «Nur Schach für Frauen — Sollen arbeiten gehen — Frau soll Frau sein». Die weitaus grösste Mehrzahl propagierte jedoch den Frauensport mit Antworten wie: «Hält Körper fit — Ja, Gymnastik — Gleichberechtigung — Sport ist für alle gesund — Geschlecht hat keinen Einfluss — Schadet nichts». Es ist übrigens eindrucksvoll, dass praktisch 100% der jungen Mädchen von 17–21 Jahren nach unseren Erhebungen die Frage bejahten, ob Frauen Sport treiben sollen.

Erweiterte man die Frage, ob Frauen Hochleistungssport betreiben sollen, so stimmten nur 18% dieser Strafgefangenen dafür mit Antworten wie: «Ja, aber ohne Anabolika — Aber massvoll — In der Jugend — Kunstturnen ja». 76% waren dagegen mit Antworten wie: «Weiblichkeit geht verloren — Schwächer als Männer — Zu grosse Muskelbildung — Zu viele Schäden — Verrohung — Hochleistungssport fängt dort an, wo die Gesundheit aufhört». 6% enthielten sich der Stimme.

2.9. Schwimmfähigkeit

Es ist aufschlussreich, die Fähigkeit des Schwimmens in verschiedenen Populationsgruppen zu vergleichen. Bei Bergbauernburschen aus der Ostschweiz fanden wir in 54% Schwimmer, bei der 20–65jährigen Bevölkerung des Safientals/Graubünden 10%. In der Repräsentativstudie bei berufstätigen Männern konnten die bis 42jährigen in 88% und die über 42jährigen in 73% schwimmen. 6% der Junioren und 1% der Senioren besassen das Rettungsschwimmerbrevet.

Bei den Strafgefangenen waren nur 67% der bis 42jährigen und erstaunlicherweise 76% der über 42jährigen Insassen Schwimmer. Je 2% hatten ein Rettungsschwimmerbrevet. Man muss zur Interpretation dieser Zahlen erwähnen, dass sich die Straftaten der jüngeren Inhaftierten meist aus Rauschgiftvergehen teilweise mit eigenem Drogenkonsum oder Diebstahl zusammensetzten, die der älteren Inhaftierten jedoch meist aus Unterschlagungen, Steuerbetrug oder Fahren in angetrunkenem Zustand. Bei den jüngeren sind also oft fehlgeleitete Freizeitinteressen im Hintergrund, welche bei Erziehung und Begeisterung zum Sport vielleicht zuweilen vermeidbar gewesen wären bzw. seltener zu kriminellen Konflikten geführt hätten.

Die Angaben über die zugemutete Schwimmstrecke sind nicht nur bei dieser Erhebungsgruppe mit besonderer Vorsicht zu interpretieren. Die Hälfte aller Angaben bei den Junioren bezogen sich auf Strecken zwischen 50 bis 400 m, ein Viertel auf Distanzen von 500 bis 1000 m und ein Viertel auf solche über 1000 m. Ein 34jähriger Strafgefangener mutete sich 5 km Dauerschwimmen zu. Bei den Senioren lagen die Angaben wesentlich höher; ein Fünftel bewältigte Distanzen bis 400 m, zwei Fünftel muteten sich Strecken von 500 bis 1000 m und ebenfalls zwei Fünftel solche über 1000 m zu. Sieben Senioren glaubten sogar 5 bis 10 km schwimmen zu können; hier wurde in einigen Fällen sicher übertrieben. Es war vergleichsweise aufschlussreich, dass sich ein Viertel der Junioren bei berufstätigen Männern Nordschweiz und 60% der Senioren dieses Repräsentativkollektivs Schwimmstrecken bis 400 m, 56% (Junioren) bzw. 30% (Senioren) Schwimmstrecken von 500 bis 1000 und 21% (Junioren) bzw. 10% (Senioren) Distanzen über 1000 zumuteten.

2.10. Zusammenfassung

Bei 258 Inhaftierten einer Strafanstalt in der Nordschweiz wurden das Sportinteresse und das Sportverhalten analysiert. Sportklubmitglieder vor Haftantritt waren 35% gewesen. Während der Haft beteiligten sich 62% am Ausgleichssport, davon jeder 10. Sporttreibende mehr als 10 Stunden pro Woche. Als erwünschte Freizeitsportarten wurden Kampf- bzw. Temposportarten am häufigsten genannt, nämlich Autorennen (17%), Skiabfahrt (14%), Boxen/Karate/Jiu-Jitsu/Ringen (9%), Fussball (8%). Als gesündeste Sportart wurde, wie auch von Vergleichskollektiven aus der Bevölkerung, das Schwimmen angegeben. Beliebteste Schausportarten waren Fussball (27%), Boxen (20%), Autorennen (14%) und Eishockey (11%). Sportsendungen am Fernsehen hatten bisher 5% nie angesehen. Regelmässig an Sportwetten (Toto und/oder Lotto) hatten sich 19% dieser Befragten beteiligt. Auf die Frage, ob Frauen irgendeinen Freizeitsport treiben sollten, äusserte sich jeder 10. jüngere (bis 42jährige) und jeder 7.

ältere (über 42jährige) Erfasste ablehnend. Von den jüngeren gaben sich 67%, von den älteren Strafgefangenen sogar 76% als Schwimmer aus; je 2% besassen ein Rettungsschwimmerbrevet.

3. Sport bei Alkoholkranken

Andreas Roos

3.1. Ziel der Arbeit, Hypothesen

Ziel dieser Arbeit ist es, aufgrund von Untersuchungen an Patienten aus verschiedenen Alkoholikerheilstätten der deutschen Schweiz ein Leistungsprofil nach chronischem Alkoholkonsum zu erstellen. Dabei soll versucht werden, der Heterogenität der Patientengruppe gerecht zu werden, indem Einflussgrössen wie Alter, Alkoholismustyp, Kurdauer berücksichtigt werden. Als Vergleichskollektiv dient eine repräsentative Stichprobe (n = 1260) der arbeitenden männlichen Bevölkerung in der Nordschweiz (Normogrammstudie von *Biener und Schär (1986),* im folgenden abgekürzt mit N). Unser Dank gilt den Leitern und Mitarbeitern der betreffenden Heilstätten sowie Herrn Dr. Sondheimer für die Fachberatung.

Vor Beginn der Arbeit wurden folgende Arbeitshypothesen aufgestellt:

Alkoholkranke zeigen im ergometrischen Belastungsversuch höhere Arbeitspulsfrequenzen als die Kontrollgruppen.

Alkoholkranke zeigen bei Belastung niedrigere systolische Leistungsdruckwerte als die Vergleichsgruppen.

Patienten vom mittleren Alkoholismus-Typ (Gamma-Typ nach Jellinek) kompensieren eine Belastung mit niedrigeren Pulsfrequenzen und höheren systolischen Druckwerten als Patienten mit schwerem Alkoholismus (Delta- oder Gamma/Delta-Mischtyp).

Patienten im 1.–3. Monat der Kur erreichen bei Belastung höhere Pulsfrequenzen und niedrigere systolische Druckwerte als Patienten, die bereits 4 oder mehr Monate ihrer Kur absolviert haben.

Alkoholkranke weisen niedrigere Spirometriewerte (FVC, FEV 1,0) auf als das Vergleichskollektiv.

Die Kraft bei Faustschluss ist bei Alkoholkranken im Vergleich zu den Kontrollgruppen herabgesetzt.

Alkoholkranke erbringen schlechtere Resultate im Rumpfbeugetest als die Kontrollgruppen.

Alkoholkranke weisen höhere Harnsäurespiegel im Serum auf als das Vergleichskollektiv.

3.2. Alkoholismus: Definitionsversuche

Eine theoretisch zufriedenstellende Definition, die alle Aspekte des vielverwendeten Begriffs Alkoholismus umfasst, gibt es bislang nicht.

Die *WHO* hat Alkoholiker folgendermassen definiert: «Alkoholiker sind exzessive Trinker, deren Abhängigkeit vom Alkohol einen solchen Grad erreicht hat, dass sie deutliche Störungen und Konflikte in ihrer körperlichen und seelischen Gesundheit, ihren mitmenschlichen Beziehungen, ihren sozialen und wirtschaftlichen Funktionen aufweisen oder Prodrome einer solchen Entwicklung zeigen. Daher brauchen sie eine Behandlung.» Später ist diese Definition noch verfeinert worden, indem zwischen einer physischen und einer psychischen Abhängigkeit unterschieden wurde. Über die Schäden durch Alkoholismus ist differenziert berichtet worden *(Bing; Bing and Tillmans; von Wartburg; Blackwelder et al.; Burch; Gunnar et al.; Klatsky et al.; Kozararevic et al.; Parker; Regan et al.; Rubin; Schenk and Cohen; Stason et al.; Wright).*

Jellinek definiert Alkoholismus sehr weit als «any use of alcoholic beverages that causes any damage to the indivdual or society or both» und als «any drinking which brings about any damage». Nach *Jellinek* ist Alkoholismus jedoch nicht «a specific, but a generic term». Er nimmt deshalb eine weitere Differenzierung vor und gliedert das «genus» Alkoholismus in einzelne Alkoholismustypen («species») auf.

Die Symptome des Alkoholismus können nach *Feuerlein* in vier Bereiche eingeteilt werden:

1. *Somatischer Bereich:* z. B. Tremor (Zittern), Polyneuropathie (Nervenleiden), Delirium tremens, Leberschäden, Gastritis (Magenschleimhautentzündung), Pankreatitis (Bauchspeicheldrüsenentzündung).
2. *Psychischer Bereich:* Gedächtnis- und Konzentrationsstörungen, Persönlichkeitsveränderungen (z.B. mangelnde Affekt- und Frustrationstoleranz).
3. *Trinkverhalten:* Alkoholkonsum (Menge und Häufigkeit), Toleranzerhöhung, Toleranzbruch, heimliches Trinken, Kontrollverlust u. a.
4. *Sozialer Bereich:* Konflikte am Arbeitsplatz, Führerscheinentzug, Konflikte mit der Familie wegen Trinkens.

Entsprechend dieser Aufstellung sollte eine genaue Definition des Alkoholismus folgende Kriterien einbeziehen:

- Konsum grosser Mengen Alkohol über einen gewissen Zeitraum,
- Unfähigkeit zur Abstinenz («inability to abstain»; Unfähigkeit, sich des Trinkens vollständig zu enthalten) und/oder Kontrollverlust.

3.3. Patientenzahlen der Erhebung

84 Patienten der Alkoholikerheilstätten Ellikon ZH, Holderbank AG, Kirchlindach BE und Tübach SG stellten sich für die verschiedenen Untersuchungen (Ergometrie, Spirometrie, Dynamometrie, Rumpfbeugetest, biochemische Untersuchungen) zur Verfügung.

Diese Zahl entsprach einer Beteiligung von rund 90%. Den Patienten wurde von den Leitern der Kliniken eine Teilnahme zwar nahegelegt, doch bestand kein Zwang. Tabelle 26 zeigt die Teilnehmerzahlen bei den einzelnen Untersuchungen.

Bei einem Patienten wurde wegen schwerem Asthma bronchiale auf Spirometrie und Ergometrie verzichtet; bei zwei Patienten wurde wegen einem schweren Hautleiden (Neurodermitis), bzw. wegen Herzrhythmusstörungen auf eine ergometrische Untersuchung verzichtet.

Die Leiter der Heilstätten wurden zusätzlich gebeten, die Patienten gemäss der Klassifikation nach *Jellinek* einem bestimmten Alkoholismustyp zuzuordnen. Diese Angaben sind altersspezifisch in Tabelle 27 dargestellt.

Tabelle 26: Sport bei Alkoholkranken.
Deutschschweiz (n = 84).
Beteiligung an den verschiedenen Untersuchungen.

	Ergometrie	Spirometrie	Dynamometrie	Rumpfbeugetest	Biochemie
Ellikon ZH	20	21	22	22	23
Holderbank AG	23	23	23	23	23
Kirchlindach BE	22	22	22	22	22
Tübach SG	16	16	16	15	16
Total	81	82	83	82	84

Tabelle 27: Sport bei Alkoholkranken.
Deutschschweiz (n = 84).
Altersspezifische Aufteilung der Patienten nach Alkoholismustypen.

	20-24	25-29	30-34	35-39	40-44	45-49	50-54	55-59	60-69
Alpha-Typ (leicht)	1	–	1	–	–	–	–	–	–
Gamma-Typ (mittel)	5	4	4	5	9	4	3	3	–
Delta-Typ (schwer)	–	–	1	6	5	3	9	4	2
Mischtyp Gamma/Delta	–	1	2	6	1	2	1	–	2
Total	6	5	8	17	15	9	13	7	4

3.4. Sportangebot in Alkoholikerheilstätten

Im Hinblick auf einen Leistungstest ist auch das Sportangebot der jeweiligen Heilstätte von Bedeutung. In Tabelle 28 sind die wesentlichsten Angaben zusammengestellt; für weitergehende Informationen sei auf die Diplomarbeit von *Weber* und *Müller* verwiesen.

Aus der Tabelle wird ersichtlich, dass der Sport nicht in allen Heilstätten den gleichen Stellenwert hat. Am stärksten in die Therapie integriert ist das Sportprogramm in der Heilstätte Tübach, gefolgt von Ellikon, Kirchlindach und Holderbank. Die intensivere sportliche Betätigung schlägt sich in etwas besseren Resultaten im Rumpfbeugetest nieder, doch sind quantitative Aussagen hierüber kaum möglich.

Tabelle 28: Sport bei Alkoholkranken.
Deutschschweiz (n = 84).
Sportangebot der einzelnen Heilstätten.

	Kurdauer	Sportangebot obligatorisch	Sportangebot fakultativ
Ellikon	bis 6 Monate	1 Std. Turnen	Schwimmen, Tischtennis, Fitnessroom, Vita-Parcours
Holderbank	bis 12 Monate	–	Turnen, Langlauf, Tischtennis, Ski-Weekend
Kirchlindach	bis 6 Monate	–	Turnen, Fussball, Tischtennis, Vita-Parcours, Langlauf, Squash, Sauna
Tübach	bis 6 Monate	1 Std. Turnen 1 Std. Schwimmen Freizeitobligatorium*	Fussball, Skilager, Wanderungen

* Verpflichtung, sich einen Abend pro Woche einem Verein der eigenen Wahl anzuschliessen.

3.5. Methodik

Die Untersuchung bestand aus einer kurzen Befragung und einem anschliessenden Leistungstest und dauerte pro Patient ungefähr 60 Minuten.

In einem kurzen Gespräch wurden die Patienten über Beruf, Krankheiten und Beschwerden, Medikamente, Rauchgewohnheiten, sportliche Betätigung vor und nach dem Eintritt in die Heilstätte und über die Bedeutung des Sports in der Therapie von Alkoholkranken befragt. Ein kurzer internistischer Status diente zur Feststellung möglicher Kontraindikationen für den nachfolgenden Leistungstest.

Anschliessend wurden die Patienten verschiedenen physiologischen Tests unterworfen. Da die Untersuchungen in den Heilstätten durchgeführt wurden, musste der apparative Aufwand auf ein Minimum beschränkt werden.

Die ergometrische Untersuchung erfolgte auf einem Ergometer Typ Dynavit während 6 Minuten bei einer Belastung von 2 Watt/kg Körpergewicht. Unmittelbar vor Belastung und jeweils in den letzten 30 Sekunden der 6 Belastungs- und 10 Erholungsminuten wurden automatisch Herzfrequenz (Pulsmessgerät EE Erbepuls 200) und systolischer Blutdruck (Blutdruckmessgerät Bosch EBM 500) gemessen. Der diastolische Blutdruck wurde auskultatorisch als Beginn der Korotkow-Phase 4 (muffling) erfasst, da Turbulenzgeräusche eine automatische Messung verunmöglichten.

Die Lungenfunktion wurde einzeitig exspiratorisch mit einem Vitalographgerät gemessen, indem FEV 0,25/0,75/1,0/6,0 bestimmt wurden. Die Umrechnung von Spirometer- auf Lungenwerte (BTPS) erfolgte mit Hilfe der in den *Wissenschaftlichen Tabellen Geigy* angegebenen Umrechnungsfaktoren.

FVC, FEV_1 und AGW (Atemgrenzwert) wurden zusätzlich mit einem Pulmonary Function Analyzer (Monaghan M 403) erfasst, wobei aus drei Versuchen der Mittelwert errechnet wurde.

Die Kraft bei Faustschluss wurde mit einem Traktionsdynamometer der Firma Stoelting (Chicago) gemessen.

Der Rumpfbeugetest wurde sitzend an einem eigenen Messgerät nach kanadischem Vorbild durchgeführt.

Der Urin wurde unmittelbar nach Belastung semiquantitativ mit Teststreifen Hema-Combistix (Ames) auf Blut, Zucker und Eiweiss untersucht.

Der Hämoglobingehalt wurde an venösem Blut mit Hilfe eines Spencer-HB-Meters bestimmt. Die Cholesterin- und Harnsäurewerte wurden enzymatisch im Medizinisch-chemischen Zentrallaboratorium des Kantonsspitals Zürich ermittelt. Da die Patienten über den ganzen Tag verteilt untersucht werden mussten, konnte ihnen nicht zugemutet werden, bis zum Untersuchungsbeginn nüchtern zu bleiben.

Als Vergleichskollektiv diente wie gesagt eine repräsentative Stichprobe ($n = 1260$) der arbeitenden männlichen Bevölkerung in der Nordschweiz. Die statistische Prüfung erfolgte mit Hilfe des c-Tests (Vergleich der Patientengruppen mit Vergleichsgruppen der Normogrammstudie) und des t-Tests für unverbundene Stichproben (Vergleich von Patientengruppen untereinander). Statistisch signifikante Unterschiede ($p \leq 0,05$) sind mit * markiert.

Verwendete Abkürzungen: AG = Alkoholikergruppe, N = Vergleichsgruppe

3.6. Beruf der Probanden

Das Berufsspektrum umfasste u. a. Handwerker, kaufmännische Angestellte, Akademiker, Landwirte, Verkäufer, Hilfsarbeiter.

Um der unterschiedlichen körperlichen Belastung im Beruf und der dadurch bedingten Leistungsdifferenzen Rechnung zu tragen, wurden die Patienten entsprechend ihrem geschätzten täglichen Kalorien-Gesamtumsatz in drei Gruppen eingeteilt, wobei die bei *Stegemann* angegebenen Werte als Richtlinien dienten.

Die Tabelle zeigt, dass gesamthaft körperlich leicht, mittel und stark beanspruchende Berufe etwa gleich vertreten sind, zwischen den einzelnen Altersgruppen jedoch deutliche Unterschiede bestehen (z. B. 25–29jährige im Vergleich zu 40–44jährigen).

Tabelle 29: Sport bei Alkoholkranken.
Deutschschweiz (n = 84).
Aufteilung der Patienten entsprechend der körperlichen Belastung im Beruf (Kalorien-Gesamtumsatz).

	20-24	25-29	30-34	35-39	40-44	45-49	50-54	55-59	60-69	Total
leicht	2	3	1	6	1	5	4	1	1	24
mittel	1	1	6	5	5	2	4	2	2	28
schwer	3	1	1	6	9	2	5	4	1	32

3.7. Sportliche Betätigung

Entsprechend der sportlichen Betätigung vor dem Eintritt wurden die Patienten wiederum drei Guppen zugeordnet, bei einer Kurdauer von 4 Monaten oder mehr wurde auch die sportliche Betätigung in der Heilstätte miteinbezogen. Gruppe II umfasst Patienten mit gelegentlicher oder leichter regelmässiger sportlicher Betätigung und Gruppe III Patienten, die regelmässig relativ intensiv Sport treiben.

Aus der Tabelle wird ersichtlich, dass mit zunehmendem Alter immer weniger aktiv Sport getrieben wird. Nur rund 20% aller Patienten trieben regelmässig relativ intensiv Sport.

Tabelle 30: Sport bei Alkoholkranken.
Deutschschweiz (n = 84).
Aufteilung der Patienten entsprechend der sportlichen Betätigung.

	20-24	25-29	30-34	35-39	40-44	45-49	50-54	55-59	60-69	Total
I (kein Sport)	1	–	1	4	10	2	9	3	3	33
II (gelegentlich)	2	2	5	9	5	5	2	3	1	34
III (oft, viel)	3	3	2	3	2	2	1	1	–	17

78 Patienten oder 93% beurteilten die sportliche Betätigung in der Therapie als wichtig, und zwar sowohl in physischer wie psychischer Hinsicht («Gegengewicht zum Alkohol», «hilft gegen Einrosten», «verbessert die Stimmung», «lenkt ab», «hebt Selbstvertrauen», «hilft, Aggressionen abzureagieren» usw.). Nur 6 Patienten beurteilten Sport in der Heilstätte als nutzlos. 55 Patienten oder 66% hätten gern mehr Sport getrieben, 23 (27%) zeigten sich mit dem bestehenden Sportangebot zufrieden und 6 (7%) traten für weniger Sport ein. Für weitergehende Informationen sei wiederum auf die Arbeit von *Weber* und *Müller* verwiesen.

3.8. Tabakkonsum

Schon frühere Untersuchungen stellten einen hohen Tabakkonsum in Alkoholheilstätten fest. Dieser Befund kann durch vorliegende Arbeit nur bestätigt werden.

Der hohe Tabakkonsum – knapp zwei Drittel aller Patienten rauchen mehr als 20 Zigaretten täglich – erklärt sich teilweise dadurch, dass es beim Eintritt in die Klinik im Sinne einer Suchtverlagerung zu einer Steigerung des bereits schon beträchtlichen Tabakkonsums kommt.

Tabelle 31: Sport bei Alkoholkranken.
Deutschschweiz (n = 84).
Täglicher Tabakkonsum.

	n	Nicht-raucher	Zigaretten 1-9	10-19	20-29	30-39	>40	Pfeife	Übrige*
20-29	11	1	–	1	4	1	4	–	–
30-39	25	5	1	–	8	4	6	1	–
40-49	24	2	2	4	9	1	4	–	2
50-59	20	3	–	4	10	–	–	2	1
60-69	4	–	–	2	1	–	–	–	1
Total	84	11	3	11	32	6	14	3	4
%	100	13	3	13	38	7	17	3	1

* Stumpen: 3, Stumpen + Zigarren: 1

3.9. Krankheiten – Medikamente

Von den 84 Patienten wurden unter anderem folgende Krankheiten und Operationen anamnestisch erwähnt: Tuberkulose (8%), Magengeschwür/Magenoperation/Dünndarmoperation (10%), Gallenblasenoperation (5%), Diabetes (2%), Gicht (1%), Asthma (4%), Hypertonie (6%), Arrhythmien (2%), Claudicatio intermittens (intermittierendes Hinken) (2%), Epilepsie (5%).

Zum Zeitpunkt der Untersuchung erhielten zwei Patienten Digitalis (Herzmittel), 2 Antihypertensiva (Blutdruck-senkende Mittel), 4 Antiepileptika, 2 Neuroleptika, 2 Antidepressiva, 5 Tranquilizer (Beruhigungsmittel).

3.10. Körpergewicht — Körpergrösse

Ein Vergleich des durchschnittlichen Körpergewichts und der Grösse kann für die Beurteilung der spirometrischen und ergometrischen Ergebnisse hilfreich sein.

Auffallend ist vor allem, dass bei Patientengruppen von 20–24, 25–29 und 55–59 Körpergewicht und Körpergrösse im Vergleich zur Kontrollgruppe höher sind. Hingegen weisen die Patientengruppen von 30–34 und 40–44 bei niedrigerem Gewicht den Kontrollgruppen vergleichbare Körpergrössen auf. Bei den übrigen Altersgruppen sind die Unterschiede nur gering.

Tabelle 32: Sport bei Alkoholkranken.
Deutschschweiz (n = 84).
Körpergewicht, Körpergrösse. Vergleichend zu berufstätigen Männern.

Körpergewicht	20-24	25-29	30-34	35-39	40-44	45-49	50-54	55-59	60-69
Alkoholkranke	76,8	75,4	71,3	73,6	75,5	74,0	74,2	75,6	74,8
Vergleichspersonen	67,5	69,4	72,5	73,5	76,3	74,7	73,2	72,8	73,2
Körpergrösse	20-24	25-29	30-34	35-39	40-44	45-49	50-54	55-59	60-69
Alkoholkranke	177	179	174	174	173	171	170	174	168
Vergleichspersonen	175	174	174	173	172	172	170	168	168

3.11. Ergometrie: Ausfälle und Abbruchquote

Von total 81 untersuchten Patienten brachen 17 (21%) den Belastungstest vorzeitig ab (Normogrammstudie: 5,5%). In der Tabelle 33 sind die Ausfälle nach Altersgruppe, Alkoholismustyp, Kurdauer und Beschwerden beim Abbruch aufgeschlüsselt.

Erwartungsgemäss häuften sich die Abbrüche mit zunehmendem Alter. Ungefähr jeder zweite Patient über 50 Jahren brach den Belastungstest vorzeitig ab.

Die Ausfälle betreffen mit einer Ausnahme nur Patienten vom Delta- oder Gamma-Delta-Mischtyp, d. h. Patienten mit stärkeren körperlichen Alkoholschäden als z. B. Patienten vom Gamma-Typ. Hinsichtlich der Kurdauer sind die Unterschiede in der Abbruchquote irrelevant.

Tabelle 33: Sport bei Alkoholkranken.
Deutschschweiz (n = 81).
Ausfälle Ergometrie (2 Watt/kg Körpergewicht).

A. Altersspezifische Aufteilung

	n	*ausgefallen*	*Abbruchquote*
20-24	6	–	[0%]
25-29	4	–	[0%]
30-34	8	–	[0%]
35-39	16	2	[13%]
40-44	15	3	[20%]
45-49	9	1	[11%]
50-54	12	5	[42%]
55-59	7	2	[29%]
60-69	4	4	[100%]
Total	81	17	[21%]

B. Aufteilung nach Alkoholismustypen

	n	*ausgefallen*	*Abbruchquote*
Alpha-Typ (leicht)	2	–	[0%]
Gamma-Typ (mittel)	37	1	[3%]
Delta-Typ (schwer)	30	13	[43%]
Mischtyp			
Gamma/Delta	14	3	[21%]

C. Aufteilung nach Kurdauer

	n	*ausgefallen*	*Abbruchquote*
Kurdauer 1-3 Mte.	37	9	[24%]
Kurdauer 4 Mte.	44	8	[18%]

D. Beschwerden beim Abbruch

Dyspnoe (Kurzatmigkeit)	6
Schmerzen/Krämpfe in den Beinen	5
Dyspnoe + Schmerzen/Krämpfe in den Beinen	4
Gelenkschmerzen	1
Unlust	1

Die häufigsten zum Abbruch führenden Beschwerden, Beinschmerzen und Dyspnoe, können als grober Hinweis für eine geringe lokale aerobe dynamische Ausdauer (→ Beinschmerzen) und eine ungenügende allgemeine aerobe Ausdauer (→ Dyspnoe) gelten.

Die hohe Abbruchquote vor allem der älteren Patienten vom Delta-Typ verfälscht den Vergleich mit der Normogrammstudie, indem durch den Ausfall der Patienten mit geringer Leistungsfähigkeit günstigere Werte erreicht werden und so eine bessere Belastungssituation vorgetäuscht wird als dem tatsächlichen Leistungsvermögen der Gruppe entspricht.

3.12. Ergometrie und Pulsverhalten

In den folgenden Graphiken sind Puls, systolischer und diastolischer Blutdruck (jeweils Mittelwerte mit Standardabweichung) von Alkoholkranken und Kontrollgruppe – aufgeschlüsselt in Quintaden – vergleichend dargestellt. In die Berechnungen aufgenommen wurden nur Daten von Patienten, die die vollen 6 Minuten Belastung durchstanden. Hiervon ausgenommen sind Patienten von 60–69, bei denen die Werte vor Belastung und der 1. Belastungsminute dargestellt sind, da alle 4 Patienten in der 3. Belastungsminute ausgestiegen sind.

Sowohl vor Belastung sowie auch während der regulativen Einstellung der Herzfrequenz auf die Leistung (1. und 3. Belastungsminute) als auch gegen Ende der Belastung in der 6. Minute liegt die Pulsfrequenz der alkoholkranken Patienten praktisch in allen Altersstufen höher als diejenige der entsprechenden Kontrollgruppe. Auch in der Erholungsphase weisen die untersuchten Patienten höhere Pulsfrequenzen auf als das Vergleichskollektiv. Die Unterschiede sind nur gering in der ersten Phase der Erholung, besonders auffällig ist die beschleunigte Herzfrequenz der Patienten hingegen in der zweiten, langsameren Phase der Erholung (5. und 10.

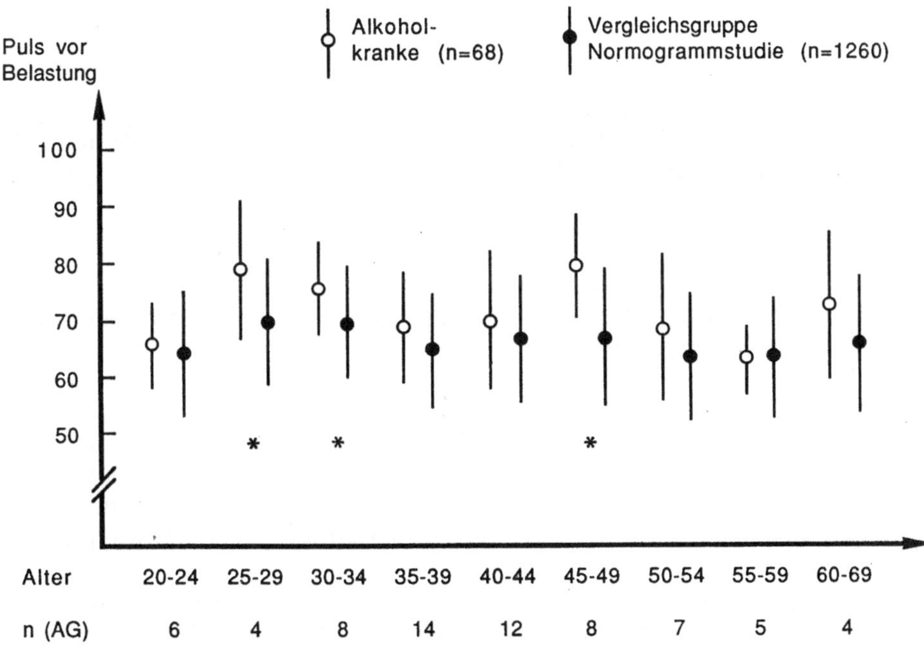

Abb. 1: Sport bei Alkoholkranken.
Deutschschweiz. Ergometrie (2 Watt/kg). Pulsverhalten vor der Belastung. Vergleichend.
* bedeutet Signifikanz.

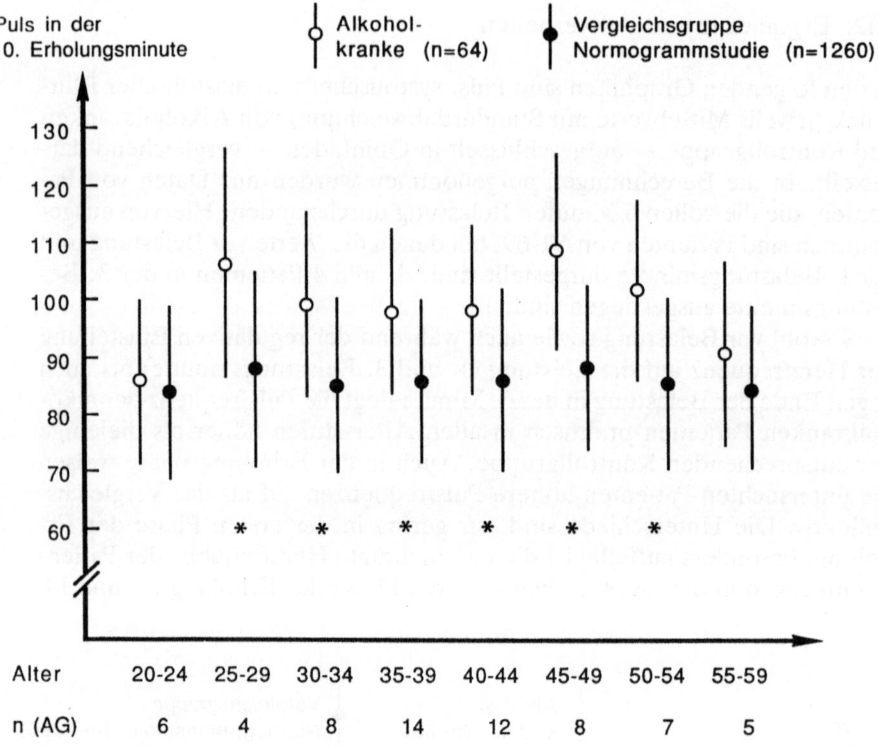

Abb. 2: Sport bei Alkoholkranken.
Deutschschweiz. Ergometrie (2 Watt/kg). Pulsverhalten nach Belastung in der 10. Erholungsminute. Vergleichend.
* bedeutet Signifikanz.

Belastungsminute). In der 10. Erholungsminute sind die Unterschiede bei 6 von 8 Altersgruppen statistisch signifikant.

Die Unterschiede zwischen den einzelnen Patientengruppen lassen sich zum Teil mit unterschiedlichen körperlichen Beanspruchungen im Beruf erklären. So fallen die Patientengruppen mit relativ starker körperlicher Belastung im Beruf (24–24, 40–44, 55–59) durch vergleichsweise niedrige Leistungspulsfrequenzen in der 6. Belastungsminute auf, während Patientengruppen mit durchschnittlich eher leichter Arbeit höhere Pulsfrequenzen erreichen.

Die sportliche Betätigung in der Freizeit scheint hingegen von weit geringerer Bedeutung zu sein. So erbringen sportlich eher inaktive Altersgruppen (z. B. 40–44) teilweise bessere Resultate als sportlich aktivere Altersgruppen (z. B. 25–29, 45–49).

3.13. Ergometrie und systolischer Blutdruck

Der systolische Blutdruck vor Belastung liegt bei den untersuchten Patienten mit Ausnahme der 25–29jährigen unter demjenigen der Kontrollgruppen. Zu Beginn der Belastung gleicht sich das Blutdruckverhalten der beiden Kollektive an (1. und 3. Belastungsminute), doch zeigen die Patientengruppen gegen Belastungsende (6. Belastungsminute) wieder eine deutliche Tendenz zu niedrigen systolischen Leistungsdruckwerten. Die Unterschiede sind allerdings nur in 3 Altersgruppen statistisch signifikant. Sofort nach Beendigung der Leistung, dann zunehmend langsamer erfolgt ein steiler Abfall des systolischen Blutdruckes. Auch hier verstärken sich die Unterschiede in der zweiten, langsameren Phase der Erholung mit signifikant niedrigeren Werten bei 7 von 8 Altersgruppen.

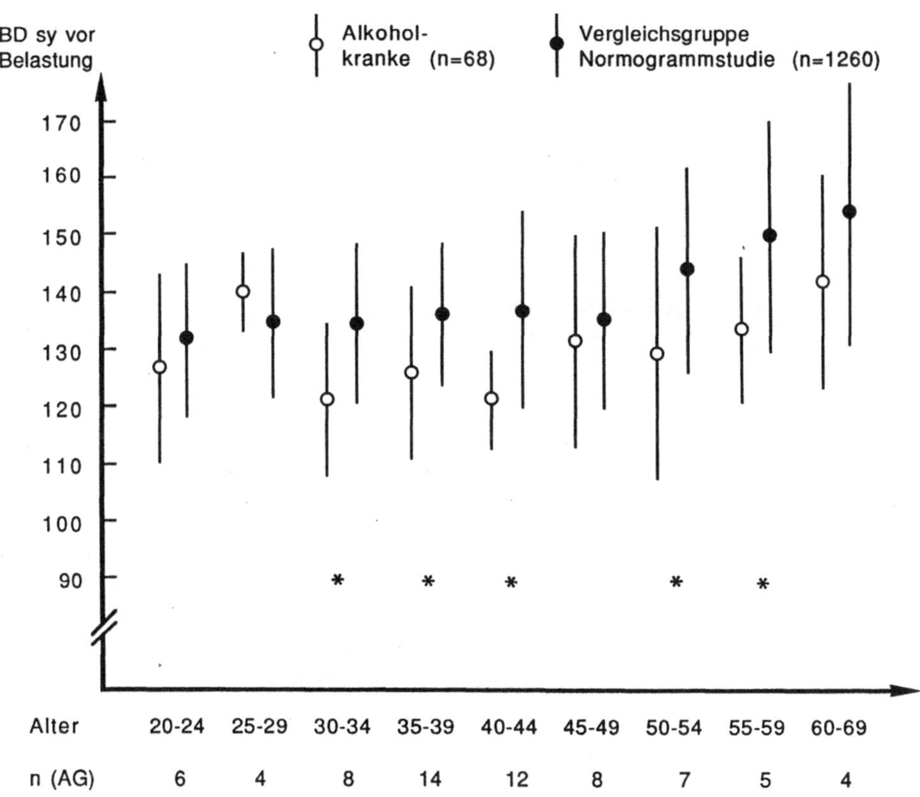

Abb. 3: Sport bei Alkoholkranken.
Deutschschweiz. Ergometrie (2 Watt/kg). Systolischer Blutdruck vor der Belastung. Vergleichend.
* bedeutet Signifikanz.

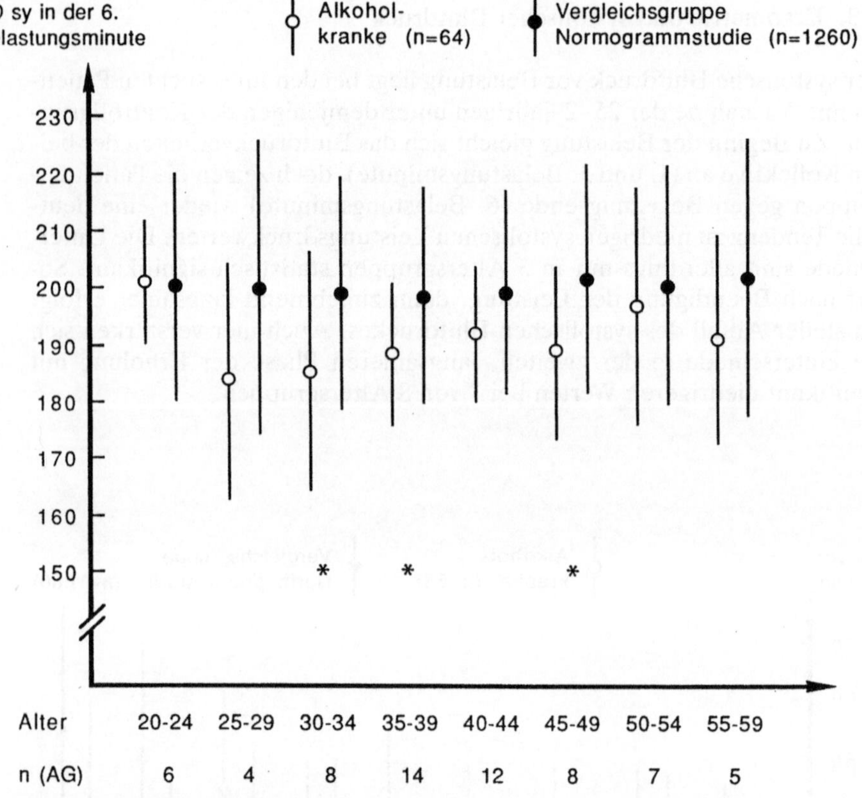

Abb. 4: Sport bei Alkoholkranken.
Deutschschweiz. Ergometrie (2 Watt/kg). Systolischer Blutdruck in der 6. Belastungsminute. Vergleichend.
* bedeutet Signifikanz.

Der diastolische Blutdruck — auskultatorisch bestimmt als Korotkow-Phase 4 — zeigt vor und während der Belastung keine nennenswerten Unterschiede zwischen Patienten- und Vergleichsgruppen. Hingegen trat bei den untersuchten Patienten zu Beginn der Erholungsphase auffallend häufig das Null-Phänomen (Abfall des diastolischen Blutdrucks bis Null) auf.

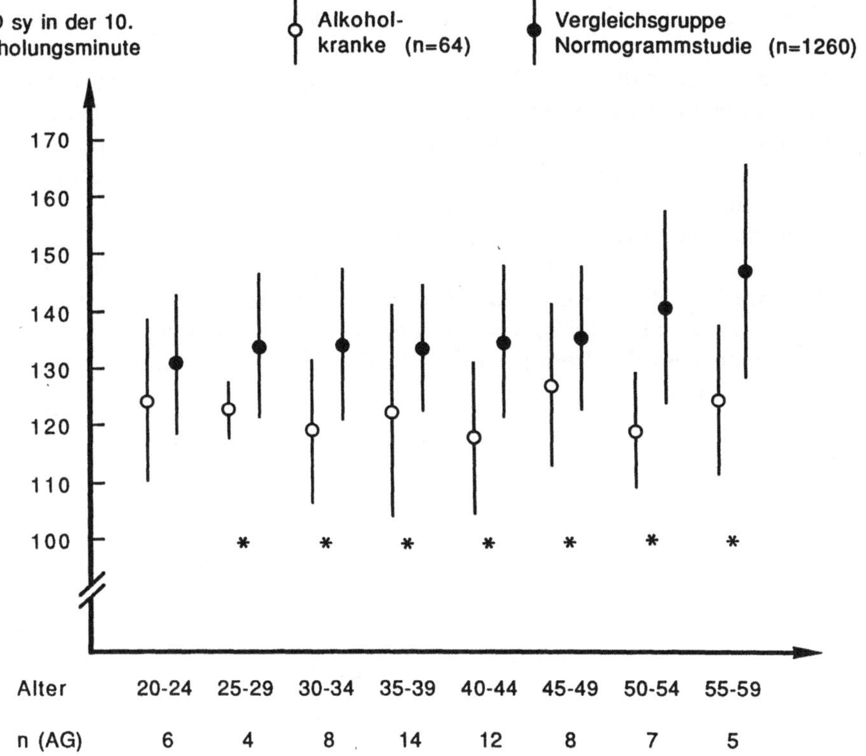

Abb. 5: Sport bei Alkoholkranken.
Deutschschweiz. Ergometrie (2 Watt/kg). Systolischer Blutdruck in der 10. Erholungsminute. Vergleichend.
* bedeutet Signifikanz.

3.14. Unterschiede im Leistungsverhalten nach Alkoholismustyp

Alkoholkranke sind eine sehr heterogene Patientengruppe. Um allfällige Unterschiede zwischen den einzelnen Alkoholismustypen festzustellen, wurden die Puls- und die systolischen Blutdruckwerte von Gamma-Alkoholkranken einerseits und Delta- und Mischtyp-Alkoholkranken andererseits verglichen. Weder Puls- noch Blutdruckverhalten liessen eine deutliche Verlaufstendenz in Abhängigkeit vom Alkoholismustyp erkennen. Allerdings entsprachen die gemessenen Werte nicht den tatsächlichen Verhältnissen, da die hohe Ausfallquote der Patienten vom Delta- und Misch-Typ eine bessere Leistungsfähigkeit dieser Patientengruppen vortäuschte.

3.15. Unterschiede im Leistungsverhalten nach Kurdauer

Es ist bekannt, dass alkoholbedingte Veränderungen bei Abstinenz reversibel sein können. Um Unterschiede in der Abstinenzdauer zu erfassen, wurden die Patienten in zwei Gruppen eingeteilt. Die erste Gruppe umfasste Patienten, die im 1.–3. Monat ihrer Kur standen, die zweite Gruppe Patienten, die bereits 4 oder mehr Monate der Kur absolviert hatten.

Auch hier gestaltete sich die Interpretation der Ergebnisse recht schwierig, da kein einheitlicher Trend erkennbar war. Immerhin schienen Patienten im 1.–3. Monat der Kur eher etwas niedrigere Ruhe- und Leistungsdruckwerte aufzuweisen als Patienten mit vier und mehr Kurmonaten. Hingegen liess das Verhalten der Pulsfrequenz keine klare Verlaufstendenz erkennen.

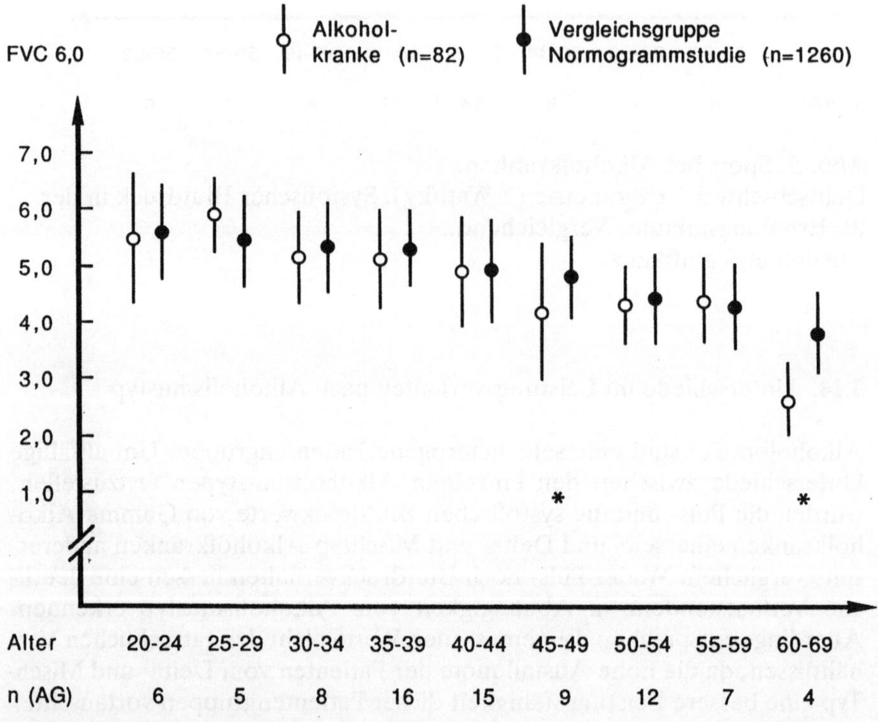

Abb. 6: Sport bei Alkoholkranken.
Deutschschweiz. Spirometrie. Forcierte Vitalkapazität. Vergleichend.
* bedeutet Signifikanz.

3.16. Spirometrie

In den beiden Abbildungen 6 und 7 sind die einzeitig mit einem Vitalographen bestimmten FEV (Einsekundenkapazität) 1,0 und FVC (Forcierte Vitalkapazität = maximale Lungenfasskraft) 6,0 im Vergleich zu den Kontrollgruppen dargestellt (FVC 6,0 = maximale Luftmenge, welche die Lunge fassen und in 6 Sekunden ausblasen kann, FEV 1,0 = maximale Luftmenge, welche die Lunge fassen und in einer Sekunde ausblasen kann).

Sieben von insgesamt neun Patientengruppen zeigen im Vergleich zu den Kontrollgruppen signifikant niedrigere Tiffeneau-Werte. Bei der Vitalkapazität ist diese Tendenz lediglich angedeutet.

Die vergleichsweise hohen Werte der Patientengruppen von 25–29 und 55–59 erklären sich dadurch, dass in diesen Gruppen die durchschnittliche Körpergrösse höher liegt als in den anderen Altersgruppen.

Deutlich ist sowohl bei den Patienten- als auch bei den Kontrollgruppen ein altersspezifischer Abfall der ermittelten Lungenfunktionswerte erkennbar.

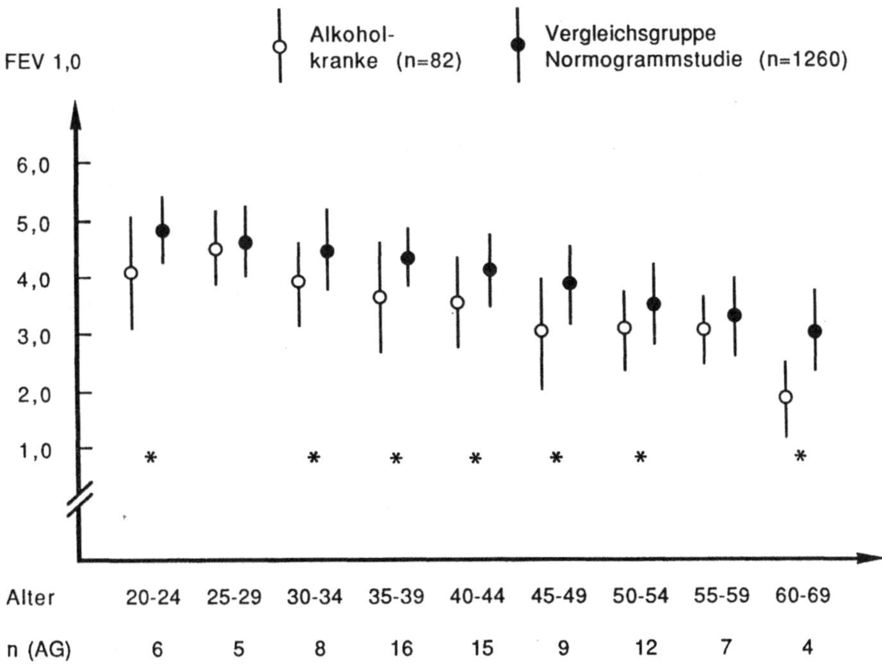

Abb. 7: Sport bei Alkoholkranken.
Deutschschweiz. Spirometrie; 1-Sekunden-Kapazität (Tiffeneau).
Vergleichend. * bedeutet Signifikanz.

3.17. Dynamometrie

Weiterhin wurde die Handdruckkraft links und rechts als Mass der Leistungsfähigkeit der Hand- und Fingerbeugemuskel bestimmt und mit der Durchschnittsbevölkerung altersspezifisch verglichen.

Aus den Abbildungen wird ersichtlich, dass mit Ausnahme der Altersgruppe von 20–24 die Werte der Patientengruppen deutlich niedriger liegen als diejenigen der Vergleichsgruppen. Die Unterschiede sind in sieben Altersgruppen bei der linken Hand und in acht Altersgruppen bei der rechten Hand signifikant.

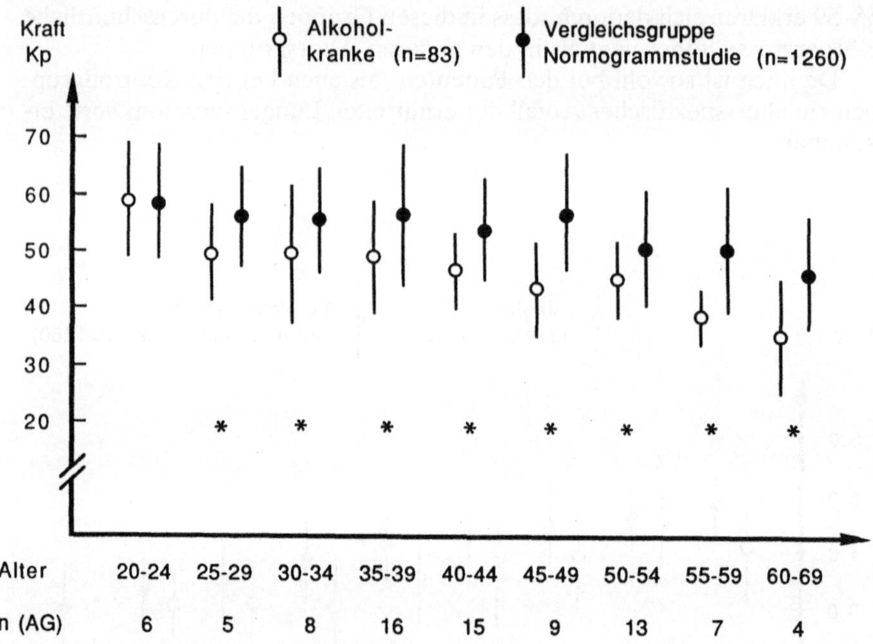

Abb. 8: Sport bei Alkoholkranken.
Deutschschweiz.
Traktionsdynamometrie rechte Hand. Vergleichend.
* bedeutet Signifikanz.

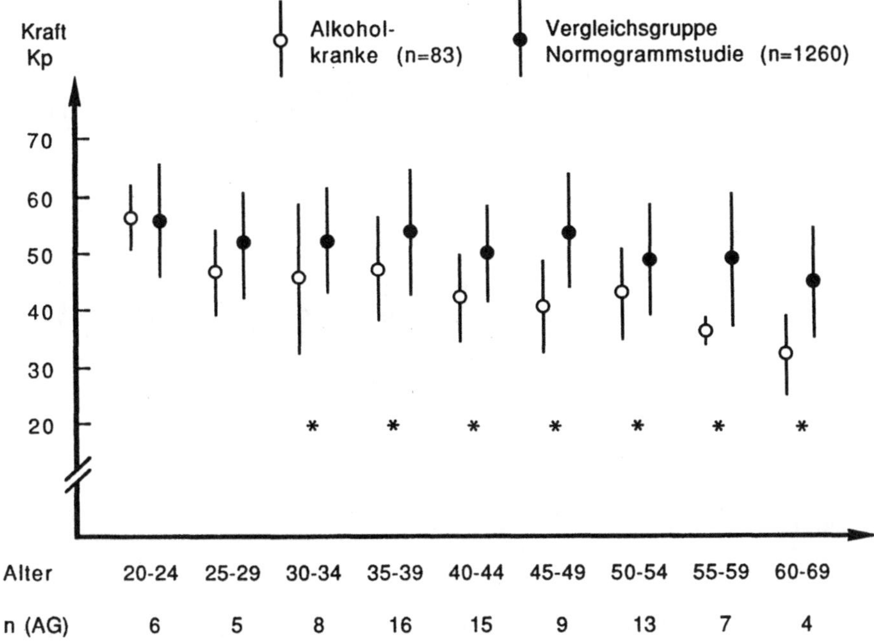

Abb. 9: Sport bei Alkoholkranken.
Deutschschweiz. Traktionsdynamometrie linke Hand. Vergleichend.
* bedeutet Signifikanz.

3.18. Rumpfbeugetest

Als Mass für die Flexibilität der Wirbelsäule gilt der Rumpfbeugetest. Man misst den Fingerspitzenbodenabstand beim Rumpfbeugen vorwärts und bei gestrecktem Knie. Wir bedienten uns eines Messkastens, wo dieser Wert im Sitzen beim Beugen nach vorn bestimmt wurde.

Im Rumpfbeugetest erzielten überraschenderweise die jüngeren Patienten der Altersgruppen bis 39 signifikant bessere Werte als die Vergleichsgruppen, während in den Altersgruppen ab 40 die Resultate der Patientengruppen deutlich schlechter waren bei etwa gleichbleibenden Werten der Kontrollgruppen.

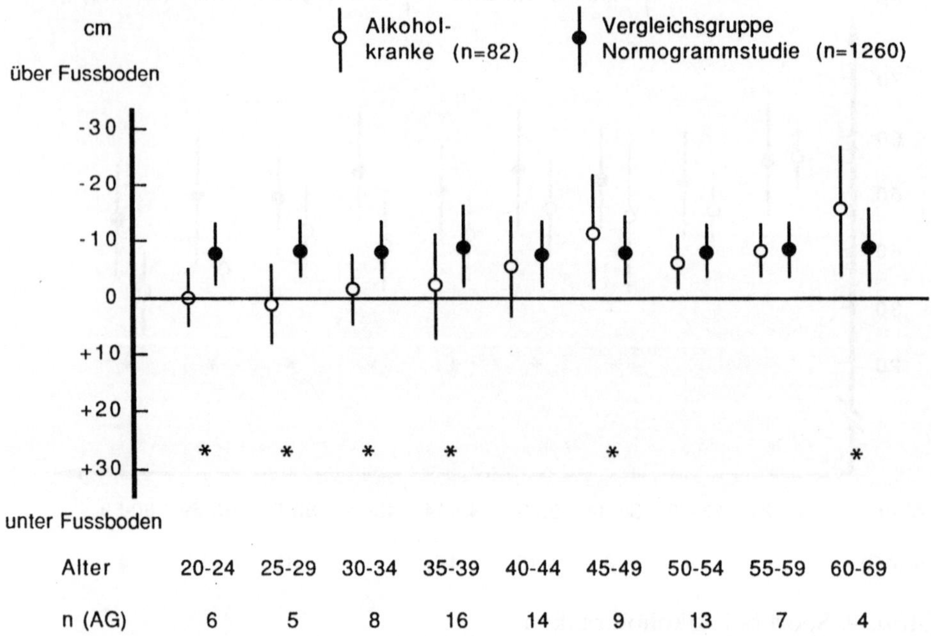

Abb. 10: Sport bei Alkoholkranken.
Deutschschweiz. Wirbelsäulenflexibilität. Vergleichend.
* bedeutet Signifikanz.

3.19. Biochemie

Urin

Die Urinkontrolle ergab bei total 84 untersuchten Patienten in 18% (N: 11,9%) Eiweissspuren, in 6% (N: 2,5%) Werte um 0,3 g/l, in 5% (N: 0,9%) um 1 g/l.

Die Urinzuckerproben fielen in 99% (N: 95,9%) negativ aus. Bei einem Patienten, einem Diabetiker, war der Test positiv mit Glukosewerten von 5,55 mmol/l (= 10 g/l).

Bei zwei Patienten war die Urinprobe positiv auf Blut.

Hämoglobin

Der mittlere Hämoglobingehalt lag bei 9,96 mmol/l (= 16,04 gr%; N: 9,44 mmol/l (= 15,2 gr%) mit Extremwerten von 7,76 mmol/l (= 12,5 gr%) und 11,49 mmol/l (= 18,5 gr%).

Harnsäure
Aus technischen Gründen konnten die Harnsäure- und Cholesterinwerte nur in Ellikon und Holderbank (n total = 8) bestimmt werden, weshalb die Ergebnisse nur beschränkt aussagekräftig sind.

Die Harnsäurewerte lagen im Mittel bei 299±88 µmol/l = 5,0±1,5 mgr%; N: 321 µmol/l = 5,4 mgr%).

Cholesterin
Mit Ausnahme der Altersgruppe von 20–24 weichen die Cholesterinwerte der untersuchten Patienten deutlich nach unten ab. Die Unterschiede sind in vier Altersgruppen statistisch signifikant.

Tabelle 34: Sport bei Alkoholkranken.
Deutschschweiz.
Cholesterinwerte (mmol/l). Vergleichend zu berufstätigen Männern.
* bedeutet Signifikanz.

Alter		20-24	25-29	30-34	35-39	40-44	45-49	50-54	55-59	60-69
Vergleichs-	x	5,11	5,36	5,72	6,06	6,02	6,13	6,19	6,20	6,08
gruppe	±s	1,30	1,11	0,93	1,09	1,14	1,09	1,09	1,22	1,22
(n = 1260)	n	84	103	112	104	110	117	135	124	127
Alkohol-	x	4,66	4,50	4,80	4,92	5,21	5,97	5,25	–	5,31
kranke	±s	1,59	1,35	0,96	0,95	1,59	1,11	1,03	–	1,10
(n = 48)	n	2	3	7	12	9	3	10	–	2
				*	*	*		*		

3.20. Diskussion

In der vorliegenden Arbeit ging es darum, den Einfluss chronischen Alkoholkonsums auf die körperliche Leistungsfähigkeit zu untersuchen. Es konnte gezeigt werden, dass die untersuchten alkoholkranken Patienten vor, während und vor allem nach der Belastung eine deutliche Tendenz zu höheren Pulsfrequenzen als die Vergleichsgruppen hatten. Die Pulsfrequenz vor Belastung ist allerdings wenig aussagekräftig, da sie stark durch psychische Momente (Vorstartreaktionen u. a.) beeinflusst wird. Hingegen gestattet das Verhalten der Arbeitsfrequenz auf einer gegebenen submaximalen Belastungsstufe eine Einschätzung der kardialen und körperlichen Dauerleistungsbreite, da sich die Pulsfrequenz annähernd proportional zur Sauerstoffaufnahme und zum Herzminutenvolumen (in Abhängigkeit von der arteriovenösen Differenz) verhält. Die Leistungsreserven sind umso grösser, je niedriger die Herzfrequenz auf einer gegebenen Belastungsstufe ist. Auch in der Erholungsphase zeigen die alkoholkranken Patienten höhere Pulsfrequenzen als das Vergleichskollektiv. Diese Unterschiede betreffen weniger die erste Phase der Erholung, die durch einen

Wegfall der kortikalen und propriozeptiven Stimuli (Reizimpulse) gekennzeichnet ist, sondern besonders ausgeprägt die zweite, langsamere Phase der Erholung, wo sich vor allem die Beseitigung von Metaboliten (Stoffwechselumwandlungsprodukten) und Katecholaminen sowie die Normalisierung der Temperatur auswirken. Die Dauer bis zur Rückkehr zur Ruhepulsfrequenz ist annähernd umgekehrt proportional zum Trainings- und Leistungszustand des Kreislauf-Körper-Systems und stellt ein empfindliches Kriterium zur Ermittlung des Ermüdungsgrades infolge dynamischer Arbeit dar.

Zusammenfassend lässt sich feststellen, dass die deutliche Tendenz der Patientengruppen zu höheren Pulsfrequenzen im Vergleich zu den Kontrollgruppen auf eine verminderte körperliche Leistungsfähigkeit und eine stärkere Ermüdung durch die vorgegebene Belastung von 2 Watt pro kg Körpergewicht hinweist. Diese Interpretation wird auch gestützt durch die vergleichsweise höhere Ausfallquote der Patienten von 21% gegenüber 5,5% des Vergleichskollektivs.

Zu ähnlichen Befunden kamen auch *Suominen et al.*, die bei alkoholkranken Patienten sowohl vor als auch nach einmonatigem Training, das täglich zwei Stunden sportliche Betätigung umfasste, eine im Vergleich zur Kontrollgruppe signifikant niedrigere PWC_{150} (physical working capacity bei Pulsfrequenz 150) feststellten. Immerhin verbesserte sich die PWC_{150} signifikant während des Trainings.

Unterschiede im Pulsverhalten zwischen den einzelnen Patientengruppen erklären sich teilweise durch ungleiche körperliche Beanspruchungen im Beruf. Die Bedeutung der körperlichen Belastung im Beruf und dadurch bedingter Leistungsdifferenzen wird allerdings durch Beobachtungen relativiert, die bei Schwerstarbeitern nicht annähernd eine so hohe aerobe Kapazität ergaben, wie sie bei Leistungssportlern üblich ist. *Hollmann und Hettinger* erklären sich dies mit dem vergleichsweise hohen Anteil statischer Muskelbeanspruchung bei beruflicher Schwerarbeit: «Voraussetzung für Trainingsanpassungen des kardiopulmonalen Systems und des Stoffwechsels analog denen des Spitzensportlers sind dynamische Beanspruchungen grosser Muskelgruppen mit mehr als 70% der maximalen Sauerstoffaufnahme täglich über längere Zeitspannen. Das trifft für den Schwerstarbeiter insofern nicht zu, als er aus physiologischen Gründen nicht in der Lage ist, eine derartig hohe Belastung über Monate, Jahre oder ein Arbeitsleben lang durchzuhalten; darüber hinaus fliessen unvermeidbare statische Beanspruchungen ein.»

Die Interpretation der erniedrigten systolischen Leistungsdruckwerte (v. a. in der 6. Belastungsminute) ist schwierig. Einerseits liegen auch die Ruhewerte deutlich niedriger als beim Vergleichskollektiv, sodass die systolischen Leistungsdruckreserven der untersuchten Patienten durchaus denjenigen der Kontrollgruppen vergleichbar sind. Andererseits ist man vor allem angesichts der geringen Unterschiede in den diastolischen Druckwerten zwischen Patienten- und Kontrollgruppen versucht, die niedrigen systolischen Leistungsdruckwerte auf eine latente Störung der Herzfunktion zu beziehen. Die höhere Arbeitspulsfrequenz wäre dann zumindest teilweise als Kompensationsmechanismus bei gestörter kardialer Pumpfunktion und zu kleinem Schlagvolumen zu verstehen.

Die Bedeutung des unblutig gemessenen diastolischen Blutdrucks ist umstritten, da im Vergleich zum blutig bestimmten Blutdruck häufig zu niedrige Werte gemessen werden. Die Resultate sollen deshalb nur kurz diskutiert werden. Weiter oben ist bereits erwähnt worden, dass sich die diastolischen Leistungsdruckwerte zwischen Patienten- und Kontrollgruppen nur geringfügig unterscheiden. Hingegen ist zu Beginn der Erholungsphase bei den untersuchten Patienten auffallend häufig das Null-Phänomen registriert worden, was ebenfalls auf einen niedrigen Trainingszustand hindeutet.

Die Arbeitshypothese, dass Alkoholkranke vom Gamma-Typ nach *Jellinek* niedrigere Pulsfrequenzen und höhere systolische Druckwerte bei Belastung aufweisen als die körperlich stärker alkoholgeschädigten Patienten vom Delta- und Misch-Typ, konnte nicht bestätigt werden, doch sei nochmals mit Nachdruck auf die hohe Ausfallquote der Delta- und Mischtyp-Alkoholkranken hingewiesen, was eine verminderte Leistungsfähigkeit dieser Patientengruppe zumindest nahelegt.

Bei der Interpretation dieser Daten ist zu berücksichtigen, dass für die oben festgestellten Leistungseinbussen des gesamten Patientenkollektivs neben direkten Alkoholschäden die mit dem chronischen Alkoholkonsum verbundenen Begleitumstände, wie körperliche Inaktivität, Passivität, Gleichgültigkeit etc., wahrscheinlich mindestens gleich bedeutsam sind. Über therapeutische Versuche mit verlängerter Bettruhe bei alkoholischer Kardiomyopathie haben *McDonald, Burch and Walsh* berichtet.

Die vermuteten Unterschiede im Leistungsverhalten in Abhängigkeit von der Kurdauer konnten nicht nachgewiesen werden.

Die spirometrische Untersuchung ergab vergleichbare Werte für die forcierte Vitalkapazität ($FEV_{6.0}$), hingegen war die 1-Sekunden-Kapazität (Tiffeneau) bei sieben von neun Patientengruppen signifikant vermindert. Hier wirkt sich der hohe Tabakkonsum kapazitätseinschränkend aus.

Deutlich waren sowohl beim Patienten- als auch beim Vergleichskollektiv ein altersspezifischer Abfall der 1-Sekunden-Kapazität und der Vitalkapazität feststellbar als Ausdruck des altersbedingten Elastizitätsverlustes der Lunge (erhöhte Compliance), der Kraftabnahme der respiratorischen Muskulatur und der progressiven Thoraxstarre des alternden Menschen sowie der Summe der chronischen Raucherschäden.

Bemerkenswert deutliche Unterschiede ergaben sich bei der dynamometrischen Untersuchung. Die Kraft bei Faustschluss war bei den meisten Patientengruppen signifikant vermindert. Ob diese Krafteinbussen auf eine chronische, subklinisch verlaufende alkoholische Myopathie (Typ I) oder lediglich auf eine geringere Beanspruchung der entsprechenden Muskulatur im Gefolge der Alkoholabhängigkeit zurückzuführen ist, kann ohne zusätzliche Untersuchungen (Enzyme, Biopsien) nicht entschieden werden.

Im Rumpfbeugetest zur Prüfung der anterior-posterioren Flexibilität der Wirbelsäule erzielten die jüngeren Patientengruppen überraschenderweise bessere Resultate als die Vergleichsgruppen. Hier sind die Auswirkungen der sportlich-gymnastischen Betätigung in der Therapie deutlich festzustellen.

Die Resultate der Urinkontrolle sind nur bedingt vergleichbar, da die Urinproben im Gegensatz zur Normogrammstudie unmittelbar im Anschluss an die Belastung vorgenommen wurden. Die erhöhte Eiweissausscheidung bei den Patientengruppen muss deshalb als Arbeitsproteinurie, d. h. als Steigerung der physiologischen Proteinurie (Eiweiss im Harn) bei offenbar nierengesunden Personen während und unmittelbar nach Muskelarbeit, aufgefasst werden.

Die Harnsäurewerte der Patientengruppen liegen im Normbereich, die Cholesterinspiegel liegen bei vier Altersgruppen signifikant unter den Kontrollwerten. Offensichtlich sind die bei chronischem Alkoholkonsum beobachteten Veränderungen des Harnsäure- und Cholesterinstoffwechsels (mit sekundärer Hyperurikämie (erhöhte Harnsäurewerte) und normalen bis leicht erhöhten Cholesterinspiegeln) bei Abstinenz reversibel. Allerdings sind die teilweise deutlich erniedrigten Cholesterinspiegel hiermit noch nicht erklärt.

3.21. Zusammenfassung

Zusammenfassend lässt sich festhalten, dass chronischer Alkoholkonsum sowohl direkt wie auch indirekt über suchtbedingte Persönlichkeitsveränderungen (wie Passivität, Einschränkung der Interessen etc.) und einen hohen Tabakkonsum zu Leistungseinbussen verschiedener Organsysteme (Herz-Kreislauf, Lungen, Skelettmuskulatur) und damit zu einer Verminderung der körperlichen Leistungsfähigkeit führt.

4. Sport in Blindenheimen

Elisabeth Kaiser-Joller

4.1. Einleitung und Ziel der Arbeit

Mit der vorliegenden Arbeit wird versucht, die Frage nach der sportlichen Tätigkeit oder Untätigkeit bei Blinden und ihre Auswirkungen zu untersuchen.

Dabei sind wir auf etliche Hindernisse gestossen. Es hat sich nämlich gezeigt, dass die Blindenschulen wenig Unterstützung bringen können, da die Insassen entweder zu jung oder aber zu alt sind. In Blindenheimen scheinen vorwiegend ältere, pflegebedürftige Sehbehinderte zu wohnen, die nicht mehr für Teste zu gewinnen sind, aber trotzdem froh sind, mit jemanden plaudern zu können; gemäss unserer Übersicht sind hier 57 % der Blinden über 60 Jahre alt. Einige Blinde jedoch beteiligen sich aktiv in einem Sportverein oder an Freizeitkursen.

Aufgrund der besonderen Schwierigkeiten, blinde Menschen für diese Messungen zu gewinnen, haben wir uns mit 34 Einzelfällen auseinandergesetzt, von denen 18 Mitglieder in Sportvereinen aktiv sind, die 16 anderen Vergleichsprobanden nicht. Ziel der Untersuchung war demnach, Auskünfte über die körperliche, psychologische und sporthygienische Situation dieser 34 Testpersonen zu bekommen und die Ergebnisse auszuwerten.

4.2. Probanden

Als Testpersonen stellten sich zur Verfügung:

a) Sehbehinderte aus dem Langlaufkurs in L'Auberson (Genfer Jura). 9 Frauen, 7 Männer.

Der Test fand als Parcours unter Mithilfe des Lagerleiterteams in einem geräumigen Schlafraum statt.

b) Arbeiter und Lehrlinge aus der «Beruflichen Schulungsstätte für Blinde und Sehschwache» St. Gallen. 2 Frauen, 9 Männer.

c) Die ältesten Schüler des Schulheims für Blinde und Sehschwache in Zollikofen/BE. 1 Schülerin, 6 Schüler.

Das Durchschnittsalter der 12 weiblichen Personen betrug 31 Jahre, das der 22 männlichen Probanden 26 Jahre.

4.3. Sportstatistischer Fragebogen

1. Geschlecht:
   12 weiblich, 22 männlich
2. Beruf:
   1 Arztgehilfin, 1 Buchhalterin, 1 Schwesternhilfe, 1 Sekretärin, 1 Stud. Sonderpädagogik, 1 Hausfrau, 1 Abteilungsleiter Blindenwerk, 1 Bürstenmacher, 1 Hilfsarbeiter, 8 Metallarbeiter (+ Anlehre), 7 Schüler(innen), 3 Kaufm. Angestellte, 3 Telefonistinnen, 2 Physiotherapeuten, 1 Vertreter, 1 Beamter PTT.
3. Hätten Sie ohne Behinderung einen anderen Beruf ergriffen?
   30 Ja, 4 Nein
4. Wie gehen Sie zur Arbeit?
   Zu Fuss: 15, Fahren: 2, Fahren und zu Fuss: 4, die übrigen wohnen im Haus.
5. Sind Sie geburtsblind?
   11
   Sind Sie spätblind?
   8
   Sind Sie stark sehbehindert?
   15
6. Hobbies (Mehrfachnennungen):
   23 Musik, 12 Literatur, 9 Wandern, 8 Schwimmen, 6 Sport allgemein, 5 Basteln, 4 Skifahren, 4 Fussball, 3 Fremde Länder, 1 Sprachen, Turnen, Schach, Jassen, Automodellbau, Funk, Haushalt, Politik, Theaterspielen, Natur, Briefe schreiben, Hund, andere Behinderte führen.
7. Trieben Sie Sport während der Kindheit?
   8 Nein
8. Wie oft treiben Sie Sport?
   24 regelmässig, 9 hie und da, 1 nie.
9. Gründe fürs Sporttreiben (Mehrfachnennungen):
   15 Freunde, 9 Gesundheit, 6 Abwechslung, Zeitvertreib, 5 Fitness, Körpertraining, 2 Ausgleich, 2 Leistungsdrang, 1 Erholung, 1 Kontakt.
   Gründe dagegen:
   8 zu wenig Gelegenheit, 3 Bequemlichkeit, 1 Eintönigkeit des Turnens.
10. Machen Verwandte oder Bekannte Sport mit Ihnen?
    13 Ja, 21 Nein.
11. Sind Sie in einem Sportklub?
    18 Ja, 16 Nein
12. Woher bekamen Sie Anregungen mitzumachen?
    7 Eigeninitiative, 6 Bekannte, 2 Blindengruppe, 1 Berufsberater, Schule, Frau, IV-Sportleiter, Plakat, Blindenfürsorgeverein.
13. Fühlen Sie sich wohl in der Gruppe?
    15 Ja, 3 Nein, 16 ohne Antwort.

Verbesserungsvorschläge:
Aufteilung in Leistungsgruppen, mehr Abwechslung, mehr Turnen mit (am) Gerät, Mittel zur Aktivität und Attraktivität, die Mitglieder sollten Neulingen offener gegenüberstehen.

14. Nutzen und Auswirkungen des Sports auf Ihr tägliches Leben (Mehrfachnennungen):
22 physisches und psychisches Wohlbefinden, 12 Fitness, Kondition, 7 Entspannung, 7 Abwechslung, 6 Kameradschaft, Integration, 4 Selbstbewusstsein, 4 lockerer, beweglicher, 3 Lebensfreude, Begeisterung, 3 fühlen sich leistungsfähiger, 3 Anregung, Bereicherung, 2 gute Beschäftigung, 1 Zufriedenheit, guter Schlaf, keine Rückenschmerzen mehr, 1 Unannehmlichkeiten bei den Essenszeiten, 1 Aufstehen am andern Tag fällt schwer.
15. Hatten Sie schon Sportunfälle? Welche?
29 Nein, 5 Ja (2mal Bänderzerrung, Bänderriss, Leistenbruch, Beinbruch).
16. Falls Gelegenheit vorhanden wäre, würden Sie Leistungssport betreiben?
18 Nein, 16 Ja (6 Schwimmen, 4 Langlauf, 2 Leichtathletik, 1 Märsche, Fussball, Ski alpin, Vita-Parcours).
17. Hätten Sie gerne hie und da Musik zum Turnen?
19 Ja, 6 Nein, 9 keine Meinung.
18. Turnen Sie lieber mit oder am Gerät als ohne Gerät?
20 Ja, 14 Nein
19. Aus dem sportlichen Angebot, was tun Sie?

am liebsten:	*am unliebsten:*	*neue Wünsche:*
6 Schwimmen	5 Freiübungen	Klettern
4 Langlauf	3 Leichtathletik	Kunstturnen
3 Ski alpin	3 Hochsprung	Balltechnik
3 Wandern	3 Bodenturnen	Fussball
3 Fussball	2 Skifahren	Eislauf
2 Freiübungen	1 Schwimmen	Kugelstossen
2 Ringturnen	1 Geräteturnen	Speerwerfen
2 Spielen	1 Sprossenwand	Trampolin
2 mit Ball	1 Torball	Rudern
1 Rhythmik	1 Waldläufe	Reiten
1 Leichtathletik		Kegeln
1 Geräte		Schwimmen
1 Vitaparcours		
1 Hochsprung		
1 Hammerwerfen		
1 Barren		

20. Betreiben Sie:

Gymnastik mit:
17 Medizinball
12 Turnstab
5 Holzklötzchen
16 Springseil
16 Reif
14 Keule
19 Ball

Geräteturnen mit:
11 Klettern
6 Rundlauf
11 Schwebebalken
19 Ringe
13 Bock
12 Kasten
23 Sprossenwand
16 Reck
15 Barren
6 Trampolin
6 Bodenturnen

Leichtathletik mit:
16 Weitsprung
10 Hochsprung
12 Kugelstossen
1 Speerwerfen
3 Diskus
13 Weitwurf
8 Zielwurf
4 Schleuderball
1 Bogenschiessen
15 Kurzstrecken
10 Langstrecken

Schwimmen:
22 Brust
12 Rücken
7 Crawl
1 Delphin

Spiele:
17 Völkerball
16 Torball
14 Fussball
12 Sitzfussball
10 Sitzball
8 Zielball
6 Rollball
5 Ball über Schnur

Allgemeines:
10 Eislauf
6 Rollschuh
8 Radfahren
8 Rudern
15 Schlitteln
17 Ski alpin
21 Langlauf
19 Wandern
10 Kegeln
13 Tanzen
4 Reiten

21. Rauchen Sie?
11 Ja, 23 Nein

4.4. Untersuchungen

Anthropologische Messungen

Folgende Parameter wurden gemessen: Gewicht, Körpergrösse, Schulterweite, Armlänge, Oberarmumfang, Unterarmumfang, Beinlänge, Oberschenkelumfang, Wadenumfang, Brustumfang eingeatmet-ausgeatmet, Bauchumfang, Hautfalte über Biceps, Hautfalte über Beckenkamm, Hautfalte unter Schulterblattwinkel, Oberschenkelhautfalte.

Physiologie

Gemessen wurden hier die folgenden Parameter:
— Vitalkapazität: Von drei Versuchen mit einem Pulmonor zählte der beste.
— Handdruckkraft: Ein Handdynamometer (nach Stoelting) wurde mit der linken und mit der rechten Hand kräftig zusammengedrückt.
— Flexibilität: Es wurde der Rumpfbeugetest vollzogen ohne und mit Ausholbewegung.

Fitness
Aus folgenden Leistungstests wurde der Fitnesszustand ermittelt:
- Weitsprung aus Stand
- Liegestütze
- Rumpfheben mit Fixation (1 Minute)
- Steptest während 3 Minuten zum Metronom, Ruhepuls und Erholungspuls nach dem Steptest nach 0–30, 60–90 und 120–150 Sekunden.

Biochemie
Der Urin wurde untersucht auf:
- Eiweiss
- Zucker
- pH

4.5. Körpermasse

Altersspezifisch
Über die altersspezifische Unterteilung von Körpergrösse und Gewicht informiert die folgende Übersicht.

Zum Teil sind die jüngeren Probanden noch im Wachstum. Bei den Frauen haben die jüngeren dennoch das höhere Körpergewicht. Das Gewicht im Bezug auf die Körpergrösse darf bei Frauen wie bei den Männern gemäss dem Broca-Index bzw. dem Life-Insurance-Index als günstig bezeichnet werden. Die Vorstellung vom überschweren blinden Menschen stimmt in dieser Gruppe also nicht.

Tabelle 35: Sport in Blindenheimen.
Schweiz (n = 34).
Relation Körpermasse/Alter.

	Anzahl n	Körpergrösse cm	Körpergewicht kg
Frauen			
Durchschnitt	12	160,7	55,1
Ältere	5	161,2	54,8
Jüngere	7	160,4	55,3
Männer			
Durchschnitt	22	166,8	60,6
Ältere	8	174,4	68,9
Jüngere	14	162,5	55,9

In Relation zur Sportklubzugehörigkeit

Wie aus der folgenden Tabelle hervorgeht, sind die Sportklubmitglieder unter den Frauen leichter als ihre Kolleginnen, die keinem Sportverein angehören. Möglicherweise haben sie sportbedingt weniger Fettgewebe. Bemerkenswert ist, dass diese Tatsache bei den Männern nicht zutrifft. Möglicherweise haben die Männer sportbedingt mehr Muskelgewebe.

Die geschlechtsspezifischen Verschiedenheiten im Durchschnitt der Körpergrösse und des Körpergewichts betragen laut Fachliteratur bei den meisten Populationen unserer geographischen Breiten rund 10 cm für die Körperlänge und 10 kg für das Körpergewicht. In unserem Fall belaufen sich diese Werte genau auf 10,4 cm Länge und 9,1 kg Gewicht.

Tabelle 36: Sport in Blindenheimen.
Schweiz (n = 34).
Relation Körpermasse/Sportklubzugehörigkeit.

	Körpergrösse cm	Körpergewicht kg
Frauen		
Im Sportklub	162,7	54,0
Nicht im Sportklub	156,7	56,5
Männer		
Im Sportklub	173,4	68,4
Nicht im Sportklub	169,2	61,1

4.6. Brustumfang

Altersspezifisch

Der Brustumfang ist inspiratorisch und exspiratorisch ermittelt worden. Es zeigen sich folgende Verhältnisse:

Aus dem Resultat der Differenz Brustumfang eingeatmet – ausgeatmet ist zu ersehen, dass die Älteren gegenüber den Jüngeren eine grössere Vitalkapazität aufweisen, und zwar bei den Frauen ausgeprägter als bei den Männern (siehe nächstes Kapitel).

In Relation zur Sportklubzugehörigkeit

Aufschlussreich sind auch hier die Daten hinsichtlich einer Sportklubzugehörigkeit.

Sowohl bei den Frauen wie auch bei den Männern liegt die Differenz des Brustumfanges eingeatmet – ausgeatmet bei den Sportklubzugehörigen deutlich über dem Durchschnitt. Daraus ist zu vermuten, dass bei den Sportlern auch eine grössere Lungenelastizität zu erwarten ist.

Tabelle 37: Sport in Blindenheimen.
Schweiz (n = 34).
Relation Brustumfang/Alter.

	Brustumfang eingeatmet cm	Brustumfang ausgeatmet cm	Differenz cm
Frauen			
Durchschnitt	86,2	80,1	6,1
Ältere	86,5	79,5	7,0
Jüngere	85,9	80,6	5,3
Männer			
Durchschnitt	89,5	83,0	6,0
Ältere	97,5	90,8	6,7
Jüngere	84,2	78,2	6,0

Tabelle 38: Sport in Blindenheimen.
Schweiz (n = 34).
Relation Brustumfang/Sportaktivität.

	Brustumfang eingeatmet cm	Brustumfang ausgeatmet cm	Differenz cm
Frauen			
Im Sportklub	87,0	80,3	6,7
Nicht im Sportklub	88,0	83,0	5,0
Männer			
Im Sportklub	95,9	88,6	7,3
Nicht im Sportklub	88,8	83,3	5,5

4.7. Vitalkapazität

Altersspezifisch

Ob und wieweit diese Vermutungen bzw. Erwartungen bestätigt werden, zeigen die direkten Messergebnisse der Vitalkapazität.

Erwartungsgemäss haben also die Älteren eine grössere Vitalkapazität als die Jüngeren. Das Durchschnittsalter der älteren Frauengruppe beträgt 43,2 Jahre. Laut den «Wissenschaftlichen Tabellen Geigy» haben Frauen zwischen 40 und 49 Jahren die grösste Vitalkapazität, Männer zwischen 20 und 29 Jahren. Dem Durchschnittsalter der Frauen mit 31 Jahren würde gemäss den Geigy-Tabellen eine Vitalkapazität von 3,46 Liter entsprechen, dem Alter von 43 Jahren eine solche von 3,68 Liter und dem Alter von 21 Jahren 3,6 Liter.

Tabelle 39: Sport in Blindenheimen.
Schweiz (n = 34).
Relation Vitalkapazität/Alter.

	Vitalkapazität in Liter	Durchschnittsalter
Frauen		
Durchschnitt	3,04	32,7
Ältere	3,49	43,2
Jüngere	2,72	21,8
Männer		
Durchschnitt	3,47	29,4
Ältere	3,90	40,6
Jüngere	3,21	17,0

Bei den Männern wäre für 26 Jahre der Solldurchschnitt 5,4 Liter, für 40 Jahre 4,5 Liter und für 17 Jahre 4,03 Liter. Die Vitalkapazität ist also bei diesen blinden Personen durchwegs zu gering, und zwar sowohl bei den Männern als auch bei Frauen.

In Relation zur Sportklubzugehörigkeit
Wie sich die Sporttätigkeit innerhalb der Sportklubs bei diesen Blinden auf die Vitalkapazität auswirkt, soll die nächste Übersicht zeigen.

Dass die Trainingstätigkeit einen Einfluss auf die Vitalkapazität hat, bestätigen uns die Sportklubzugehörigen. Die Frauen liegen mit 3,35 Liter sehr nahe am Geigy-Sollwert von 3,45 Liter, im Gegensatz zu den nicht Sportklubzugehörigen. Bei den Männern fehlen bei den Klubangehörigen 0,9 Liter zum Sollwert, den Nichtsportlern hingegen 2,07 Liter.

Die Vitalkapazität ist nach Angaben *Åstrands* bei den weiblichen Individuen um rund 25% niedriger als bei den männlichen Erwachsenen. In unserem Fall beträgt die Differenz 17,25 Prozent. Von den 12 weiblichen Probanden haben 7 eine zu geringe Vitalkapazität; am ungünstigsten mit

Tabelle 40: Sport in Blindenheimen.
Schweiz (n = 34).
Relation Vitalkapazität/Sportklubzugehörigkeit.

	Vitalkapazität in Liter	Durchschnittsalter
Frauen		
Im Sportklub	3,35	35,1
Nicht im Sportklub	2,60	31,3
Männer		
Im Sportklub	4,12	33,4
Nicht im Sportklub	3,37	27,4

2,76 Liter statt 3,60 Liter Sollwert ist das Verhältnis bei den 20–29jährigen Frauen gewesen. Von den 22 männlichen Probanden haben nur drei eine dem Sollwert entsprechende Vitalkapazität aufgewiesen.

4.8. Kraft

Altersspezifisch
Wenn man den Handdruck der linken und der rechten Hand vergleicht, kann man auch bei diesen Blinden einen kleinen Unterschied zugunsten der rechten Hand feststellen. Diese Tatsache mag daher rühren, dass die meisten Leute Rechtshänder sind. Wie schon zahlreiche Untersuchungen belegen, fällt auch hier der deutliche Kraftunterschied zwischen den Geschlechtern auf.

Bei den Frauen kommen die jüngeren auf höhere Werte als die älteren; bei den Männern ist das Verhältnis umgekehrt.

Tabelle 41: Sport in Blindenheimen.
Schweiz (n = 34).
Relation Kraft/Alter.

	Handdruck links kg	Handdruck rechts kg
Frauen		
Durchschnitt	21,7	22,4
Ältere	21,6	21,9
Jüngere	21,7	22,7
Männer		
Durchschnitt	34,3	34,7
Ältere	38,7	39,1
Jüngere	31,8	32,8

In Relation zur Sportklubzugehörigkeit
Untergliedert man diese dynamometrischen Messwerte wiederum nach Sporttätigkeit, so ergibt sich das folgende Bild:

Bei der Handdruckkraft spielt der Beruf eine grosse Rolle. Bei den Frauen war die aktive Sportklubzugehörigkeit ohne wesentlichen Einfluss auf die dynamometrischen Werte. Bei den Männern hingegen zeigte sich eine deutliche Abhängigkeit.

Tabelle 42: Sport in Blindenheimen.
Schweiz (n = 34).
Relation Kraft/Sportklubzugehörigkeit.

	Handdruck links kg	Handdruck rechts kg
Frauen		
Im Sportklub	20,7	22,7
Nicht im Sportklub	22,5	20,1
Männer		
Im Sportklub	39,6	41,6
Nicht im Sportklub	32,5	32,8

4.9. Beweglichkeit

Altersspezifisch
Aus einem Test für die anterior-posteriore Flexibilität der Wirbelsäule haben wir den Rumpfbeugetest nach vorn gewählt. Gemessen haben wir so, dass die sitzenden Probanden bei gestreckten Beinen die Füsse an einen Kasten stemmen und mit den Fingerspitzen auf einer Skala nach vorn greifen, mit und ohne Ausholbewegung (Rumpfwippen). Gemessen wurde von der Nullinie aus, die dem Finger-Boden-Abstand entspricht. Bei der Auflistung der Messwerte nach Altersgruppen ergibt sich die folgende Übersicht:

Die Männer schneiden beim Rumpfbeugen mit Ausholbewegung nur halb so gut ab wie die Frauen. Beim Test mit Ausholbewegung erreichen sie rund zwei Drittel des Resultats der Frauen.

Tabelle 43: Sport in Blindenheimen.
Schweiz (n = 34).
Relation Beweglichkeit/Alter.

	Rumpfbeugen mit Ausholbewegung in cm	Rumpfbeugen ohne Ausholbewegung in cm
Frauen		
Durchschnitt	14,1	9,3
Ältere	16,0	12,6
Jüngere	12,7	7,0
Männer		
Durchschnitt	10,3	5,5
Ältere	11,5	6,9
Jüngere	9,6	4,7

In Relation zur Sportklubzugehörigkeit
Bei der Untergliederung nach Sportklubzugehörigkeit ergibt sich folgendes Bild:

Dass Frauen allgemein eine grössere Flexibilität in allen Gelenken aufweisen als Männer, haben *Sinelnikoff* und *Grigorowitsch* nachgewiesen. Der von uns durchgeführte einfache Rumpfbeugetest bestätigt dieses Resultat auch für die blinden Frauen: auch bei gestreckten Knien ist die anterior-posteriore Beweglichkeit grösser.

Tabelle 44: Sport in Blindenheimen.
Schweiz (n = 34).
Relation Beweglichkeit/Sportklubzugehörigkeit.

	Rumpfbeugen mit Ausholbewegung in cm	Rumpfbeugen ohne Ausholbewegung in cm
Frauen		
Im Sportklub	20,0	13,7
Nicht im Sportklub	12,1	8,6
Männer		
Im Sportklub	13,4	7,4
Nicht im Sportklub	8,6	4,5

4.10. Spezifische Leistungstests

Altersspezifisch
Zur Bestimmung der Fitness haben wir drei spezifische Leistungstests ausgewählt, die auch von blinden Personen leicht durchgeführt werden können.

Auffällig ist, dass sowohl der Weitsprung aus dem Stand als auch das Rumpfheben bei den Jüngeren bessere Werte ergeben, hingegen die Liegestütze bei den Älteren. Beim Weitsprung spielt sicher ein psychologischer Effekt eine Rolle: die Jüngeren scheinen weniger ängstlich zu sein. Dass die Frauen im Rumpfheben ebenfalls recht gute Werte erreichen, ist u. a. auch auf die relativ stärkere Bauchmuskulatur zurückzuführen.

Tabelle 45: Sport in Blindenheimen.
Schweiz (n = 34).
Fitnesstests nach Alter.

	Anzahl	Weitsprung aus Stand cm	Liegestütze Anzahl	Rumpfheben Aufsitzen bei fixierten Beinen Anzahl/Min.
Frauen				
Durchschnitt	12	148,7	10,1	19,1
Ältere	5	142,8	12,4	16,4
Jüngere	7	154,6	7,8	21,3
Männer				
Durchschnitt	22	163,0	12,7	21,4
Ältere	8	156,5	12,9	15,5
Jüngere	14	166,7	12,6	26,7

In Relation zur Sportklubzugehörigkeit

Aus Tabelle 46 geht hervor, dass die Resultate derjenigen Frauen, welche einem Sportverein angehören, erwartungsgemäss durchwegs über denen der Nichtsportlerinnen liegen. Seltsamerweise trifft diese Beobachtung aber nicht bei den Männern zu. Hier scheint sich kein nennenswerter Unterschied herauszukristallisieren. Die Nichtsportler erzielten sogar bessere Werte beim Rumpfheben.

Tabelle 46: Sport in Blindenheimen.
Schweiz (n = 34).
Fitnesstests: Unterteilung Sportklubzugehörigkeit.

	Weitsprung aus Stand cm	Liegestütze Anzahl	Rumpfheben Aufsitzen bei fixierten Beinen Anzahl/Min.
Frauen			
Im Sportklub	159,7	11,5	22,4
Nicht im Sportklub	138,0	7,0	15,5
Männer			
Im Sportklub	165,4	13,8	20,5
Nicht im Sportklub	161,6	11,6	22,1

4.11. Herzfunktion

Altersspezifisch
Unsere Probanden wiesen einen relativ hohen Ruhepuls auf. Diese Tatsache kann zum Teil damit erklärt werden, dass blinde Testpersonen vor derartigen Versuchen besonders aufgeregt sind. Wider Erwarten ist der Ruhepuls der Jüngeren niedriger als derjenige der Älteren, aber immer noch im Sinne eines Sympathikotonus zu hoch.

Tabelle 47: Sport in Blindenheimen.
Schweiz (n = 34).
Puls- und Blutdruckwerte nach Alter.

	Ruhepuls	syst. Blutdruck		diast. Blutdruck	
		gemessen	Sollwert nach Geigy	gemessen	Sollwert nach Geigy
Frauen					
Durchschnitt	94,0	128,0	120	81,0	75
Ältere	88,8	132,0	127	81,0	80
Jüngere	97,7	124,4	116	81,0	72
Männer					
Durchschnitt	85,5	127,1	125	76,3	78
Ältere	86,3	138,3	127	81,7	80
Jüngere	85,0	115,0	118	69,6	73

In Relation zur Sportklubzugehörigkeit

Tabelle 48: Sport in Blindenheimen.
Schweiz (n = 34).
Puls- und Blutdruckwerte nach Sportklubzugehörigkeit.

	Ruhepuls	syst. Blutdruck		diast. Blutdruck	
		gemessen	Sollwert nach Geigy	gemessen	Sollwert nach Geigy
Frauen					
Durchschnitt	94,0	128,0	120	81,5	75
Im Sportklub	94,0	127,9	120	82,1	75
Nicht im Sportklub	94,0	128,3	120	80,0	75
Männer					
Durchschnitt	85,5	127,1	125	76,3	78
Im Sportklub	82,7	137,5	126	80,0	79
Nicht im Sportklub	86,7	117,5	123	72,5	76

Die Untersuchung hat ergeben, dass bei den Frauen sowohl beim Ruhepuls als auch beim Blutdruck kein relevanter Unterschied zu den Sollwerten nach Geigy besteht.

Die Ergebnisse der Männer hingegen bestätigen die Theorie: je mehr Sport getrieben wird, desto kleiner ist der Ruhepuls und desto höher der Blutdruck.

4.12. Zusammenfassende Darstellung

Die folgende Tabelle soll eine Übersicht der Erhebungsergebnisse erlauben.

Tabelle 49: Sport in Blindenheimen.
Schweiz (n = 34).
Zusammenfassung der Ergebnisse.

	Ältere	Jüngere	Sportklub-mitglied	Nicht Sport-klubmitglied
A. Frauen				
Grössere Körperhöhe	+		+	
Grösseres Körpergewicht		+		+
Grössere Differenz Brustumfang ein-ausgeatmet	+		+	
Grössere Vital-kapazität	+		+	
Kräftigerer Hand-druck links		+		+
Kräftigerer Hand-druck rechts		+	+	
Grössere Beweglich-keit im Rumpfbeugetest	+		+	
Weiterer Weit-sprung		+	+	
Grössere Anzahl Liegestützen	+		+	
Grössere Anzahl Rumpfhebungen		+	+	
Höherer Ruhepuls		+	=	=

	Ältere	Jüngere	Sportklub-mitglied	Nicht Sport-klubmitglied
Höherer Blutdruck	+		=	=
Steptest: Kleinere Differenz zum Ruhepuls nach 2 Min. Erholung	+		+	
B. Männer				
Grössere Körperhöhe	+		+	
Grösseres Körpergewicht	+		+	
Grössere Differenz Brustumfang ein-ausgeatmet	+		+	
Grössere Vitalkapazität	+		+	
Kräftigerer Handdruck links	+		+	
Kräftigerer Handdruck rechts	+		+	
Grössere Beweglichkeit im Rumpfbeugetest	+		+	
Weiterer Weitsprung		+	+	
Grössere Anzahl Liegestütze	+		+	
Grössere Anzahl Rumpfhebungen		+		+
Höherer Ruhepuls	+			+
Höherer Blutdruck	+		+	
Steptest: Kleinere Differenz zum Ruhepuls nach 2 Min. Erholung		+		+

4.13. Besonderheiten und Einzelfälle

«Heidi»

Diese von Geburt aus stark sehbehinderte Telefonistin fällt auf den ersten Blick auf. Sie ist Kettenraucherin. Ihre Hobbies sind Haushalt, Lesen und Handarbeiten. Als sportliche Betätigung gibt sie Turnen und Schwimmen in der Invalidensportgruppe an.

«Anna»

Die älteste der Probanden übt den Hausfrauenberuf aus. Sie ist spätblind, d. h. sie wurde mit 21 Jahren durch Unfall (Mistgabel) blind. Als Hobbies bezeichnet sie Sport und Reisen. Seit ihrem 50. Lebensjahr macht sie aus Eigeninitiative begeistert in einer Blindensportgruppe mit.

«Hans»

Der blinde Physiotherapeut könnte ein sportliches Vorbild für manchen Sehenden sein. Von Geburt aus sehbehindert, wusste er um seine kommende absolute Erblindung, die dann mit 20 Jahren eintrat. Bis dahin lernte er, was er lernen konnte. Als Kunstturner im KTV gründete er eine Invalidensportgruppe und einen Sportklub. Seine Hobbies sind neben Sport Lesen, Radio, Singen und Schachspielen. Am liebsten möchte er noch Reiten lernen.

«Fritz»

Von den Testpersonen hat sich dieser Bürstenmacher als Einziger sehr sportfeindlich geäussert; man bekomme dadurch nur Scherereien (Essensordnung im Heim), und überhaupt sei er viel zu alt zum Sporttreiben. Seine Hobbies sind Lesen und Radio hören.

4.14. Diskussion

Von den ca. 9000 Blinden in der Schweiz sind gemäss der Definition von *Rintelen* 71% sozialblind, d. h. ihre verminderte Sehkraft erlaubt ihnen nicht, einen Beruf auszuüben, der optischer Kontrolle bedarf. 20% sind praktisch blind, d. h. sie sind auf fremde Hilfe (Mitmenschen und/oder Blindenstock) angewiesen. 9% sind absolut blind, d. h. sie können keinen Lichtstrahl mehr wahrnehmen.

Sicher haben die sozial Blinden gegenüber den absolut Blinden einen Vorteil. Die Bewegungen des sozial Blinden sind dank der noch vorhandenen Sehreste grösser und freier als die eines absolut Blinden. Diese Tatsache besagt aber nicht, dass sich der sozial Blinde sportlich mehr betätigt als der absolut Blinde, aber er ist bei der sportlichen Betätigung leichter zu führen. Ferner sind auch jene, die von Geburt aus blind sind, gegenüber den Späterblindeten insofern benachteiligt, als sie länger brauchen, um etwas Neues richtig zu verstehen und eine etwas ungewohnte Bewegung durchzuführen. Sie haben keine Erfahrungen und Vorstellungen von früher, was sich oft als grosser Nachteil erweist.

Laut Aussagen der Probanden bietet ihnen der Sport nicht nur die Möglichkeit, ihre Kondition zu verbessern, sondern auch Entspannung und Abwechslung im Alltag. Man trifft neue Kameraden mit dem gleichen Schicksal, das Selbstbewusstsein wird gestärkt.

Die Sportklubzugehörigkeit ist a priori noch kein schlüssiger Beweis für eine grössere sportliche Tätigkeit, denn man kann auch ausserhalb eines Sportvereins Sport betreiben. Es ist jedoch eine grössere sportliche Tätigkeit anzunehmen, da die Sehbehinderten im Sport meistens auf eine Begleitung angewiesen sind und der Sportklub für eine regelmässige Sportgelegenheit garantiert.

Vermutlich wären die sportlichen Ergebnisse in dieser Arbeit etwas besser ausgefallen, wenn zu einem späteren Zeitpunkt eine Wiederholung der verschiedenen Teste stattgefunden hätte. Der gesamte Bewegungsablauf wäre dann schon bekannt vorgekommen und das psychische Hindernis wäre leichter zu überwinden gewesen. Als Beispiel sei erwähnt, dass viele Probanden noch nie einen Weitsprung aus Stand durchgeführt oder etwas von einem Pulmonor gehört haben. Ein gewisses Misstrauen mag ein Grund für den relativ schlechten Testausfall sein.

4.15. Schlussfolgerungen

Wir Sehenden stehen den Blinden meistens sehr unsicher gegenüber. Wir wissen nicht, wie wir uns verhalten sollen, denn Blindheit bedeutet für uns etwas Unheimliches, Unnahbares. Daher ist oft Mitleid die erste Reaktion. Vergessen wird aber ganz, dass die Sehbehinderten gegen dieselbe Unsicherheit anzukämpfen haben. Sie wollen kein Mitleid, sondern Integration. Nicht die Behinderung, sondern der Mensch soll im Vordergrund stehen. Vom psychologischen Standpunkt aus gesehen haben es die Blinden eindeutig schwieriger als wir. Sie wissen um ihr Benachteiligtsein und müssen diese Tatsache akzeptieren lernen, ohne dabei Minderwertigkeitsgefühle aufkommen zu lassen.

Als Sehende müssen wir die verbliebene Selbständigkeit des Blinden achten und nicht mehr helfen, als unbedingt notwendig ist. Der Blinde deutet an, wann er Hilfe will. Es braucht auf beiden Seiten Geduld. Die psychische Anpassung spielt eine beträchtliche Rolle. Verständlicherweise wird jede nicht alltägliche Bewegung zuerst sehr unsicher ausgeführt. Ist aber das Hindernis der psychischen Anpassung überwunden, kommt der Genuss des Profits.

Unweigerlich werden immer Unterschiede in bestimmten Leistungen zwischen Sehbehinderten und Unbehinderten bestehen. In bezug auf die vorliegende Arbeit wäre zu sagen, dass die Vitalkapazität bei den Sehenden meist grösser sein wird. Da die Blinden im täglichen Leben weniger Kreislauftraining haben, sind ihre kardialen Leistungsparameter, beispielsweise auf dem Ergometer gemessen, schlechter. Hingegen sollte bei der Handdruckkraft kein Unterschied sein, da für beide die Bedingungen gleich sind.

Der Weitsprung aus Stand bringt wieder eindeutig für die Sehbehinderten einen Nachteil mit sich, denn es ist wesentlich schwieriger, ohne einen Fixpunkt einfach ins Leere zu springen. Die Liegestütze, das Rumpfheben und der Rumpfbeugetest sind trainierbar; diese Übungen sollten keine Leistungsdifferenzen zeigen.

Vermutlich wird aber auch der Ruhepuls der Blinden immer höher sein, da sie begreiflicherweise schneller aufgeregt sind als die Sehenden.

Unsere Aufgabe bleibt es, die Sehbehinderten zum Sport anzuhalten, ihre Bequemlichkeit, die auch oft dem Unversehrten zu schaffen macht, überwinden zu helfen und ihnen möglichst viele Gelegenheiten zum Mitmachen zu geben, denn sie haben es noch nötiger als wir. «Ein Gesunder soll, ein Invalider muss Sport treiben» *(Marcel Meier)*.

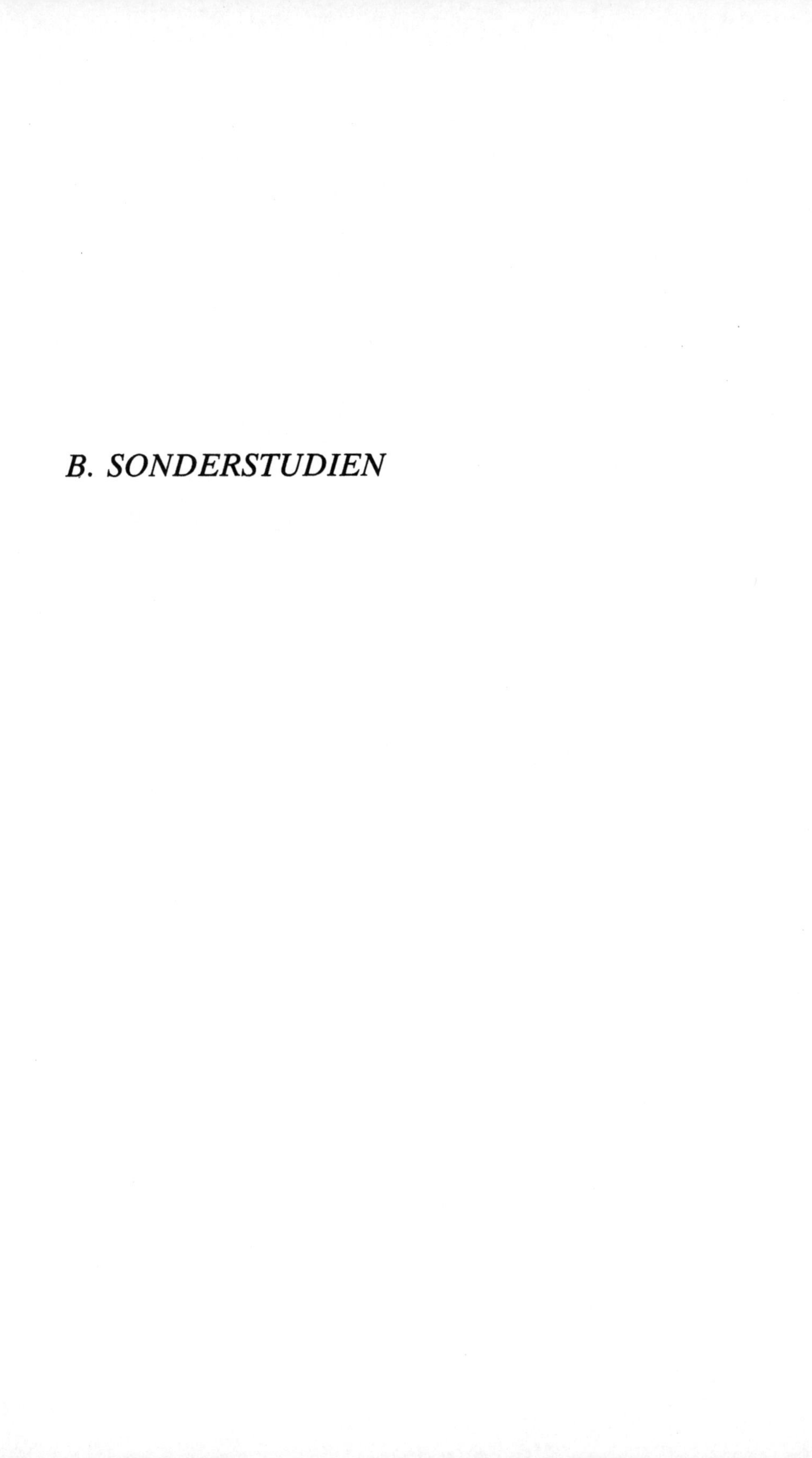

B. SONDERSTUDIEN

5. Oxymetrie und Leistungsbeurteilung Jugendlicher

Fredy Nydegger

5.1. Einleitung

Eine umfassende Beurteilung der körperlichen Leistungsfähigkeit ist nach wie vor von komplizierten, kostspieligen technischen Hilfsmitteln abhängig und somit an die Laboratorien einiger Institute gebunden. Einer regelmässigen, zuverlässigen Kontrolle des Trainingszustandes, wie es für Sportler, aber auch für Rekonvaleszente wünschbar ist, sind damit enge Grenzen gesteckt.

Die ausschliessliche Messung von Puls und Blutdruck während und nach körperlichen Belastungen lässt sich zwar wegen ihres minimalen Aufwandes überall bewerkstelligen, in vielen Fällen bleibt jedoch der Wunsch nach speziellen Informationen, die mit relativ einfachen Mitteln gewonnen werden können, offen. Diesem Bedürfnis nachzukommen, scheint neben der Lactat- und Pyruvatbestimmung die unblutige Oxymetrie in besonderem Masse geeignet zu sein. Wieweit ist diese klassische Methode heutzutage noch brauchbar?

Um die Verwendbarkeit unblutiger oxymetrischer Messungen zur Beurteilung der körperlichen Leistungsfähigkeit überprüfen zu können, haben wir entsprechende Untersuchungen durchgeführt. Für die fachliche und statistische Beratung sind wir den Herren Prof. Bühlmann und Prof. Schär zu Dank verpflichtet.

5.2. Untersuchungsgut

Für unsere Erhebungen wurden 96 Lehrlinge einer Maschinenfabrik in der Nordschweiz erfasst. Nach einer summarischen anamnestischen und klinischen Abklärung erwiesen sich sämtliche Probanden als gesund, insbesondere lagen bei der spirometrischen Untersuchung die Vitalkapazität sowie die relative und absolute Sekundenkapazität durchwegs im Normbereich. Das Alter schwankte zwischen 15 und 20 Jahren; es belief sich im Durchschnitt auf 17,3 Jahre. Wir teilten das gesamte Untersuchungsgut dem Trainingszustand entsprechend in drei Gruppen auf, wobei wir als objektiv fassbares Trainingskriterium die Erholungspulssumme über 5 Minuten nach einer standardisierten Belastung wählten. In der Gruppe der «Trainierten» wurden dementsprechend sämtliche Lehrlinge zusammengefasst, die in den der Arbeitsphase unmittelbar folgenden 5 Minuten eine Erholungspulssumme unter 600 aufwiesen. Die Gruppe der «Untrainierten» umfasste diejenigen Probanden, die in der gleichen Zeit eine Erholungspulssumme über 700 erreichten. Der Gruppe der «wenig Trainierten» schliesslich wurden alle Lehrlinge zugeteilt, welche die Bedingungen der ersten beiden Gruppen nicht erfüllten.

5.3. Methodik

Nach einer Ruheperiode von 15 Minuten wurden die Exploranden während 5 Minuten auf einem Fahrradergometer (Typ Fleisch) bei einer Tretfrequenz von 60 pro Minute nach folgender Formel belastet: Leistung in Watt = 3,5 (L–100), wobei L der Körperlänge in cm entspricht.

Die der Arbeit folgende fünfminütige Erholungsphase musste in sitzender Haltung auf dem Fahrrad absolviert werden.

Für die oxymetrischen Messungen wurde das Oxymeter AM 330 der schwedischen Firma Elema-Schönander (Stockholm) verwendet. Das Gerät funktioniert nach dem Transmissionsprinzip, wobei Variationen der Schichtdicke nach der Methode von Millikan automatisch kompensiert werden. Sämtliche Bestimmungen erfolgten unblutig an der Scapha des rechten Ohres mit Hilfe eines Ohrenklips, welcher Lichtquelle und Fotozellen enthält. Während allen Messungen war dem Gerät ein Spannungskonstanthalter vorgeschaltet. Für technische Details und theoretische Grundlagen wird auf die klassische Literatur verwiesen *(Lindgren; Millikan; Nilsson; Wood; Zijlstra).*

Um an der Messstelle eine ausgeprägte Vasodilatation zu erhalten und eine möglichst weitgehende Angleichung von Zirkulation und Sauerstoffsättigung an die Gewebekompression durch das Ohrstück zu erzielen, wurde dieses bei eingeschalteter Lichtquelle bereits 10 Minuten vor Arbeitsbeginn am Ohr befestigt. In entsprechenden Vorversuchen konnte gezeigt werden, dass die erwähnte Zeitspanne durchaus genügt, um die gewünschte Stabilisierung der Durchblutung zu erreichen.

Unmittelbar vor dem Beginn der Belastung wurde das Oxymeter generell auf einen Ausgangswert von 90 eingestellt. Die Bestimmung des jeweiligen Oxymeterwertes während Arbeit und Erholung erfolgte über 10 Minuten zwischen der 55. und 60. Sekunde einer jeden Minute vom Beginn der Arbeit an gerechnet. Die Erhebungen fanden zu unterschiedlichen Tageszeiten statt. Die Raumtemperatur bewegte sich zwischen 19 und 22° C. Die relative Luftfeuchtigkeit schwankte zwischen 41% und 47%.

5.4. Messergebnisse Ergometrie: Pulswerte

Die numerische Aufteilung der Probanden, das Durchschnittsalter in den drei Gruppen und die durchschnittlich geforderte Leistung lassen sich aus Tabelle 50 entnehmen.

Sowohl Durchschnittsalter als auch geforderte Durchschnittsleistung liegen bei den Untrainierten am höchsten. Verglichen mit den entspre-

Tabelle 50: Oxymetrie und Leistungsbeurteilung Jugendlicher. Schweiz (n = 96).
Mittelwerte Ergometrie.

	Trainierte (n = 20)	Wenig Trainierte (n = 58)	Untrainierte (n = 18)
Durchschnittsalter	17,2 J.	17,2 J	17,6 J
Geforderte Durchschnittsleistung	247 W	245 W	256 W
Niedrigster Leistungspuls bei Arbeitsende	160	172	188

chenden Werten der andern Gruppen erweisen sich jedoch die Unterschiede als so klein, dass sie vernachlässigt werden können.

Die Gruppe der wenig Trainierten umfasst mehr als die Hälfte des gesamten Untersuchungsgutes. Die daraus resultierende ungleichmässige Verteilung ist eine Folge der mit Absicht streng gewählten Kriterien, die der Zuteilung für die anderen beiden Gruppen zugrunde gelegt worden sind. So setzt eine Erholungspulssumme über 5 Minuten von weniger als 600 im Anschluss an eine maximale körperliche Leistung einen ausgesprochen guten Trainingszustand voraus und ist dementsprechend auch nur von einer geringen Anzahl der Probanden erreicht worden. Umgekehrt muss bei einem gesunden, jugendlichen Individuum für eine Erholungssumme über 700 ein recht ausgeprägter Trainingsmangel vorliegen, was wiederum nur für eine Minderheit zutreffen kann.

Die Belastung ist absichtlich sehr hoch angesetzt worden, um Unterschiede des Trainingszustandes augenfällig in Erscheinung treten zu lassen und so allfällige oxymetrische Differenzen sicher zu erfassen. Die Leistung erweist sich dementsprechend auch für den grössten Teil der Exploranden als maximal, liegt doch der Leistungspuls am Ende der 5. Arbeitsminute nur für vier Lehrlinge unter 180 pro Minute, wobei der tiefste Wert von 160 auf einen 17jährigen Sportler entfällt. Das beträchtliche Ausmass der Belastung kommt auch in der Tatsache zum Ausdruck, dass von den 96 Probanden 25, d. h. 26% ausserstande waren, auf dem Ergometer die Solltretzahl von 60 pro Minute einzuhalten. Ursächlich dürfte dabei für den überwiegenden Teil eine Überforderung des Kreislaufsystems ausschlaggebend gewesen sein, für den kleineren Teil die Ermüdung der arbeitenden Muskulatur als Ausdruck mangelnder Kraftausdauer (Stehvermögen).

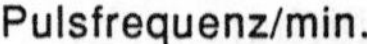

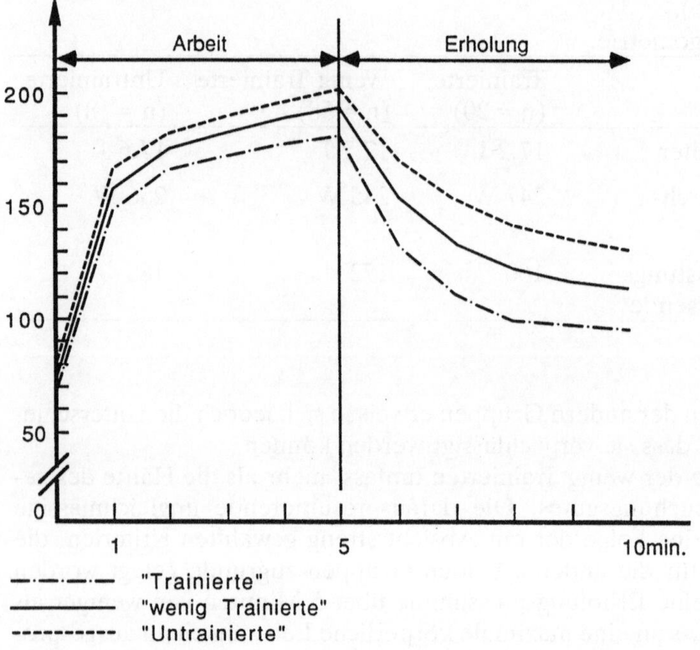

Abb. 11: Oxymetrie und Leistungsbeurteilung Jugendlicher. Schweiz (n = 96).
Durchschnittswerte von Leistungs- und Erholungspuls.

5.5. Messergebnisse Ergometrie: Blutdruckwerte

Die Darstellung der Blutdruckverhältnisse während der Erholungsphas in Abb. 12 lässt nochmals die Gruppenunterschiede in bezug auf den Tra ningszustand deutlich werden. Im Vergleich zu den Untrainierten erre chen die Trainierten unter der Belastung höhere Blutdruckwerte, die nac Arbeitsende rascher wieder absinken.

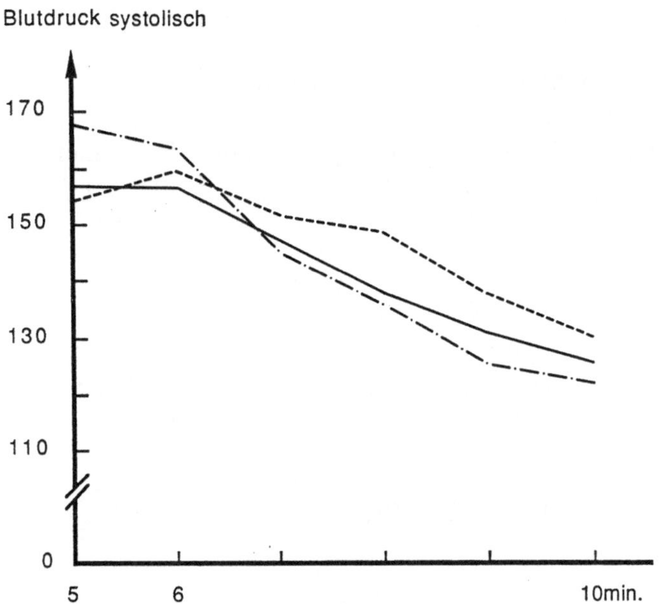

Abb. 12: Oxymetrie und Leistungsbeurteilung Jugendlicher.
Schweiz (n = 96).
Blutdruckdurchschnittswerte während der Erholungsphase.

5.6. Messergebnisse Oxymetrie

Die Ergebnisse der oxymetrischen Bestimmungen sind in Tab. 51 zusammengefasst und in Abb. 13 graphisch dargestellt. Obwohl die Mittelwerte der drei Gruppen erheblich differieren, erweisen sich die Unterschiede als statistisch nicht signifikant.

In ähnlichen Untersuchungen wurde von den Autoren immer wieder darauf hingewiesen, dass die arterielle Sauerstoffsättigung bei gesunden Individuen auch während schwerster Arbeit bemerkenswert konstant bleibt und erst bei zunehmender Erschöpfung abfällt. Dieses terminale Absinken ergibt sich aus einer beträchtlichen Erhöhung der Blutströmungsgeschwindigkeit im Lungenkapillarbett unter extremen Belastungen, wodurch es dann zu einer Verkürzung der Kontaktzeit des Blutes kommt. Die daraus resultierende arterielle Sauerstoffuntersättigung wird noch zusätzlich verstärkt durch eine Rechtsverschiebung der Sauerstoffdissoziationskurve als Folge der Variationen von P_H und Körpertemperatur *(Banchero et al.; Barr et al.; Bühlmann; Knipping und Valentin; Rowell et al.; Sproule and Archer).*

Tabelle 51: Oxymetrie und Leistungsbeurteilung Jugendlicher. Schweiz (n = 96).
Mittelwerte Oxymetrie mit Standardabweichungen. Oxymetrische Sauerstoffsättigung in %.

	Minute	Trainierte (n = 20)	Wenig Trainierte (n = 58)	Untrainierte (n = 18)
Arbeit	1	91,0±1,9	90,4±4,4	90,5±1,2
	2	92,1±3,1	90,6±1,7	90,8±1,7
	3	92,9±3,4	91,1±1,9	91,2±2,1
	4	93,9±3,3	91,8±2,6	91,2±2,8
	5	94,6±3,6	92,3±3,2	90,9±3,3
Erholung	6	95,2±2,9	93,5±2,9	92,7±2,5
	7	94,8±2,9	93,0±2,7	92,7±2,6
	8	94,4±3,1	92,5±2,6	92,5±2,5
	9	94,1±3,2	92,1±2,5	92,3±2,3
	10	93,9±3,2	91,7±2,7	91,9±2,4

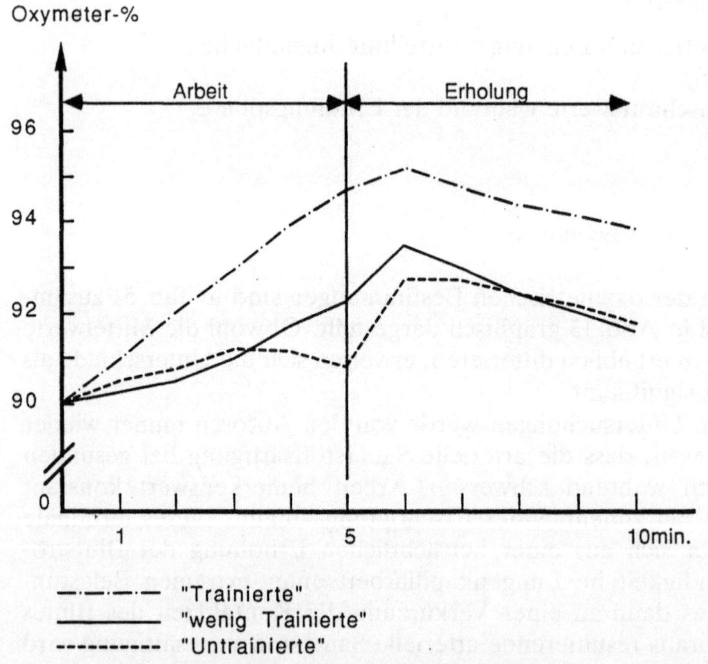

Abb. 13: Oxymetrie und Leistungsbeurteilung Jugendlicher. Schweiz (n = 96).
Oxymetermittelwerte während der Arbeit und Erholung.

5.7. Oxymetrie und Blutdruckverhalten

Wie aus Abb. 14 hervorgeht, brauchen die Blutdruck- und Oxymetriewerte unter normalen Verhältnissen jedoch keineswegs gleichsinnig zu ver-

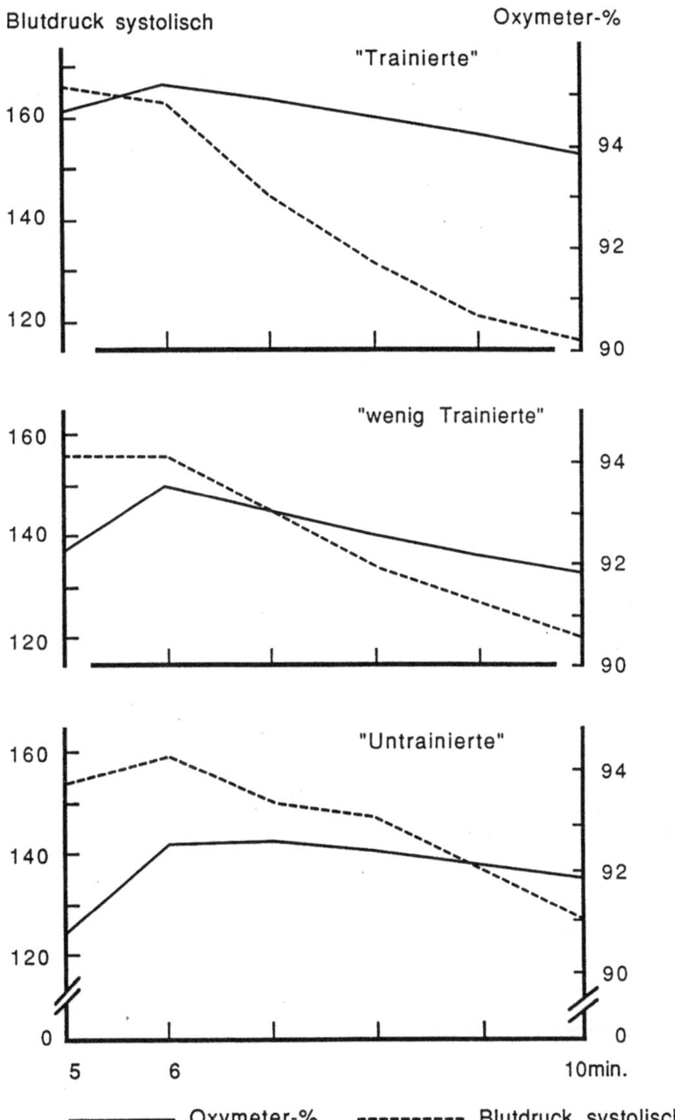

Abb. 14: Oxymetrie und Leistungsbeurteilung Jugendlicher.
Schweiz (n = 96).
Blutdruck- und Oxymetriewerte während der Erholungsphase bei «Trainierten», «wenig Trainierten», «Untrainierten».

laufen. Die Mikrozirkulation im Bereiche von Haut und Subcutis, die wir mit unseren oxymetrischen Messungen erfassen, ist zwar von der zentralen Haemodynamik, die sich zum Teil im Blutdruck widerspiegelt, abhängig, doch trifft das Umgekehrte nur bedingt zu.

Das vorübergehende Ansteigen der Blutdruckwerte nach Arbeitsende, wie es vor allem in Abb. 14 bei der Gruppe der Untrainierten auffällt, ist der Kompensation orthostatischer Reaktionen zuzuschreiben. Solche Reaktionen pflegen bekanntlich nach maximalen Belastungen, die in sitzender Position durchgeführt werden, recht häufig aufzutreten.

5.8. Oxymetrie bei Dysregulation

Abbildung 15 stellt in graphischer Form die Resultate von Blutdruck- und Oxymeterbestimmungen während der Erholungsphase bei einem schlecht

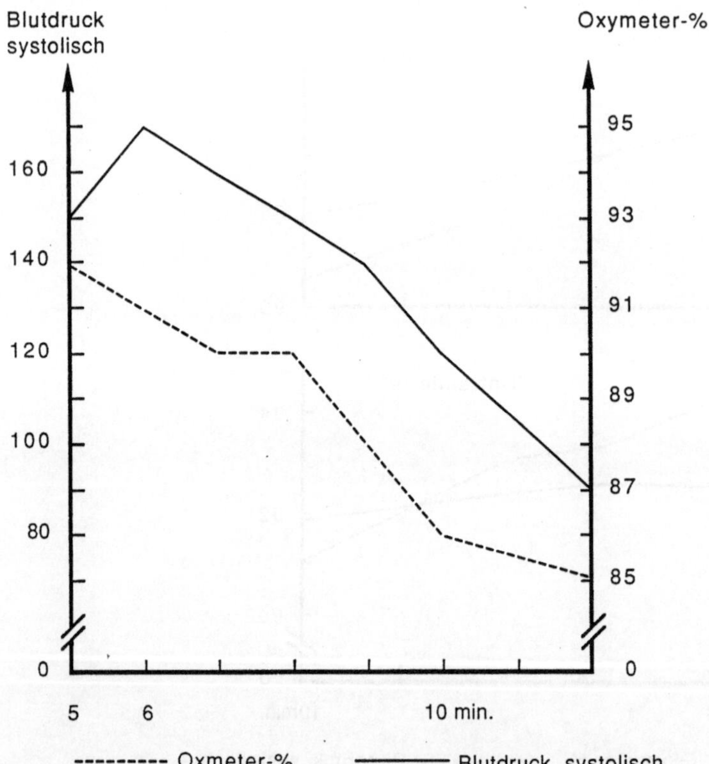

Abb. 15: Oxymetrie und Leistungsbeurteilung Jugendlicher. Schweiz (n = 96).
Blutdruck und Oxymetriewerte während der Erholungsphase bei einem leistungsschwachen 16jährigen Lehrling. Kollaps nach der 9. Minute.

trainierten 16jährigen Lehrling dar, welcher vier Minuten nach Arbeitsende kollabierte. Als Folge der zirkulatorischen Dysregulation kam es zu einem Blutdruckabfall einerseits und zu einer Verminderung der Durchblutung von Haut und Unterhaut andererseits, die sich in Blässe, Kälte der Akren sowie im Sinken der Oxymeterwerte äusserte. Blutdruck und Oxymeterwerte verhalten sich denn auch weitgehend synchron.

5.9. Diskussion

Überblicken wir nun unsere eigenen Messergebnisse, so fällt auf, dass die Oxymeterwerte trotz schwerster körperlicher Arbeit nicht absinken, sondern im Gegenteil zum Teil sogar stark ansteigen (im Maximum bei einem 17jährigen Sportler um 13%). Dieses scheinbar paradoxe Verhalten dürfte im wesentlichen seine Ursache in den folgenden zwei Faktoren finden:

1) Durch den Ohrenklips wird die Zirkulation an der Messstelle in erheblichem Masse behindert; dadurch tritt eine Verminderung des Gehaltes an Oxyhämoglobin ein *(Nilsson)*. Diesen Umstand haben wir in unserer Studie berücksichtigt, indem wir als Ausgangswert für unsere Messungen aufgrund von Vorversuchen eine oxymetrische Sauerstoffsättigung von 90% statt 96% gewählt haben. Unter der Belastung führen dann die Zunahme des Herzzeitvolumens, welche sich zum Teil im Ansteigen des systolischen Blutdrucks widerspiegelt, sowie thermoregulatorische Vorgänge zu einer Verbesserung der Durchblutung und damit zu einem Ansteigen der Oxyhämoglobinkonzentration *(Christensen et al.; Donald et al.)*.

2) Bei körperlicher Arbeit treten in der Peripherie grössere Variationen des totalen Hämoglobingehaltes auf, da einerseits – wie bereits erwähnt – die Durchblutung verbessert wird und andererseits die Hämoglobinkonzentration als Folge der Diffusion von Plasma ins interstitielle Gewebe zunimmt *(Åstrand et al.; Beregard et al.; Christensen et al.; Holmgren and Linderholm; Merrill et al.)*. Für solche Variationen erweist sich die automatische Kompensation des Oxymeters nach der Methode von Millikan als ungenügend *(Lindgren; Mellerowicz; Nilsson; Ulmer)*.

Das Ansteigen der Oxymeterwerte dürfte also vor allem in einer Zunahme der Durchblutung von Cutis und Subcutis während der Arbeit begründet sein. Die Frage erhebt sich nun, ob die recht ausgeprägten Differenzen der oxymetrischen Messergebnisse bei Trainierten und Untrainierten schliesslich aus einer unterschiedlichen Hautzirkulation erklärt werden könnten. In diesem Zusammenhang muss auf die Arbeiten von *Donald und Mitarbeitern* sowie *Christensen und Mitarbeitern* hingewiesen werden, in welchen unter anderem mit Hilfe von plethysmographischen Methoden gezeigt wird, dass es während grösseren körperlichen Belastungen vorerst zu einer Einschränkung der Hautzirkulation kommt. Den Bedürfnissen einer vermehrten Wärmeabstrahlung entsprechend nimmt die periphere Durchblutung dann allmählich wieder zu, wobei diese Zunahme bei Leistungsschwachen und vor allem bei Herzpatienten langsamer vor sich geht oder überhaupt ausbleibt. *Donald und Mitarbeiter* kommen zum Schluss, dass bei körperlichen Anstrengungen die arbeitende Muskulatur auf Kosten der Haut besser durchblutet wird, wobei die dadurch bedingte Blutverlagerung umso grösser ist, je geringer die Leistungsbreite des Organismus.

Dass die Unterschiede der Oxymetermittelwerte zwischen den einzelnen Gruppen trotzdem die Bedingungen der statistischen Signifikanz nicht zu erfüllen vermögen, kann nicht verwundern, spielen doch bei unseren Messungen diverse individuelle Faktoren eine wesentliche Rolle. Da die Distanz zwischen Fotozellen und Lichtquelle konstant gehalten werden muss, variiert die Kompression des Ohrgewebes durch den Klips je nach Ohrdicke; dadurch wird die Durchblutung in verschiedenem Ausmass behindert *(McIlroy, Nilsson)*. Auch die Inhomogenität des Ohrgewebes, die zu einer unterschiedlichen Verteilung des Hämoglobins im Messbereich führt, sowie Differenzen des Hämoglobingehaltes dürften zu individuell stark variierenden Fehlern Anlass geben *(Nilsson)*.

Es sei noch auf die Tatsache hingewiesen, dass die Oxymetermittelwerte nach Arbeitsende vorübergehend noch ansteigen und zwar bei den Trainierten weniger, bei den Untrainierten mehr. Es dürfte sich dabei ebenfalls um eine Folge der oben erwähnten, von *Donald* und *Christensen* postulierten Blutverlagerung während körperlichen Leistungen handeln. Mit dem Ende der Arbeitsphase wird je nach Trainingszustand mehr oder weniger Blut von der belasteten Muskulatur wieder für die Hautzirkulation frei, d. h. die mehr oder minder ausgeprägte Vasokonstriktion im Bereiche von Haut und Subcutangewebe macht einer Vasodilation Platz. Dadurch kommt es dort zu einer Verbesserung der Durchblutung und somit zu einem Ansteigen der Oxymeterwerte.

5.10. Schlussfolgerungen

Aufgrund dieser Untersuchungen kommen wir zum Schluss, dass mit Hilfe oxymetrischer Bestimmungen Variationen der peripheren Durchblutung erfasst werden können, die in ihrem Ausmass in bedingtem Masse Rückschlüsse auf die körperliche Leistungsfähigkeit zulassen. Eine arbeitsbedingte Abnahme der Sauerstoffsättigung, wie sie bei einigen besonders leistungsschwachen Probanden unseres Untersuchungsgutes eingetreten ist, lässt sich mit unserer Methodik nicht sicher abgrenzen; sie kann jedoch aus dem leichten Absinken der Oxymeterkurve bei den Untrainierten kurz vor Arbeitsende vermutet werden.

Für differenzierte Aussagen müsste – wie es bereits von *Schotz und Mitarbeitern* vorgeschlagen wurde – die den Oxymetern eigene automatische Kompensation aufgehoben werden. Variationen der Durchblutung und der Sauerstoffsättigung könnten dann getrennt registriert werden; zugleich würde noch die Pulsfrequenz miterfasst. Es ist zu erwarten, dass mit der Verwendung eines Gerätes, das nach dem Reflexionsprinzip funktioniert, die Resultate sich weiterhin verbessern liessen, könnte doch wenigstens ein Teil der oben diskutierten individuellen Faktoren, welche die Messergebnisse variabel beeinflussen, ausgeschaltet werden.

5.11. Zusammenfassung

Um zu überprüfen, inwiefern sich oxymetrische Messungen zur Beurteilung der körperlichen Leistungsfähigkeit eignen, wurden 96 gesunde Jugendliche auf einem Fahrradergometer einer standardisierten Belastung ausgesetzt, die sich für den grössten Teil der Probanden als maximal erwies. Mit einem Oxymeter, welches nach dem Transmissionsprinzip funktionierte, wurden während der Arbeits- und Erholungsphase Messungen an der Scapha des Ohres vorgenommen; zugleich wurden Pulsfrequenz und systolischer Blutdruck periodisch bestimmt. Bei der Auswertung der oxymetrischen Messergebnisse resultierten zwischen den Durchschnittswerten der besser trainierten Probanden und denjenigen der Untrainierten deutliche Unterschiede, die jedoch die Bedingungen der statistischen Signifikanz nicht zu erfüllen vermochten. Es wird gezeigt, dass diese Unterschiede nicht so sehr durch Veränderung der Sauerstoffsättigung bedingt sind, sondern viel mehr durch Variationen der Hautdurchblutung, die in ihrem Ausmass jedoch bis zu einem gewissen Grad auch eine Funktion des Trainingszustandes zu sein scheinen. Die Möglichkeiten zu einer Verbesserung der Resultate werden diskutiert.

6. Sport, Körperentwicklung und Intelligenz

Walter Bamert

Longitudinalstudie über den Unterschied der geistigen und körperlichen Entwicklung sowie der Lebensgewohnheiten bei jugendlichen Schwimmern und Nichtschwimmern.

6.1. Einleitung und Ziel

Dass Schwimmen ein für die körperliche und geistige Entwicklung wertvoller Sport ist, ist schon lange bekannt. So wurde unter anderem auch von *Schnell* schon 1929 betont, dass Schwimmen für das Hilfsschulkind, für dessen Persönlichkeitsbildung, für die Stärkung von Selbstbewusstsein, Mut und Entschlusskraft wichtig und gut sei. *Hellbrügge* erörterte bereits anlässlich der Ersten wissenschaftlichen Tagung des Bayrischen Sportärzte-Verbandes 1967 in München Fragen des Sportes im Kindesalter und betonte u. a., dass eine tägliche Schwimmstunde bessere Schulnoten bringe und dass regelmässiges häufiges Schwimmen eine gute «Therapie» bei schwachen Schulleistungen sei. *Hotz* hat auf die Intelligenz und ihre Bedeutung im sportlichen Handeln hingewiesen.

In der vorliegenden Arbeit soll in einer Longitudinalstudie untersucht werden, ob zwischen Jugendlichen mit regelmässigem Schwimmtraining und Jugendlichen, die keinen oder nur gelegentlich unregelmässigen Schwimmsport treiben, in der körperlichen und geistigen Entwicklung Unterschiede bestehen. Weiter sollen die Lebensgewohnheiten bei gut trainierten Schwimmsportlern mit den Lebensgewohnheiten von Nicht- bzw. Gelegenheitsschwimmern verglichen werden.

6.2. Untersuchungsgut

Die Untersuchungen wurden im Institut für Sozial- und Präventivmedizin der Universität Zürich durchgeführt. Jeder Proband wurde zweimal nach den gleichen Untersuchungsrichtlinien untersucht. In den ersten Untersuchungen wurden 61 Kinder erfasst. Die Gruppe setzte sich wie folgt zusammen:

30 aktive Schwimmsportler, davon 14 Burschen und 16 Mädchen. Die Jugendlichen waren Aktivmitglieder von Zürcher Schwimmclubs.

31 Nichtsportler als sog. Nullgruppe, davon 13 Burschen und 18 Mädchen. Die Jugendlichen gehörten einer Klasse einer Zürcher Schule an.

Nach 5 Jahren wurden die gleichen Jugendlichen, zu einer zweiten, genau gleich ablaufenden Untersuchung eingeladen. Dank Mithilfe der städtischen Einwohnerkontrolle konnten von den beim ersten Untersuch anwesenden 61 Jugendlichen immerhin noch 56 Jugendliche zu dieser Zweituntersuchung herangezogen werden. Die Gründe für das Fernbleiben der restlichen 5 Jugendlichen waren:

- Auslandaufenthalt bis längere Zeit nach Abschluss der Zweituntersuchungen 2
- Verweigerung aus Invaliditätsgründen 1
- nicht mehr auffindbar 2

Die Gruppe der 56 nachuntersuchten Jugendlichen setzen sich wie folgt zusammen:

		Durchschnittsalter
Schwimmer: 29	männlich: 14	$17\frac{0}{12}$ Jahre
	weiblich: 15	$17\frac{1}{12}$ Jahre
Nullgruppe: 27	männlich: 11	$16\frac{11}{12}$ Jahre
	weiblich: 16	$16\frac{10}{12}$ Jahre

6.3. Methodik

Um über die körperliche und geistige Entwicklung innerhalb der 5 Jahre Auskunft zu erhalten, wurde ein ziemlich breites Spektrum von Untersuchungen gewählt. Im ersten Teil der Studie mussten 29 Fragen über die Lebensgewohnheiten, über schulische und berufliche Belange sowie über eventuelle gesundheitliche Störungen beantwortet werden. Die Fragen sind mit den Antworten in den Ergebnissen aufgeführt.

Im zweiten Teil der Studie erfolgte in einem sportmedizinischen Check-up die Untersuchung der Körpermasse. Sie erstreckte sich u. a. auf die Körpergrösse, das Körpergewicht, den Brustumfang, den Bauchumfang, den Oberarmumfang in der Mitte zwischen Schulter und Ellbogen, den Oberschenkelumfang 15 cm proximal des Patellaoberrandes, die Beinlänge von der Spina iliaca ant. sup. bis zum Malleolus internus bei 180° gestrecktem Bein, die Schulterbreite und auf die Beckenbreite. Ausserdem wurde der Zahnstatus mittels klinischer Beurteilung und Registrierung der «dmf»-Formel (d = decayed, m = missed, f = filled) erhoben.

Aufschlussreich war die Beurteilung des Fussgewölbes, wobei auf einer Stempelkissen-Fussabdruckplatte vom rechten und linken Fuss je ein Abdruck genommen und darauf die kleinste Breite am Mittelfuss (= a), die maximale Fusslänge (= b) sowie die grösste Breite am Vorderfuss (= c) gemessen wurden. Es wurde dann die kleinste Breite in Relation zur maximalen Fusslänge gesetzt, ebenfalls interessierte das Verhältnis der kleinsten zur grössten Breite des Fusses gemäss den Formeln

$$\frac{100 \cdot a}{b} \quad \text{und} \quad \frac{100 \cdot a}{c}$$

Wenn $\frac{100 \cdot a}{c}$ zwischen 40% bis 45% beträgt, handelt es sich um einen leichten Plattfuss,

wenn $\frac{100 \cdot a}{c}$ grösser als 45% ist, handelt es sich um einen starkgradigen Plattfuss.

Anschliessend erfolgte noch eine allgemeine Organuntersuchung sowie eine Bestimmung von Eiweiss und Zucker im Urin mit der Uristixmethode.

Im dritten Teil der Studie wurde der körperliche Trainingszustand überprüft, nämlich Messen von Reichhöhe und Sprunghöhe, Messen von Sprungweite mit und ohne kurzen Anlauf, Bestimmung der Anzahl Klimmzüge an der Reckstange und der Anzahl Liegestütze ohne Zeitbeschränkung sowie der Dynamometrie der rechten und linken Hand gesondert mit dem Dynamometer nach Stoelting und mit dem Dynamometer nach Collins.

Die Belastungsversuche auf dem Fahrradergometer (Typ Jaquet) wurden in Anlehnung an die Arbeiten von *Mellerowicz* und *Lerche* auf das Körpergewicht des Probanden bezogen, nämlich 2 Watt pro Kilogramm Körpergewicht als submaximale Leistung, die von einem gesunden Jugendlichen ohne allzugrosse Mühe vollbracht werden kann. Während der drei Minuten dauernden Belastungszeit und der sofort anschliessenden dreiminütigen Erholungsphase wurden im Abstand von einer Minute der Radialispuls und der systolische und diastolische Blutdruck registriert. Sowohl während der Belastungszeit wie auch während der Erholungsphase zählte der Proband seine Atemstösse und teilte sie dem Untersucher mit.

Die spirometrischen Untersuchungen wurden mit einem Vitalographen (System Garthur London) durchgeführt, wobei die Vitalkapazität und das maximale Einsekundenvolumen *(Tiffeneau)* gemessen wurden.

6.4. Die Untersuchung des Intelligenzquotienten

Bei jedem Probanden wurde der Intelligenzquotient = IQ errechnet. Als Test diente bei der Anfangsuntersuchung der «Hamburg-Wechsler-Intelligenztest für Kinder (HAWIK)». Nach 5 Jahren kam dann in Anbetracht des Alters der Probanden der «Hamburg-Wechsler-Intelligenztest für Erwachsene (HAWIE)» zur Anwendung. Die Berechnung des IQ erfolgte gemäss Testanleitung und konnte anhand von Tabellen in Relation zum Alter des Probanden ermittelt werden.

Der Intelligenztest wurde bewusst erst am Schluss des ganzen Untersuchungsprogrammes durchgeführt. Da in diesem Test bei einigen Aufgaben ein freies Gespräch zwischen Untersucher und Proband nötig war, mussten sich beide Partner einigermassen bekannt gemacht haben. Der Untersuchungsraum war ruhig, die Innentemperatur konstant, und die Probanden wurden in keiner Weise abgelenkt.

6.5. Statistische Auswertung

Die statistische Auswertung erfolgte mit Hilfe der Logarithmentafel und elektronischer Berechnung auf Grund der Anleitung von *Campbell*. Dabei wurden die arithmetischen Mittel der Parameter sowie die Standardabweichungen errechnet.

6.6. Ergebnisse: Genussmittelkonsum und Freizeitgestaltung

Bei der Schwimmgruppe rauchten am Ende der Beobachtungszeit nach fünf Jahren 31% (am Anfang 7%), bei der Vergleichsgruppe jedoch nur 26% (am Anfang 5%). Ein Bursche rauchte Pfeife, alle andern Zigaretten. Wenn man nach den Rauchgewohnheiten bei den Eltern fragte, dann rauchten bei der Schwimmgruppe 48% der Väter und 34% der Mütter, bei der Vergleichsgruppe aber 56% der Väter und 30% der Mütter. Wir hatten seinerzeit schon festgestellt, dass Sportler zuweilen mehr rauchen, da sie oft in ihren Vereinen gemütlich zusammensitzen und sich gegenseitig in einer Art Gruppendruck zum Rauchen motivieren, während Nichtsportler infolge Fehlens dieser gesellschaftlichen Kontakte weniger zum Rauchen «angesteckt» werden können (*Biener*). Es zeigte sich damit aber auch, dass seitens der Schwimmklubs keine wirksame Antitabakerziehung betrieben wurde; diese wichtige sporthygienische Aufgabe wird auch in Vereinen anderer Sportarten nicht immer immer wahrgenommen.

Hinsichtlich des Drogenkonsums zeigte sich, dass 17% der Schwimmgruppenmitglieder schon einmal oder mehrere Male Haschisch konsumiert hatten, in der Vergleichsgruppe jedoch 33%. Ob die Schwimmer im Sport ihr Freizeitideal sehen und dadurch weniger ziellose Langeweile empfinden, die u. a. zum Haschischkonsum verführen kann, bleibt dahingestellt.

Bei der Frage nach dem Alkohokonsum ergab sich folgende Verteilung:

a) Schwimmgruppe	
Regelmässiger täglicher Alkoholkonsum (meist ein Glas Bier)	7%
Seltener Alkoholkonsum	72%
Totale Alkoholabstinenz	21%
b) Vergleichsgruppe	
Regelmässiger täglicher Alkoholkonsum	3%
Seltener Alkoholkonsum	83%
Totale Alkoholabstinenz	12%

Weiterhin wurde die Frage nach der Freizeitgestaltung gestellt. Bei der Schwimmgruppe gaben fünf Sechstel der Befragten Sport als hauptsächlichste Freizeitbeschäftigung an, in der Vergleichsgruppe zwei Drittel. Dieses Resultat stimmt mit unseren anderweitigen Untersuchungen überein (*Biener*). 52% der Schwimmgruppe hatten einen Kurs in Rettungsschwimmen absolviert gegenüber 4% in der Vergleichsgruppe.

6.7. Körpermessungen

Hinsichtlich der Körpergrösse ergaben sich tabellarisch zusammengefasst innerhalb des 5-Jahres-Intervalles die folgenden Resultate:

Tabelle 52: Sport, Körperentwicklung und Intelligenz. Longitudinalstudie Schwimmer. Schweiz (n = 61). Mittlere Körpergrösse, Zuwachs in fünf Jahren.

		Durchschnittliche Körpergrösse (in cm)		durchschnittl. Zuwachs (in cm)
		Mit 12 Jahren	*Mit 17 Jahren*	
Schwimmgruppe	männl.	153,3	178,7	25,3
(n = 30)	weibl.	153,5	165,9	17,4
Vergleichsgruppe	männl.	150,9	176,7	25,8
(n = 31)	weibl.	150,4	167,3	16,9

Der Grössenzuwachs bei den männlichen Probanden beider Gruppen ist grösser als bei den weiblichen Probanden. Hingegen sind die Schwimmer nicht mehr gewachsen als die Leute in der Vergleichsgruppe.

Die Kontrolle des Körpergewichtes ergab folgende Messresultate.

Tabelle 53: Sport, Körperentwicklung und Intelligenz. Longitudinalstudie Schwimmer. Schweiz (n = 61). Mittleres Körpergewicht, Zuwachs in fünf Jahren.

		Durchschnittliches Körpergewicht (in kg)		durchschnittl. Zuwachs (in kg)
		Mit 12 Jahren	*Mit 17 Jahren*	
Schwimmgruppe	männl.	39,4	66,0	26,5
(n = 30)	weibl.	44,6	58,1	13,4
Vergleichsgruppe	männl.	38,4	60,9	22,5
(n = 31)	weibl.	37,7	55,0	15,2

Das durchschnittliche Körpergewicht bei den Schwimmerinnen war von Anfang an selektionsbedingt grösser als bei den Mädchen der Vergleichsgruppe, vielleicht auf Grund einer stärker entwickelten Muskulatur. Der Zuwachs in 5 Jahren ist bei den Schwimmerinnen um 2 kg geringer; sie sind aber immer noch um 3 kg schwerer als ihre Vergleichsprobandinnen, bei denen mehr Unterhautfettgewebe vermutet wurde. Beim durchschnittlichen Gewichtszuwachs der Burschen überwiegen die Schwimmer mit 4 kg als Zeichen einer eindeutigen muskulären Trainingshypertrophie.

Analoge Verhältnisse ergaben sich in der Zunahme des Brust- und Bauchumfanges. Insgesamt nahmen die männlichen Probanden der Schwimmgruppe sowohl in Körpergewicht, Brustumfang und Bauchumfang stärker zu als die männlichen Probanden der Vergleichsgruppe. Die weiblichen Probanden der Vergleichsgruppe zeigten einen grösseren Zuwachs des Körpergewichtes und des Brustumfanges als die Schwimmerinnen, während beim Bauchumfang kein Unterschied zu verzeichnen war.

Tabelle 54: Sport, Körperentwicklung und Intelligenz.
Longitudinalstudie Schwimmer. Schweiz (n = 61).
Mittlerer Brustumfang, Zuwachs in fünf Jahren.

		Durchschnittliche Zunahme des Brustumfanges bei Inspiration (in cm)	Durchschnittliche Zunahme des Brustumfanges bei Exspiration (in cm)
		Vom 12. bis 17. Lebensjahr	*Vom 12. bis 17. Lebensjahr*
Schwimmgruppe	männl.	18,0	18,6
(n = 30)	weibl.	9,0	9,5
Vergleichsgruppe	männl.	15,3	15,5
(n = 31)	weibl.	10,3	10,0

6.8. Fussdeformitäten

Man hat vermutet, dass erfolgreiche Schwimmsportler häufiger Senkfüsse aufweisen als die gleichaltrige Durchschnittsbevölkerung und sich u. a. dadurch selektionieren, dass sie im Gegensatz zum Hohlfuss mit den breiten Fussflächen das Wasser paddelartig besser wegdrücken könnten. Beim Vergleich der beiden Gruppen fanden wir Schwimmer mit leichten Senkfüssen in acht, und Schwimmer mit deutlichen Senkfüssen in vier, also total in zwölf Fällen.

Bei den Vergleichsjugendlichen fanden sich leichte Senkfüsse in vier Fällen, deutliche Senkfüsse in einem Fall, also total nur in fünf Fällen. Die Vertreter der Schwimmgruppe weisen also eindeutig mehr Senkfüsse auf als die Vertreter der Vergleichsgruppe. Alle Jugendlichen mit stärkeren Senkfüssen waren bereits über die Fussdeformität orientiert; meist war eine orthopädische Therapie bereits eingeleitet.

6.9. Beinkraft (Sprunghöhe, Sprungweite)

Die Sprunghöhe wurde aus tiefer Hocke aufwärts in Streckhaltung mit Anschlag der rechten Hand seitlich an der Wand ermittelt. Gemessen wurde die Höhe der Mittelfingerspitze an der Wand. Um eine Aussage über die Sprungkraft machen zu können, wurde auch die Reichhöhe gemessen, d. h. der Abstand vom Boden bis zu den Fingerspitzen bei nach oben gestrecktem Arm. Die Differenz von Sprunghöhe zu Reichhöhe galt dann als ein Mass für die Sprungkraft (Tabelle 55). Die Sprungweite wurde mit einem Schlusssprung aus dem Stand bei erlaubtem dreimaligem Schwungholen mit Kniewippen ermittelt. Jedem Probanden wurden 3 Sprünge zugestanden; es wurde der beste Sprung gewertet.

In den Ergebnissen zeigte sich nur ein geringer Unterschied zwischen den beiden Gruppen hinsichtlich der Sprunghöhe. Die durchschnittliche Sprungweite hingegen war bei der Schwimmgruppe von Anfang an eindeutig grösser als bei der Vergleichsgruppe, wobei aber trotzdem die Zunahme bei den Schwimmern binnen 5 Jahre gleich hoch war wie bei den Nichtschwimmern. Die Sprungkraft des rechten Beines (Absprung einbeinig aus dem Stand) war gegenüber links bei beiden Gruppen in den vergangenen fünf Jahren stärker geworden.

Tabelle 55: Sport, Körperentwicklung und Intelligenz.
Longitudinalstudie Schwimmer. Schweiz (n = 61).
Mittlerer Leistungszuwachs, Sprunghöhe und Sprungweite binnen fünf Jahren.

A. Sprunghöhe	Differenz Reich-Sprunghöhe	
	Mit 12 Jahren	*Mit 17 Jahren*
Schwimmer	28,6 cm	41,0 cm
Vergleichsgruppe	30,1 cm	39,1 cm

B. Sprungweite	Durchschnittliche Sprungweite (in cm)		Durchschnittliche Differenz in der Sprungweite (in cm)
	Mit 12 Jahren	*Mit 17 Jahren*	
Schwimmer	153,4	183,2	29,8
Vergleichsgruppe	144,4	174,3	29,9

6.10. Armkraft (Liegestütze, Klimmzüge)

Einfache Tests zur Prüfung des Trainingszustandes sind Liegestütze und Klimmzüge. Bei beiden Tests wurde die Gesamtzahl der absolvierten Übungen registriert, unabhängig von der benötigten Zeit. Selbstverständlich durfte während der Übung selbst keine Ruhepause eingeschaltet werden. Die Ergebnisse zeigt Tabelle 56.

Tabelle 56: Sport, Körperentwicklung und Intelligenz.
Longitudinalstudie Schwimmer. Schweiz (n = 61).
Armkrafttests, Leistungszuwachs binnen fünf Jahren.

	Anzahl Liegestütze Mit 12 Jahren	Mit 17 Jahren	Differenz	*Anzahl Klimmzüge* Mit 12 Jahren	Mit 17 Jahren	Differenz
Schwimmer (n = 30)	12,6	22,6	10,0	4,6	9,3	4,7
Vergleichs-gruppe (n = 31)	11,5	16,8	5,3	4,5	6,8	2,3

Es war bei den Schwimmern vor allem bei den Liegestützen eine starke Verbesserung innerhalb der fünf Jahre zu verzeichnen.

6.11. Ruhepuls, Ruheblutdruck

Die Ruhewerte von Puls, systolischem Blutdruck und Blutdruckamplitude in ihrer unterschiedlichen Entwicklung von 5 Jahren bei Schwimmern und Nichtschwimmern zeigt die folgende Tabelle. Die Parameter wurden in sitzender Stellung vor dem Ergometertest gemessen. Folgende Resultate konnten ermittelt werden.

Tabelle 57: Sport, Körperentwicklung und Intelligenz.
Longitudinalstudie Schwimmer. Schweiz (n = 61).
Kreislaufwerte, Veränderungen in fünf Jahren.

	Mit 12 Jahren	*Mit 17 Jahren*
A. Ruhepuls		
Schwimmgruppe (n = 30)	78,4	90,2
Vergleichsgruppe (n = 31)	86,8	93,8
B. Ruheblutdruck systolisch		
Schwimmgruppe (n = 30)	121,7	119,3
Vergleichsgruppe (n = 31)	117,0	117,9
C. Ruheblutdruckamplitude		
Schwimmgruppe (n = 30)	45,7	40,5
Vergleichsgruppe (n = 31)	41,8	43,5

Der mittlere Ruhepulswert ist nach fünf Jahren bei beiden Gruppen höher als zu Beginn der Untersuchung, bei der Schwimmgruppe aber zu beiden Zeitpunkten tiefer. Zweifellos spielt die Aufregung vor dem Test jeweils eine gewisse Rolle, doch kann man von einer niedrigeren Pulsfrequenz schon auf einen etwas besseren kardialen Trainingszustand bei den Schwimmern schliessen. Für diese Annahme spricht auch die geringere

Ruheblutdruckamplitude als Zeichen, dass das Herz der Schwimmer schon für den Ruhebedarf des Körpers weniger Pulsdruck aufwenden muss als das der Nichtschwimmer, um die erforderliche Blutmenge zu liefern.

6.12. Ergometrie: Leistungspuls, Leistungsblutdruck

Puls und Blutdruck wurden während eines Arbeitsversuches auf dem Fahrradergometer bestimmt. Die Resultate sind in der folgenden Tabelle zusammengestellt.

Tabelle 58: Sport, Körperentwicklung und Intelligenz. Longitudinalstudie Schwimmer. Schweiz (n = 61). Ergometrie, 2 Watt/kg Körpergewicht.

	Mit 12 Jahren	Mit 17 Jahren	Mit 12 Jahren	Mit 17 Jahren	Mit 12 Jahren	Mit 17 Jahren
A. Belastungspulswerte						
	1. Minute		*2. Minute*		*3. Minute*	
Schwimmgruppe (n = 30)	160,5	149,3	167,9	158,8	167,5	161,4
Vergleichs-gruppe (n = 31)	162,5	159,0	167,7	167,6	171,7	170,5
B. Erholungspulswerte						
	4. Minute		*5. Minute*		*6. Minute*	
Schwimmgruppe (n = 30)	122,7	114,9	106,0	107,8	96,6	103,7
Vergleichs-gruppe (n = 31)	129,0	130,2	114,0	120,3	107,7	112,5
C. Belastungsblutdruckwerte						
	1. Minute		*2. Minute*		*3. Minute*	
Schwimmgruppe (n = 30)	166,8	153,6	168,4	167,5	169,8	172,0
Vergleichs-gruppe (n = 31)	156,1	147,9	161,6	164,6	162,3	171,3
D. Erholungsblutdruckwerte						
	4. Minute		*5. Minute*		*6. Minute*	
Schwimmgruppe (n = 30)	159,3	153,4	144,6	136,7	137,2	126,7
Vergleichs-gruppe (n = 31)	150,0	148,0	139,2	128,8	130,0	121,1

Aus der Tabelle ist der typische initiale Steilanstieg der Pulsfrequenz und auch des systolischen Blutdrucks zu Beginn der Belastung ersichtlich. Bei den Schwimmern jedoch steigt der Belastungspuls nach fünf Trainingsjahren in keiner Phase so hoch wie bei den Nichtschwimmern — er bleibt um jeweils zehn Schläge unter dem Wert der Vergleichsprobanden. Bei einem gut trainierten Sportler soll in der Tat die erforderliche Sauerstoffmenge nicht durch starke Herzfrequenzsteigerung bereitgestellt werden, sondern durch eine breite Blutdruckamplitude. Diese breite Amplitude zeigt sich auch wirklich als Zeichen eines guten Trainingszustandes bei den Schwimmern, auch schon mit zwölf Jahren am Anfang des Longitudinaltestes. Bei Kindern steigt die Pulsfrequenz bei Belastungsanforderung höher als bei älteren Jugendlichen an, bei denen sich der ökonomischere Kreislaufeffekt schon trainingsbedingt einpendelt. Dass allerdings nicht nur die Herzfunktion für die Leistungsfähigkeit bzw. die Sauerstoffbereitstellung massgeblich ist, sondern vor allem im Muskel die Vermehrung des Myoglobingehaltes, die trainigsbedingte Adaption des Mitochondrienvolumens, die Zunahme intrazellulärer aerober Enzymaktivitäten und die Vergrösserung der Kapillaroberfläche, ist in den letzten Jahren immer mehr erkannt worden.

Die Analyse der einzelnen Messwerte ergibt auch, dass die Vergleichsgruppe nach drei Minuten Erholungszeit eine wesentlich höhere Pulsfrequenz aufweist. Der Puls ist gesamthaft gesehen also sowohl in Ruhe als auch bei Belastung bei der Vergleichsgruppe höher. Bei gut trainierten Sportlern soll der Erholungspuls nach der Leistung rasch zum Ruhewert zurückfinden; das noch erforderliche Sauerstoffangebot soll wie gesagt noch möglichst lange von einer grossen Schöpfkraft des Herzens, messbar als breite Blutdruckamplitude, bereitgestellt werden. Der systolische Blutdruck soll also später als die Herzfrequenz zum Ruhewert zurückkehren. In unserer Schwimmgruppe ist nach drei Minuten Erholungszeit der systolische Blutdruck in der Tat in beiden Untersuchungen ebenfalls als Ausdruck eines guten trainingsbedingten Adaptionsvermögens höher.

Ein besserer Trainingszustand der Schwimmgruppe gegenüber der Vergleichsgruppe ist aus diesen Untersuchungen ersichtlich. Nach *Mellerowicz* sinkt der systolische Blutdruck auch in der Ruhe im Laufe eines langjährigen Schwimmtrainings als Ausdruck einer Oekonomisierung der Kreislaufregulationen.

6.13. Spirometrie

Es wurden bei jedem Probanden mit einem Trockenspirometer die Vitalkapazität und der Tiffeneauwert bestimmt; beide Werte sind vom Alter und von der Körpergrösse abhängig.

Bei diesen Messwerten interessiert vor allem die Zuwachsrate der Vitalkapazität zwischen den beiden Gruppen. Die Schwimmgruppe weist einen um 346 ml grösseren Zuwachs auf. Hingegen ist beim Tiffeneautest (als einem gewissen Mass der Lungengewebselastizität: Atemstosstest,

Tabelle 59: Sport, Körperentwicklung und Intelligenz. Longitudinalstudie Schwimmer. Schweiz (n = 61). Spirometrie.

	Vitalkapazität in ml			Tiffeneau-Test in % der Vitalkapazität	
	Mit 12 Jahren	Mit 17 Jahren	Differenz	Mit 12 Jahren	Mit 18 Jahren
Schwimmer (n = 30)	2816,0	4475,0	1659,0	88,3%	87,7%
Vergleichsgruppe (n = 31)	2692,3	4005,5	1313,2	89,4 %	88,8 %

Ausatmungsluftmenge in der 1. Sekunde bei maximalem Ausatmungsstoss nach tiefster Inspiration) zwischen den beiden Gruppen kein wesentlicher Unterschied zu verzeichnen. Dass die Vitalkapazität bei Schwimmern grösser wird als bei Nichtschwimmern, ist zu erwarten; ein vielleicht zugunsten der Schwimmer erwarteter kleiner Unterschied im Tiffeneautest ist hingegen nicht nachzuweisen.

6.14. Einfluss des Schwimmsportes auf geistige Fähigkeiten

Wie eingangs der Arbeit dargelegt, wurde auch nach einem Unterschied der geistigen Entwicklung zwischen Schwimmsportlern und einer Vergleichsgruppe gesucht. In der Literatur stehen sich hier gegensätzliche Meinungen gegenüber. Nach *Hellbrügge* ist eine Verbesserung der geistigen Potenzen durch täglichen Schwimmsport zu erwarten, nach *Gorbounor* ist keine Entwicklung der Gedächtnisfähigkeit zu verzeichnen.

Um eine objektive Aussage über die geistige Entwicklung zu erhalten, wurde am Anfang und nach fünf Jahren bei jedem Probanden ein Intelligenztest durchgeführt. Wir sind uns dabei vollauf bewusst, dass dieser Test nur approximative Informationen liefern kann. Ideal wäre ein intensives Gespräch mit dem Probanden über verschiedene Probleme. Auskünfte vom jeweiligen Lehrer über Schulleistungen der Schüler gäben weitere Hinweise. Diese Art der Untersuchung würde aber den Rahmen dieser Arbeit sprengen.

Der HAVIK- resp. HAVIE-Test umfasst kurz zusammengefasst folgende zehn Aufgaben:

1. Allgemeines Wissen: z. B. Fragen über geographische, politische Begriffe, Erklärung von Fremdwörtern.
2. Allgemeines Verständnis: z. B. «Was tun Sie, wenn Sie auf der Strasse ein frankiertes adressiertes Couvert finden?»

3. Zahlen nachsprechen: in der Länge zunehmende Zahlenreihen, die vom Probanden in derselben Reihenfolge nachgesprochen werden sollen.
4. Rechnerisches Denken: im Schwierigkeitsgrad zunehmende Rechenaufgaben, die in einer bestimmten Zeitdauer gelöst werden sollen.
5. a) Gemeinsamkeiten finden: z. B. «Was ist das Gemeinsame von Apfel und Banane?»
   b) Wortschatztest: Erklären von 42 Begriffen.
6. Zahlensymboltest: jede Zahl hat ein bestimmtes Symbol. Innerhalb von 90 Sekunden sollen die vorgelegten Zahlen mit dem entsprechenden Symbol versehen werden.
7. Bilder ordnen: innerhalb einer vorbestimmten Zeitspanne sollen vorgelegte Bilder zu einer logischen Folge aneinandergeordnet werden.
8. Bilder ergänzen: es werden 15 Bilder gezeigt, auf denen irgend etwas Wichtiges nicht gezeichnet ist. Was fehlt? (z. B. Schweinchen ohne Schwanz, etc.)
9. Mosaiktest: Mosaiksteine sollen entsprechend einer gezeigten Vorlage innerhalb einer bestimmten Zeitspanne richtig zusammengelegt werden.
10. Figuren legen: die einzelnen Teile müssen innerhalb einer bestimmten Zeitspanne zu einer Figur zusammengestellt werden.

Der Test ist also in einen Verbalteil gegliedert, welcher Auskunft gibt über die mehr «theoretische» Intelligenz (Aufgaben 1–5) und einen Handlungsteil, welcher mehr über die «praktische» Intelligenz aussagt (Aufgaben 6–10). Es werden aber für die Berechnung des Intelligenzquotienten die Punktzahl aller zehn Aufgaben zusammengezählt. Zur besseren Übersicht werden die Resultate auf Tabellen gegenübergestellt.

6.15. Resultate des Verbalteiles

Es zeigt sich, dass sowohl mit 12 Jahren als auch mit 17 Jahren das Resultat des durchschnittlichen IQ beim Verbalteil bei der Vergleichsgruppe höher ist als bei der Schwimmgruppe.

Tabelle 60: Sport, Körperentwicklung und Intelligenz.
Longitudinalstudie Schwimmer. Schweiz (n = 61).
Intelligenztest: Verbalteil.

	Mit 12 Jahren	Standard-abweichung	Mit 17 Jahren	Standard-abweichung
Schwimmgruppe (n = 30)	107,8	13,2	109,3	13,5
Vergleichsgruppe (n = 31)	118,4	9,0	117,3	11,8

6.16. Resultat des Handlungsteiles

Beim Handlungsteil ist bei der Schwimmgruppe eine geringgradige Zunahme des IQ zu verzeichnen, ebenso ein etwas besseres Ergebnis nach Jahren als bei den Vergleichsprobanden. Man könnte also mit entsprechender Vorsicht sagen, dass diese Schwimmergruppe im praktischen Handlungsteil des Intelligenztestes im Vorsprung war, jedoch unterlegen im theoretischen Verbalteil. Die Standardabweichungen bei beiden Teilen des Intelligenztests besagen aber, dass die Unterschiede nicht signifikant sind.

Tabelle 61: Sport, Körperentwicklung und Intelligenz.
Longitudinalstudie Schwimmer. Schweiz (n = 61).
Intelligenztest: Handlungsteil.

	Mit 12 Jahren	Standard-abweichung	Mit 17 Jahren	Standard-abweichung
Schwimmgruppe (n = 30)	110,79	13,9	113,0	13,5
Vergleichsgruppe (n = 31)	111,1	11,2	111,5	10,2

6.17. Resultat des Gesamttestes

Auch beim Gesamttest ist eine leichte Zunahme des IQ bei der Schwimmgruppe innerhalb der fünf Jahre zu verzeichnen. Der durchschnittliche Zuwachs des IQ bei der Schwimmergruppe beträgt 0,62, während bei der Vergleichsgruppe eine Abnahme um 1,85 Punkte berechnet wird. Diese Resultate können wohl andeutungsweise den Trend für die Theorie von *Hellbrügge* untermauern, wonach eine tägliche Schwimmstunde bessere Schulnoten bringe und dass regelmässiges häufiges Schwimmen eine gute «Therapie» bei schwachen Schulleistungen sei, jedoch keine statistisch gesicherten Beweise liefern, wie die Standardabweichungen zeigen.

Tabelle 62: Sport, Körperentwicklung und Intelligenz.
Longitudinalstudie Schwimmer. Schweiz (n = 61).
Intelligenztest: Gesamttest.

	Mit 12 Jahren	Standard-abweichung	Mit 17 Jahren	Standard-abweichung
Schwimmgruppe	110,6	13,5	111,72	12,3
Vergleichsgruppe	117,0	9,9	115,15	9,5

6.18. Intelligenztest-Extremwerte

Es ist aufschlussreich, einmal die schlechtesten und besten Resultate beider Gruppen gegenüberzustellen. In Tabelle 63 sind sie aufgelistet.

Es lag noch in der Absicht der Untersucher, die Resultate des Intelligenztestes in Beziehung zu den Schulleistungen der Probanden zu setzen. Es wurde zwar jeder Schüler nach seiner letzten Zeugnisnote im Rechnen sowie im Deutsch schriftlich und mündlich befragt; da aber die Beurteilungen des Wissens und Könnens durch die Lehrer sehr stark divergieren, wurde auf eine Auswertung verzichtet.

Tabelle 63: Sport, Körperentwicklung und Intelligenz. Longitudinalstudie Schwimmer. Schweiz (n = 61). Intelligenztest: Extremwerte.

	Mit 12 Jahren	Mit 17 Jahren	Mit 12 Jahren	Mit 17 Jahren	Mit 12 Jahren	Mit 17 Jahren
Schwimmgruppe						
schlechtester Wert	82	82	82	78	80	79
bester Wert	134	128	143	132	144	132
Vergleichsgruppe						
schlechtester Wert	99	92	86	90	92	91
bester Wert	144	139	138	136	138	140

6.19. Zusammenfassung

In einer Longitudinalstudie an jugendlichen Leistungsschwimmern vom 12. bis zum 17. Lebensjahr, wurden die Körper- und Intelligenzentwicklung untersucht. Den 30 Schwimmprobanden wurden 31 Kontrollprobanden gegenübergestellt.

Wie die Ergebnisse zeigten, hatten die Vertreter der Schwimmgruppe kein grösseres Längenwachstum als die Vergleichsgruppe aufzuweisen. Auch bei der Gewichtszunahme war kein Überwiegen in einer der beiden Gruppen zu verzeichnen. Ein bemerkenswerter Befund war, dass Schwimmer vermehrt Fussdeformitäten im Sinne von Senkfüssen aufwiesen als Nichtschwimmer. Im Hinblick auf einen varianten Trainingszustand war kein Unterschied in der Beinkraft zwischen den beiden Gruppen zu verzeichnen, hingegen war die Armkraft bei den Schwimmern eindeutig grösser als bei der Vergleichsgruppe. Die Pulsfrequenz war bei der Schwimmgruppe sowohl in Ruhe wie auch beim Belastungsversuch weniger hoch als bei der Vergleichsgruppe, der systolische BD hingegen bei der Schwimmgruppe höher als bei der Vergleichsgruppe. Die Vitalkapazität bei der Schwimmgruppe hatte seit der ersten Untersuchung stärker zugenommen als bei der Vergleichsgruppe. Der Tiffeneautest ergab keinen wesentlichen Unterschied zwischen den beiden Gruppen.

Der Test zur Erfassung des IQ zeigte aufschlussreiche Ergebnisse. Beim Verbalteil wies die Vergleichsgruppe bei beiden Untersuchungen ein besseres Resultat auf als die Schwimmgruppe; bei der Schwimmgruppe war lediglich eine leichte Zunahme binnen fünf Jahren zu verzeichnen. Beim Handlungsteil hingegen war nach fünf Jahren bei der Schwimmgruppe gegenüber der Vergleichsgruppe eine Verbesserung deutlich.

Im Gesamttest war bei der Schwimmgruppe eine leichte Zunahme des IQ, bei der Vergleichsgruppe eine leichte Abnahme des IQ gefunden worden. Dieses Resultat ist jedoch kein Beweis dafür, dass regelmässiges Schwimmen bessere Schulnoten bringe und eine gute «Therapie» bei schwachen Schulleistungen sei, da die Unterschiede in dieser Untersuchung keine statistische Signifikanz erreichten; ein positiver Trend war allerdings deutlich.

7. Sportorthopädische Probleme bei Jugendlichen

7.1. Haltungsprobleme bei Lehrlingen

Urs Fröhlicher

7.1.1. Einleitung und Ziel der Arbeit

Durch die deutliche Zunahme der Haltungsstörungen und Rückenbeschwerden bei Kindern und Jugendlichen ist das Haltungsproblem in den letzten Jahren wiederholt nachdrücklich diskutiert worden. Jugendliche mit Haltungsfehlern klagen zwar selten über Rückenschmerzen, doch werden in den späteren Jahren mannigfaltige Beschwerden und Leistungsstörungen manifest. Abnützungserscheinungen der Wirbelsäule treten früher auf, der Alterungsprozess beginnt frühzeitiger *(Bernbeck und Dahmen; Brocher; Häberlin; Jentschura; Scharll; Scheier; Wagenhäuser).* Nicht selten ist ein deutlicher Bewegungsmangel in Form sportlicher Unterbelastung in Schule und Freizeit an derartigen Haltungsschäden mitverschuldend.

7.1.2. Material und Statistik

Um festzustellen, wie die Situation konkret gegenwärtig in der Jugend aussieht, haben wir bei 150 Lehrlingen einer Maschinenfabrik der Deutschschweiz verschiedene Korrelationen zur Körperhaltung überprüft. Der Schwerpunkt ist vor allem auf die Untersuchung der Zusammenhänge zwischen körperlicher Leistungsfähigkeit und guter Haltung einerseits und Bewegungsarmut und Haltungsschwäche andererseits gelegt worden.

In dieser Haltungsuntersuchung sind die Lehrlinge auf Grund der Wirbelsäulenbefunde und der Haltungsleistungsfähigkeit in vier verschiedene Gruppen eingeteilt worden:

Gruppe I	(keine Fehlform, volle Haltungsleistungsfähigkeit)
Gruppe II	(keine Fehlform, Haltungsschwäche)
Gruppe III	(Fehlform, volle Haltungsleistungsfähigkeit)
Gruppe IV	(Fehlform, Haltungsschwäche)

7.1.3. Orthopädische Untersuchungsbefunde

25 Lehrlinge (17%) waren nicht haltungsleistungsfähig. Bei 18 Lehrlingen (12%) bestand der Verdacht auf eine nicht mehr genügend ausgleichbare, von der Norm abweichende Wirbelsäulenkrümmung. 21 Lehrlinge (14%) klagten über Rückenbeschwerden, sechs davon waren in ärztlicher Behandlung. Bei den Gruppen III und IV (Fehlformen) litten über ein Drittel an Rückenschmerzen. Die Haltungsschwachen zeigten eine vermehrte Tendenz zu Senkfüssen im Gegensatz zu Haltungsleistungsfähigen, ebenso führten schlechtes Schuhwerk und Übergewicht eher zu Senkfüssen. Bei den anthropometrischen Messungen lagen die durchschnittlichen Werte der einzelnen Haltungsgruppen sehr nahe beieinander. Etwas schlechtere Resultate als die Haltungsgesunden erreichten die Haltungsschwachen hinsichtlich des Brustumfangs, der Atembreite, der Vitalkapazität und Quotient aus Oberschenkelumfang und der an derselben Stelle gemessenen Fettfalten. Erstaunlich ist, dass beinahe die Hälfte der Haltungsschwachen mit ihrer Haltung selbst nicht zufrieden waren.

7.1.4. Haltung und Muskulatur

Viele Autoren schreiben der Muskulatur für die Haltung eine wesentliche Bedeutung zu *(Maier; Kraus und Raab; Trost; Matthias; Jentschura).* Um einen Muskel zu kräftigen, muss er dauernd belastet werden; sonst atrophiert er. Bewegung, körperliche Leistungen, Sport, bringen die notwendigen Entwicklungen, die zu einer kräftigen Muskulatur führen. Wie sieht es nun damit bei den verschiedenen Haltungsgruppen aus?

Die Haltungsschwachen geben an, in der Kindheit eine geringere Spielfreudigkeit und weniger Bewegung gehabt zu haben als die Haltungsfähigen. Gegenwärtig sitzen die Haltungsschwachen (Gruppe II und IV) täglich im Durchschnitt eine Stunde länger und schlafen eine Stunde weniger, die Haltungsschwachen mit Fehlform (Gruppe IV) bewegen sich durchschnittlich zwei Stunden weniger als die Haltungsgesunden (Gruppe I). Über die Hälfte der Lehrlinge sehnt sich nach mehr Bewegung, am meisten die Haltungsschwachen mit Fehlformen.

7.1.5. Haltung und Freizeitbeschäftigung

Etwa die Hälfte der Haltungsschwachen verbringt das Wochenende körperlich passiv (Kino, Konzert, Freundin, Party, Lesen etc.), dennoch geben viele von ihnen an, Sport zu treiben, aber die wenigsten betreiben ihn wettkampfmässig im Gegensatz zu den Haltungsleistungsfähigen.

7.1.6. Spezieller Leistungstest

Bei der Haltung geht es weniger um die absolute Kraft der Muskulatur, sondern viel mehr um den Dauertonus, den Dauereinsatz der Muskulatur *(Heipertz und Schmitt; Scheier)*. Die Leistung der Muskulatur hängt ab von ihrem Querschnitt und ihrer Durchblutung *(Hettinger)*. Nun ist es aber recht schwierig, diese Faktoren spezifisch für die Haltungsmuskulatur zu messen.

Wir haben einen Leistungstest aufgebaut, der aus fünf verschiedenen aufeinanderfolgenden Übungen besteht, die von einer bestimmten Gruppe von Haltungsmuskeln eine vermehrte Leistung erfordern und bei denen Alter und Grösse der Lehrlinge keine Rolle spielen. Bei den ersten vier Übungen waren die einzelnen Übungsteile innerhalb von 30 Sekunden so oft als möglich auszuführen. Zwischen den Übungen standen weitere 30 Sekunden zur Verfügung, um sich zu erholen.

1. Übungsteil
   Ausgangslage: Der Proband liegt ausgestreckt auf dem Rücken, die Unterschenkel fixiert, die Hände im Nacken verschränkt.
   Aufgabe: Mit den Ellbögen die Knie berühren und wieder zurück in die Ausgangslage.
2. Übungsteil
   Ausgangslage: Stehend bei geschlossenen Füssen und Beinen hält der Proband vor seiner Brust eine 20 Kilogramm schwere Hantel.
   Aufgabe: In den hohen Zehenstand gehen und wieder in die Ausgangslage zurück. Dabei sollen die Beine immer gestreckt und geschlossen bleiben, und die Hantel soll stets in der gleichen Stellung belassen werden.
3. Übungsteil
   Ausgangslage: Der Proband liegt auf dem Bauch, die Hände hinter dem Nacken verschränkt, die Beine geschlossen und gestreckt und die Füsse fixiert.
   Aufgabe: Den Oberkörper soweit heben, bis das Kinn eine Höhe erreicht, die der Höhe des unteren Patellarrandes im Stand entspricht und wieder zurück in die Ausgangslage.
4. Übungsteil
   Ausgangslage: Der Proband steht neben einem auf Höhe des unteren Patellarrandes gespannten Seil.
   Aufgabe: Seitlich hin- und zurückspringen.
5. Übungsteil
   Ausgangslage: Der Proband kauert frontal vor einer Wand in der tiefen Hocke, die Arme sind nach oben gestreckt.
   Aufgabe: Mit den Fingerspitzen durch einen Sprung aus der Hocke einen höchstmöglichen Punkt an der Wand erreichen.

Bei den Übungen eins bis vier zählt jeder vollständig und richtig ausgeführte Übungsteil als ein Punkt. Bei der fünften Übung wird von der er-

Tabelle 64: Sportorthopädische Probleme bei Jugendlichen.
Nordschweiz (n = 150).
Ergebnisse des Leistungstests, der Leistungsindices und der Grundschulprüfungen bei Lehrlingen.

Haltungsgruppen	Leistungstest durchschnittliche Punktzahl	Leistungsindices	Grundschulprüfung durchschnittliche Punktzahl
Gruppe I	144,0	1,49	16,0 (gut)
Gruppe II	130,1	1,17	12,5 (genügend)
Gruppe III	150,1	1,39	14,5 (gut)
Gruppe IV	117,2	1,02	11,5 (genügend)

zielten Höhe die Distanz abgezogen, die bei geschlossenen Beinen mit den Fersen am Boden aus dem Stand mit den Fingerspitzen maximal erreicht werden kann. Die Differenz in Zentimeter ergibt die Punktzahl. Die durchschnittlichen Ergebnisse der Haltungsgruppen sind in Tabelle 64 aufgeführt.

Die Resultate im Leistungstest werden sicher etwas beeinflusst durch die individuelle Bereitschaft, eine gute Leistung zu vollbringen. Um diesem Problem Rechnung zu tragen, wurden die Ergebnisse des Leistungstestes durch die Pulszunahme während des Testes dividiert. Die daraus sich ergebenden Leistungsindices sind ebenfalls in Tabelle 64 angegeben.

Leistungstest, Leistungsindex und Grundschulprüfung führen zu ähnlichen Resultaten. Am besten schneiden die Haltungsgesunden ab (Gruppe I), dann folgen die Haltungsleistungsfähigen mit Fehlform (Gruppe III), mit einem grösseren Abstand kommen die Haltungsschwachen (Gruppe II) und deutlich am Schluss stehen die Haltungsschwachen mit Fehlform (Gruppe IV). Die Herzfrequenz der Haltungsfähigen sinkt nach Beendigung des Testes rascher in den Bereich der Ruhefrequenz; sie haben also eine schnellere Adaptation des Kreislaufsystems zu verzeichnen, befinden sich also in einem besseren Trainingszustand.

Auf Befragen hin geben die Haltungsleistungsfähigen an, kräftiger zu sein und durch die Arbeit körperlich mehr gefordert zu werden als die Haltungsschwachen.

7.1.7. Psychischer Einfluss

Psychische Erregungen, charakterliche Eigenschaften, Gefühle, Stimmungen, Spannungen, Antriebslosigkeit, Müdigkeit, Unlust spiegeln sich unter anderem in einer für jeden charakteristischen Haltung und Bewegung wider *(Häberlin; Matthias)*. Um einen Einblick in die «innere Haltung» zu gewinnen, forderten wir die Lehrlinge auf, von zehn positiven und zehn negativen persönlichen Eigenschaften mindestens fünf anzustreichen, die auf sie zutreffen. Die Haltungsschwachen haben im Durchschnitt etwa ein Drittel weniger positive Eigenschaften angestrichen als die Haltungsleistungsfähigen, dagegen aber mehr als doppelt soviele negative! Nur die Hälfte der Lehrlinge ist mit der Umwelt zufrieden, bei den Haltungsschwachen höchstens ein Drittel!

Die meisten Lehrlinge stammten aus einer nicht akademischen, oft kinderreichen Familie mit durchschnittlich mindestens zwei Geschwistern. 82% hatten einen Kindergarten besucht; bei 34% der Lehrlinge war die Mutter während der Kindheit berufstätig.

7.1.8. Diskussion

Die Studie hat gezeigt, dass Haltungsstörungen und Rückenschmerzen auch bei Lehrlingen relativ häufig sind, die zum grössten Teil einen körperlich anspruchsvollen Beruf erlernen und in einer mehr ländlich orientierten Umgebung aufgewachsen sind.

Es lohnt sich, eine Haltungsanamnese aufzunehmen, denn Haltungsgestörte leiden häufig an Rückenbeschwerden, sind selbst mit ihrer Haltung nicht zufrieden, treiben selten wettkampfmässig Sport, klagen über Bewegungsmangel, fühlen sich oft schwach, müde, träge und sind emotional leichter zu beeinflussen.

7.2 Körperhaltung, Sport und Schulleistung — eine Zusammenfassung

Urs Steiner

In der vorliegenden Studie wurden die Abweichungen der Wirbelsäule verschiedener Schüler von der Schwerelotlinie mit dem Senkblei gemessen. Infolge Veränderungen der statistischen Verhältnisse manifestieren sich Haltungsanomalien weitgehend in Verschiebungen der Körpermasse senkrecht zum Schwerelot. Eine Messung dieser Körpermassenverschiebung ermöglicht eine numerische Bewertung der Haltung. Damit kann man zeigen, dass bei Kindern im Klassenkollektiv deutliche Unterschiede in der Körperhaltung bestehen. Die Bewertungen der Wirbelsäule bei 224 Kindern aus sieben gemischten Klassen der dritten Primarschule im Durchschnittsalter von 9 Jahren und 7 Monaten erfolgten auf einer Gleichgewichtswaage mittels seitlicher Fotografie, Lotwertbestimmung, Lotkoeffizientberechnung und Notenerrechnung. Mit Massstab und Lupe wurden dem Foto die Lotwerte entnommen und daraus der Lotkoeffizient berechnet. Gesamthaft war das Ergebnis bei 40,2% der Kinder ungenügend. Beurteilte man die Kinder mit einer Haltungsnote 1 (normal), 2 (fehlerhaft), 3 (krank), so ergaben sich in den verschiedenen Klassen folgende Durchschnittswerte:

Tabelle 65: Sportorthopädische Probleme bei Jugendlichen. Schüler Stadt Zürich (n = 224). Haltungsbewertung im Notenvergleich. 1 (normal), 2 (fehlerhaft), 3 (krank).

Klasse	Total	Knaben	Mädchen
A	1,7	1,4	2,3
B	2,3	2,2	2,3
C	2,0	1,6	2,3
D	1,9	1,9	1,8
E	2,4	2,4	2,4
F	2,2	2,3	2,1
G	1,9	1,9	1,9

In der Klasse A mit der besten Note bei Knaben wird sehr intensiv Turnunterricht mit besonderer Berücksichtigung des Schwimmens betrieben. Die Lehrerin der zweitbesten Klasse D legt hohen Wert auf das Turnen an Geräten; schon bei Erstklässlern beginnt sie damit. Bei der prozentualen Verteilung der Haltungsnoten ergibt sich folgendes Bild:

Tabelle 66: Sportorthopädische Probleme bei Jugendlichen.
Stadt Zürich (n = 224).
Haltungsnoten, prozentuale Verteilung.

	Knaben	Mädchen	Gesamtkollektiv
Note 1 (normal)	41%	27%	33%
Note 2 (fehlerhaft)	23%	33%	29%
Note 3 (krank)	36%	40%	38%

Knaben waren in der Gruppe der flachen Wirbelsäulen stärker vertreten als Mädchen. Wagt man einmal mit entsprechenden Vorbehalten die Haltungsnoten mit der Schulleistung zu vergleichen, so ergibt sich folgendes Bild:

Tabelle 67: Sportorthopädische Probleme bei Jugendlichen.
Stadt Zürich (n = 224).
Vergleich Schulleistung/Haltungsnote.

Schulleistung	Haltungsnoten		
	Knaben	Mädchen	Gesamtkollektiv
gut	1,87	1,95	1,92
mittel	1,93	2,26	2,08
schlecht	1,93	2,30	2,14

Die Einteilung in gute, mittelmässige und schlechte Schüler beruhen auf den Angaben der Lehrer; die Schwierigkeit bei solchen Vergleichen liegt darin, dass jeder Lehrer die Schulleistung nach etwas anderen Kriterien misst.

7.3. Aufrechte Haltung und Leistungsvermögen

Urs Auf der Mauer

7.3.1. Einleitung

Die Haltungsverschlechterung bei den Schülern ist ein Hauptproblem der orthopädischen Forschung geworden. In Rekrutenschulen hat man bei jungen Militärpflichtigen bis zu 40% Haltungsschwäche festgestellt. Bei einer Pilotenauswahl mit entsprechend gründlicher Untersuchung fanden sich sogar bei 80–85% aller Probanden Abweichungen von einer sogenannten normalen Haltung.

Die Grenzziehung zwischen normal und fehlerhaft bzw. pathologisch bleibt immer noch der Erfahrung des jeweiligen Untersuchers überlassen. Die Schwierigkeit besteht ja auch darin zu beurteilen, ob eine Wirbelsäule für eine entsprechende Konstitution einfach zum Gesamtbild und -bau gehört, auch wenn sie physikalisch gesehen nicht optimal ins Lot fällt. In der Arbeit von Urs Steiner im letzten Kapitel ist ein System zur orthopädischen Haltungsbeurteilung entwickelt worden, das sich auf Masse und Kriterien anhand von Fotografien nachkontrollierbar stützt. Die vorliegende Arbeit beruft sich auf diese Resultate und geht das Problem von der dynamischen Seite her an. Die Untersuchung gehört in den Rahmen einer grossangelegten Kampagne der Zürcher Stadtschulen zur Bekämpfung des Haltungsverfalls.

«The School Of Physical Education» an der Universität von Saskatchewan in Saskatoon, Kanada, hat Tests ausgearbeitet, die über den körperlichen Trainings- und Entwicklungszustand von Schulkindern Auskunft erteilen sollen. Einige Tests sind für unsere Studie übernommen worden. Bei diesen Tests sind die Parameter den Normen des ICSPFT (International Committee on the Standardization of Physical Fitness Tests) angeglichen worden. Dadurch werden Vergleiche mit anderen Arbeiten erleichtert.

7.3.2. Methodik

Die Tests im einzelnen sind:

1. Aufrichten aus Bauchlage zur Prüfung der Rückenmuskulatur.
2. Aufrichten aus Rückenlage zur Prüfung der Bauchmuskulatur.
3. Klimmzüge zur Prüfung der Schultermuskulatur.
4. Bestimmung der Vitalkapazität zur Prüfung des Atemvolumens, der Thoraxmuskulatur und der Beweglichkeit der Brustwirbelsäule.
5. Körpermessungen, und zwar Sitzhöhe, Armspannweite, Gewicht, Körpergrösse, Brustumfang.

Weiterhin erfolgt die Beurteilung der Wirbelsäule und deren Beweglichkeit dorso-ventral; in aufrechter Haltung wird die Distanz von C7 zu L4 (Vertebra prominens – untere Zuspitzung der Michaelis'schen Raute) bestimmt. Die zweite Messung erfolgt in gebückter Stellung bei gestreckten Beinen, wobei die Hände den Boden berühren. Die Differenz wird in Prozenten angegeben; sie dient uns als Mass für die Beweglichkeit.

Weiterhin wird der Konstitutionsindex ermittelt; die Beziehung lautet: Körperhöhe – (Brustumfang und Gewicht) = KI. Stark pyknosome Personen zeigen Werte unter 40, leptosome über 50.

7.3.3. Probanden

Das ausgewählte Schülerkollektiv stammte aus dem Stadtgebiet der Stadt Zürich, wobei darauf geachtet wurde, dass die sozialen und räumlichen Strukturen der Schulbezirke nicht stark voneinander abwichen.

Zur Verfügung standen uns sieben dritte Primarklassen (Durchschnittsalter neuneinhalb Jahre), wovon vier ein spezifisches Haltungsturnen in Form isometrischer Übungen, die die Rücken- und Rumpfmuskulatur beanspruchten, durchführten. Die Dauer dieses Haltungsturnens schwankte zwischen einem halben Jahr und zwei Jahren. Da es mit unterschiedlicher Intensität betrieben wurde, war die Aussagekraft dieser speziellen Massnahme relativ.

224 Kinder, davon 107 Knaben und 117 Mädchen, wurden untersucht. Vorausgehend wurden an einer Probeklasse Tauglichkeit und Rationalität der verschiedenen Tests geprüft. In einem Untersuchungsgang wurden immer vier Kinder miteinander durchgetestet. Der erweckte Wettbewerbsgeist spornte zu Höchstleistungen an. Die Gruppen setzten sich jeweils aus etwa gleichstarken Kindern zusammen, was eine Repression der Schwachen verhinderte. Im allgemeinen zeigten die Kinder grossen Einsatz und Begeisterung.

Die Kinder wurden nach Geschlecht und Konstitution aufgeteilt, wobei sich folgende Konstitutionsindices und dazugehörige Konstitutionstypen bei folgender Gliederung ergaben:

Bis 42 pyknosome Typen,
43–48 athletische Typen,
49+ leptosome Typen.

Tabelle 68: Sportorthopädische Probleme bei Jugendlichen. Schüler Stadt Zürich (n = 224).
Konstitutionsverteilung der Geschlechter in Prozenten.

	107 Knaben	117 Mädchen
pyknisch	42,6	39,3
athletisch	34,3	32,5
leptosom	23,1	28,2

Die gute Konkordanz der Verteilung bei Knaben und Mädchen gibt eine brauchbare Basis für die folgenden Vergleiche nach Haltungsbeurteilungen. Wie macht sich nun der Einfluss der körperlichen Leistungsfähigkeit und des Haltungsturnens auf die aufrechte Haltung bzw. der Einfluss der Haltung auf die körperliche Leistungsfähigkeit bemerkbar?

Für unsere Vergleichsstudie haben wir uns nicht so sehr auf die offizielle Durchführung des Haltungsturnens bei verschiedenen Klassen abgestützt, sondern aus den sieben Klassen vier ausgewählt, von denen zwei mit Einsatz und Initiative Turnübungen betrieben und die anderen zwei die Angelegenheit als notwendiges Übel mit minimalem Aufwand durchzuführen schienen.

Es sei nochmals ausdrücklich betont, dass die Auslese dieser Klassen ausschliesslich aufgrund turnerischer Leistungen erfolgte. Die Einschätzung durch die Turnlehrerin geschah während der Untersuchung selbst. Die Beziehungen zum Haltungsergebnis sind bemerkenswert. Bei der Auswertung der fünf Leistungstests drängten sich einige Selektionen auf, um signifikante Leistungsunterschiede zu erhalten. Alle Schüler mit der Bewertung «Haltungsschwache» wurden eliminiert, der Gesichtspunkt «Haltungsturnen» nicht berücksichtigt, obere und untere Grenzen der Bewertung gesetzt. Auf die Konstitution wurde weiterhin Bezug genommen. Eine Trennung in leistungsstarke und leistungsschwache Klassen war nun noch zur Klärung unklarer Ergebnisse vonnöten. Das Selektionsverfahren schied diese beiden Gruppen meist von selbst.

Zur Begutachtung kamen somit 43 Knaben mit gesunder Haltung und 38 Knaben mit pathologischer Haltung (Haltungsinsuffiziente), sowie 30 Mädchen mit gesunder Haltung und 46 Mädchen mit pathologischer Haltung (Haltungsinsuffiziente).

7.3.4. Ergebnisse

Die Ergebnisse aus den fünf genannten Übungen bzw. Tests haben gezeigt, dass bei Haltungsgesunden jeweils gute Resultate innerhalb ihrer Einstufung gehäuft vorkommen. Die Signifikanz hängt von der jeweiligen Übung ab. Klassen mit initiativen Lehrkräften zeigen eine deutlich erhöhte Leistungsquote und weniger Haltungsschäden. Die Leistungsquote kann durch Tests wie Klimmzug und Atembreite indirekt und durch

Tabelle 69: Sportorthopädische Probleme bei Jugendlichen.
Schüler Stadt Zürich (n = 224).
Haltungsverteilung der einzelnen Klassen in Gruppen und prozentualer Vergleich.

Klassen	Haltungs-gesunde	Haltungs-schwache	Haltungs-insuffiziente
a und b (gute Turner)	48,4	22,6	29,0
y und z (schlechte Turner)	26,6	37,5	35,9

Übungen wie Aufrichten aus Bauchlage und Rückenlage direkt mit der Haltung in Zusammenhang gebracht werden.

Die unterschiedlichen Ergebnisse bei Haltungsgeschädigten deuten darauf hin, dass mit schlechter Haltung keine Leistungseinbusse einherzugehen hat. Der Kraftaufwand scheint jedoch grösser zu sein. Einzelne Spitzenleistungen sind sehr wohl möglich, doch sind ausgeglichene Leistungen weniger häufig als bei Haltungsgesunden.

Die interessante Beobachtung bei der Beweglichkeitsprüfung der Wirbelsäule, nämlich die leicht verminderte Beweglichkeit der Haltungsgesunden, könnte durch einen straffen Bandapparat der Wirbelsäule erklärt werden. Die ausserordentlich starke Vertretung der leptosomen Mädchen mit eingeschränkter Beweglichkeit darf jedoch nicht übersehen werden. Fixierte Wirbelsäulenkrümmungen zeigen ebenfalls Beweglichkeitseinbusse. Die erhöhte Anfälligkeit der Leptosomen, insbesondere der Mädchen, zu Fehlhaltungen hat sich bestätigt.

Tabelle 70: Sportorthopädische Probleme bei Jugendlichen.
Schüler Stadt Zürich (n = 224).
Einteilung in Haltungsgesunde, Haltungsschwache und Haltungsinsuffiziente; prozentuale Aufteilung innerhalb der Konstitutionsgruppe.

		Haltungs-gesunde	Haltungs-schwache	Haltungs-insuffiziente
Knaben:	pyknisch	45,7	26,1	28,2
	athletisch	38,9	22,2	38,9
	leptosom	36,0	20,0	44,0
Mädchen:	pyknisch	31,1	35,6	33,3
	athletisch	26,4	34,2	39,4
	leptosom	21,2	33,3	45,5

Bemerkenswert ist, dass die Pykniker unter den Haltungsgesunden bei beiden Geschlechtern und die Leptosomen unter den Haltungsinsuffizienten bei beiden Geschlechtern dominieren. Innerhalb der beiden Geschlechter ist eine Häufung einer guten Haltung bei Knaben und fehlerhafter Haltung bei Mädchen festzustellen.

Tabelle 71: Sportorthopädische Probleme bei Jugendlichen.
Schüler Stadt Zürich (n = 224).
Haltungsverteilung innerhalb der Geschlechter in Prozenten.

	Haltungs-gesunde	Haltungs-schwache	Haltungs-insuffiziente
Knaben	40,2	24,3	35,5
Mädchen	25,7	35,1	39,2

7.3.5. Zusammenfassung

Zusammenfassend kann man sagen, dass bei Haltungsgesunden gute Leistungen häufiger sind, schwache Leistungen seltener. Bei Haltungsgeschädigten sind sowohl gute wie schwache Leistungen zu finden. Die Verteilung ist von der Übung abhängig und unterschiedlich. Die für die Haltungsgesunden zutreffende Signifikanz fehlt. Leptosome, insbesondere Mädchen, neigen zu Fehlhaltungen bei guter körperlicher Leistungsfähigkeit. Stark bewegliche Wirbelsäulen trifft man bei Fehlhaltungen bei guter körperlicher Leistungsfähigkeit. Stark bewegliche Wirbelsäulen sind bei Fehlhaltungen häufiger; eine Ausnahme bilden leptosome Mädchen. Verschiedene Prüfungen der Muskelleistung zeigen, dass eine Fehlform eine leichte Leistungseinbusse bedingt, eine Haltungsschwäche jedoch die körperliche Leistungsfähigkeit deutlich herabsetzt.

In bezug auf eine Haltungsbeurteilung sind Leistungstests der Muskulatur aufschlussreicher als anthropometrische Messungen.

Es wäre zu erwägen, ob die Einschulungsprüfungen durch einen Leistungstest der Haltungsmuskulatur ergänzt werden könnten. Dadurch könnte der Turnlehrer ein Bild über den Zustand der Haltungsmuskulatur seiner Schüler und der Schularzt bereits gewisse Anhaltspunkte für die Haltungsbeurteilung erhalten.

8. Augenverletzungen im Sport

Reto Caduff

8.1. Einleitung

Wenn im folgenden über Augenverletzungen im Sport diskutiert wird, so nicht in der Absicht, vom Sport abzuraten. Im Gegenteil: die Arbeit soll dazu beitragen, dass der Sport bei vermindertem Verletzungsrisiko immer neue Anhänger findet. Das exponierte, durch bestimmte Sportarten besonders gefährdete Auge soll und kann durch das Studium der Verletzungsursachen und deren sinnvolle Prävention besser geschützt werden.

8.2. Material und Statistik

Analysiert werden 352 Krankengeschichten von Augenverletzungen aus den Jahren 1972–1982, die von der SUVA (Schweiz. Unfallversicherungsanstalt) zur Verfügung gestellt worden sind. Bei der Interpretation der Zahlen bezüglich gesamtschweizerischer Augenunfälle im Sport gilt immer zu berücksichtigen, dass die SUVA bei einer Versicherung von rund zwei Dritteln der Unselbständigerwerbenden wohl einen repräsentativen Querschnitt dieser Gruppe erfasst; nicht berücksichtigt werden dagegen die Selbständigerwerbenden.

Anhand verschiedener Kriterien wie Geschlechtsdifferenz, Altersprofil, Zivilstand, Jahreszeit beim Unfallgeschehen, Sportarten, Kausalität, Einwirkungsgegenstand, Verschulden und Verletzungsart wird das Unfallgeschehen interpretiert sowie eine Prävention diskutiert. Als Ergänzung werden retrospektive Befragungsergebnisse von Augenverletzten mitgeteilt, die das Schicksal bei dieser Invalidität näher beschreiben sollen; die Betroffenen geben in einzelnen Fallstudien selbst Hinweise über Ursachen und Verhütung von Augenverletzungen im Sport.

8.3. Allgemeine Unfallepidemiologie

Wie aus Tabelle 72 ersichtlich ist, weisen im Jahre 1982 von sämtlichen Sportunfällen nur rund 1% eine Augenbeteiligung auf, im Gegensatz etwa zu Verkehrsunfällen oder Unfällen zu Hause, wo die Augenbeteiligung mit 2,5% bzw. 5% höher liegt. Man kann also nicht sagen, dass gerade im Sport im Vergleich zu anderen Aktivitäten das Auge besonders gefährdet ist. Allerdings sind einige Sportarten besonders zu beachten.

Tabelle 72: Augenverletzungen im Sport.
Schweiz (n = 352).
Gesamtunfälle und Unfälle mit Augenverletzungen.

A: *Gesamtunfälle im Berichtsjahr*	
Berufsunfälle	241 184
Nichtberufsunfälle	226 391
davon:	
— Verkehrsunfälle	41 259
— Aufenthalt zu Hause	39 805
— Sport und Spiel	81 893
— Nebenbeschäftigung	24 004
B: *Unfälle mit Augenverletzungen*	
Berufsunfälle	48 300
Nichtberufsunfälle	9 160
davon:	
— Verkehrsunfälle	1 140
— Aufenthalt zu Hause	2 010
— Sport und Spiel	860
— Nebenbeschäftigung	2 690

8.4. Geschlechtsspezifische Epidemiologie

Von den 352 untersuchten Fällen finden sich 14 Augenverletzungen im Sport bei den Frauen, jedoch 338 Augenverletzungen bei den Männern. Die repräsentative Studie über Sport und Freizeit berufstätiger Männer und Frauen in der Schweiz (*Biener und Schär*) beschreibt ein Sportklubmitgliedschaftsverhältnis Mann zu Frau von ca. 2:1. Entsprechend wäre bei den Frauen eine ungefähr halb so grosse Verletzungshäufigkeit zu erwarten. Dass dem bei den untersuchten Fällen bei weitem nicht so ist, dürfte daran liegen, dass die für das Auge verletzungsträchtigen Ballsportarten vorwiegend von Männern betrieben werden.

Tabelle 73: Augenverletzungen im Sport.
Schweiz (n = 352).
Geschlechtsdifferenz.

Anzahl Krankengeschichten	Männer	Frauen
275 Krankengeschichten	264	11
77 Invalidenrentendossiers	74	3

8.5. Altersspezifische Epidemiologie

Bei der Altersstatistik in Tabelle 74 ist zu beachten, dass wie gesagt Selbständigerwerbende und Nichterwerbstätige (Kinder, Studenten, Hausfrauen, Rentner) nicht bei der SUVA versichert sind. Die Häufung der Augenunfälle bei 16- bis 29jährigen dürfte aber trotzdem als repräsentativ gewertet werden, da ja in diesem Altersabschnitt am meisten Sport betrieben wird.

Im untersuchten Material ist der jüngste Patient am Unfalldatum 16 Jahre alt gewesen, der älteste 73 Jahre. Das Durchschnittsalter hat 28¾ Jahre betragen.

Tabelle 74: Augenverletzungen im Sport.
Schweiz (n = 352).
Altersprofil.

Alter	Anzahl Augenverletzungen
16–19 Jahre	54
20–29 Jahre	144
30–39 Jahre	91
40–49 Jahre	41
50–59 Jahre	16
60–69 Jahre	4
70–79 Jahre	2

8.6. Jahresverteilung

Bezüglich der Jahreszeiten in Tabelle 75 ist keine eindeutige Häufung von Augenverletzungen für ein bestimmtes Quartal zu erkennen. Einzig im Herbst zeigt sich eine gegenüber den anderen Jahreszeiten um rund 25% verminderte Verletzungszahl. Diese Tatsache dürfte darin begründet sein, dass in dieser Zeit einerseits die sportliche Aktivität im Freien aufgrund des Wetters eingeschränkt wird, andererseits das mit häufigen Augenverletzungen einhergehende Skifahren noch nicht betrieben werden kann. Dass sich im Sommer als sportaktivster Jahreszeit ungefähr gleich viele

Tabelle 75: Augenverletzungen im Sport.
Schweiz (n = 352).
Unfälle aufgeteilt nach Jahreszeit.

Jahreszeit	Anzahl Unfälle	Prozent
Frühling	95	27%
Sommer	92	26%
Herbst	69	20%
Winter	96	27%

Augenverletzungen ereignen wie im Winter, scheint auf den ersten Blick erstaunlich. Wenn man jedoch berücksichtigt, dass auf der einen Seite das Skifahren, auf der anderen Seite zunehmend Ballsportarten auch im Winter in der Halle gespielt werden, so ist die ungefähr gleiche Verletzungszahl im Sommer und Winter durchaus verständlich.

8.7. Zivilstand

Unter den Verletzten befinden sich laut Tabelle 76 insgesamt 197 Ledige, 142 Verheiratete, 12 Geschiedene, sowie ein Verwitweter. Das durchschnittliche Heiratsalter des Schweizers hat im Jahre 1984 gemäss Angabe des Statistischen Amtes 28,2 Jahre betragen, das Durchschnittsalter der untersuchten Sportverletzten 28,9 Jahre. Es ist also ungefähr eine gleiche Anzahl Verletzter bei den Ledigen wie bei den Verheirateten zu erwarten gewesen. Dass die Ledigen jedoch vermehrt Sportverletzungen am Auge erleiden, könnte daran liegen, dass Ledige einerseits mehr Freizeit für den Sport aufwenden, anderseits wegen geringerer Familienverantwortung ungehemmter Sport betreiben als Verheiratete.

Tabelle 76: Augenverletzungen im Sport.
Schweiz (n = 352).
Unfälle aufgeteilt nach Zivilstand.

Zivilstand	Anzahl Unfälle	Prozent
ledig	197	56%
verheiratet	142	40%
geschieden	12	3%
verwitwet	1	1%

8.8. Sportarten

In Tabelle 77 sind die Augenverletzungen nach Sportarten gegliedert. Die absoluten Verletzungszahlen in einer Sportart sind immer im Zusammenhang mit der Anzahl der Ausübenden der entsprechenden Sportart zu interpretieren. So zählte beispielsweise der Schweiz. Fussballverband im Jahre 1986 insgesamt 183 695 Vereinsmitglieder; man schätzt, dass inklusive Firmensport- und Grümpelturnierteilnehmer ungefähr eine halbe Million Schweizer Fussball spielen. Interessant ist die Angabe, dass das Verletzungsrisiko vom Spitzenfussball über die unteren Ligen bis hin zu den Grümpelturnieren in dieser Reihenfolge zunimmt. Der Untrainierte, in den Spielregeln wenig geschulte Sportler, ist genauso von Kampfwillen beseelt wie der Spitzenspieler. Die Unfälle häufen sich aufgrund falscher Selbsteinschätzung und regelwidrigen Verhaltens auf dem Fussballplatz. Der vielerorts verpönte, als zu hart bezeichnete Spitzenfussball besticht je-

Tabelle 77: Augenverletzungen im Sport.
Schweiz (n = 352).
Unfälle aufgeteilt nach Sportarten.

Sportart	Anzahl Unfälle	Prozent
Fussball	102	29
Ski (alpin)	50	14
Eishockey	41	12
Tennis	29	8
Handball	17	5
Wandern	13	4
Reiten	13	4
Jagd	12	3
Motocross	9	3
Korbball	7	2
Angeln	6	2
Hornussen	6	2
Squash	5	1
Wasserball	5	1
Jogging	4	1
Baden	4	1
Judo/Karate	4	1
Klettern	3	1
Schlitteln	3	1
Federball	3	1
Andere	16	4

doch infolge adäquaten Trainings und guter Körperkontrolle der Spitzenspieler mit einem vergleichsweise geringen Verletzungsrisiko.

8.9. Kausalitätsvarianz

Tabelle 78 zeigt eindrücklich, dass Flugkörper als Hauptursache für Augenverletzungen im Sport verantwortlich sind. Bälle in allen Varianten, der Eishockeypuck, die Hornusse, Steine, Schrot, aufgewirbelte Erde etc. verursachen je nach Grösse, Oberflächenbeschaffenheit, Konsistenz, spezifischem Gewicht, Fluggeschwindigkeit, Drehmoment und Einwirkungsrichtung auf das Auge verschiedenartige Verletzungsbilder.

Als zweite Ursachengruppe für Augenverletzungen im Sport sind Zusammenstösse zwischen zwei Menschen oder zwischen einem Menschen und einem ruhenden Körper, Schläge bei Sportarten mit einem Schläger, Foulspielen in den verschiedenen Mannschaftssportarten bzw. Kampfsportarten sowie Stürze, vor allem beim Skifahren (wobei die Verletzung meist durch den Ski oder den Skistock hervorgerufen wird) anzusprechen.

Tabelle 78: Augenverletzungen im Sport.
Schweiz (n = 352).
Kausalität der Augenunfälle.

Ursache	Anzahl Augenverletzungen	Prozent
Flugkörper	139	39
Zusammenstoss		
Mensch-Mensch	48	14
Mensch-ruhender Körper	25	7
Schläge	65	19
Stürze	53	15
Fremdkörper	12	3
Elastische Körper	10	3

Das Verletzungsbild differiert bei Zusammenstössen und Schlägen je nach auftreffendem Körperteil (Faust, Finger, Ellbogen, Knie, Fuss, Kopf), bei Stürzen je nach auftreffendem Gegenstand (Skistock, Skibindung, Skispitze, Stein, Eis, Ast).

In der dritten Ursachengruppe imponieren Augenverletzungen hervorgerufen durch Fremdkörper und elastische Körper. So finden sich zehn derartige Schäden, die durch elastische Körper wie z. B. zurückschnellende Angelruten oder Gummizüge verursacht worden sind. In zwölf Fällen haben Fremdkörper eine ernsthafte Konjunktivitis bewirkt.

8.10. Fremd- und Selbstverschulden

Selbst- und Fremdverschulden halten sich ungefähr die Waage, wenn man den Flugkörpern als Verletzungsursache eine neutrale Stellung zuordnet. Tabelle 79 zeigt die detaillierte Aufgliederung der Verschuldenssituation.

8.11. Ursache: Der Tennisball

Von 29 Verletzungen am Auge durch den Tennisball bei 352 untersuchten Fällen hatten sechs Fälle eine Rente zur Folge. Wie sich der Tennisball, der übrigens für alle Augenverletzungen im Tennissport verantwortlich gewesen ist, tabellarisch mit anderen Ursachen einordnet, zeigt Tabelle 80.

Obwohl der Tennisball mit einem Durchmesser von 65 mm durch die knöcherne Orbitaumrandung abgebremst wird, erzeugt er durch seine eigene Verformung einen enormen Druck auf den Augapfel und ist imstande, allen Augenkompartimenten Schaden zuzufügen. Insbesondere die Netzhaut ist gefährdet. So ist es zu fünf Netzhautschäden gekommen, bei denen der anschliessende Visus kleiner als 0,1 geblieben ist. Typisch für den Tennisball ist auch das häufig in Kombination mit anderen Augenverletzungen einhergehende Verletzungsbild der Hornhauterosion. Bei 29

Tabelle 79: Augenverletzungen im Sport.
Schweiz (n = 352).
Augenverletzungen aufgeteilt nach Verschulden.

Verschulden		Anzahl Verletzungen	Prozent
Selbstverschulden		102	29
davon:	Zusammenstoss mit ruhendem Körper		25
	Stürze	53	
	Schläge gegen sich	14	
	Verletzung durch elastische Körper	10	
Fremdverschulden		99	28
davon:	Zusammenstösse	48	
	Schläge	51	
Medium		151	43
davon:	Flugkörper	139	
	Fremdkörper	12	

Verletzten sind 16 Hornhauterosionen gefunden worden. In keiner anderen Ballsportart tritt diese Begleitverletzung so häufig auf wie im Tennis. Die Ursache dafür dürfte in der filzigen Oberflächenbeschaffenheit des Tennisballes liegen, die die Hornhaut insbesondere beim Spin des Balles zu erodieren vermag.

Der Unfallmechanismus beruht meist in einem Abprallen des Tennisballes vom eigenen Racketrahmen. Beim Aufrücken zum Netz wie auch im Doppelspiel ist der Abstand zwischen den Spielern verringert, wodurch es eher zu einem unkontrollierten Treffen des Balles und zur Möglichkeit eines Abprallers kommt. Auch Spitzenspieler bleiben von solch gefährlichen Abprallern nicht verschont. So wurde 1912 *Wiliam Laurentz,* französischer Top-Spieler für viele Jahre, anlässlich der Abnahme eines Aufschlagballes, der von seinem Racketrahmen abprallte, so stark am Auge verletzt, dass es entfernt werden musste; trotzdem spielte er einäugig noch einige Jahre den Daviscup für Frankreich *(Duke).* Direkte Treffer auf das Auge durch den Tennisball, also ohne Racketbeteiligung, sind in unserem Material mit 5 zu 29 Fällen relativ selten. Dabei sind zwei Spieler beim Bälleauflesen und einer auf dem Nebenplatz spielend getroffen worden.

Im Spitzentennis kommen Ballgeschwindigkeiten von bis zu 300 km/h vor. Der Aufschlag von Boris Becker ist anlässlich des Masters-Turniers in New York 1986 mit 302 km/h gemessen worden. Dass dennoch selten Augenverletzungen auftreten, ist auf die geschulten Reflexe sowie auf die absolute Konzentration der Spitzenspieler zurückzuführen.

Tabelle 80: Augenverletzungen im Sport.
Schweiz (n = 352).
Typische Augenverletzungen im Sport, aufgeteilt nach Einwirkungsgegenstand.

Einwirkungsgegenstand	Typische Verletzung	Anzahl Fälle	davon Anzahl Rentenfälle
Tennisball	Kontusion Hornhauterosion	29	6
Fussball	Kontusion Hämatom	43	4
Zusammenstoss Fussball	Rissquetschwunde Hämatom Kontusion	54	3
Handball	Kontusion Hämatom	11	1
Squashball	Kontusion	4	–
Federball	Kontusion	3	1
Eishockeypuck	Kontusion Rissquetschwunde	14	7
Eishockeystock	Rissquetschwunde Kontusion	18	3
Ast	Hornhauterosion Kontusion	17	3
Skistock	Kontusion	12	4
Hornuss	Kontusion	6	4
Sonstiges		141	41

In der Literatur findet man wenig Material über Augenverletzungen im Tennis. So empfiehlt *Seelenfreund* eine Schutzbrille für das Tennisspiel. *Peyresblanques* beschreibt einen Fall einer Augenverletzung durch die direkte Einwirkung eines Tennisballs; auch er empfiehlt unzerbrechliche Schutzbrillen.

8.12. Ursache: Der Squashball

Bei 352 untersuchten Fällen sind nur fünf Augenverletzungen im Squash registriert worden, von denen vier Kontusionen durch den Squashball sowie eine Rissquetschwunde durch den Schläger des Gegners hervorgerufen worden ist. Aufgrund der Grösse des Squashballes (40 mm im Durchmesser) bei einem Orbitadurchmesser von ca. 40×35 mm sind bei gemessenen Ballgeschwindigkeiten bis zu 60 m/s schwere Verletzungsbilder zu erwarten, wie sie auch in der Literatur beschrieben sind. So berichteten *Ingram et al.* von vier perforierenden Augenverletzungen im Squash bei Brillenträgern; er empfiehlt Sicherheitslinsen für brillentragende Squashspieler. *Mondon et al.* machen darauf aufmerksam, dass viele Direkttreffer darauf beruhen, dass der vorne spielende Spieler zurückschaut, um den Schlag des Partners beobachten zu können. Von diesem Zurückschauen, das teilweise in der Theorie zur besseren Spielübersicht empfohlen wird, rät *Mondon* aufs dringendste ab. Auch er empfiehlt wie viele andere Autoren Schutzbrillen beim Squashspielen.

8.13. Ursache: Der Federball

Dass auch der Federball trotz seines Federgewichts imstande ist, Augenverletzungen zu bewirken, zeigen drei Fälle. Ein Brillenträger hat infolge des Federballs eine perforierende Augenverletzung erlitten; er bezieht eine Rente.

In Malaysia, wo dieser Sport sehr populär ist, soll der Federball für zwei Drittel aller Sportverletzungen am Auge verantwortlich sein.

8.14. Ursache: Der Fussball

43 Augenverletzungen bei 352 untersuchten Fällen haben sich durch direkte Einwirkung des Fussballes ergeben. Die am häufigsten auftretenden Verletzungen sind die Kontusion und das Monokelhämatom. Im Vergleich zu den Kontusionen, die durch den Tennisball hervorgerufen werden, bewirkt der Fussball ein weniger schwerwiegendes Verletzungsbild. Der Fussball mit seinem grossen Durchmesser wird durch die knöcherne Orbita stark gebremst. Dass dabei vermehrt Monokelhämatome auftreten, scheint nicht erstaunlich. Trotzdem fanden sich auch hier vier Rentenfälle mit Netzhautablösungen nach schweren Kontusionen. Bei einem dieser Fälle ist bemerkenswert gewesen, dass der Fussball vom Fuss des Verletzten abgeprallt ist und von da das Auge getroffen hat. Aufgrund der Anatomie der Orbita ist der Augapfel in der Achse von unten nach oben am wenigsten vor Balleinwirkungen geschützt; es ist anzunehmen, dass die meisten schwerwiegenden Augenverletzungen durch den Fussball auf diesem geschilderten Wege erfolgen.

8.15. Ursache: Zusammenstösse im Fussball

Mit 54 Augenverletzungen, hervorgerufen durch Zusammenstösse im Fussball, nimmt diese Verletzungsursache den ersten Rang ein. Das Verletzungsbild variiert in dieser Gruppe sehr stark je nach Einwirkung von verschiedenen Körperteilen (Finger, Faust, Ellenbogen, Knie, Kopf). Der Stollenschuh des Fussballspielers stellt ebenfalls eine bedeutende Verletzungsquelle dar. Als Verletzungsarten bei Zusammenstössen im Fussball sind Rissquetschwunden am häufigsten, gefolgt von Hämatomen und Kontusionen. Dass Fussballzusammenstösse eine sehr häufige, in der Konsequenz für das Auge jedoch relativ milde Verletzungsursache darstellen, lässt sich am Vorkommen von lediglich 3 Fällen mit Rentenanspruch bei insgesamt 54 Fällen ersehen.

Für den Handball als Unfallursache für Augenverletzungen gelten im übrigen ähnliche Aussagen wie für den Fussball.

8.16. Ursache: Der Eishockeypuck

Eishockey ist eine Sportart mit grossen Gefahren für schwerwiegende Augenverletzungen. Ein steinharter Puck mit scharfen Kanten wird mit einem Holzstock auf Geschwindigkeiten bis zu 220 km/h beschleunigt. Die Spieler ihrerseits mit ihren scharfen Schlittschuhkufen bewegen sich sehr schnell auf dem Eis. Die enorme Geschwindigkeit des Spielgeschehens sowie der Körpereinsatz der Hockeyspieler erfordert das totale Engagement des einzelnen und macht diesen Sport zum härtesten Mannschaftssport überhaupt. Von 14 Augenverletzungen durch den Eishockeypuck sind in unserem Material sieben Rentenfälle registriert worden, davon vier Bulbuszerfetzungen, die das Einsetzen eines Kunstauges erfordert haben. Schutzmassnahmen gegen den fast wie ein Geschoss wirkenden Eishokkeypuck scheinen zwingend. So fordern *Arber* sowie auch *Vinger* eine Gesichtsmaske nicht nur für den Torwart, sondern auch für die Feldspieler. Bis jetzt hat die Unvernunft gesiegt: die Eishockeyspieler schauen weiterhin Augenverletzungen entgegen, einige davon einäugig.

8.17. Ursache: Der Eishockeystock

Auch der Eishockeystock ist häufig Ursache für Augenverletzungen. So ereigneten sich 18 zum Teil schwerwiegende Augenverletzungen durch den Eishockeystock, besonders beim «high-sticking». Eine verbesserte Disziplin der Spieler wie auch hier eine Gesichtsmaske sollte diese Verletzungsursache weitgehend ausschalten.

8.18. Ursache: Der Ast

18 Augenverletzungen, und zwar allesamt Hornhauterosionen, sind durch herunterhängende Äste bei Sportarten hervorgerufen worden, die im Walde ausgeübt werden wie Wandern, Jogging, Reiten, Orientierungslauf. Bei drei von diesen 18 Betroffenen ist die Verletzung infolge Mitbeteiligung innerer Augenstrukturen so schwerwiegend gewesen, dass sie heute eine

Rente beziehen. Es ist immerhin erstaunlich, dass bei einer als ungefährlich geltenden Sportart wie Wandern zum Teil schwerwiegende Augenverletzungen auftreten, die jedoch alle bei besserer Aufmerksamkeit der Betroffenen hätten vermieden werden können.

8.19. Ursache: Der Skistock

Von den 50 Augenverletzungen, die beim Skisport gezählt worden sind, sind 40 auf Stürze zurückzuführen. Bei 12 von diesen 40 ist der Skistockgriff die Verletzungsursache gewesen. Von diesen 12 wiederum haben vier Betroffene perforierende Pfählungverletzungen mit nachfolgender Einäugigkeit erlitten. Die bis anhin gebräuchlichen Skistockgriffe sind aufgrund ihrer Grösse imstande, ohne Dämpfung durch die knöcherne Orbita direkt auf das Auge einzuwirken. Die Folgen sind dramatisch, wie es diese vier Fälle zeigen. Heute geht man dazu über, grössere Griffköpfe zu produzieren, die aber immer noch keinen genügenden Schutz für das Auge darstellen. Der Griffteller, der diese gefährliche Verletzungsursache ausschaltet, befindet sich zwar auf dem Markt, hat sich aber leider noch nicht durchsetzen können.

8.20. Ursache: Der Hornuss

Hornussen ist ein Schweizer Volksspiel. Dabei wird ein Hornuss, eine eiförmige Hartgummischeibe von 27 mm×60 mm, mit einem 2 m langen, biegsamen Holzstecken von einem Holzblock abgeschlagen. Die im Spielfeld stehenden Spieler versuchen, den Hornuss mit Schindeln und Schaufeln abzufangen.

Man ist wohl kaum überrascht, dass bei dieser Sportart Augenverletzungen auftreten. Dass nämlich der Hornuss einem Geschoss gleichkommt, zeigen sechs schwere Augenverletzungen, davon vier perforierende. Es dürfte jedoch nicht allzu einfach sein, den Gesichtsschutz in dieser Sportart einzuführen.

8.21. Typische Augenverletzungsarten

Tabelle 81 behandelt die typischen Verletzungsarten des Auges bei Sportunfällen. Als die vier Hauptverletzungsarten des Auges im Sport imponieren, nach Häufigkeit geordnet, die Kontusion, die Rissquetschwunde, die Hornhauterosion und das Hämatom. Die Kontusion, die bei 275 Verletzten 135 mal diagnostiziert worden ist, nimmt dabei unbestritten den ersten Platz ein.

Tabelle 81: Augenverletzungen im Sport.
Schweiz.
Typische Verletzungsarten des Auges im Sport. Einschliesslich Mehrfachverletzungen.

Verletzungsart	Anzahl Verletzungen
Kontusion	135
Rissquetschwunde	76
Schnittwunde	10
Hornhauterosion	40
Konjunktivitis durch Fremdkörper	10
Hämatom (monokel, binokel, periorbital)	37

8.22. Komplikationen

Komplikationen als Kontusionsfolge sind in Tabelle 82 aufgelistet. Sie zeigen, dass diese Verletzungsart allen Augenkompartimenten Schaden zufügen kann. Eine genaueste Untersuchung aller Augenabschnitte ist daher bei der Diagnose einer Kontusion unbedingt erforderlich. Der Nachkontrolle bei Kontusionsverletzungen soll eine besondere Bedeutung zukommen, da Komplikationen wie Netzhautschäden oder sekundäres Glaukom erst nach Stunden oder sogar Tagen erkannt werden können *(Saraux, Offret et Meyer)*.

Tabelle 82: Augenverletzungen im Sport.
Schweiz.
Komplikationen von Kontusionen.

Hyphäma (Blutung in die vordere Augenkammer)	30
Netzhautblutungen	15
Netzhautablösungen	10
Sphinktereinrisse (M. Sphinkter Pupillae)	7
Berlinsches Oedem (prellungsbedingte spastische Kontraktion der Netzhautgefässe, führt zu einer weissgrauen Trübung der Netzhaut)	6
Sekundäres Glaukom (Augeninnendrucksteigerung durch Behinderung der Zirkulation des Kammerwassers)	5
Blow-out fracture (Orbitabodenfraktur)	2

8.23. Rentenfälle

In Tabelle 83 sind die 77 Rentenfälle statistisch differenziert. In allen diesen Fällen hat die Verletzung zu einer irreversiblen Beeinträchtigung des Sehens bis hin zur Einäugigkeit geführt. Die Auflistung der bei den 77 Fällen vorkommenden Verletzungsbilder soll einen Eindruck für die Schwere und Vielfalt dieser invalidisierenden Folgen von Sportunfällen vermitteln.

Tabelle 83: Augenverletzungen im Sport.
Schweiz.
Unter Rentenfällen aufgeführte Verletzungsbilder. Einschliesslich Mehrfachverletzungen.

15	Enukleationen
11	Netzhautablösungen
9	Makulaschäden
8	Retinaödeme
5	Chorioidearupturen
5	Opticusschäden
4	Glaskörperblutungen
4	traumatische Katarakte (Linsentrübung)
4	Sekundärglaukome
8	Begleitfrakturen
3	Vorderkammerblutungen
3	Sklerarupturen
2	Sphinkterrupturen
2	Linsenluxationen

8.24. Klassische Fallbeispiele

Es wurden zwölf Patienten mit schwerwiegenden Augenverletzungen befragt, teils persönlich, teils anhand eines Telefoninterviews. Der Fragenkatalog umfasste folgende Bereiche: Geschlecht, Zivilstand, Alter, Tageszeit der Verletzung, Wochentag, Jahreszeit, Sportart, Leistungsvermögen, Kausalität, Verletzungsart, Zeit der Rekonvaleszenz in medizinischer wie auch in psychologischer Hinsicht, Stellungnahme zur Teilinvalidität persönlich wie auch von den Angehörigen, bleibende Nachteile, Angst vor Erblindung, mögliche Prävention aus der Erfahrung des Patienten.

Patient A
Am Unfalltag 26jährige, verheiratete Frau. Der Unfall ereignete sich beim Tennisspielen an einem Montag im April um 21.30 Uhr. Die Patientin nahm an einem Anfängerkurs teil. Es spielten auf jeder Platzseite drei Spieler, jeweils zwei gegeneinander. Die Spieler befanden sich also sehr nahe nebeneinander. Als sich die Patientin bückte, um einen Ball aufzuhe-

ben, traf sie ein Ball, der vom Racketrahmen des Nebenspielers abprallte, direkt ins Auge. Man diagnostizierte eine Makulablutung, eine Chorioidearuptur, ein Sekundärglaukom. Es resultierte ein Visus von 0,1. Die Patientin bezieht eine Rente von 15%. Die Patientin gewöhnte sich recht schnell daran, praktisch nur noch mit einem Auge zu sehen. In ihrem Beruf als Hausfrau fühlte sie sich nicht stark behindert. Einzig das Autofahren, das sie in der Zeit des Unfalls erlernte, gab sie auf. Da das Auge von aussen keine Veränderung aufwies, verspürte sie eigentlich nie Hemmungen gegenüber anderen Menschen infolge ihrer Teilinvalidität. Der Unfall hätte ihrer Meinung nach vermieden werden können, wenn die Spieler nicht so nahe beeinander gewesen wären. Sie sagte diese Meinung auch dem Trainer, welcher diese Anordnung drei gegen drei traf.

Patient B

Am Unfalltag 28jähriger, verheirateter Mann. Der Unfall ereignete sich beim Hornussen an einem Sonntag im April um 15.00 Uhr. Der Patient befand sich auf dem Spielfeld, bewaffnet mit einem Brett 70×70 cm, bereit, den Hornuss, der vom Gegner abgeschlagen wurde, abzufangen. Der Gegner traf den Hornuss horizontal anstatt von unten her. Einen solchen Schuss nennt man im Fachjargon eine «Büchse». Der Hornuss fliegt bei einem solchen Schlag ca. 3–4 m über die Köpfe der Feldspieler hinaus anstatt wie üblich in einem hohen Bogenflug. Dieser Flachschuss konnte vom Patienten nicht kontrolliert werden und traf ihn an der oberen Orbita. Am Auge wurde ein Makulaloch diagnostiziert, die äussere Struktur des Auges blieb unbehelligt. Der Patient kann mit dem verletzten Auge noch hell und dunkel diskriminieren. Er bezieht eine Rente von 20%.

Probleme hat er vor allem beim Distanzenschätzen, insbesondere beim Parkieren. Zur Verhütung meint der Patient, dass unbedingt Bleche zum Abschützen von Tiefschüssen aufgestellt werden müssen, wie das heute bei Meisterschaften eigentlich immer der Fall ist. Einige Clubs jedoch würden diese Bleche noch immer nicht benützen, da Tiefschüsse vom Gegner weniger gut abzufangen seien, was zu wertvollem Punktgewinn führen kann. Das Tragen von Helmen und Gittern vor dem Gesicht wird von einigen Spielern praktiziert, konnte sich jedoch bis anhin noch nicht durchsetzen, da sich dabei viele Spieler unwohl und in ihrem Aktionskreis eingeschränkt fühlen.

Patient C

Am Unfalltag 19jähriger, lediger Mann. Der Unfall ereignete sich beim Tennisspielen an einem Samstag im Juni um 10.00 Uhr. Bei einem tiefen Ball, den der Patient noch knapp treffen konnte, dabei jedoch mit dem Racketrahmen auf dem Boden aufschlug, wurde der Patient beim Ausschwingen des Rackets von einem Splitter des zerbrochenen Rackets am Auge getroffen. Er erlitt eine perforierende Rissquetschwunde der Hornhaut mit Iris- und Glaskörperprolaps. Er ist auf diesem Auge blind. Er bezieht eine Rente von 20%. Der Patient ist von Beruf Gipser und muss sich auf Gerüstläufen bewegen, wobei er oft den Kopf auf der kranken Seite anschlägt. Er verspürt eine zunehmende Angst, auch das andere Auge zu verlieren, was seine ganze Lebensweise doch einschneidend verändert. Dass das Tennisracket zerbrach und ihn verletzen konnte, führte der Patient darauf zurück, dass es sich um ein schon ziemlich altes Holzracket handelte, das er eigentlich gar nicht mehr hätte spielen dürfen.

Patient D
Am Unfalltag 17jähriger, lediger junger Mann. Der Unfall ereignete sich beim Minigolfspiel an einem Montag im Juli um 12.00 Uhr. Ein Kollege des Patienten holte bei einem Schlag etwas übermütig weit aus und traf beim Ausschwingen des Schlägers den Patienten direkt am Auge. Er erlitt eine Blow-out fracture, eine Netzhautablösung sowie eine Linsenluxation; er ist praktisch blind auf diesem Auge. Er bezieht eine Rente von 20%. In den ersten 1–2 Jahren nach dem Unfall war das Hauptproblem des Patienten ein psychologisches. Er hatte das Gefühl, dass die Leute ihn immerzu anstarrten. Sein verletztes Auge hat eine fixiert weite Pupille, ansonsten zeigt das Auge keine Auffälligkeiten. Heute ist der Patient sogar stolz darauf, dass er zwei verschiedene Augen und nicht wie alle andern zwei gleiche Augen hat, womit er dieses Problem, das ihn früher doch recht belastet hat, grossartig gelöst hat. Seine jetzigen Probleme sind andersartig. Er arbeitet auf dem Bau in der Sparte Betonsanierung, wobei er oft mit einer Trennscheibe arbeiten muss. Er trägt dabei eine vollständig geschlossene Plastikschutzbrille, die ihm auch von der SUVA empfohlen worden ist. Diese Brille störe ihn doch empfindlich, sei es, dass er dort stark schwitze, sei es, dass die Brille anlaufe und die Sicht behindere. Ein anderes Problem ist seine Lichtempfindlichkeit, bedingt durch die fixiert grosse Pupille an seinem verletzten Auge. Er möchte die Pupille operativ verkleinern lassen.

Patient E
Am Unfalltag 19jähriger, lediger Mann. Der Unfall ereignete sich beim Jogging an einem Sonntag im März, um 18.30 Uhr. In der Dämmerung übersah der Patient einen tief herunterhängenden dürren Ast, der sein Auge verletzte. Zuerst wurde nur eine Vorderkammerblutung diagnostiziert, es entwickelte sich dann ein Sekundärglaukom sowie eine Hornhauttrübung. Erst sieben Jahre später wurde dem Patient ein Kunstauge eingesetzt. Immer wiederkehrende Schmerzen, ein zunehmender Visusverlust sowie kosmetische Gründe führten zu dieser Entscheidung. Der Patient glaubt, anfänglich falsch behandelt worden zu sein. Der Patient kann seinen Beruf als Werkzeugmacher relativ problemlos ausführen. Mit dem Glasauge ist er sehr zufrieden verglichen mit den sieben Jahren, in denen man versucht hat, sein Auge zu retten.

Patient F
Am Unfalltag 33jähriger, verheirateter Mann. Der Unfall ereignete sich beim Tennisspielen an einem Sonntag im Juli, um 14.00 Uhr. Der Patient spielte ein Doppel. Bei einem Lob des Gegners wechselte er am Netz ste-

hend die Seite und schaute gerade in diesem Moment zurück, als sein Partner den hochfliegenden Ball als Smash hinunterschmetterte. Der Ball traf direkt auf sein Auge auf. Es wurde ein Makulaloch bei äusserlich unverletztem Auge diagnostiziert. Der Patient kann auf diesem Auge nur noch hell und dunkel unterscheiden und bezieht eine Rente von 20%. Der Patient spielte vor dem Unfall im Klub in der 4. Liga; auch nach dem Unfall spielte er weiter Tennis, vermied jedoch das Doppel und das Aufrücken zum Netz im Einzelspiel. Nach dem Unfall hatte sich seine Spielstärke stark vermindert. Vor allem die Länge des Balles kann er oft schlecht beurteilen, und es kommt zu Fehlschlägen. Das Tennisspiel macht ihm jedoch weiterhin Spass. Befragt hinsichtlich einer Verhütung des Unfalls, warnt der Patient vor dem Umdrehen in den Momenten der Ballabgabe des Partners. Er sagt auch, dass bei jedem Smash der nahe stehende Spieler seinen Körper von der Ballrichtung abdrehen soll.

Patient G
Am Unfalltag 37jähriger, verheirateter Mann. Der Unfall ereignete sich beim Eishockey an einem Donnerstag im November, um 22.00 Uhr anlässlich eines Seniorenfreundschaftsspiels. Der Patient fuhr gerade auf einen Verteidiger zu, der zu einem Weitschuss ansetzte. Als er ca. 5 m vom Gegenspieler entfernt war, traf ihn der stark ansteigende Eishockeypuck mit hoher Geschwindigkeit am Auge. Er erlitt eine perforierende Wunde des rechten Auges. Operativ und mit einer Skleraschale zur kosmetischen Korrektur konnte man das Einsetzen eines Kunstauges verhindern. Der Patient ist jedoch blind auf dem rechten Auge. Er bezieht eine Rente von 20%. Zur Verhütung dieses Unfalls meint der Patient, dass ein Gesichtsschutz in Form eines Gitters vor dem Puck und auch vor dem Stockschlag schützen würde. Ein solcher Schutz werde heutzutage von wenigen Feldspielern getragen, die Mehrheit wehre sich jedoch dagegen aus Gründen der Beweglichkeit und Spielübersicht.

Er erwähnt auch, dass bei Seniorenspielen eine volle Ausholbewegung, wie sie auch der Verteidiger bei seinem Unfall ausgeführt habe, nicht mehr erlaubt sei. Man dürfe dort nur noch aus dem Handgelenk spielen. Bei den Profis gebe es jedoch keine solche Einschränkung.

Patient H
Am Unfalltag 40jähriger, verheirateter Mann. Der Unfall ereignete sich beim Fischen an einem Sonntag im Juni, um 9.00 Uhr. Der Patient befestigte an der Angelschnur zuerst ein 4 g Bleigewicht, dann den Angelhaken. Er fischte in einem kleinen Fluss. Als sich der Angelhaken an einem Stein verfing, versuchte er, ihn loszureissen, wobei die Schnur zwischen Bleigewicht und Angelhaken riss. Das Bleigewicht schnellte ihm direkt ins Auge. Er erlitt dabei eine Linsenluxation. Mit einer Kontaktlinse konnte abschliessend ein korrigierter Visus von 0,8 erreicht werden. Der Patient bezieht eine Rente von 10%. Obwohl der Patient relativ glimpflich davon kam, hat er eine grosse Angst vor der Erblindung. Oft träume er von Gegenständen, die direkt auf sein Auge zuflögen. Er gibt jedoch das Fischen

nicht auf, wobei er nur noch im tiefen Wasser im See fischt und bei einem Verfangen des Hakens die Angelschnur durchschneidet. Dieses gleiche Vorgehen empfiehlt er auch seinen Fischerkollegen, um derartige Unfälle zu vermeiden.

Patient J
Am Unfalltag 18jähriger, lediger junger Mann. Der Unfall ereignete sich beim Eishockey an einem Dienstag im November, um 22.00 Uhr. Der Patient nahm an einem Plauschturnier teil. Er war einem Spieler hinterhergelaufen, der ihn beim Ausholen zum Schuss mit dem Eishockeystock genau am Auge traf. Es wurde ein Makulaloch diagnostiziert; auf dem verletzten Auge kann er noch hell und dunkel unterscheiden. Jetzt auch noch nach Jahren bereitet ihm vor allem das Distanzschätzen beim Autofahren Mühe, dies vor allem in der Nacht, wenn er nur das Licht auf sich zukommen sieht. In sämtlichen Ballsportarten, für die er sich früher eine gewisse Begabung zusprach, fühlt er sich heute recht unsicher und greift oft daneben. Einer seiner Freunde, der aber schon seit seiner Kindheit auch nur mit einem Auge sieht, habe diese Probleme hingegen nicht. Die Ursache des Unfalls führt er auf das dilettantische, unkontrollierte Spiel zurück. Er meint, Profis würde das in dieser Art und Weise niemals passieren. Er spielt heute immer noch Eishockey. Angesprochen auf einen Gesichtsschutz antwortet er, dass er das nicht für nötig halte. Es sei ein solcher Zufall, dass es ihn genau am Auge getroffen habe, ein Zufall, der sich nicht ein zweites Mal ereignen würde.

Patient K
Am Unfalltag 62jähriger, verheirateter Mann. Der Unfall ereignete sich beim Langlauf an einem Samstag im Februar, um 15.30 Uhr. In einer Abfahrt wurde der eine Ski des Patienten durch ein Tannenreis auf der Loipe abrupt gebremst, wobei der Patient nach vorne fiel. Das Griffende des Langlaufstockes, den er schützend vor sich halten wollte, pfählte seinen Augapfel. Es wurde eine Blow-out fracture diagnostiziert, der Sehnerv war abgedrückt worden. Der Patient ist blind auf diesem Auge. Das Oberlid kann er nicht mehr anheben. Eine Enukleation jedoch konnte vermieden werden. Er bezieht eine Rente von 20%. Das Akzeptieren seiner Einäugigkeit bereitet ihm bis heute grosse Mühe. Er trägt immer eine Sonnenbrille. Am meisten schmerzt es ihn, wenn ihn Kinder anschauen und beim Feststellen der Seitendifferenz den Blick nicht mehr loslassen. Auch sein kleiner Enkel frage ihn oft, warum er denn sein linkes Auge nicht öffne, obwohl er ihm schon oft gesagt habe, dass er eben auf diesem Auge blind sei. Zur Verhütung weiterer solcher Unfälle erhofft er sich, dass die Griffenden der Skistöcke in Zukunft mit Tellern ausgerüstet werden, die nicht mehr ins Auge einzudringen vermögen.

Patient L
Am Unfalltag 50jähriger, verheirateter Mann. Der Unfall ereignete sich beim Basketball an einem Montag im November, um 19.00 Uhr. Anlässlich

eines Plauschturniers wurde der Patient, der in der Tschechoslowakei drei Jahre lang in der Nationalliga A gespielt hatte, durch den gestreckten Finger seines Gegenspielers am Auge verletzt. Der Patient sprang in die Höhe, um einen hochfliegenden Ball abzufangen, wobei ein Gegenspieler, der auch den Ball erwischen wollte, von unten her mit dem Zeigfinger sein Auge traf. Der die Verletzung verursachende Spieler war ungeübt und mit den Basketballregeln nicht vertraut. Der Patient erlitt eine Skleraruptur, eine Luxatio lentis sowie eine Amotio retinae. Das Auge musste entfernt werden, ein Kunstauge wurde eingesetzt. Er brauchte sehr lange, um sich an den «Fremdkörper» in seinem Körper zu gewöhnen. Lange Zeit nach dem Unfall und teilweise auch noch heute fühlt er sich gehemmt, wenn er irgendwo in ein Kaffee oder einen Saal eintritt, weil er glaubt, dass alle ihn anstarren und seine Behinderung entdecken, obwohl das Kunstauge so gut gemacht ist, dass es eigentlich nur der Eingeweihte erkennt. Bei seiner Arbeit im Büro fühlt er sich durch seine Einäugigkeit eigentlich nicht behindert, einzig dass er etwas schneller ermüde als vor dem Unfall. Beim Autofahren hat er Probleme beim Distanzabschätzen vor allem beim rückwärts einparkieren. Er meint, dass Unfälle dieser Art vermieden werden könnten, wenn die Spieler ungefähr gleiches technisches Niveau haben und wenn insbesondere die sogenannten «Plauschspieler» vor dem Spiel genauestens über die Regeln sowie über mögliche Gefahren informiert werden.

Patient M
Am Unfalltag 31jähriger, geschiedener Mann. Der Unfall ereignete sich beim Tennis an einem Mittwoch im März, um 21.00 Uhr. Der Patient trainierte sein Volleyspiel anlässlich eines Hallentrainings. Bei einem Ball ziemlich direkt auf seinen Körper versuchte er, den Ball mit der Rückhand zurückzuspielen, wobei der Ball vom Rahmen abprallte und sein Auge traf. Er erlitt ein Makulaödem, worauf sich eine Makulanarbe entwickelte. Er kann mit diesem Auge nur noch hell und dunkel unterscheiden. Seine Einäugigkeit bereitet ihm vor allem Schwierigkeiten bei Aktivitäten wie Weineinschenken oder Ergreifen eines Gegenstandes in der Nähe. Er verfehlt dabei oft sein Ziel. Seinen Unfall führt er auf eine Konzentrationsschwäche zurück. Fünf Minuten vor dem Unfall erhielt er einen Telefonanruf, worauf er den Platz verliess. Kurz nach seiner Rückkehr auf den Platz wurde er am Auge getroffen.

8.25. Diskussion

Der Sport generell ist im Vergleich zu anderen Beschäftigungen nicht als besonders gefährlich für das Auge zu werten. Gewisse Sportarten jedoch gehen mit einem erhöhten Risiko für Augenverletzungen einher *(Internat. Federation of Sports Medicine).* Dies sind vorwiegend Sportarten mit einem Flugkörper, sei es ein Ball, der Eishockeypuck oder der Hornuss. Die Augenverletzung wird dann durch den Flugkörper selber oder aber durch Körperkontakt bei kampfbetonten Mannschaftssportarten verursacht *(Rolland et al.)*.

Als gefährlichste Flugkörper sind der Hornuss und der Eishockeypuck zu nennen, die häufig zu invalidisierenden Augenverletzungen bis hin zur Einäugigkeit führen. Bei den Bällen ist der Tennisball als am gefährlichsten für das Auge zu werten. Schwere Kontusionsbilder oft mit irreversiblem Visusverlust sind keine Seltenheit. Die Kontusionen durch Einwirkung von Fussball oder Handball sind meist etwas weniger schwerwiegend, obwohl auch hier Netzhautablösungen vorkommen. Die oft zitierte Gefährlichkeit des Squashballes kann anhand der komplikationslosen Kontusionen im untersuchten Material nicht im vollen Umfang bestätigt werden.

Vor allem im Fussball, Eishockey und Handball, aber auch im Basketball, Wasserball und anderen Mannschaftssportarten ereignen sich Augenunfälle infolge von Zusammenstössen oder unabsichtlichen Schlägen. Je nach dem Körperteil oder dem Schläger, der auf das Auge trifft, resultieren verschiedenartigste Verletzungen. Insbesondere der «verlängerte Arm» des Eishockeyspielers bewirkt häufig schwerwiegende Augenverletzungen.

Die Hauptverletzung durch Flugkörper ist die Kontusion in verschiedenen Schweregraden. Bei den Verletzungen infolge Körperkontakten halten sich Hämatome, Rissquetschwunden und Kontusionen ungefähr die Waage.

Neben den erwähnten Sportarten finden sich häufig Augenverletzungen aber auch beim Skifahren, Wandern, Jogging, Reiten, auf der Jagd, beim Motocross, beim Angeln, jedoch auch beim Bogenschiessen und Boxen (*Favory et Sedan*).

Beim Skifahren ist der Sturz die Hauptursache für eine Augenverletzung; die gefürchtete Pfählungsverletzung des Auges durch Sturz auf den Skistockgriff soll hier besonders erwähnt werden. Beim Wandern und Jogging sind es zurückschnellende oder nicht beachtete Äste, die insbesondere Hornhauterosionen verursachen. Beim Reiten führen Stürze, nichtbeachtete herunterhängende Äste oder aufgewirbelte Steine oder Erde zu Augenverletzungen. Auf der Jagd ereignen sich schwere meist zu Einäugigkeit führende Augenunfälle infolge von Schrot. Beim Motocross sind es aufgewirbelte Steine und Erde, die Augenverletzungen verursachen, beim Angeln zurückschnellende Angelhaken.

Auffällig bei den Augenverletzungen im Sport ist die Tatsache, dass Männer unverhältnismässig mehr Augenverletzungen erleiden als Frauen. Das Hauptverletzungsalter entspricht erwartungsgemäss dem sportaktivsten Alter. Im Herbst ereignen sich weniger Augenunfälle als in den anderen Jahreszeiten.

Eindrücklich und nachdenklich stimmend sind die Erfahrungen derjenigen, die folgenschwere Augenverletzungen im Sport erlitten. Erst vor diesem emotionalen Hintergrund erlangen die Präventivmassnahmen, die in Kapitel 8,27 beschrieben werden, den Stellenwert, der ihnen gebührt.

8.26. Internationale Literaturbeispiele zu Einzelsportarten

Badminton

Chandran berichtet, dass in Malaysia Badminton diejenige Sportart ist, welche die meisten Augenverletzungen verursacht. 27% der Patienten haben einen Visusverlust erlitten, hauptsächlich hervorgerufen durch Makulaveränderungen, traumatischen Katarakt oder Glaukom. Er empfiehlt Sicherheitsbrillen zum Badminton, insbesondere beim Doppel.

Eishockey

Biener und Müller haben 2680 Eishockeysportunfälle in einer Fünfjahresperiode in der Schweiz analysiert und dabei besonders die Augenunfälle beschrieben. Die häufigsten Unfallursachen sind Stockschläge, direkte Einwirkungen des Eishockeypucks sowie Zusammenstösse. Präventivmassnahmen bestehen im Tragen von Kopf-, Gesichts- und Mundschutz auch für die Feldspieler, in guter Eisbeschaffenheit, genügend hoher Bande, Erziehung der Spieler zu einem fairen Spiel.

Weiterhin hat *Vinger* die Augenverletzungen von 38 Eishockeyspielern während einer Dreijahresperiode studiert. 16 dieser Spieler sind ins Spital eingewiesen worden. Bei 12 ist eine regelmässige Nachkontrolle nötig gewesen, um bei folgenden Verletzungsbildern weitere Komplikationen zu vermeiden: Behinderung des Kammerwasserabflusses (7 Fälle), subluxierte Linse (3 Fälle), traumatischer Katarakt (3 Fälle), Netzhautablösung (2 Fälle), Enukleation (1 Fall). Das Tragen eines kompletten Gesichtsschutzes für alle Feldspieler wird empfohlen.

Fischen

Chassaing schildert die technisch schwierige Entfernung eines Triangelhakens, der ins Auge eines dreieinhalbjährigen Jungen eindrang.

Fussball

Pedriel sagt, dass Augenverletzungen im Fussball relativ selten, jedoch gravierend sein können. Die Gründe für Augenunfälle beim Fussball liegen einerseits im Spieler selbst mit seiner Faust, seinen Fingern, Knien und Füssen, anderseits im Ball, der je nach Flugrichtung verschiedenartige Verletzungen des Auges bewirken kann. Sämtliche Augenkompartimente können vom Fussball beeinträchtigt werden.

Golf

Berkman, Moubri et Dhermy haben einen Unfall untersucht, bei dem ein 9jähriger Junge durch herausspritzende Flüssigkeit aus dem Innern eines Golfballes am Auge verletzt wurde. Er wollte den Golfball mit einem Messer untersuchen. Die unter hohem Druck stehende Flüssigkeit im Innern des Golfballes, die Bariumsulfat und Zinksulfid enthält, bewirkte eine Keratokonjunktivitis mit Entwicklung eines Fremdkörpergranuloms.

Auch *Nelson* beschreibt zwei Fälle von Augenverletzungen, hervorgerufen durch die unter Druck stehende Flüssigkeit im Innern des Golfballes. Beide Patienten erlitten kleine Hornhauterosionen, multiple kleine intrakorneale Fremdkörper sowie eine traumatische Mydriasis. Die Heilung nach der Fremdkörperentfernung verlief bei beiden Patienten komplikationslos.

Einen weiteren Fall, wo die Flüssigkeit im Innern eines Golfballes ein Fremdkörpergranulom auf der Konjunktiva eines 13jährigen Mädchens bewirkt hat, diskutiert *Grady*. Die klinische Erscheinung bei einer ersten unvoreingenommenen Untersuchung kann sehr alarmierend wirken, da das Fremdkörpergranulom an einen neoplastischen Prozess erinnert. Die mikroskopische Untersuchung erlaube jedoch eine sichere Diagnose.

Zur Verhütung solcher beschriebenen Unfälle sollte auf den Packungen der Golfbälle die Zusammensetzung der Flüssigkeit im Innern des Balles vermerkt werden.

Millar berichtet über sieben Fälle von Augenverletzungen, hervorgerufen durch den Golfball oder den Golfschläger. Fall 1: Enukleation infolge Verletzung durch den Golfschläger. Fall 2: Enukleation infolge Verletzung durch den Golfball. Fall 3: Chorioidearuptur durch Golfschläger. Fall 4: Chorioidearuptur durch Golfschläger. Fall 5: Hyphäma und traumatische Mydriasis durch den Golfball. Fall 6: Retinaödem durch den Golfball. Fall 7: Perforierende Verletzung durch einen Glassplitter, der mit einem Golfschläger abgeschlagen wurde.

Jagd

Die Autoren *Hamard, Marsault* und *Schmelck* beschreiben 95 Fälle von Augenverletzungen, die auf der Jagd durch Blei hervorgerufen worden sind. Die Prognose bei allen diesen Unfällen ist schlecht. Bei den Kontusionen ist die Netzhautablösung das Hauptrisiko. Bei 80% der perforierenden Verletzungen resultierte eine Einäugigkeit.

Es sei wichtig, die operativen Techniken zur Wiederherstellung zu verbessern. Wichtiger sei jedoch eine gute Prävention, die in einem Tragen einer Schutzbrille, in der Erziehung der Jäger und in einem Sehtest bei der Jägerprüfung bestehe.

Judo

Toussaint und Maenhaut-Closson berichten über Retinablutungen bei einer 35jährigen Frau, die durch wiederholte gewalttätige Strangulationen hervorgerufen worden sind. Die Blutungen, bedingt durch eine Ischämie der Retina, sind einer Karotiskompression zuzuschreiben.

Squash

37 Fälle von Augenverletzungen im Racketball wurden von *Doxanas and Soderstrøm* untersucht. 15 Verletzungen entstanden durch den Ball (Hornhauterosionen, Hyphäma, Glaskörperblutungen) und 22 durch das Racket (vorwiegend Rissquetschwunden der Lider). Schutzbrillen für diese Sportart sind zu empfehlen.

Weiterhin hat *Easterbrook* 23 Fälle von Augenverletzungen im Squash untersucht. Fast die Hälfte der Verletzten mussten im Spital behandelt werden. Fünf Patienten erlitten einen bleibenden Visusverlust. Brillenträger scheinen mehr gefährdet zu sein hinsichtlich schwerwiegender Augenverletzungen im Squash. Ärzte sollten Squashspieler dazu ermutigen, Schutzbrillen zu tragen. Auch sollten von den Clubs vor jedem Squashcourt Kästen mit Schutzbrillen angebracht werden.

Ingram and Lewkonia beschreiben 21 Fälle von Augenverletzungen im Squash. Vier davon sind perforierende Verletzungen gewesen, die sich allesamt bei Brillenträgern ereignet haben. Brillentragende Squashspieler sollen dazu angehalten werden, Sicherheitslinsen zu tragen.

Weiterhin sind elf Fälle von Augenverletzungen im Squash von *Mondon et al.* analysiert worden. Die zwei Hauptverletzungen waren die Vorderkammerblutung und die Hornhauterosion. Ein wichtiges Moment zur Verhinderung derartiger Unfälle ist neben dem Tragen einer Schutzbrille die Erziehung der Squashspieler, sich nicht umzudrehen, wenn der Gegenspieler hintenstehend einen Schlag ausführt.

Schliesslich hat *North* in Australien 35 Patienten mit Augenverletzungen im Squash untersucht. 27 wurden durch den Squashball verletzt, acht durch einen Schlag des Squashrackets. Das Hauptverletzungsbild war auch hier die Vorderkammerblutung. Schwere Verletzungen wurden in drei Fällen gefunden, und zwar eine penetrierende Verletzung bei einem Brillenträger, eine Netzhautablösung, eine massive Glaskörperblutung. Das Bewusstsein der Spieler, dass der Squashsport Gefahren für das Auge birgt, sowie das Tragen von Schutzbrillen könnte die Verletzungszahl senken. Einäugigen soll vom Squash abgeraten werden.

Tennis

Interessant ist, dass sich *Holter* gegen das Brillentragen beim Tennis ausspricht. Er sagt, dass die Linse seiner Brille durch einen Tennisball aus der Umfassung gelöst worden und wie ein Geschoss auf sein Auge aufgetroffen sei. Es resultierte ein Visusverlust.

Schliesslich berichtet *Peyresblanques* über die Verletzungsbilder in den verschiedenen Augenkompartimenten, hervorgerufen durch den Tennisball. Er weist darauf hin, dass der Tennisball eine häufige Verletzungsursache für das Auge bedeute. Er empfiehlt unzerbrechliche Brillen zum Tennisspielen (siehe auch *de Mondenard*).

8.27. Spezifische Prävention

Flugkörper

Flugkörper, insbesondere Bälle, sind die meistverbreitete Ursache für Augenverletzungen im Sport. Sämtliche Sportarten, bei denen ein Flugkörper mit hohem Tempo gespielt wird, gefährden das Auge. Dies sind Eishockey, Tennis, Fussball, Handball, Hornussen, Squash und Golf *(O'Grady)*.

Einzig ein Gesichtsschutz kann das Auge wie auch das übrige Gesicht vor der verheerenden Einwirkung des Eishockeypucks schützen. Der Helm ist im Eishockey eingeführt für sämtliche Spieler, der Gesichtsschutz jedoch ausschliesslich für den Torwart. Um zu erreichen, dass auch die Feldspieler einen Gesichtsschutz tragen, muss der Eishockeyverband die Spieler in Zusammenarbeit mit den Ärzten davon überzeugen, dass das Einführen eines Gesichtsschutzes keinerlei nachteilige Folgen für das Spielgeschehen hat, für die Sicherheit des einzelnen jedoch unerlässlich ist. Dass das Tragen eines Gesichtsschutzes unmännlich sein soll, entspricht einer stupiden Vorstellung von Männlichkeit, wie sie eben auch in der heutigen aufgeschlossenen Zeit noch allzu oft vorhanden ist.

Dass der Tennisball gefährlich für das Auge ist, beweisen die beschriebenen Fälle. Das Abprallen des Tennisballs vom Racketrahmen als Hauptverletzungsursache des Auges im Tennissport könnte grösstenteils vermieden werden bei einer genauen Ballkontrolle, bei einer dem Können angepassten Ballgeschwindigkeit insbesondere auch beim Doppelspiel und Aufrücken zum Netz sowie bei einem tadellos gepflegten Platz ohne Unebenheiten. Bei einem hoch aufspringenden Ball, den der Gegner kraftvoll hinunterschmettern kann, sollte man sich, am Netz stehend, besser von der Ballrichtung abdrehen, als den praktisch unerreichbaren Ball zurückspielen zu wollen und sich damit einem unnötig hohen Verletzungsrisiko auszusetzen. Einen absoluten Schutz vor Augenverletzungen im Tennis würde nur eine adäquate Schutzbrille bieten. Bei einer geeigneten Konstruktion, also leicht, bequem, das Gesichtsfeld nicht einschränkend, könnte sie sich in der Praxis vielleicht durchsetzen.

Die Unfallverhütung von Balltreffern des Auges im Fussball und im Handball sollte in der Instruktion der Spieler bestehen, den Ball kontrolliert anzunehmen und abzugeben. Eine wilde, unkontrollierte Schiesserei, in der der einzelne die Spielübersicht verliert, ist zu vermeiden.

Das Hornussen ist ein schweizerischer Volkssport, der als so urtümlich natürlich empfunden wird, dass der «künstliche», aus sportmedizinischer Sicht unbedingt erforderliche Gesichtsschutz kaum Chancen haben dürfte.

Flugkörper in Form von aufgewirbelter Erde oder Steinen verursachen oft Augenverletzungen beim Motocross und beim Reiten. Beim Motocross sollten Schutzbrillen getragen werden, beim Reiten soll bei schnellen Gangarten genügend Abstand gewahrt werden.

Der Squashball passt genau auf das Auge und verursacht dort häufig Verletzungen. Da das Squash in der Schweiz eine noch junge Sportart ist, haben sich im untersuchten Material nur entsprechend wenig Fälle gefunden. Die stark zunehmende Zahl von Squashspielern macht es jedoch notwendig, im Sinne der Prävention von den Erfahrungen squasherfahrener Nationen wie England oder Australien zu lernen. So sind schwere Kontusionen mit Netzhautablösungen, bei Brillenträgern sogar perforierende Augenverletzungen durch den Squashball beschrieben. Um in der Schweiz nicht über ähnliche Verletzungsbilder berichten zu müssen, sind Schutzbrillen zum Squash zu empfehlen. Brillenträger müssen unbedingt dazu angehalten werden, unzerbrechliche Sicherheitslinsen zu tragen. Als weitere Schutzmassnahme soll man es prinzipiell vermeiden, bei der Ballabgabe des Partners zurückzuschauen, um sich nicht der Gefahr eines Direkttreffers auszusetzen.

Die Augenverletzungen durch zurückschnellende Angelhaken können bei einer sorgfältigen Instruktion in der Handhabung der Rute und den möglichen Gefahren vermieden werden.

Zusammenstösse/Schläge
Insbesondere bei kampfbetonten Mannschaftssportarten wie Fussball, Eishockey, Handball, Korbball und Wasserball werden häufig Augenverletzungen durch Zusammenstösse und Schläge verursacht. Eine Verhütung solcher oft unnötigen Zwischenfälle erfordert einerseits Disziplin des einzelnen Mitspielers und Verantwortungsbewusstsein sich selber sowie den andern gegenüber, anderseits die systematische Anleitung zum Fairplay durch die Mannschaftsführung und die strikte Führung des Spielgeschehens durch den Schiedsrichter. Die Interpretation des Sports als ästhetisches Spiel oder aber als brutaler Kampf entscheidet nicht allein die Mentalität des Spielers, sondern auch das suggestive Coaching. Der Trainer, der die Spielart weitgehend bestimmt, soll sportmedizinisch adäquat ausgebildet sein.

Im Eishockey im speziellen schützt der Gesichtsschutz sowohl vor dem gefährlichen Stockschlag als auch vor dem Puck.

Stürze
Stürze betreffen hauptsächlich den Skisport. Ein Sturz könnte oft vermieden werden, wenn der Fahrer sein Tempo nach seinem Können ausrichtete. Das heutige Hochgeschwindigkeitsskifahren fordert bei nahezu unfehlbaren Sicherheitsbindungen wohl weniger Beinbrüche, jedoch zunehmend gefährliche Kopfverletzungen. Ein Sturz bei hoher Geschwindigkeit ist nicht mehr kontrollierbar; Skifahrer wie Material wirbeln wild durch die Luft. Aufgrund der heute praktisch überall verwendeten Skistopper lösen sich die Skier vom Körper ab. Das Verletzungsrisiko durch den Ski ist dabei vermindert. Der Skistock verbleibt in der Hand und verursacht bei unglücklichem Auftreffen die gefürchteten Pfählungsverletzungen am Auge. Ein Griffteller, der nicht ins Auge einzudringen vermag, würde diese gefährliche Verletzungsquelle ausschalten.

8.28. Zusammenfassung

Es wurden 352 Krankengeschichten von Augenverletzungen im Sport untersucht. 77 davon waren Rentenfälle. Die Untersuchungskriterien waren Geschlecht, Alter, Zivilstand und Jahrezeit beim Unfallgeschehen, Sportarten, Kausalität des Unfalls, Einwirkungsgegenstand, Verschulden und entstandene Verletzungsbilder. Zwölf Verunfallte wurden persönlich über ihre Erfahrungen im Zusammenhang mit ihrer Augenverletzung befragt, speziell auch in psychologischer Hinsicht. Der Interpretation der Ergebnisse folgen Vorschläge zur Prävention.

9. Ohrenverletzungen im Sport

Franz Renggli

9.1. Einleitung

Die im Rahmen dieser Arbeit untersuchten «Ohrenverletzungen im Sport» sollen, obwohl sie eher selten auftreten, einen Beitrag zum sicheren Sporttreiben leisten. Deshalb ist besonders Wert auf eine spezifische Ursachenabklärung mit entsprechenden prophylaktischen Massnahmen gelegt worden.

9.2. Material und Methodik

Von der SUVA (Schweizerische Unfallversicherungsanstalt) sind 120 Unfalldossiers von Ohrenverletzungen im Sport in der Periode von 1969–1983 zur Verfügung gestellt worden. Bei diesen Fällen handelt es sich lediglich um einen Teil jener in dieser Zeitspanne aufgetretenen Ohrenverletzungen. Weiterhin gilt zu berücksichtigen, dass bei der SUVA zwar zwei Drittel aller Unselbständigerwerbenden, nicht aber Selbständigerwerbende, Hausfrauen, Studenten und Rentner versichert sind. Bei der Frage nach der Repräsentativität der Studie muss diesen Faktoren Beachtung geschenkt werden.

Der statistische Teil dieser Arbeit hat zum Ziel, die Krankengeschichten nach folgenden Kriterien zu ordnen: Unfallepidemiologie, Geschlecht, Alter, Sportarten, Schweregrad und Häufigkeit der Verletzungen, Unfallursachen, Sportarten und deren spezifischen Verletzungen sowie Anteil der Rentenfälle.

In einem zweiten Teil der Arbeit sind Ohrenverletzungen allgemein und systematisch nach Sportarten untersucht worden. Dabei ist vor allem die Relation Unfallursache, Verletzung und Prävention näher untersucht worden.

Der dritte und letzte Teil beinhaltet eine Wertung der vorgeschlagenen Präventivmassnahmen hinsichtlich der Ohrenverletzungen, aber auch hinsichtlich ihrer allgemein verletzungsdämmenden Wirkung, sowie eine zusammenfassende und ausblickende Diskussion.

9.3. Unfallepidemiologie

Im erfassten Versicherungsjahr registrierte man bei der SUVA gegen eine halbe Million Unfälle, wovon ungefähr die Hälfte Nichtbetriebsunfälle waren. Zirka ein Drittel der Nichtbetriebsunfälle ereigneten sich in Sport und Spiel, davon machten die Ohrenverletzungen nur gerade 0,3% aus. Dies wiederum entspricht ungefähr dem Prozentsatz der Ohrenverletzungen bei Nichtbetriebsunfällen. Der Sport ist also für die Ohren nicht unbedingt viel gefährlicher als jede andere Freizeitbeschäftigung (Tabelle 84).

Tabelle 84. Ohrenverletzungen im Sport. SUVA, 1983. Gesamtunfälle und Unfälle mit Ohrenverletzungen.

A. *Gesamtunfälle* (im Jahre 1983)	
Betriebsunfälle	229 996
Nichtbetriebsunfälle	227 441
Gesamtunfälle	457 437
— davon Sport und Spiel	74 038
B. *Unfälle mit Ohrenverletzungen* (Im Jahre 1983)	
Nichtbetriebsunfälle mit Ohrenverletzungen	800
Sportunfälle mit Ohrenverletzungen	250

9.4. Geschlechtsspezifische Unterschiede

Von den 120 erfassten Ohrenverletzungen fanden sich 113 bei Männern, hingegen nur sieben bei Frauen. Diese Disproportionalität dürfte hauptsächlich auf zwei Gründe zurückzuführen sein. Zum einen waren bei der SUVA im Jahre 1983 insgesamt 1350000 Männer, hingegen nur 323000 Frauen versichert, was einem Mann-Frau-Verhältnis von 4:1 entspricht. Zum anderen betreibt die Frau aus gesellschaftspolitischen und aus traditionellen Gründen, ihrem Rollenverhältnis entsprechend, weniger Sport. So gibt es immer noch weitgehend von Männern betriebene Sportarten (Fussball, Eishockey, Handball, Fünfkampf, Militärsport). Dieses Phänomen schlägt sich auch im Clubmitgliederverhältnis Mann und Frau wie 2:1 nieder (*Biener und Schär*).

Jede zehnte Ohrenverletzung führte zu einem Rentenfall. Bei den Nichtrentenfällen traten ordentliche und Bagatellfälle gleich häufig auf (Wenn durch den Unfall keine oder höchstens drei Tage Arbeitsunfähigkeit entsteht, so handelt es sich um einen Bagatellfall). Die Frauen weisen eine doppelt so hohe Frequenz der Bagatellfälle auf. Genauere Übersicht gewährt Tabelle 85.

Tabelle 85. Ohrenverletzungen im Sport.
SUVA 1969–1983 (n = 120).
Geschlechtsspezifische Unterschiede.

	Männer	Frauen	Gesamt
Unfalldossiers	113	7	120
davon			
– Rentenfälle (wegen Ohrschäden)	11	1	12
– Nichtrentenfälle	102	6	108
davon			
– ordentliche Fälle	52	2	54
– Bagatellfälle	50	4	54

9.5. Altersspezifische Unterschiede

40% aller Ohrenverletzungen betreffen die Gruppe der 24jährigen und jüngeren Sportler. Diese Tatsache mag darauf zurückzuführen sein, dass die ohrenverletzungsträchtigen Sportarten (Fussball, Wasserspringen) vor allem von diesen Altersgruppen betrieben werden.

Die bedeutende Abnahme der Ohrenverletzungen bei den 40jährigen und älteren Sportlern liegt wohl in ihrer verminderten Sportaktivität begründet.

Tabelle 86. Ohrenverletzungen im Sport.
SUVA 1969–1983 (n = 120).
Altersspezifische Unterschiede.

	Anzahl Fälle	Prozent	Männer	Frauen
bis 19 Jahre	22	18,3	21	1
20–24 Jahre	26	21,7	25	1
25–29 Jahre	15	12,5	14	1
30–34 Jahre	18	15,0	16	2
35–39 Jahre	16	13,3	16	–
40–44 Jahre	6	5,0	5	1
45–49 Jahre	9	7,5	9	–
50 und mehr	8	6,7	7	1
Insgesamt	120	100,0	113	7

	Bagatellunfälle		Ordentliche Unfälle	
	Anzahl	Prozent	Anzahl	Prozent
unter 20	11	20,3	11	16,6
20–29	19	35,2	22	33,2
30–39	16	29,6	18	27,2
40–49	6	11,2	9	13,6
50 und mehr	2	3,7	6	9,4
Insgesamt	54	100,0	66	100,0

9.6. Häufigkeit und Schweregrad der Verletzungen

Die Häufigkeit der Ohrenverletzungen bei den verschiedenen Sportarten ergibt ein sehr unterschiedliches Bild. Die beliebten und häufig betriebenen Sportarten wie Fussball, Ski- und Wassersport weisen eine hohe Verletzungsfrequenz auf, während in anderen populären Sportarten wie Tennis und Leichtathletik sowie in den Mannschaftssportarten Hand-, Volley-, Korb- und Basketball praktisch keine Verletzungen vorliegen *(Rotermundt und Behncke)*.

Wie erwähnt, halten sich gesamthaft Bagatell- und ordentliche Fälle die Waage. Dabei aber weisen Fussball und Skisport einen Anteil von 66% der ordentlichen Fälle auf. Im Gegensatz dazu beträgt der diesbezügliche Anteil beim Wassersport lediglich 34%. Der Grund dafür liegt wohl im häufigeren Auftreten von Begleitverletzungen im Fussball und Skisport. Auch sogenannt «ungefährliche» Sportarten wie Kegeln, Wandern, Cur-

Tabelle 87. Ohrenverletzungen im Sport.
SUVA 1969–1983 (n = 120).
Verletzungen nach Sportarten, Häufigkeit und Schweregrad.

	Bagatell-Unfälle	Ordentliche Unfälle	Gesamtzahl	Prozent
Fussball	10	13	23	19,2
Wasserspringen	12	8	20	16,7
Schwimmen	7	3	10	8,4
Skifahren	2	11	13	10,8
Tauchen	8	4	12	10,0
Schiessen	4	1	5	4,2
Eishockey	1	3	4	3,3
Wandern	1	3	4	3,3
Wasserski	2	2	4	3,3
Klettern	—	3	3	2,5
Reiten	3	—	3	2,5
Wasserball	—	3	3	2,5
Tennis	2	—	2	
Schlittschuhlauf	—	2	2	
Judo	—	2	2	8,3
Curling	—	2	2	
Jagen	—	2	2	
Fischen	—	1	1	
Kegeln	—	1	1	
Segelfliegen	—	1	1	5,0
Handball	1	—	1	
Korbball	—	1	1	
Volleyball	1	—	1	
Insgesamt	54	66	120	100,0

ling, Fischen ziehen Ohrenverletzungen nach sich. Erstaunlicherweise aber treten bei den Kampfsportarten Karate und Schwingen kaum Ohrenverletzungen auf.

Von den 120 Fällen sind 37 mit Begleitverletzungen registriert worden, was 30,8% entspricht. Bei den Sportarten mit hoher Ohrenverletzungsfrequenz weisen Fussball (34,7%) und Skifahren (69,2%) besonders hohe Begleitverletzungswerte auf. Beinahe die Hälfte (45,9%) aller Begleitverletzungen geht nämlich auf das Konto der beiden erwähnten Sportarten, während beim Wassersport dieser Anteil nur 5,4% beträgt.

9.7. Unfallursachen

Jeder zweite Unfall ist auf eigenes Verschulden zurückzuführen. Zählt man die durch Mitspieler oder Gegner verursachten Unfälle hinzu, so ist die Ursache bei über drei Viertel aller Unfälle mit Ohrenschädigungen menschliches Fehlverhalten. Hingegen kommt den Randbedingungen und dem Sportmaterial im allgemeinen geringere Bedeutung zu.

Ist eine Drittperson (Gegner oder Mitspieler) die Unfallursache, so handelt es sich dabei in drei Viertel aller dieser Fälle um eine Mannschaftssportart. Entsprechend können neun Zehntel der durch eigenes Verschulden verursachten Unfälle den Einzelsportarten zugeordnet werden. Die Ohrenverletzungen beim Fussballspiel sind beispielsweise in 65% durch Gegner oder Drittspieler verschuldet, beim Wasserspringen ist jedoch in 90% eigenes Verschulden registriert worden.

Tabelle 88. Ohrenverletzungen im Sport.
SUVA 1969–1983 (n = 120).
Unfallursachen.

	Frequenz	Prozent
Eigenes Verschulden	60	50,0
Mitspieler, Gegner, Drittpersonen	32	26,5
Bodenbeschaffenheit	3	2,5
Geräte/Gerätefehler	5	4,2
Ball	10	8,4
Sonstiges	10	8,4

9.8. Verletzungsarten

Das Mittelohr wird am häufigsten von Verletzungen im Sport betroffen (60,9%). Die Zahl der Verletzungen an Aussen- und Innenohr ist etwa gleich. Zwar ist das Aussenohr exponierter, das geschütztere Innenohr aber empfindlicher.

Die mit Abstand häufigste Ohrenverletzung ist die Trommelfellperforation, wobei bei den meisten Sportarten diese Verletzungsart registriert wird. Besonders markant tritt diese Verletzung bei den Wassersportarten auf. Sportarten wie Eishockey, Wandern, Klettern, Skifahren, Reiten, die also mit Stürzen und entsprechend starken Kopfverletzungen verbunden sind, weisen keine Mittelohrverletzungen auf; heftige Aufschläge auf den Kopf bewirken meist keine Beschädigung des Trommelfelles, hingegen bewirken Schläge direkt auf das Ohr (Fussball, Wassersport) derartige Verletzungen.

Hörschäden sind bei diesen 120 Ohrenverletzungen in 22 Fällen aufgetreten (Tab. 89).

Tabelle 89. Ohrenverletzungen im Sport.
SUVA 1969–1983 (n = 120).
Verletzungsarten.

	Anzahl Fälle	Prozent
Äussere Wunden (Aussenohr)	25	20,8
Trommelfellperforation (Mittelohr)	73	60,9
Hörschäden (Innenohr)	22	18,3
davon:		
— Innenohrschäden mit Felsenbeinfraktur	11	
— Innenohrschäden durch Erschütterung	7	
— Innenohrschäden durch Knalltrauma	4	

9.9. Anteil der Rentenfälle

Von den 120 untersuchten Fällen ist jeder zehnte ein Rentenfall.

Folgende Sportarten sind von Rentenfällen aufgrund von Ohrenverletzungen betroffen: Fussball (3), Wasserspringen (2), Reiten (2), Skifahren (1), Tauchen (1), Schiessen (1), Wandern (1), Judo (1).

Die Sportarten mit Rentenfällen weisen mehrheitlich eine grössere Zahl ordentlicher Unfälle auf. Besonders folgenschwere Unfälle ereignen sich im Reitsport.

Die Rentenfälle verteilen sich numerisch gleichmässig auf fast alle Altersstufen.

Tabelle 90. Ohrenverletzungen im Sport.
SUVA 1969–1983 (n = 120).
Rentenfälle nach Alter und Sportart.

Alter	Anzahl Rentenfälle	Anzahl Gesamtunfälle
16–19	2	22
20–24	2	26
25–29	2	15
30–34	2	18
35–39	2	16
40–44	0	6
45–49	2	9
50 und mehr	0	8

Sportart	Anzahl Rentenfälle	Anzahl Gesamtunfälle
Fussball	3	23
Wasserspringen	2	20
Skifahren	1	13
Tauchen	1	12
Schiessen	1	5
Wandern	1	4
Reiten	2	3
Judo	1	2

9.10. Die Trommelfellperforation im Sport

Die häufigste Verletzungsart bei den Ohrenverletzungen, die im Sport auftreten, ist die Trommelfellperforation. Sie kann entstehen einerseits bei einer penetrierenden, direkten Verletzung oder anderseits durch ein stumpfes, indirektes Trauma *(Ryback and Johnson; Schätzle und Haubrich; Stiernberg and Strunk; Wilke).*

Die direkte Penetration ist eher selten anzutreffen. Der normalerweise s-förmig gekrümmte, mehr oder weniger enge Gehörgang und die Lage in 2–3 cm Tiefe bieten dem Trommelfell einen gewissen Schutz. Es gibt aber auch weite, relativ kurze und wenig gekrümmte Gehörgänge. Von den 73 Trommelfellperforationen in den untersuchten 120 Ohrenverletzungen kamen drei direkte Perforationen vor. Sie wurden jedesmal durch einen perforierenden Ast verursacht und zwar im freien Gelände beim Wandern, Jagen und Fischen. Weitere Sportarten, bei denen der gleiche Mechanismus denkbar wäre, könnten Reiten, Joggen und Orientierungsläufe sein. Durch den eindringenden Ast besteht die Gefahr einer zusätzlichen Infektion des Mittelohres oder des äusseren Gehörganges.

Die indirekte Trommelfellperforation kann durch folgende vier Möglichkeiten entstehen: erstens Luftdruckveränderungen (= Barotrauma), vor allem im Tauchen und Sportfliegen, zweitens extrem hohe Schalldruckpegel (= akustisches Trauma) wie etwa beim Schiessen, drittens Felsenbeinfrakturen und viertens durch direkte Schläge auf das Ohr.

Die direkten Schläge wiederum können verursacht sein durch Bälle in den verschiedensten Ballsportarten oder durch seitlichen Aufschlag des Ohres auf das Wasser beim Wasserspringen und Wasserskifahren, aber auch durch Hand-, Arm- und Fussschläge in den Kampfsportarten. Die Perforation durch einen direkten Schlag auf das Ohr kommt hauptsächlich dadurch zustande, dass die Luft stempelförmig in den Gehörgang eingepresst wird bei gleichzeitigem, luftdichten Abschluss des Gehörgangs nach aussen.

Falls die Trommelfellperforation im Wasser geschieht, kann das ins Mittelohr eindringende Wasser zusätzlich eine Otitis media bewirken und heftigen Schwindel und Tinitus provozieren. Die Symptome einer Perforation sind akuter, stechender Schmerz verbunden mit Schalleitungsstörung und möglicherweise mit blutiger Otorrhoe. Zusätzlich können Schwindel und Tinitus auftreten.

Tabelle 91. Ohrenverletzungen im Sport.
SUVA 1969–1983 (n = 73).
Trommelfellperforation und ihre Ursachen.

Ursache	Anzahl	Prozent
Direkt (durch Ast)	3	4,0
Indirekt	70	96,0
davon:		
— akustisches Trauma	1	1,4
— Barotrauma	13	17,8
— Schädeltrauma mit Felsenbeinfraktur	4	5,4
— dumpfe Gewalt direkt aufs Ohr	52	71,2
davon:		
— Bälle	13	(17,8)
— seitlicher Aufschlag aufs Wasser	23	(31,5)
— Schlag aufs Ohr durch Arme, Beine	16	(21,9)

9.11. Fussballspiel

Der Fussball gehört nach wie vor zu den populärsten Sportarten in unserem Land und wird von breiten Bevölkerungskreisen betrieben. Allein der Schweizerische Fussballverband zählte 1989 rund 140000 aktive Spieler. Dazu gesellen sich Tausende von Hobby- und Freizeitfussballern. Auch einige tausend Damen frönen seit geraumer Zeit diesem Spiel. Der Fussballsport hat sich in den letzten Jahren kontinuierlich weiter entwickelt und ist heute ein ausgeprägt athletisches Kampfspiel geworden. Dementsprechend sind die Verletzungsgefahren im schneller und härter gewordenen Spiel grösser geworden. Jeder vierte Sportunfall ist heute ein Fussballunfall. Dieser Tatsache ist allerdings gegenüberzustellen, dass Fussball eben sehr häufig betrieben wird. Zum Glück sind Fussballunfälle oft nicht schwerwiegend; 57% sind als Bagatellunfälle registriert worden.

Bei den Ohrenverletzungen sind es mehrheitlich persönliche Faktoren wie Zusammenstösse und Schläge mit Bein oder Arm gewesen, die als Unfallursache verantwortlich sind. Jeder dritte Unfall wird durch äussere Faktoren ausgelöst; dabei ist meist der an das Ohr prallende Fussball zu verstehen. Gegenüber anderen Fussballverletzungen spielt bei den Ohrenverletzungen der mit oft hoher Geschwindigkeit aufprallende Ball eine entscheidende Rolle. Andere äussere Faktoren wie Bodenbeschaffenheit oder Torgestell sind nur in zwei Fällen registriert worden.

Wir unterscheiden in unseren Untersuchungen bezüglich Topographie der Sportunfälle zwischen Leistungs- und Breitensportlern. Die Leistungssportler weisen auffallend mehr Beinverletzungen (78%) auf als die Breitensportler (55%). Umgekehrt verhält es sich bei den Kopfverletzungen (Breitensportler 12%, Leistungssportler 7%).

Unter den Ohrenverletzungen im Fussball überwiegen die Trommelfellperforationen (52%), aber auch offene Wunden an der Ohrmuschel und traumatische Hör- und Gleichgewichtsschädigungen im Innenohr treten öfters auf. 34% aller Fussballunfälle sind mit Begleitverletzungen verbunden, was etwas über dem prozentualen Anteil der Begleitverletzungen aller untersuchten Ohrenunfälle liegt.

Die Topographie der Verletzungen ist bei Torhütern anders als bei Feldspielern verteilt, liegen doch bei Torhütern in 42% der Fälle Armverletzungen und in 20% Kopfverletzungen vor. Bei den Kopfverletzungen handelt es sich meist um eine Commotio cerebri. Hingegen fanden sich weder in unserem früheren Material *(Biener)* noch in den vorliegenden untersuchten Fällen Ohrenverletzungen von Torhütern.

Viele Ohrenunfälle könnten verhindert werden, wenn die Spieler aufmerksam den Spielball verfolgen würden und sich nicht unkontrolliert von Schüssen in die Kopfgegend überraschen liessen. Ebenfalls kann ein geordnetes Training diese Unfallart verhindern.

Reaktionsfähigkeit und Beweglichkeit müssen geschult werden, um verletzungsträchtige Zusammenstösse zu verhindern. Der Einsatz des «gestreckten Beins» und der Arm auf Kopfhöhe des Gegners ist besonders gefährlich und sollte von den Schiedsrichtern strenger sanktioniert und von den Trainern unterbunden werden. Selbstverständlich reduzieren Fairplay, gute körperliche Verfassung und gute Terrainverhältnisse die Unfallgefahr erheblich.

9.12. Wasserspringen

Das Verletzungsbild des Wettkampf-Wasserspringers kann nicht mit demjenigen des gewöhnlichen Badegastes verglichen werden. Der Wettkampfathlet hat vor allem mit Schäden des Haltungs- und Bewegungsapparates zu kämpfen (Gelenk- und Wirbelsäulenüberlastung).

Verletzungsfreies Wasserspringen erfordert das Beherrschen der Sprungtechnik und das richtige Eintauchen.

Die Sprünge der Badegäste sind oft unkontrolliert und technisch mangelhaft, was das Unfallrisiko erhöht.

In den vorliegenden untersuchten Fällen handelt es sich fast ausschliesslich um untrainierte Hobbyspringer.

In drei Viertel aller Fälle, die eine Ohrenverletzung zur Folge haben, ist ein zur Seite gedrehtes Eintauchen ins Wasser die Unfallursache gewesen. Bei korrektem Eintauchen (Körper senkrecht zur Wasseroberfläche) kopfvoran ereignen sich äusserst wenige Ohrenverletzungen (nur 3 von 20 Fällen). Ein Verunfallter ist mit dem Kopf auf den Beckengrund aufgeschlagen.

Es handelt sich also in allen Unfällen um persönliches Fehlverhalten.

Die Ohrenverletzungen sind keine Folge von Dauerbelastungen, wie sie bei den Spitzenspringern häufig auftreten, sondern das Resultat eines unglücklichen Verhaltens des Springers. Bei allen 20 untersuchten Fällen im Wassersport sind einheitlich Trommelfellverletzungen aufgetreten. In einem Fall ist die Trommelfellschädigung mit einer Pyramidenlängsfraktur gekoppelt gewesen, in einem weiteren Fall mit einer progredient verlaufenden Innenohrschwerhörigkeit.

Um das zur Seite abgedrehte Eintauchen zu verhindern und damit mögliche auftretenden Trommelfellperforationen zu vermeiden, ist eine Verbesserung der Eintauchtechnik (senkrechtes Eintauchen) und eine erhöhte Konzentration beim Sprung unerlässlich. Bademützen mit eingebauter Ohrpolsterung, wie sie im Wasserball seit Jahren verwendet werden, könnten den Luftdruckanstieg im äusseren Gehörgang beim seitlichen Aufschlag vermindern und damit die Wahrscheinlichkeit einer Trommelfellperforation herabsetzen.

9.13. Skifahren

Der alpine Skisport wird ebenfalls von breiten Bevölkerungskreisen betrieben und erfreut sich nach wie vor grösster Popularität. Schätzungen zufolge dürften sich über zwei Millionen Schweizer auf Skipisten tummeln.

Entsprechend haben sich die Kapazitäten der Wintersportorte und das Angebot der Skiausrüstungsindustrie vergrössert.

Die hohe Zahl der Skifahrer und die grosse Verletzungsträchtigkeit des Skisports schlagen sich in der Statistik mit einer hohen Unfallzahl nieder. In Anbetracht dieser ausgeprägten Unfalldichte kann es deshalb nicht erstaunen, dass auch Ohrenverletzungen auftreten, wenn diese auch zahlenmässig eine unbedeutende Rolle spielen.

Die Ohrenverletzungen sind im vorliegenden Untersuchungsmaterial grösstenteils durch Stürze verursacht worden, die wiederum meist auf mangelnde Fahrtechnik oder unangepasste Fahrweise zurückzuführen sind. Die restlichen Unfälle sind durch äussere Umstände (Lift, Piste, Ausrüstung) hervorgerufen. Eigenes Verschulden wird bei Skiunfällen mit Ohrenverletzungen häufiger genannt als bei Skiunfällen mit anderen Verletzungsarten.

Der Skisport ruft in den untersuchten Fällen markant häufig Aussenohrverletzungen hervor, nämlich in acht von 13 Fällen. Diese Aussenohrverletzungen präsentieren sich als Schnitt-, Rissquetsch- und Schürfwunden an der Ohrmuschel, sowie in einem Fall als Riss am Ohrmuschelansatz. Bei jedem dritten Skiunfall mit Ohrenverletzungen hat man Innenohrschäden registriert, dagegen nur in einem einzigen Fall eine Trommelfellperforation. Die Innenohrverletzungen treten meist zusammen mit Commotio cerebri und Schädelbasisfraktur (Pyramidenfraktur) auf.

Ähnlich wie beim Fussball sind auch beim Skifahren Ohrenverletzungen häufig mit Begleitverletzungen verbunden, die meist schwerer als die Ohrenverletzungen sind.

Die Skibänder, welche beim Öffnen der Skibindung den Ski an den Fuss des Fahrers binden, sollten wegen der Schlaggefahr des Skis am Kopf aus dem Verkehr gezogen und durch die sogenannten Skistopper ersetzt werden. Ständige Mitarbeit an der technischen Entwicklung des Skimaterials durch die Sportärzte ist unerlässlich.

9.14. Schwimmen

Zusammen mit Fussball und Skifahren gehört das Schwimmen ebenfalls zu einem von breiten Bevölkerungskreisen betriebenen Freizeitsport. Die immer grösser werdende Zahl von Frei- und Hallenbädern sowie die Integration des Schwimmsports in den Schulunterricht haben seine Popularität in den letzten Jahren noch gesteigert.

Verletzungen beim freien Schwimmen sind selten, da der Bewegungsablauf regelmässig und nicht abrupt ist. Trotzdem registriert man relativ viele Unfälle, die sich aber meist nicht beim freien Schwimmen, sondern bei den anderen zum Baden gehörenden Aktivitäten («Badeunfälle») ereignen.

70% aller Badeunfälle mit Ohrenverletzungen sind in unserem Untersuchungsgut entweder durch Drittpersonen oder persönliche Fehler verursacht worden. Meistens handelt es sich dabei um Schläge direkt auf das

Ohr, die eine Trommelfellperforation bewirken. Besonders häufig sind die Ohrenverletzungen in den Hallen- und Freibädern auf Kollisionen mit Drittpersonen zurückzuführen. Erfreulicherweise stellen sich beim Schwimmsport meistens keine Innenohrverletzungen ein.

Die Trommelfellperforation im Wasser stellt ein besonderes Gefahrenmoment dar. Das Eindringen von kaltem Wasser ins Mittelohr kann zu Orientierungsverlust und vestibulären Schwindelerscheinungen führen und damit einen Ertrinkungstod verursachen. Bei einer Mittelohrenentzündung oder vorgeschädigten, narbig veränderten Trommelfellen ist die Gefahr einer Perforation besonders gross, es ist daher dringend von Wassersport abzuraten.

Da die meisten Ohrenverletzungen durch direkte Schläge auf das Ohr verursacht werden, sollte der Badende in keine überfüllten Bäder steigen. Am besten benutzt er zu wenig frequentierten Zeiten das Schwimmbekken. Ebenso sollte er auf unkontrollierte Bewegungen der Mitschwimmer achten. Die Unterteilung der Schwimmbecken in Schwimm-, Bade- und Springzonen dürfte ebenfalls erheblich zur Unfallverminderung beitragen.

9.15. Reiten

Die Bedeutung des Pferdes als Transport- und Fortbewegungsmittel in Landwirtschaft und Militär ist weitgehend verloren gegangen, hingegen ist die Verbreitung des Pferdes zur Ausübung des Reitsports nach wie vor gross. Besonders stark sind die weiblichen Teenager und die nicht organisierten «wilden Reiter» vertreten. Die Gefährlichkeit des Reitsportes mögen folgende Fakten veranschaulichen: Im Berichtsjahr sind 26% aller tödlich verlaufenen Sportunfälle Reitunfälle gewesen.

Biener und Fasler haben auf 1000 Reitunfälle 13,2 Invalidenfälle errechnet. Unter den von uns untersuchten 120 Unfällen mit Ohrenverletzungen sind lediglich drei Reitunfälle gewesen, von denen zwei Renten nach sich gezogen haben.

In allen drei Fällen hat ein Sturz die Verletzung bewirkt. Der Sturz wiederum ist durch das erschreckte Pferd ausgelöst worden. Auch die in der Literatur erwähnten Reitunfälle werden meist durch Stürze ausgelöst. Dem Reiter können aber auch Verletzungen auf dem Pferd selber zustossen.

In zwei Fällen sind Innenohrverletzungen entstanden aufgrund einer Commotio labyrinti oder Pyramidenquerfraktur mit erheblichen Begleitverletzungen wie Schädelbrüchen, Gehirnkontusionen und Halswirbelsäulendistorsionen. Die beiden Innenohrschäden werden Langzeitfolgen bewirken. In einem Fall hat eine Trommelfellruptur aufgrund einer Pyramidenlängsfraktur vorgelegen.

Obschon es sich in den untersuchten Fällen um schwere Ohrverletzungen gehandelt hat, sind die Begleitverletzungen schwerwiegenderer Natur gewesen, was einmal mehr die Gefährlichkeit des Reitsportes unterstreicht.

Um Ohrverletzungen vorzubeugen, muss die Zahl folgenschwerer Stürze im Reiten vermindert werden. Dies kann einerseits durch eine bessere Ausbildung (Reitlehrer), anderseits durch Angewöhnen des Pferdes an die äusseren Einflüsse (Autolärm, Wild) erreicht werden.

Um den Kopf beim Sturz besser zu schützen, empfiehlt sich das Tragen eines Helmes.

Eine gute Abrolltechnik beim Sturz vom Pferd kann mithelfen, schwere Verletzungen zu verhindern.

9.16. Tauchen

Das Tauchen wird unterteilt in das Freitauchen oder sogenannte Apnoetauchen, d. h. einfaches Abtauchen ohne Hilfsmittel und in das Gerätetauchen, wo Pressluft über einen sogenannten Lungenautomaten, der die Pressluft auf die Umgebung (Wasserdruck) reduziert, eingeatmet wird. Das druckempfindliche Ohr ist beim Tauchsport besonders gefährdet.

Schwere Tauchunfälle sind meistens auf eine Missachtung elementarer Regeln zurückzuführen, wie Nichtbeachtung der Auftauchstufen, waghalsiges Tieftauchen Ungeübter etc. Die Tauchunfälle mit Ohrenverletzungen haben hauptsächlich zwei Ursachen: Das Barotrauma und die Dekompression *(Betts; Lewis and Neblett; Matthys; Wassmer).*

Unter einem Barotrauma versteht man die Schädigung des Tauchers aufgrund von Druckunterschieden zwischen der Umgebung und seinen lufthaltigen Körperteilen sowie ausrüstungsbedingten Hohlräumen.

Der Überdruck im äusseren Gehörgang beim Abtauchen wird normalerweise durch aktives Öffnen der Tubenkanäle im Mittelohr ausgeglichen. Treten Störungen im Bereich des oberen Nasenrachenraumes (Schnupfen, Tubenkatarrh, usw.) auf, kann der dadurch entstehende Überdruck das Trommelfell zerreissen *(Pullen, Rosenberg and Cabaza).*

Von den beim Tauchgang erlittenen Ohrenverletzungen sind zehn von zwölf Fällen Trommelfellperforationen gewesen. In vier Fällen sind die Perforationen in über 20 Metern Tiefe, was den Einsatz eines Lungenautomaten erfordert hätte, aufgetreten. Dieser ist für den Druckausgleich verantwortlich und könnte deshalb bei Störungen als Unfallursache in Frage kommen. Ein Verunfallter hat sich aufgrund von Dekompressionsschwierigkeiten einen bleibenden Innenohrschaden zugezogen.

Ein Dekompressionsunfall entsteht dadurch, dass bei zu rascher Abnahme des Aussendruckes, die im Blut und Gewebe gelösten Inertgase (N_2) unter Blasenbildung ausperlen. Die Menge der gelösten Gase ist ein Produkt aus Tauchtiefe, Druck und Zeit. Die beim zu schnellen Auftauchen entstehenden Gasblasen gelangen ins Blut und können so, neben anderen Verletzungen, auch das Innenohr schädigen.

Bei Trommelfellschäden (Narben, frühere Perforation) und Ventilationsstörungen im Mittelohr (z. B. Tubenverschluss wegen Erkältung) ist vom Tauchen dringend abzusehen. Das Scuba-Tauchen erfordert eine seriöse Wartung der Ausrüstung, insbesondere ein tadelloses Funktionieren des Lungenautomaten. Beim Auftauchen ist dem Phänomen der Dekompression Beachtung zu schenken; die entsprechenden Regeln beim Auftauchen sind strikte einzuhalten.

9.17. Schiessen

Das Schiessen wird auf militärischer und wettkampfsportlicher Ebene ausgetragen. Durch die militärische Komponente sind sehr viele Bürger mit Schiessen konfrontiert. Als hauptsächliche Verletzungsursache sind die gehörschädigenden Schallereignisse zu erwähnen. Die meisten Schiesssportunfälle sind bei der Militärversicherung registriert. Im Rahmen der vorliegenden SUVA-Erhebung sind fünf Schiessunfälle mit Ohrenverletzungen registriert worden.

Treten Ohrverletzungen auf, sind immer Schallereignisse dafür verantwortlich. Bei einem Fall mit bleibendem Innenohrschaden hat sich der Verletzte dem Schiesslärm stundenlang ausgesetzt, ohne einen Ohrenschutz zu tragen. Bei den vorübergehenden Hörschäden ist in drei von vier Fällen kein persönlicher Gehörschutz getragen worden, während sich bei einem Fall trotz Gehörschutzwatte ein leichter Hörschaden mit Tinitus eingestellt hat.

Das akute Knalltrauma mit kurzem, stechendem Ohrschmerz als Symptom bewirkt eine Innenohrschädigung im Cortischen Organ und verursacht im Audiogramm die klassische C5-Senke *(Pfander)*. In unseren Untersuchungen hat ein Schütze ohne Gehörschutzpfropfen durch den Knalleffekt eine Trommelfellverletzung erlitten, was sonst eher bei Explosionen vorkommt, wo die Zeitdauer der Schalldruckspitze länger als 1,5 ms ist.

Da die Schiessverletzungen im Ohrbereich immer durch Knalltraumen verursacht werden, besteht die einzige Präventivmassnahme darin, einen Gehörschutz zu tragen. Dabei gilt es zu beachten, dass der Schallpegel beim Tragen eines Ohrschutzes zwar reduziert wird, aber dennoch manchmal Werte erreicht, die sich bei einer Dauerbelastung als schädlich erweisen können. Es empfiehlt sich daher, einen doppelten Gehörschutz zu tragen, nämlich Gehörschutzwatte und Gehörschutzkapseln gleichzeitig. Der Gehörschutz muss unbedingt schon vor dem Betreten des Schiessstandes aufgesetzt werden.

9.18. Boxen, Judo, Ringen

Boxen, Judo und Ringen zählen zu den traditionsreichsten Kampfsportarten, die alle in einer rudimentären Form bereits in der Antike ausgeübt worden sind. Um die sportliche Chancengleichheit zu wahren und um die Zahl der Verletzungen zu vermindern, sind diese Sportarten immer mehr reglementiert worden. Alle drei Wettkampfsportarten werden in verschiedene Gewichtsklassen unterteilt. Insbesondere der äusserst verletzungsträchtige Boxsport bedarf einer umfassenden sportmedizinischen Betreuung *(Rotermundt)*.

Die Kampfsportarten gehören mitunter zu den ohrenverletzungsträchtigsten sportlichen Aktivitäten *(Giffin)*.

Beim Boxsport stellen sich vor allem cranio-cerebrale Verletzungen (Commotio cerebri, Contusio cerebri, Hirnblutungen) ein. Ursachen dieser Verletzungen sind immer direkt oder indirekt wirkende Mechanismen, d. h. sie sind auf die Schlagwirkung oder auf abrupte Bewegungen des Oberkörpers zurückzuführen. Ebenfalls zeigen sich Nasen- und Ohrenmuschelfrakturen als Folge direkter Schläge. Des weitern können bei Hämatomen im Gehörgang bei falscher Behandlung Gehörgangsdeformationen auftreten.

Das Judo kennt kein typisches Verletzungsmuster. In einer von *Bär* veröffentlichten Studie betreffen immerhin von 829 gemeldeten Verletzungen 108 den Kopfbereich. Darunter befinden sich aber keine Ohrenverletzungen. Hingegen haben sich in den 120 SUVA-Fällen zwei Ohrenverletzungen gefunden, die sich beim Judo ereignet haben. In beiden Fällen hat es sich um Trommelfellperforationen mit nachfolgender Otitis media und Otitis externa gehandelt. Bei einem der Fälle hat sich als weitere Komplikation eine seröse Labyrinthitis entwickelt, die irreversible Schädigungen der Cochleazellen zur Folge gehabt hat.

Direkte unkontrollierte Schläge auf das Ohr haben in beiden Fällen die Verletzung bewirkt.

Im Ringsport treten vor allem Kniegelenk und Halswirbelverletzungen auf, deren Ursache meist die Anwendung regeltechnisch verbotener Griffe ist.

Eine typische Ringerverletzung ist das Othämatom, bei dessen unsachgemässer Behandlung es oft zur Ausbildung eines «Blumenkohlohres» kommen kann. Verbotene direkte Schläge und erlaubte Zuggriffe bei nach unten oder vorne umgeklappter Ohrmuschel können eine Verschiebung der Haut und des Perichondriums gegen den Ohrknorpel bewirken, so dass ein lymphatisch-hämorrhagischer Erguss in der oberen Ohrmuschel entsteht. Um die Ohrverunstaltung zum sogenannten «Blumenkohlohr» zu verhindern, muss dieser Erguss rechtzeitig abpunktiert oder drainiert und anschliessend komprimiert werden.

Die Gesundheit des Boxsportlers kann nur durch den weiteren Ausbau der ärztlichen und technischen Massnahmen noch besser geschützt werden; insbesondere sind die Kompetenz des Ringarztes und das Regelwerk auszubauen.

Zur Verhinderung von Judounfällen soll sich der Athlet dem Ausfeilen der Technik (Verhinderung von unkontrollierten Schlägen) und der Erarbeitung einer hohen Konzentrationsfähigkeit widmen.

Eine tadellose Beherrschung der Griffe ist auch beim Ringsport Garant für verminderte Unfallhäufigkeit. Deformierungen des Ohres als Folge von rezidivierenden Othämatomen kann wie gesagt durch richtige und rechtzeitige ärztliche Behandlung des Hämatoms verhindert werden.

9.19. Sonstige Sportarten

Unter den Wassersportarten Wasserskifahren und Wasserball finden sich sieben weitere Fälle. Dabei handelt es sich um sechs Trommelfellperforationen und um eine Rissquetschwunde an der Ohrmuschel. Ursachen und Präventionsmassnahmen lassen sich beim Wasserski mit denjenigen des Wasserspringens, beim Wasserball mit jenen der Badeunfälle vergleichen.

Die auf dem Eisfeld ausgetragenen Sportarten Eishockey, Schlittschuhlaufen und Curling weisen folgende Verletzungen auf: Rissquetschwunden, Trommelfellperforationen und Innenohrverletzungen mit Felsenbeinfrakturen. Die Eissportunfälle werden entweder durch Aufprallen auf das harte Eis oder durch die Härte des Spiels (Eishockey) verursacht. Auch hier gilt Fairplay, Beherrschen der Technik und Konzentration zur Reduktion der Unfallhäufigkeit.

Beim Klettern, Wandern, Fischen und Jagen haben sich folgende Ohrenverletzungen ereignet: Trommelfellperforationen, Innenohrschäden mit Felsenbeinfraktur und Rissquetschwunden. Anpassung an die Naturgegebenheiten und gute Ausrüstung sind vorbeugend zu empfehlen.

Bei den Ballsportarten Tennis, Hand-, Korb- und Volleyball sind ausschliesslich Trommelfellperforationen festzustellen, welche ähnlich wie beim Fussball durch auf das Ohr aufprallende Bälle oder Schläge verursacht worden sind. Schliesslich hat sich beim Kegeln und Segelflugsport je eine Ohrmuschelverletzung ereignet.

9.20. Diskussion

Ohrenverletzungen treten in der Kategorie der Nichtbetriebsunfälle in der SUVA-Statistik sehr selten auf. Eine ähnlich untergeordnete Rolle spielen sie dabei auch beim Sport.

Nur jede 17. Ohrverletzung im Sport betrifft eine Frau. Erwartungsgemäss treten bei den über 40jährigen Personen nur noch selten Ohrenunfälle im Sport auf.

In gewissen Sportarten zeigt sich eine Häufung von Ohrenverletzungen; so haben sich drei Viertel aller Unfälle in den Wassersport-, Ballsportarten und beim Skifahren ereignet.

Der Anteil der Begleitverletzungen liegt bei den Wassersportarten besonders tief. Hingegen sind das Tauchen und Wasserspringen für das Erleiden von Ohrenverletzungen besonders gefährlich.

Drei Viertel aller Unfälle beruhen auf menschlichem Fehlverhalten. Im Fussball ist darunter vor allem der unkontrollierte Zusammenstoss und das Aufprallen des Balles oder eines gegnerischen Körperteiles auf das Ohr zu verstehen. Im Wasserspringen beobachtet man besonders häufig ein seitliches Aufschlagen auf das Ohr als Folge einer falschen Eintauchtechnik. Der Taucher erleidet immer wieder Ohrverletzungen, weil er die sich verändernden Druckverhältnisse im Wasser nicht beachtet.

Die Trommelfellperforation ist die mit Abstand am häufigsten auftretende Ohrverletzung. Die Ursache der Ruptur des Trommelfells ist meist eine indirekte, in wenigen Fällen eine direkte Penetration.

Bei Erschütterungen des Kopfes (Stürze) treten meist Innenohrschäden auf. In zwei Fällen sind Pyramidenlängsfrakturen mit dadurch bewirkten Trommelfellrissen entstanden.

9.21. Prävention

Im Skifahren ist vor allem auf die Anwendung des Skistoppers Wert zu legen, um Kopfverletzungen vorzubeugen. Faires und regelkonformes Verhalten auf der Piste sowie optimale Pistensicherheit tragen zur allgemeinen Verletzungsreduktion bei.

Der Reiter kann durch das Praktizieren von Präventivmassnahmen die Zahl der Stürze und deren vielfältigen Verletzungsfolgen vermindern. Das Tragen eines Schutzhelmes dämmt die Kopfverletzungen erheblich ein.

Der Tauchsport erfordert die Beobachtung der speziellen Druckverhältnisse im Wasser und die Wartung des Materials. Um Ohrenverletzungen vorzubeugen, sind Tauchgänge bei einem Tubenverschluss (Ventilationsstörungen im Mittelohr) zu unterlassen.

Der Gehörschutz ist und bleibt die einzige Prävention im Schiesssport.

Zusammenfassend kann gesagt werden: Die spezifisch zu den Ohrenverletzungen ausgearbeiteten Präventivmassnahmen sollten in den allermeisten Fällen auch eindämmende Wirkung auf die übrigen Verletzungsarten, die im Sport auftauchen, zeigen.

9.22. Zusammenfassung

Es werden 120 Unfalldossiers von Ohrenverletzungen im Sport untersucht. Dabei werden folgende Untersuchungskriterien vorgegeben: Geschlecht, Alter, Sportarten, Schweregrad und Häufigkeit der Verletzungen, Unfallursache, Sportarten und deren spezifischen Verletzungsbilder sowie Anteile der Rentenfälle. Es wird näher auf die Trommelfellperforation, die mit Abstand die häufigste Verletzungsart ist, eingegangen. Die Sportarten, in denen häufig Ohrenverletzungen auftreten, werden analysiert in Bezug auf die Relation Unfallursache, Verletzungsart und Prävention. Es sind dies die Sportarten Fussball, Wasserspringen, Schwimmen, Skifahren, Tauchen und Schiessen. Verschiedene Präventionsmassnahmen werden vorgeschlagen und diskutiert.

10. Genitalverletzungen im Sport

K. Biener und F. Renggli

10.1. Allgemeine Unfallepidemiologie

Der Anteil der Genitalverletzungen bei den Nichtbetriebs- und Sportunfällen ist zwar relativ klein, doch sind diese Verletzungen oft umso dramatischer auch wegen der psychischen Folgeerscheinungen. Im Schrifttum werden diese Unfälle jedoch kaum erwähnt. Der Prozentsatz der Geschlechtsorganverletzungen in einem Versicherungsjahr der SUVA (Schweizerische Unfallversicherung) betrug 0,1%.

Tabelle 92. Genitalverletzungen im Sport. SUVA, Schweiz. Allgemeine Unfallepidemiologie in einem Berichtsjahr.

Nichtbetriebsunfälle (NBU) im Berichtsjahr	227 441
davon Sport- und Spielunfälle	74 038
NBU mit Genitalverletzungen im Berichtsjahr	270
davon Sportverletzungen	80

10.2. Geschlechtsspezifische Epidemiologie

Unter 270 Genitalverletzungen im Sport als hochgerechnete 10%-Stichprobe aus Unfalldossiers der Schweizerischen Unfallversicherungsanstalt finden sich nur 4% Frauen. Dies liegt einerseits an den geschlechtsspezifisch besser geschützten Genitalorganen der Frau, anderseits an der geringeren sportspezifischen Unfallexposition.

Bei den 270 Genitalverletzungen handelt es sich um 230 «ordentliche Fälle» mit vier und mehr Arbeitsausfalltagen. Sie sind oft mit Schmerzen und längerem Arbeitsausfall verbunden. Bei den restlichen 40 Verletzungen handelt es sich um Bagatellunfälle mit weniger als vier Arbeitsausfalltagen.

10.3. Altersspezifische Epidemiologie

Eine eindeutige Häufung der Geschlechtsverletzungen ist bei den jüngeren Altersstufen festzustellen. Jugendlicher Übermut, Unerfahrenheit sowie hohe sportliche Aktivität tragen sicherlich zu dieser Konstellation bei. In den vorliegenden Fällen sind die höheren Altersstufen praktisch nicht mehr von Genitalverletzungen betroffen.

Tabelle 93. Geschlechtsverletzungen im Sport.
SUVA, Schweiz (n = 270, hochgerechnete 10%-Stichprobe).
Altersspezifität.

Altersstufen	Anzahl Fälle
Bis 19 Jahre	37%
20–24 Jahre	18%
25–29 Jahre	15%
30–34 Jahre	15%
35–49 Jahre	11%
50 und mehr	4%

10.4. Kausalitätsvarianz

Besonders häufig verursachen Zweikampfsituationen mit Körperkontakt Genitalverletzungen, wobei dieser Unfallhergang vor allem beim Fussballspiel zu beobachten ist. Scharf getretene Bälle in den Unterleib sind eine weitere Unfallursache. Oft ereignen sich Genitalverletzungen auch als Folge eines Aufpralles gegen harte Gegenstände meist nach einem Sturz besonders beim Skifahren.

Tabelle 94. Genitalverletzungen im Sport.
SUVA, Schweiz (n = 270, hochgerechnete 10%-Stichprobe).
Kausalitätsvarianz.

		meist bei:
Schlag, Tritt oder Zusammenprall mit Gegner	41%	Fussball, Handball, Karate
Bälle	18%	Fussball, Volleyball
Aufprall gegen harten Gegenstand, Sturzsituation	37%	Skifahren, Baden, Schlitteln, Joggen
Bodenbeschaffenheit	4%	Fussball

10.5. Verletzungsarten

Als häufigste Genitalverletzung imponieren die Hodenkontusionen und die Scrotumwunden, wie die folgende Übersicht zeigt. Die sonstigen Genitalverletzungen sind sehr vielfältig. Die gefürchteten Schwellkörperverletzungen sind in unserem Material nur selten registriert worden.

Tabelle 95. Genitalverletzungen im Sport.
SUVA, Schweiz (n = 270, hochgerechnete 10%-Stichprobe).
Verletzungsarten.

Hodenkontusion	55%
Vorhaut- und Frenulumverletzungen	10%
Hodenruptur	5%
Hodentorsion	5%
Scrotumwunde	5%
Penishämatom	5%
Samenstrangquetschung	5%
Sonstiges (u. a. Labium [Risswunde], Blasenruptur, Schwellkörperverletzung)	10%

10.6. Sportarten

Mehr als die Hälfte aller Genitalverletzungen sind im Fussballsport erfolgt. Die dynamisch kraftvolle und zweikampfbetonte Spielweise des Fussballs bedeutet auch für die Genitalien erhöhte Verletzungsgefahr. Auch im Skisport treten relativ häufig Genitalverletzungen auf, während es sich in den übrigen auftretenden Sportarten um Einzelfälle handelt. Der Anteil der Begleitverletzungen ist mit 22% Fällen relativ gering. Sie weisen durchwegs untergeordneten Charakter auf, treten meist als Kontusionen in den Genitalien benachbarten Körperstellen auf.

Tabelle 96. Genitalverletzungen im Sport.
SUVA, Schweiz (n = 270, hochgerechnete 10%-Stichprobe).
Sportartenspezifisch.

Fussball	52%
Skifahren	26%
Handball	4%
Volleyball	4%
Schlitteln	4%
Sonstiges: (Joggen, Karate, Baden im Fluss u. a.)	10%

10.7. Prävention im Fussballsport

Der Zweikampf mit Körperkontakt kann zu verschiedenen Verletzungen führen. Der Schlag in die Genitalregion erfolgt meist mittels Knie oder Fuss, oder er wird durch ein unglückliches Zusammenprallen (z. B. Kopfballduell mit dem Gegner) verursacht. Als besonders gefährlich erweisen sich die scharf in den Unterleib getretenen Bälle. Der Aufprall des 420 g schweren Fussballs kann zu schmerzhaften Quetschungen des Hodens führen. Das Überraschungsmoment der Ballabgabe und die plötzliche Richtungsänderung der Flugbahn des Balles verunmöglichen dem Spieler oft geeignete, verletzungsverhindernde Abwehrreflexe.

Der Ball hat in unserem Material stets Hodenverletzungen verursacht. Als Folge von Fusstritten sind Penisverletzungen am Präputium aufgetreten; selten ist es sogar zu einer Hodentorsion gekommen. In den meisten Fällen mit Schlägen oder Fusstritten hat es sich um Kontusionen des Hodens gehandelt. Die einfache Hodenkontusion ist die Folge eines stumpfen Traumas, wobei die Tunica albuginea intakt bleibt und sich kein intrakapsuläres Hämatom ausbildet. Die schmerzhafte Kontusion heilt spontan. Bei der Hodenruptur handelt es sich um einen Riss der Tunica albuginea. Dabei muss die Ruptur operativ behandelt werden, da sonst das Hodengewebe abstirbt. Die Hodentorsion mit einer Drehung des Funiculus spermaticus führt je nach Torsionsgrad zu einer Drosselung der Blutzufuhr und dadurch zur Gefährdung des Hodenparenchyms. Die Torsion muss deshalb möglichst rasch diagnostiziert und sofort operativ behoben werden. Die Symptome sind plötzliche, starke Schmerzen mit Rötung und massiven Anschwellen des Hodens und Skrotums; diese Symptomatik steht in Differentialdiagnose zur Epididymitis (Nebenhodenentzündung).

Die im Fussball besonders gefährdeten Hoden können mittels Suspensorien geschützt werden. Zu eng anliegende Suspensorien können jedoch die Bewegungsfreiheit der Hoden derart einengen, dass die Quetschgefahr bei einem möglichen Schlag erhöht ist, weil sie direkt am Becken anliegen. Aus diesem Grunde sind locker getragene «Schwimmhosen» eher zu empfehlen als zu eng anliegende Suspensorien.

10.8. Prävention beim Skifahren

Die meisten Verletzungen im Skisport werden durch Stürze ausgelöst, wobei die Genitalverletzungen meistens durch die Skis, seltener durch Aufprall gegen einen Baum oder durch das Aufschlagen auf hartes Eis zustande gekommen sind. Dabei haben sich die Verunfallten Riss- und Schnittwunden am Skrotum oder an den Labien zugezogen. Ein Sturz direkt auf den Bauch bei gefüllter Blase kann zur Blasenruptur führen.

Um Genitalverletzungen beim Skifahren zu verhindern, muss die Sturzgefahr vermindert werden. Wie schon erwähnt, kann dies nur erreicht werden, indem sich jeder Einzelne an die Pistenverhältnisse anpasst und die Fahrweise dem persönlichen Können entspricht.

10.9. Prävention bei sonstigen Sportarten

Verursacht durch einen Faustschlag im Gemenge hat ein Handballspieler eine Hodenkontusion erlitten. Ähnlich wie im Fussball würde sich im Handball das Tragen eines Suspensoriums lohnen. Die Hodenkontusion eines Volleyballspielers ist die Folge eines direkten Schmetterballes in den Unterleib gewesen. Wegen des häufigen Bodenkontaktes in dieser Sportart empfiehlt sich jedoch das Tragen eines Suspensoriums kaum.

In den übrigen Fällen sind Genitalverletzungen durch eine Kette unglücklicher und selten vorkommender Umstände aufgetreten, die wohl kaum durch gezielte Präventionsmassnahmen zu verhindern gewesen wären.

10.10. Zusammenfassung

Von 270 Genitalverletzungen im Sport als hochgerechnete 10%-Stichprobe aus Unfalldossiers der Schweizerischen Unfallversicherungsanstalt fanden sich nur 4% Frauen. In 41% handelte es sich um Schläge, Tritte oder Zusammenprall mit dem Gegner, in 8% waren Bälle die Ursache, in 37% Stürze und Aufprallen an Gegenständen, in 4% Bodenbeschaffenheit. In 52% erfolgten die Unfälle beim Fussballspiel, in 26% beim Skifahren, in 22% bei sonstigen Sportarten (Handball, Schlitteln, Karate u. a.). In den meisten Fällen (55%) kam es zu Hodenkontusionen, in 10% zu Präputial- und Frenulumverletzungen, in je 5% zu Hodenrupturen und Hodentorsionen und in den restlichen Anteilen zu sonstigen Verletzungen wie Penishämatomen, Labiumrisswunden, Schwellkörperverletzungen, Blasenrupturen. Präventivmedizinisch würde sich das Tragen eines Suspensoriums bei den meisten Kampfsportarten lohnen.

11. Bodybuilding

Jonas Rickli

11.1. Einleitung

Bodybuilding — Sinn oder Unsinn? Bodybuilding — Sport oder Narretei? Bodybuilding — gesund oder schädlich? Eine Fülle von Vorurteilen, Misstrauen, Emotionen rankt sich um dieses Freizeithobby, das immer mehr auch von Frauen ausgeübt wird. Hat es etwas mit dem Sport, besonders mit dem Kraftsport zu tun? Wenn man das Training analysiert — sicherlich. Wenn man das sportliche Ziel betrachtet — im herkömmlichen Sinne kaum. Was sagt der Sportarzt dazu?

11.2. Geschichtlicher Überblick

Schon im Altertum galt es als erstrebenswert, einen kräftigen Körper zu haben. Von den alten Griechen weiss man, dass sie vorzugsweise mit Hanteln und Platten aus Steinen trainierten. Auch Seilzüge sollen sie bereits zu diesem Zweck eingesetzt haben *(Kieser)*.

Im 18. Jahrhundert entwickelten die böhmischen Turner das sogenannte «Sokol-Turnen», eine Art Krafttraining, das bald von deutschen Sportlern übernommen wurde. Deutsche Auswanderer brachten das Hantelstemmen nach Nordamerika. Während das Krafttraining in Europa langsam vergessen wurde, erkannten die Amerikaner die grossen Möglichkeiten dieses Sports. Sie gaben ihm denn auch den heutigen Namen «bodybuilding». Nach dem Koreakrieg erlebte es in den USA einen grossen Aufschwung, denn mit gutem Erfolg wurde es erstmals auch in der Rehabilitation von Kriegsverletzten eingesetzt. Erst jetzt kam das Bodybuilding wieder nach Europa.

Der Schweizerische Amateur Bodybuilding Verband (SABBV) ist Mitglied des Internationalen Bodybuilding Verbandes (IFBB) und führt jährlich die Schweizermeisterschaften durch. Heute zählt der SABBV ca. 7000 Mitglieder.

11.3. Technische Daten

Das Ziel des Bodybuilding ist, durch bestimmte Übungen und Methoden die Muskelgruppen des Körpers vielseitig zu entwickeln. Der menschliche Körper soll dadurch ein möglichst vollkommenes Muskelrelief erhalten.

Dabei wird heute die Muskelkonturierung stärker bewertet als Masse und Volumen.

Ein Bodybuilding-Wettkampf wird in drei Runden ausgetragen. In der ersten Runde wird die Körpersymmetrie bewertet. Die Muskeln dürfen dabei nicht angespannt werden. Im mittleren Auftritt werden sechs von der Jury genau vorgeschriebene Pflichtposen vorgeführt und gewertet. Zum Schluss wird ein freies Posing durchgeführt. Posen und Musik werden vom Athleten gewählt. Hier wird auch die Harmonie vom Körper zur Musik mitbeurteilt. Dieser Teil ist mit der Kür der Eistänzer vergleichbar *(Schmid; Schwarzenegger).*

11.4. Ziel der Arbeit

Um sachliche Daten zu liefern und etwas objektives Licht in das Dunkel der Vorurteile und Gefühle zu bringen, haben wir entsprechende Erhebungen und Untersuchungen durchgeführt. Im ersten der Arbeit sollen die psychosoziale Situation des Bodybuilders, seine Lebensgewohnheiten und Trainingsmethoden analysiert, im zweiten Teil die körperliche Leistungsfähigkeit mittels einer spiro-ergometrischen Überprüfung beschrieben werden.

11.5. Methodik

Insgesamt sind von uns 300 Fragebogen entweder direkt an die Bodybuilder versandt oder durch die entsprechenden Trainer verteilt worden. 185 Sportler haben die 74 (81 für die Frauen) Fragen beantwortet. Von den 185 retournierten Fragebogen sind 39 von weiblichen und 146 von männlichen Athleten zurückgekommen. Es ergibt sich also eine Antwortquote von 62%.

Im folgenden Text sind nur die Prozentzahlen angegeben. Die Zahlen der Frauen sind jeweils in Klammern gesetzt, da die Gesamtzahl niedriger als 100 liegt.

11.6. Alter, Körperhöhe und Gewicht

Das Durchschnittsalter der Untersuchten beträgt 27 (25) Jahre.

Bei der Körperhöhe ergeben sich nur minime Abweichungen, verglichen mit der Normalbevölkerung derselben Altersklassen (*Biener und Schär*). Im Durchschnitt sind die Bodybuilder 175 cm (164 cm) gross.

Interessanter ist der Vergleich des Körpergewichtes. Während die Damen mit einem Durchschnittsgewicht von 53 kg gut 3 kg unter den Durchschnittswerten der gleichaltrigen Nichtbodybuilderinnen liegen, sind die männlichen Bodybuilder mit 77 kg im Durchschnitt 9 kg schwerer als eine vergleichbare Normgruppe. Diese Gewichtsunterschiede lassen sich wahrscheinlich auf den Trainingseffekt des Krafttrainings zurückführen. Durch den gesteigerten Kalorienbedarf im Training und dank einer Diät wird überflüssiges Fettgewebe abgebaut. Anderseits bewirkt das Krafttraining die ebenfalls erwünschte Zunahme der Muskelmasse; während bei den Männern die Muskelentwicklung überwiegt, bauen die Athletinnen im Verhältnis mehr Fettgewebe ab. Gemäss Broca-Index (Grösse in cm minus 100 cm = Normalgewicht) wären mehr als die Hälfte aller Bodybuilder übergewichtig. Da das Zusatzgewicht beim Bodybuilder nicht aus Fettgewebe besteht, sondern aktives, stützendes Gewebe ist, darf der Broca-Index hier nicht im Sinn von Übergewicht ausgelegt werden. Das Gewicht des Bodybuilders ist eher Ausdruck seines athletischen Körpers und der Muskelmasse.

11.7. Ausbildung und Beruf

Vergleicht man die Schulbildung der weiblichen und der männlichen Athleten miteinander, so ergibt sich nach der Primarschule eine grosse Diskrepanz. Die Frauen haben häufiger eine Mittel- oder Sekundarschule besucht und haben damit eindeutig die bessere Grundschulbildung. Dagegen sind die Männer, was die berufsspezifische Ausbildung betrifft, den Damen überlegen. Sie besuchten häufiger eine Berufsschule, ein Technikum oder eine Handelsschule (Tabelle 97).

Berufsspezifisch liegt eine grosse Dominanz der gelernten Berufe und der Angestellten vor. Die 8% Selbständigerwerbenden sind ausnahmslos Studiobesitzer für Bodybuilding.

Interessant ist der Vergleich des Berufsprofils mit andern Sportarten. Bei den Tennisspielern findet man beispielsweise 27% Akademiker, bei den Handballern 26% und bei den Radfahrern nur 8%. Die Bodybuilder liegen mit 12% knapp in der Mitte. 62 (46)% der Athleten geben an, einen körperlichen Beruf auszuüben. Die Mehrheit der Sportler, nämlich 90 (95)%, ist mit ihrem Beruf zufrieden.

Tabelle 97: Bodybuilding.
Schweiz (n = 146 [39]).
Ausbildungs- und Berufsprofil (in Klammern: Prozentwerte von Frauen).

Ausbildung:		Beruf:	
Primarschule	100 (100)%	Hilfsberuf	3 (3)%
Realschule	35 (26)%	gelernter Beruf/Angest.	67 (69)%
Sekundarschule	46 (67)%	Lehrberuf/Seminar	6 (12)%
Mittelschule	10 (18)%	Akademiker	6 (–)%
Berufsschule	88 (54)%	Kaderposition	5 (–)%
Hochschule	6 (5)%	Selbstständig	8 (–)%
Technikum	5 (–)%	Schüler	1 (8)%
Handelsschule	13 (3)%	Hausfrau	– (8)%
Kunstgewerbeschule	– (8)%	Keine Angabe	4 (–)%

Bodybuilding wirke sich positiv auf Beruf und Ausbildung aus, bestätigten 59 (54)%. Nachteile wurden in weniger als 3% genannt. Das Bodybuilding trifft mit 53 (69)% zu einem grossen Teil auch bei Kollegen und Vorgesetzten auf Zustimmung. Auf Ablehnung stösst es in 24 (33)%.

11.8. Familie

71 (59)% der Bodybuilder sind noch ledig. Verheiratet sind 27 (33)%. Von diesen sind bereits 21% Mütter (mit 1–2 Kindern) und 19% Väter (mit 1–3 Kindern).

Die Einstellung zum Bodybuilding ist bei den Familienangehörigen gewöhnlich positiv. Die Sportart stösst in 34 (41)% auf Begeisterung, in 58 (46)% auf Zustimmung und nur in 8 (13)% auf Ablehnung.

Auf die Beziehung zum Partner soll sich das Bodybuilding in 60 (80)% gut und nur in 4 (3)% schlecht auswirken. – Auch die Väter der Bodybuilder sind mehrheitlich in der Gruppe der gelernten Berufsleute und Angestellten zu finden.

11.9. Genussmittel

Alkohol wird von Bodybuildern wenig getrunken. 2 (3)% nehmen täglich, 20 (31)% gelegentlich, 56 (56)% selten und 22 (10)% nie Alkohol zu sich.

Dass vermehrt junge Frauen zur Zigarette greifen, trifft auch bei den Bodybuildern zu. 38% der Bodybuilderinnen rauchen. Bei den Männern sind es dagegen nur 18%. Bei den Damen raucht eine Zigarren, alle anderen Zigaretten. Von den rauchenden Bodybuildern rauchen 17% Pfeife, 11% Zigarren und die restlichen 72% Zigaretten.

11.10. Medikamentenkonsum, Arztbesuche

7 (8)% der Bodybuilder nehmen täglich Medikamente ein, 1 (–)% oft, 45 (49)% selten und 48 (43)% nie. Am häufigsten werden Kopfwehtabletten genannt, gefolgt von Anabolika, Antirheumatika, Schlaftabletten und Schmerzmitteln.

Tabelle 98: Bodybuilding.
Schweiz (n = 146 [39]).
Häufigkeit der Arztkonsultationen.

Häufigkeit:	oft	selten	nie
Medizinische Beratung	27 (10)%	33 (15)%	40 (75)%
Medizinische Untersuchung	32 (3)%	24 (8)%	44 (89)%
Medizinische Behandlung	9 (3)%	27 (5)%	64 (92)%

Wegen ihres Sportes lassen sich gut die Hälfte der Bodybuilder medizinisch beraten und untersuchen. Eine Behandlung haben sie aber sehr selten nötig. Die Frauen gehen wegen Sportproblemen viel seltener zu einem Arzt (Tab. 98).

11.11. Sportspezifische Unfälle

Unfälle beim Muskeltraining sind recht selten und meist relativ harmlos. Häufig sind es Muskelzerrungen, Verstauchungen oder Sehnenentzündungen, die zu einem Trainingsunterbruch führen. 21 (8)% geben an, beim Bodybuilding bisher mindestens einen Unfall erlitten zu haben. Drei Fünftel aller dieser Verletzungen waren an den Armen und je ein Fünftel an den Beinen bzw. am Rumpf lokalisiert. In der Hälfte aller Fälle handelte es sich um Muskelzerrungen, in je einem Siebentel um Verstauchungen bzw. Sehnenscheidenentzündungen. Jede 15. Verletzung erwies sich als Fraktur, u. a. auch als Ermüdungsfraktur.

11.12. Trainingshygiene

Am meisten Bodybuilder sind dank Freunden zu diesem Sport gekommen, nämlich 46 (66)%, andere durch Massenmedien 25 (10)%, durch den Arzt 5 (—)%, durch gewisse persönliche Vorstellungen 1 (—)%, der Rest macht sonstige Angaben.

Im Durchschnitt beginnen die Bodybuilder ihr Training mit 23 Jahren, der Jüngste hat bereits mit 16 Jahren und der Älteste noch mit 45 Jahren begonnen.

Die Männer trainieren ca. 2 Stunden länger als die Frauen, nämlich im Schnitt 8,2 Stunden die Männer und die Frauen 6,1 Stunden.

Bodybuilderinnen üben ihren Sport mit 48% häufiger als die Männer (39%) allein aus. Zu zweit wird in 55 (44)% und in einer Gruppe in 6 (8)% trainiert.

79 (59)% trainieren am Abend. Am Nachmittag können 25 (36)% und am Vormittag 10 (18)% ins Training gehen (Mehrfachantworten).

Nur eine Athletin gibt an, ganz ohne Programm zu trainieren. Alle andern Sportler gehen nach einem Programm vor. Dieses ist bei den Frauen mit 46% gegenüber den Männern mit 18% viel häufiger von einem Trainer zusammengestellt. Aufgeschrieben und verfolgt werden die Leistungen im Training zu 34 (18)%.

11.13. Ernährungsgewohnheiten

Mit Ausnahme von je einer Athletin und einem Athleten schenken alle Sportler der Ernährung besondere Beachtung. 97 (79)% geben an, speziell auf eiweissreiche, 95 (100)% speziell auf vitaminreiche und 85 (77)%

speziell auf mineralstoffreiche Kost zu achten. *Reich* hat über Versuche und Erfahrungen mit Megavitaminen berichtet.

Gefragt nach der optimalen Proteinzufuhr eines Athleten, gehen die Meinungen ziemlich stark auseinander. Dies ist nicht erstaunlich, wenn man sieht, wie stark die Werte auch in der einschlägigen Literatur variieren. Von den Athleten wurden folgende Werte angegeben.

Durchschnittlich nehmen die Athleten nach eigenen Angaben 129,4 (55) g Protein pro Tag oder 1,68 (1,04) g/kg Körpergewicht zu sich.

Tabelle 99: Bodybuilding.
Schweiz (n = 146 [39]).
Ernährungsgewohnheiten und Zusammensetzung.

Menge:	viel	mittel	wenig	kein
Fleisch	53 (44)%	39 (28)%	7 (28)%	1 (–)%
Eier	44 (23)%	44 (41)%	12 (26)%	– (10)%
Milchprodukte	79 (62)%	20 (28)%	1 (10)%	– (–)%
Gemüse	60 (79)%	38 (13)%	1 (8)%	1 (–)%

Tabelle 100: Bodybuilding.
Schweiz (n = 146 [39]).
Meinungen über die ideale tägliche Eiweisszufuhr eines Bodybuilders.

Prozentzufuhr in g/kg Körpergewicht:	
1	9 (19)%
1,5	15 (6)%
2	27 (32)%
2,5	23 (13)%
3	12 (–)%
weiss nicht	14 (30)%

11.14. Zusatzpräparate

Welche Zusatzpräparate von diesen Sportlern eingenommen werden, zeigt Tab. 101.

Anabolika vom Steroid-Typ werden angeblich von 29% der Männer eingenommen. Auch eine Frau greift regelmässig zu diesen Medikamenten.

2% aller Athleten nehmen vor den Wettkämpfen auch Thyroxin. Sie erzwingen damit einen hyperthyreoten Zustand. Durch die Steigerung des Grundumsatzes kann somit innert kurzer Zeit mehr Fett abgebaut werden. Dieses Hormon bewirkt aber auch Unruhe, Zittern, Herzklopfen, Schlaflosigkeit und Muskelschwäche; die Verwendung dieses Hormones kann deshalb für das Krafttraining nicht empfohlen werden.

Tabelle 101: Bodybuilding.
Schweiz (n = 146 [39]).
Zusätzlich eingenommene Präparate; Mehrfachantworten.

Künstliche Präparate:	ja	nein
Eiweisspräparate	82 (51)%	18 (49)%
Vitaminpräparate	70 (79)%	30 (21)%
Mineralstoffe	54 (46)%	46 (54)%
Eisenpräparate	31 (33)%	69 (67)%

Ein Athlet gibt an, manchmal Amphetamine zu gebrauchen, um länger trainieren zu können. Die Anwendung dieser Medikamente bringt im Bodybuilding bestimmt keine Vorteile. Zwar können damit die Trainingsdauer verlängert und die Zeichen der Übermüdung hinausgeschoben werden, doch Schlaf- und Appetitlosigkeit, Unruhe und Suchtgefahr verbieten die Anwendung dieser Medikamente im Sport.

11.15. Sonderproblem Anabolika

Mehr als ein Drittel aller befragten Athleten nahmen unter dem Titel «Zusätzliche Bemerkungen» zu einem oder mehreren Problemen des Bodybuildings Stellung. Etwa die Hälfte aller Hinweise betrafen das Anabolikaproblem. Die hier wiedergegebenen Meinungen sind nicht repräsentativ, sollen aber doch einige Probleme der Bodybuilder anschneiden.

«Ohne Anabolika bringt man es in diesem Sport zu nichts! Gilt das nicht auch in andern Sportarten?»

«Anabolika ja, aber nur unter ärztlicher Kontrolle. Im heutigen Weltklassebodybuilding hat ein Athlet nur noch eine Chance, wenn er mit diesem Hilfsmittel arbeitet. Nach meiner Meinung sind an jeder Weltmeisterschaft 99% aller Teilnehmer Benützer von Anabolika. Ohne Anabolika wird man nie gewinnen können!»

«Wenn Anabolika an Wettkämpfen nicht mehr erlaubt sind, passiert das genau gleiche wie bei andern Sportarten, man setzt sie einfach früh genug vor dem Wettkampf ab.»

«Sport sollte nach meiner Meinung die Gesundheit fördern und nicht dieselbe durch leistungssteigernde chemische Substanzen schädigen oder gar ruinieren.»

«An Wettkämpfen sollten unbedingt Anabolika-Tests gemacht werden und dann in zwei Klassen gestartet werden: Chemie- und Naturathleten.»

«Anabolika: Nach viermaliger Anwendung keine besonderen Erfolge!»

«Ich als Frau finde es nicht gut, wenn eine Frau Anabolika nimmt. Wir sollen es ja nicht so weit kommen lassen, dass wir Männer sind, aber einfach bei den Frauen starten. Ich auf jeden Fall möchte eine Frau bleiben!»

«Ich hätte grosses Interesse zu wissen, was Anabolika bewirken.»

11.16. Wettkampfhygiene

49 (59)% der erfassten Bodybuilder bestreiten mindestens einen Wettkampf pro Jahr. Wer an Wettkämpfen teilnimmt, geht im Mittel an 2,5 (3,2) solche Veranstaltungen pro Jahr. Die Athleten gehören zu folgenden Gewichtsklassen:

Männer:	Leichtgewicht bis 70 kg	35%
	Mittelgewicht bis 80 kg	33%
	Schwergewicht bis 90 kg	21%
	Superschwergewicht über 90 kg	11%
Frauen:	Leichtgewicht bis 52 kg	55%
	Mittelgewicht über 52 kg	45%

Alle Athleten nehmen einige Tage bis Wochen vor dem Wettkampf eine Diät ein, damit die Muskulatur besser konturiert wird (Definitionsphase). Diese Diät wird im wesentlichen (bei erlaubten Mehrfachantworten) als kohlenhydratarm von 72 (55)%, proteinreich von 39 (41)%, kalorienarm von 6 (18)% beschrieben.

Am Wettkampftag nehmen 42 (39)% zusätzliche Mittel ein, nämlich Laxis 25%, Kalium 23%, Calcium 21%, Zucker 15%, Alkohol 15%, Honig 10%, Vit. B_{12} 8% und Niacin 8%.

Nur je einmal genannt wurden Koffein, Vit. C, Schokolade, Proteinpräparate und Anabolika.

Speziell nach Gelbsucht gefragt, gaben 5% aller Athleten an, bereits eine Hepatitis A durchgemacht zu haben. Nur einer hatte die schwerer verlaufende Hepatitis B.

11.17. Gynäkologische Probleme

Die Bodybuilderinnen haben ihre Regelblutung im Durchschnitt mit 12,9 Jahren. Die Menarche ist meistens zwischen dem 12. und 14. Lebensjahr eingetreten.

85% haben regelmässige Zyklen. Alle Athletinnen treiben auch während der Periode regelmässig Sport. Das Bodybuilding habe keinen Einfluss auf den Menstruationszyklus, versichern alle Bodybuilderinnen. 36% geben aber an, dass die Menstruationsblutung die Leistungsfähigkeit negativ beeinflusse. 26% der Frauen leiden an Menstruationsbeschwerden. Am häufigsten werden Krämpfe, Schmerzen (Bauch, Rücken) und Fieber genannt.

Die «Antibabypille» als Antikonzeptivum nehmen 46%. 33% geben an, sie früher genommen zu haben.

11.18. Psychologische Aspekte

Bodybuilder werden häufig gefragt, weshalb sie diese Sportart betreiben. Die Antworten unseres Kollektivs sind in der Tabelle 102 zusammengestellt.

Anhand eines Katalogs von vorgedruckten Eigenschaften sollte beantwortet werden, welche Charakterzüge sich die Bodybuilder selbst geben.

Es ist bestimmt nicht gerechtfertigt, alle Athleten in ein bestimmtes Schema zu pressen. So wie es verschiedene Gründe gibt, diesen harten Sport auszuüben, so gibt es unter den Aktiven auch ganz verschiedene Charaktere. Typisch für diese Athleten scheint jedoch, dass Ehrgeiz, sicheres Auftreten und Initiative am häufigsten angegeben werden.

Die Freunde der Bodybuilder reagieren am häufigsten, nämlich in 56 (36)% mit Respekt, in 43 (41)% mit Bewunderung, in 36 (38)% gleichgültig und in 3 (5)% ablehnend auf deren Körper (teilweise Doppelantworten).

Die Athleten zeigen ihre Muskeln zu 7 (15)% sehr gern, zu 39 (31)% gern, 33 (46)% indifferent und zu 21 (8)% ungern in der Öffentlichkeit.

Tabelle 102: Bodybuilding.
Schweiz (n = 146 [39]).
Motivation zum Bodybuilding; Mehrfachnennungen.

Freude am Sport	69 (59)%
Freude am eigenen Körper	63 (54)%
Ehrgeiz	46 (23)%
Bedürfnis	26 (33)%
Finanzielle Erwägungen	5 (–)%

Tabelle 103: Bodybuilding.
Schweiz (n = 146 [39]).
Selbsteinschätzung der Bodybuilder; Mehrfachantworten.

Ruhig	58 (44)%	Impulsiv	36 (59)%
Gesellig	65 (93)%	Einzelgänger	25 (7)%
Psychisch stabil	79 (74)%	Psychisch labil	6 (13)%
Initiativ	77 (87)%	Passiv	36 (3)%
Ehrgeizig	82 (91)%	Nicht ehrgeizig	12 (–)%
Sicher im Auftreten	75 (81)%	Unsicher im Auftreten	10 (10)%

11.19. Stellungnahmen von Bodybuildern zum Bodybuilding

«Nach meiner Auffassung heisst Sport: Körperbetätigung und Körpertraining. Ich betreibe seit meinem siebten Lebensjahr Sport. Ich begann mit Judo, spielte Handball und später auch Squash, wo ich sehr erfolgreich war. Nebenbei spielte ich Tischtennis und war regelmässiger Jogger. Vor eineinhalb Jahren kam ich durch einen Kollegen zum Bodybuilding. Heute behaupte ich, dass Bodybuilding der Sport ist, in welchem der Körper am ausgeglichensten trainiert wird.»

«Ich betreibe das Bodybuilding seit vielen Jahren in Nordamerika. Von gleichaltrigen Berufskollegen hier in der Schweiz wird das Muskeltraining noch als lächerlich betrachtet. Hingegen wird von meiner Altersgruppe in den USA und Kanada das Bodybuilding als gesundheitlich intelligent begrüsst. Auf dem europäischen Kontinent habe ich nur in Skandinavien Leute kennengelernt, die meine Einstellung zum Bodybuilding teilen. Wie so oft wird Europa erst 25 Jahre nach Amerika nachholen müssen.»

«Bevor ich Bodybuilding machte, hatte ich grosse Minderwertigkeitskomplexe, unterschätzte mich ständig, war praktisch überall nervös und unsicher, war ein grosser Pessimist und wurde schnell verlegen (oft gegenüber von Frauen, da ich sehr klein bin). Heute bin ich sehr selbstsicher, vielleicht gar ein wenig eingebildet, habe meine Angst vor Frauen vollkommen verloren und traue mir viel mehr zu (was vor allem durch die Bewunderung seitens Kollegen, Mädchen und eigener Familie kommt). Übertrieben gesagt wurde ich durch das Krafttraining vom ängstlichen Kompexmenschen zum selbstsicheren Mann!»

«Wenn Personen mich fragen, welchen Sport ich treibe, gebe ich nie Bodybuilding an! Erklärung: Die Leute haben eine schlechte Einstellung zum Muskeltraining. Am Anfang diskutierte ich mit ihnen über Bodybuilding, aber heute ‹stinkt› es mir.»

«Es würde mich freuen, wenn Ihre Arbeit dazu beitragen würde, die vielen Vorurteile gegenüber dem Bodybuilding ein wenig zu dezimieren. Es wäre auch einmal Zeit zu zeigen, welche positiven Seiten ein regelmässiges Krafttraining und eine vernünftige Ernährung haben. Bisher wurde in der Öffentlichkeit (wenn überhaupt) nur ein negatives Bild des Bodybuilders gezeigt . . .»

«Ich möchte Ihnen danken für die Mühe und Arbeit, das Bodybuilding wissenschaftlich zu untersuchen. Ich wünsche Ihnen bei Ihrer Arbeit viel Spass und Erfolg . . .»

11.20. Sportmedizinische Untersuchung

Insgesamt wurden 60 zufällig ausgewählte lizenzierte Bodybuilder aus der ganzen Schweiz untersucht. Die Untersuchung umfasste folgende Punkte:

1. Anamnese und Status
2. Anthropometrie

3. Spirometrie
4. Ergometrie
5. Kraft- und Fitnesstest

Von den 60 untersuchten Athleten waren 10 Frauen und 50 Männer. Die Messzahlen der Frauen werden wieder in Klammern gesetzt.

Das Durchschnittsalter betrug je 24 Jahre. Die untersuchten Athleten waren im Mittel bereits 4,3 (2,2) Jahre lizenziert.

Die Verteilung nach Gewichtsklassen sah wie folgt aus:

Männer:	leicht bis 70 kg	13
	mittel bis 80 kg	14
	schwer über 80 kg	23
	total	50
Frauen	leicht bis 52 kg	5
	mittel über 52 kg	5
	total	10

11.21. Anamnese und Status

Gegenwärtige Krankheiten konnten keine festgestellt werden, so dass bei allen 60 Athleten der Test möglich war.

Als häufigste Beschwerden wurden Rückenschmerzen genannt. Jeder zwölfte Bodybuilder litt zumindest zeitweise daran. Die am häufigsten genannte Operation war die Tonsillektomie. Auffallend oft waren auch die Hernienoperationen, die mit 8% an zweiter Stelle standen. Dass Leute beim Lastentragen oder Pressen (z. B. Bankdrücken) vermehrt Leisten- oder Bauchdeckenbrüche bekommen, ist eine alte Tatsache. Es ist deshalb nicht erstaunlich, dass diese Komplikation bei den Bodybuildern oft vorkommt.

11.22. Anthropometrie

Die verschiedenen Körpermesswerte sind in der Tabelle 104 zusammengestellt. Als Vergleich sind die entsprechenden Daten von den Handballspielerinnen (*Perko*) und von den Radfahrern (*Burki*) aufgeführt.

Bodybuilder haben eine mittlere Körpergrösse, sind aber von ausgesprochen athletischer Statur. Die Umfänge der oberen Extremitäten, des Thorax und der unteren Extremitäten weisen gegenüber den Vergleichsgruppen eine entsprechende gleichmässige Vergrösserung auf. Diese Tatsache beweist, dass der Bodybuilder den ganzen Körper gleichmässig trainiert und somit die Proportionen gut erhalten bleiben.

Der Ruffier-Index erlaubt uns, aus bestimmten Körpermassen eine Konstitutionstypisierung vorzunehmen.

Ein Wert nahe bei null ergibt sich bei ausgesprochen leptosomen Typen (magere, schmale, ‹aufgeschossene› Menschen). Je höher der Index

Tabelle 104: Bodybuilding.
Schweiz (n = 50 [10]).
Anthropometrie, altersspezifische Vergleichsgruppen.

	Bodybuilderinnen (n = 10)	Handballspielerinnen (n = 38)	Bodybuilder (n = 50)	Radrennfahrer (n = 32)
Körpergewicht	54,9 kg	55,2 kg	78,8 kg	68,4 kg
Körperhöhe	166,7 cm	164,4 cm	175,9 cm	176,0 cm
Reichhöhe	217,8 cm		233,7 cm	224,0 cm
Umfang Becken	77,4 cm	96,5 cm	86,2 cm	100,8 cm
Umfang Thorax inspiratorisch	87,8 cm	90,6 cm	109,3 cm	95,5 cm
Umfang Thorax exspiratorisch	78,5 cm	81,2 cm	101,7 cm	86,2 cm
Umfang Abdomen	64,3 cm	68,2 cm	80,4 cm	70,9 cm
Umfang Oberarm re.	26,0 cm	25,7 cm	35,4 cm	27,1 cm
Umfang Oberarm li.	25,7 cm	25,4 cm	35,1 cm	26,8 cm
Umfang Unterarm max. re.	23,3 cm	22,9 cm	29,9 cm	26,6 cm
Umfang Unterarm max. li.	23,1 cm	22,4 cm	29,6 cm	26,1 cm
Umfang Unterarm min. re.	14,8 cm	14,7 cm	17,6 cm	17,3 cm
Umfang Unterarm min. li.	14,8 cm	14,7 cm	17,5 cm	17,1 cm
Umfang Hand re.	18,9 cm	18,2 cm	22,3 cm	21,7 cm
Umfang Hand li.	19,0 cm	18,1 cm	22,0 cm	21,6 cm
Umfang Oberschenkel re.	52,3 cm	48,0 cm	57,1 cm	52,2 cm
Umfang Oberschenkel li.	52,1 cm	48,0 cm	57,0 cm	52,2 cm
Umfang Unterschenkel max. re.	34,3 cm	34,9 cm	38,4 cm	36,6 cm
Umfang Unterschenkel max. li.	34,5 cm	34,9 cm	38,2 cm	36,7 cm
Schulterbreite	36,5 cm	39,9 cm	42,3 cm	38,9 cm
Beckenbreite	27,0 cm	32,1 cm	27,7 cm	27,1 cm
Hautfalte Oberarm	10,5 mm	2,2 mm	6,9 mm	
Hautfalte Hüfte	12,8 mm	2,9 mm	18,3 mm	
Hautfalte Rücken	8,6 mm	3,4 mm	10,7 mm	

ist, desto athletischer ist der Körper. Ausgesprochene Athletiker haben Werte über 20. Bei den Bodybuildern erhalten wir einen Ruffier-Index von durchschnittlich 31,8. Radfahrer haben vergleichsweise einen solchen von 17. Die Bodybuilderinnen nehmen mit einem Wert von 11,7 eine Mittelstellung ein. Sie liegen damit 1,5 Punkte hinter den Handballspielerinnen zurück.

Nach *Steinkamp* ergibt sich eine gute Korrelation zwischen Hautfaltendicke am Rücken (subscapulär) und dem Gesamtkörperfett. Eine Hautfaltendicke kleiner als 8 mm gilt als mager, zwischen 8 und 15 mm als akzeptabel und über 15 mm als fett. Nach dieser Einteilung sind 24 (50)% der Bodybuilder mager, 66 (50)% akzeptabel und 10 (—)% zu dick. Zu berücksichtigen ist aber, dass alle Bodybuilder bei der Messung in der Aufbauphase waren. Bestimmt würden diese Werte in der Definition, also vor einem Wettkampf, ganz anders aussehen.

11.23. Spirometrie

Für die Umrechnung der gemessenen Spirometervolumen auf Körperwerte (BTPS) ergab sich ein Faktor von 1,07. Um daraus die Standardwerte (STPD) bei einer Lufttemperatur von 25 Grad Celsius, einem Luftdruck von 767 Torr und einer Luftfeuchtigkeit von 51% zu erhalten, wurde mit 0,834 multipliziert (Tab. 105).

Tabelle 105: Bodybuilding.
Schweiz (n = 50 [10]).
FEV (forciertes maximales Exspirationsvolumen), Tiffeneau (= FEV 1,0 sec), Vitalkapazität (= FEV 4,0 sec).

Frauen (n = 10)	ATPS	BTPS	STPD
FEV 0,5 sec	2,67±0,181	2,86±0,191	2,39±0,161
FEV 0,75 sec	3,01±0,191	3,22±0,201	2,69±0,171
FEV 1,0 sec	3,27±0,251	3,50±0,271	2,92±0,231
FEV 2,0 sec	3,54±0,291	3,79±0,311	3,16±0,261
FEV 3,0 sec	3,65±0,321	3,91±0,341	3,26±0,281
FEV 4,0 sec	3,65±0,321	3,91±0,341	3,26±0,281
Männer (n = 50)			
FEV 0,5 sec	3,61±0,531	3,86±0,571	3,22±0,481
FEV 0,75 sec	4,08±0,611	4,37±0,651	3,64±0,541
FEV 1,0 sec	4,43±0,651	4,74±0,701	3,95±0,581
FEV 2,0 sec	4,97±0,641	5,32±0,681	4,44±0,571
FEV 3,0 sec	5,22±0,691	5,59±0,741	4,66±0,621
FEV 4,0 sec	5,28±0,711	5,65±0,761	4,71±0,631

Tabelle 106: Bodybuilding.
Schweiz (n = 50 [10]).
Vitalkapazität (BTPS), Lorentz-Index und relativer Tiffeneau verglichen mit andern Kollektiven.

Frauen	Bodybuilderin (n = 10)	Handballspielerin (n = 38)	Normogrammstudie berufstätiger Frauen (n = 1033)
VK (BTPS)	3,911	4,081	3,481
Lorentz-I.	23,6 ml/cm	24,8 ml/cm	21,2 ml/cm
Tiffeneau	89,5%	89,1%	88,2%

Männer	Bodybuilder (n = 50)	Radrennfahrer (n = 32)	Tennisspieler (n = 50)	Handballspieler (n = 33)	Normogrammstudie berufstätiger Männer (n = 1250)
VK (BTPS)	5,651	6,211	5,741	6,541	5,511
Lorentz-I.	32,1 ml/cm	35,3 ml/cm	32,0 ml/cm	35,8 ml/cm	31,6 ml/cm
Tiffeneau	83,9%	87,6%	86,1%	84,0%	85,5%

Eine bessere Beurteilung erlaubt der Lorentz-Index, der die Vitalkapazität in Relation zur Körperhöhe darstellt:

$$\text{Lorentz-Index} = \frac{\text{Vitalkapazität}}{\text{Körpergrösse in cm}}$$

Mit einem Wert von 32,1 (23,6) liegt der Bodybuilder leicht über den Werten der Normalbevölkerung mit 31,6 (21,2), jedoch deutlich unter den Werten der verglichenen anderen Sportarten (Tab. 106).

11.24. Ergometrie, AKP 170

Ein gutes Mass für die Leistungsfähigkeit des Kreislaufs ist die Arbeitskapazität nach *Sjöstrand* bei Puls 170. Herzfrequenz und Puls sind im submaximalen Bereich direkt proportional zueinander. Aus dieser Beziehung kann aus zwei Werten auf die Leistung bei Puls 170 geschlossen werden.

Bei den Bodybuildern ergibt sich eine Arbeitskapazität von 199,4 (125,4) Watt. Die Männer liegen damit 8% über ihrem Sollwert von 184

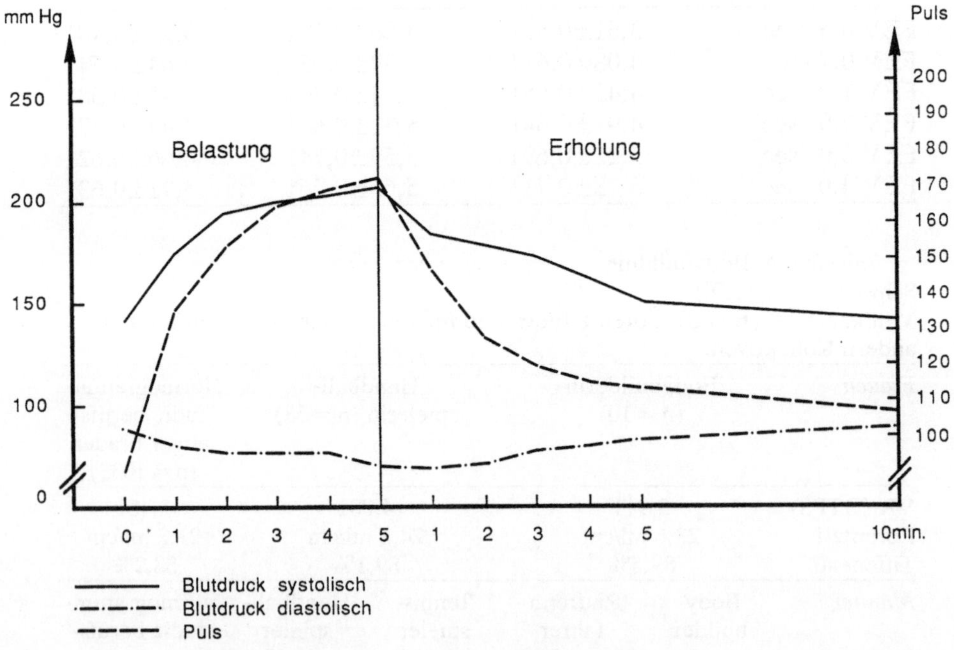

Abb. 16: Bodybuilding.
Schweiz. Männer (n = 50).
Graphische Darstellung von Puls- und Blutdruckwerten bei Belastung und während Erholung.

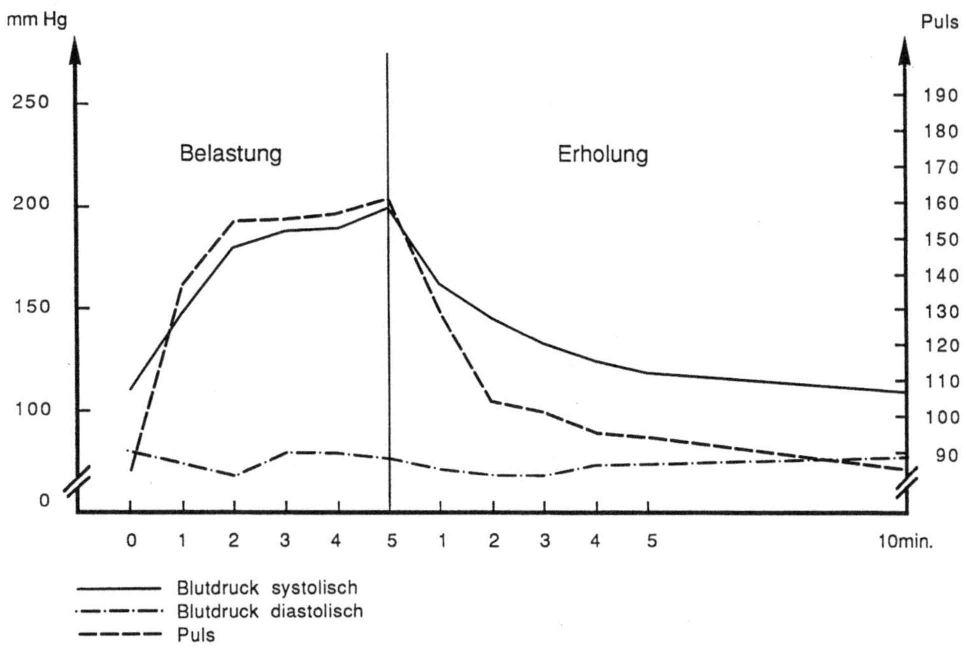

Abb. 17: Bodybuilding.
Schweiz. Frauen (n = 10).
Graphische Darstellung von Puls- und Blutdruckwerten bei Belastung und während Erholung.

Watt. Erstaunlicherweise sind die Frauen 6% unter der Norm, die bei dieser Gruppe 134 Watt beträgt.

Die Puls- und Blutdruckwerte bei Belastung und in Erholung zeigen die Abbildungen 16 und 17.

11.25. Sauerstoffaufnahmekapazität

Ein gutes und anerkanntes Mass für die kardiopulmonale Leistungsfähigkeit ist die Sauerstoffaufnahmekapazität *(Maidorn; Stegemann; Strauss)*. Diese kann ausgehend von der Pulsfrequenz bei submaximaler Belastung nach der indirekten Methode von *Åstrand* bestimmt werden. Die folgende Tabelle zeigt die ermittelten Werte im Vergleich zu andern Gruppen.

Es zeigt sich auch hier, dass das Krafttraining allein die Kreislauffunktion kaum wesentlich verbessert. Dass die Bodybuilder eine geringere Sauerstoffaufnahmekapazität als die Normalbevölkerung haben, liegt u. a. auch an ihrem hohen mittleren Körpergewicht.

Tabelle 107: Bodybuilding.
Schweiz (n = 50 [10]).
Vergleichswerte der Sauerstoffaufnahmekapazität.

Frauen	Bodybuilderin (n = 10)	Handballspielerin (n = 38)	Normogrammstudie berufstätiger Frauen (n = 1033)
Sauerstoffaufnahmekapazität	41,9 ml/kg·min	53,0 ml/kg·min	38,2 ml/kg·min
Männer	Bodybuilder (n = 50)	Radrennfahrer (n = 32)	Normogrammstudie berufstätiger Männer (n = 1260)
Sauerstoffaufnahmekapazität	38,3 ml/kg·min	60,0 ml/kg·min	41,4 ml/kg·min

11.26. Kraft- und Fitnesstests

Mit einfachen Mitteln sind Kraft, Fitness und Beweglichkeit der Athleten überprüft worden.

Mit dem Rumpfbeugetest im Sitzen kann der Finger-Bodenabstand mit gestreckten Beinen gemessen werden. Der Nullpunkt entspricht dem Boden, sein Übertreffen wird mit positiven Werten angegeben. Die Bodybuilder erreichten hier sehr gute Werte, was unter anderem auf eine grosse Beweglichkeit der Wirbelsäule (anterior-posteriore Flexibilität) der Athleten schliessen lässt.

Erstaunlich sind die Resultate der Faustschlusskraft, die mit einem Dynamometer gemessen wurde. Die höchsten Werte erzielten die Männer der Normalbevölkerung! Auch Tennisspieler und Radrennfahrer haben offenbar mehr Kraft in den Händen als Bodybuilder.

In den Kraftdisziplinen Weitsprung aus dem Stand, Klimmzüge, Liegestütz und Rumpfbeugen dominierten die Bodybuilderinnen und Bodybuilder klar.

Nebst diesen mit andern Kollektiven vergleichbaren Tests wurden drei spezifische, objektive Kraftbestimmungen vorgenommen.

Das «Bankdrücken» ist wahrscheinlich die beliebteste Übung der Bodybuilder. Vor allem die Brustmuskeln und der Triceps werden damit gestärkt. In unserem Test ging es darum, die grösstmögliche Last auf diese Weise einmal zu heben (Maximalkraft). Es waren mehrere Versuche erlaubt. Im Durchschnitt konnten 101,1 (41,2) kg gedrückt werden. Die höchste Leistung war 170 (60) kg, die geringste 80 (24) kg.

Bei der «Armbeuge» wird allein der Bizeps trainiert. Auch hier ermittelten wir die Maximalkraft. Durchschnittlich lag sie hier bei 52,5 (19,2) kg. Das Maximum war 75 (30) kg, das Minimum 45 (12) kg.

Tabelle 108: Bodybuilding.
Schweiz (n = 50 [10]).
Vergleichswerte einiger semiobjektiver Beweglichkeits- und Krafttests.

Frauen	Body-builderin (n = 10)	Handball-spielerin (n = 38)	Normogramm-studie berufstätiger Frauen (n = 1033)
Rumpfbeugetest	+ 13,7 cm	+ 11,2 cm	– 0,3 cm
Faustschlusskraft re.	27,3 kp	33,5 kp	30,3 kp
Faustschlusskraft li.	26,2 kp	30,5 kp	27,9 kp
Weitsprung aus Stand	194,3 cm	189,9 cm	144,0 cm
Streckhochsprung aus tiefer Hocke	29,2 cm	41,7 cm	30,5 cm
Klimmzüge	6,3	1,7	1,5
Liegestütz (Push-ups)	24,6	25,1	3,9
Rumpfbeugen (Sit-ups)			
30 sec			14,9
60 sec	38,2	34,3	
maximal	110,0		

Männer	Body-builder (n = 50)	Radrenn-fahrer (n = 32)	Tennis-spieler (n = 50)	Normogramm-studie berufstätiger Männer (n = 1260)
Rumpfbeugetest	+ 8,7 cm	+ 5,1 cm	+ 3,6 cm	– 1,4 cm
Faustschlusskraft re.	46,1 kp	52,5 kp	56,0 kp	57,7 kp
Faustschlusskraft li.	45,3 kp	51,0 kp	48,0 kp	54,8 kp
Weitsprung aus Stand	246,3 cm	213,0 cm	200,0 cm	193,0 cm
Streckhochsprung aus tiefer Hocke	40,8 cm	47,0 cm	39,5 cm	40,0 cm
Klimmzüge	16,4			7,0
Liegestütz (Push-ups)	52,8	35,0		23,6
Rumpfbeugen (Sit-ups)				
30 sec				19,0
60 sec	46,0			
maximal	112,0			

Die «Kniebeuge» gilt als die wichtigste Kräftigungsübung. Rückenmuskulatur, Gesässmuskulatur und Oberschenkelstrecker (Quadriceps) werden damit trainiert. Im Mittel wurden hier 131,7 (67,0) kg gehoben.

11.27. Zusammenfassung

Bei 185 Bodybuildern (146 Männern und 39 Frauen) im mittleren Alter von 27 (Frauen 25) wurden sporthygienische und sportphysiologische Untersuchungen durchgeführt. Während die Damen mit einem Durchschnittsgewicht von 52 kg gut 3 kg unter den Durchschnittswerten der gleichaltrigen Nichtbodybuilderinnen liegen, sind die männlichen Bodybuilder mit 77 kg im Durchschnitt 9 kg schwerer als eine vergleichbare Normgruppe. 12% der Männer sind Akademiker, vergleichsweise bei Tennisspielern 27%, bei Handballern 26%, bei Radsportlern 8%. Es rauchen 38% der Frauen, aber nur 18% der Männer. Nie Alkohol trinken 10% der Frauen gegenüber 22% dieser Männer. Reichlich die Hälfte dieser Athleten lässt sich hinsichtlich ihrer Sportausübung oft oder selten ärztlich beraten und untersuchen. Mit Ausnahme von je einer Athletin und einem Athleten schenken alle Sportler der Ernährung besondere Beachtung. 97 (79)% geben an, speziell auf eiweissreiche, 95 (100)% speziell auf vitaminreiche und 85 (77)% speziell auf mineralstoffreiche Kost zu achten. Anabolika vom Steroid-Typ werden angeblich von 29% der Männer eingenommen. Auch eine Frau greift regelmässig zu diesen Medikamenten. Am Wettkampftag nehmen 42 (39)% zusätzliche Mittel ein, nämlich Lasix 25%, Kalium 23%, Calcium 21%, Zucker 15%, Alkohol 15%, Honig 10%, Vit. B_{12} 8% und Niacin 8%. Speziell nach Gelbsucht gefragt, gaben 5% aller Athleten an, bereits eine Hepatitis A durchgemacht zu haben. Nur einer hatte die schwerer verlaufende Hepatitis B. Auf Grund der sportmedizinischen Untersuchung von 60 Athleten (davon 10 Frauen) ergibt sich eine Arbeitskapazität von 199,4 (125,4) Watt. Die Männer liegen damit 8% über ihrem Sollwert von 184 Watt. Erstaunlicherweise sind die Frauen 6% unter der Norm, die bei dieser Gruppe 134 Watt beträgt. Die maximale Sauerstoffaufnahmekapazität lag bei den Frauen bei 41,9 ml, vergleichsweise bei Handballspielerinnen bei 53,0 und bei 1033 repräsentativ erfassten berufstätigen Frauen bei 38,2 ml/kg. Bei den Männern betrug der Wert 38,3 ml/kg gegenüber 60,0 bei Radrennfahrern und 41,4 ml bei 1260 repräsentativ erfassten berufstätigen Männern. Die Bizepskraft wurde mit 52,5 (Frauen 19,2) ermittelt mit einem Maximum von 75 (30) und einem Minimum von 45 (12) kg.

12. Ultralangstreckenläufer

Peter Osterwalder, Walter Frey, Beat Villiger

12.1. Geschichte

Von zahlreichen Volksstämmen wird berichtet, dass sie bei der Jagd das Wild stundenlang verfolgen; so jagen die Buschmänner Südafrikas auch heute noch Antilopen, indem sie ihnen einfach so lange nachlaufen und ihnen dabei zur Nahrungsaufnahme keine Ruhe lassen, bis das Wild erschöpft ist und am Ende seiner Kräfte erlegt werden kann. Die Läufer des Schachspiels waren nicht nur in Persien, dem Herkunftsland dieses Spieles, beheimatet; diese Schachfigur dokumentiert auch, dass die Läufer für die Organisation eines grossen Reiches unentbehrlich waren. Auch König Salomon verfügte über 1000 Läufer.

Mag auch der von Plutarch berichtete tödliche Ausgang des Laufes von Marathon nach Athen in den Bereich der Legende weisen, so ist diese Überlieferung doch ein Indiz für die Botenläufer im alten Griechenland. Als authentisch gilt der Bericht des Boten Pheidippides, der im Jahre 490 v. Chr. in zwei Tagen von Athen nach Sparta (250 km) lief, um Hilfe gegen die Perser zu erbitten. Von zwei Siegern der olympischen Spiele weiss man, dass sie nach ihrem Wettkampf nach Hause liefen (Ageos nach Argos (100 km), Drymos nach Epidauros (140 km)). Überhaupt ist der Wettlauf die älteste Kampfart; die Disziplinen Springen, Ringen, Werfen u. a. kamen erst später zu olympischen Austragungen.

Die frühesten Berichte von Ultralangläufen stammen aus Rom, welche im Circus maximus (600 m) stattfanden und über 160 römische Meilen (238 km) führten. Zudem waren im Römischen Reich ständig Botenläufer von Staats wegen unterwegs, vornehme Bürger beschäftigten gar ihre eigenen Läufer. Dasselbe ist auch aus Indien, Japan, China und dem Türkischen Reich bekannt.

Das Inkareich verfügte über ein ausgeklügeltes Stafettensystem: Mit dem Muschelhorn kündigte ein Bote sein Nahen an, sodass sich der nächste Läufer in der Relaisstation bereitmachen konnte, um so die Quipus (Knotenschrift) zu übernehmen.

In Mitteleuropa reichen die Nachrichten von Botenläufern in die Zeit der Wende des 14. und 15. Jahrhunderts zurück. In Anbetracht der vielen Kleinstaaten liessen sich Stafetten nur schwer organisieren, daher waren Einzelläufe über Hunderte von Kilometern nicht selten. Einen Markstein setzte der Ultralangstreckenlauf von London nach Brighton 1837 (86 km), an dem sich damals ausschliesslich Berufsläufer beteiligten. Diese Männer traten auch auf Jahrmärkten auf, und es wurde auf diese (oft allein) Laufenden bzw. die Distanz gewettet.

Die Befreiung von Anstrengung dank der beginnenden Technisierung zu Beginn unseres Jahrhunderts wurde als Fortschritt empfunden, Strapazen als gefährlich diskreditiert. So galt die Marathondistanz (42,195 km) als «mörderisch». Trotzdem hat das Ausdauertraining im durch zunehmende Bewegungsarmut gekennzeichneten technischen Zeitalter eine ungeahnte Renaissance erfahren: Die Laufbewegung hat sich unter dem Begriff «Jogging» in der ganzen Welt ausgeweitet. Und in dem Masse, wie die klassische Marathondistanz an Faszination gewann, bildete sich ein Reservoir für den Ultralangstreckenlauf. Denn immer mehr zumeist erfahrene Marathonläufer wollen eines Tages mehr als diese Distanz bewältigen, ihre maximale Leistungsgrenze im Lauf austesten, und sei es nur ein einziges Mal der Herausforderung wegen.

In der Joggingwelle, welche Mitte der 60er Jahre in den USA begann, hat nach einer gewissen Stagnation nun ein neuer Trend eingesetzt: Für viele Läufer ist die Marathondistanz kein Abenteuer mehr, sie suchen nach neuen Erfahrungen; dies erklärt die steigende Zahl der Triathlons und Ultralangstreckenläufe bzw. der Teilnehmerzahlen.

Synonyme für den Ultralangstreckenlauf sind Ultramarathon und Supermarathon, der Langstreckenlauf über mehr als 42 Kilometer Distanz.

Mittlerweile hat sich der Ultralangstreckenlauf zu einer recht eigenständigen Disziplin entwickelt. Die Zahl der Ultralangläufer wird in der Bundesrepublik auf 5000 geschätzt, der Bieler 100 km-Lauf in der Schweiz bringt ca. 3000–4000 Läufer und Geher an den Start. Er nimmt zweifellos eine Schlüsselstellung in der Entwicklung der Ultraläufe ein (1959 erstmals ausgetragen). Die Ultralangstreckenläufer werden oft als Grenzbereichsläufer oder ihr Sport als grenzenlose Übertreibung abgetan.

12.2. Der Swiss Alpine-Marathon

Als zweifelsohne gelungene Premiere konnte man die Erstaustragung des Swiss Alpine-Marathon Davos/CH 1986 (SAD) vom 26. Juli bezeichnen. Dieser Ultralangstreckenlauf führt über 67 km und 2300 Höhenmeter zum Sertigpass auf 2740 m. ü. M., den die Organisatoren mit Stolz und zurecht als «pièce de résistance» bezeichnen. Die Strecke verläuft folgendermassen: Davos-Filisur-Bergün-Sertigpass-Davos.

864 Läuferinnen und Läufer konnten dieser verwegenen Herausforderung nicht widerstehen und wagten sich an diesen für Europa einzigartigen Berglauf.

770 (89%) beendeten den Lauf, darunter 38 der 39 gestarteten Läuferinnen (Siegerzeiten: Männer 5.23:54 h, Frauen 6.54:30 h). Die idealen Witterungsverhältnisse haben dabei sicher eine entscheidende Rolle gespielt (vgl. Ausfallquote am Bieler 100-km-Lauf mit ca. 25–30%). Das Läuferfeld des SAD unterscheidet sich also recht deutlich von jenem vom

Bieler Lauf: Die qualitativ besseren Läufer sind anteilsmässig stärker vertreten als am 100er; der Respekt vor diesem Neuling im Laufkalender war gross genug, um jene Läufer von einer Teilnahme abzuhalten, die sich leistungsmässig eher überfordert hätten.

Die Untergrundbeschaffenheit verteilt sich zu je einem Drittel auf Asphaltstrasse, Naturstrasse und Fussweg. 17 Sanitätsposten verdeutlichen, dass die Organisatoren auf medizinische Zwischenfälle gefasst waren. Aber fast alle der weniger gut trainierten Teilnehmer erkannten ihre Grenzen und gaben rechtzeitig auf. Neben 12 Verpflegungsstationen bestand unterwegs viermal Gelegenheit zur Massage. Der jüngste Teilnehmer war 16, der älteste 73 Jahre alt; 14 Nationen waren an diesem Anlass vertreten.

Vor, während und nach dem Lauf wurde in einer medizinischen Studie an 46 über das ganze Leistungsspektrum verteilten Läufern mittels Blutentnahme und Gewichtsmessung einige wichtige Parameter ermittelt. Auf die interessanten Resultate dieser Messungen soll im Rahmen dieser Arbeit Bezug genommen werden (*Villiger*).

12.3. Problematik und Ziel der Untersuchung

Diese Studie versucht, Antworten auf die verschiedensten Aspekte dieses Sportes zu erhalten. Mittels eines Fragebogens werden sportsoziologische, sportpsychologische und sportpraktische Parameter sowie die Verletzungsanamnese der befragten Läufer erfasst. Im zweiten Teil werden Kennziffern aus der Anthropometrie, Spirometrie und Ergometrie erarbeitet. Die dabei erhaltenen Resultate sollen mit denen ähnlicher Untersuchungen zu vergleichbaren Ausdauersportarten verglichen werden. Diese Arbeit soll Allgemeinpraktikern, Sportmedizinern und nicht zuletzt den Läufern selbst einen Überblick über die gesamte Erscheinung des Ultralangstreckenlaufs vermitteln.

12.4. Material und Methodik

In einem ersten Teil dieser Arbeit wurden 538 Fragebogen an sämtliche in der deutschsprachigen Schweiz wohnhaften Läuferinnen (22) und Läufer (516) versandt, welche den SAD in der Zeitlimite von 12 Stunden beendet hatten. Dieser ausführliche Fragebogen umfasste 102 Fragen zu den Themenbereichen Laufsport (Allgemeines, Training, Wettkampf), Krankheiten und Verletzungen, Persönliches, Beruf, Ausbildung, Ernährungs- und Konsumgewohnheiten, Familie und Freizeit. Die Befragung erfolgte anonym (nur diejenigen, die an der sportmedizinischen Untersuchung teilnehmen wollten, mussten ihre Personalien angeben); es wurden Fragen nach dem offenen und geschlossenen Prinzip gestellt.

Die Rücklaufquote betrug erfreulicherweise 65% (n = 351), wobei sich sowohl der Sieger als auch der zuletztklassierte Läufer an dieser Umfrage beteiligte. Das Durchschnittsalter aller Beteiligten lag bei 37,9 Jahren (von 21 bis 64). Aufgrund der kleinen Anzahl von Läuferinnen wird im folgenden auf eine getrennte Betrachtung verzichtet, sofern dies nicht erforderlich ist. Der zweite Teil bringt Messergebnisse der sportmedizinischen Untersuchungen, die an insgesamt 56 Läufern durchgeführt worden sind.

12.5. Sozialanamnese

Rund zwei Drittel (68%) der Antwortenden sind verheiratet und haben im Durchschnitt zwei Kinder. Während 26% den Zivilstand mit ledig angeben, erstaunt der niedrige Anteil Geschiedener (6%, davon eine Frau), der deutlich unter dem Landesdurchschnitt liegt.

Alle Befragten hatten im Rahmen ihrer schulischen Ausbildung eine Grundschule (Primarschule) besucht, 93% im Anschluss daran die Ober-, Real-, Bezirks- oder Sekundarschule. Unter den Läufern fanden sich 67 (19%) mit Maturaabschluss, 57 (16%) verfügten über eine Hochschulabschluss bzw. waren zum Zeitpunkt der Befragung Studenten, 30 (8%) absolvierten ein Technikum und 12 (3%) ein Seminar.

Eine Berufslehre mit dazugehöriger Berufsschule schlossen 185 (53%) ab, wobei die Handwerksberufe im weiten Sinne mit 116 Nennungen vor den Bürolehren mit 69 an erster Stelle lagen.

Auffallend ist der hohe Anteil an (Turn-)Lehrern/-innen mit 16 Nennungen, sowie derjenige der (Zahn-)Ärzte/innen (10) und Ingenieure (8);

Tabelle 109: Sportmedizinisches Profil des Ultralangstreckenläufers (n = 351). Ausgeübte Berufe und Anstellungsverhältnis (Mehrfachangaben).

	%	n
Gelernter Arbeiter	43,6	153
Sektor Dienstleistungen	22,5	79
Sektor Handwerk & Gewerbe	14,8	52
Sektor Industrie	5,1	18
Sektor Landwirtschaft	1,1	4
KV, Büroangestellte/-r	25,6	90
höhere Ausbildung (Seminar, Technikum, Handelsschule etc.)	10,0	35
Akademiker	16,2	57
anderes bzw. keine Angabe	4,6	16
angestellt	80,6	283
selbständig	13,1	46
in Ausbildung	3,4	12
Teilzeitarbeit	2,3	8
arbeitslos	0,6	2

die Arbeiter und Büroangestellten machen gemeinsam 70% der Berufe aus.

Die durchschnittliche wöchentliche Arbeitszeit wurde mit dem hohen Wert von 45,2 Stunden angegeben; es liess sich kein Zusammenhang zwischen der Arbeitsdauer und der erbrachten Leistung am untersuchten Lauf im Sinne der mehr zur Verfügung stehenden Trainingszeit finden, auch die bestplazierten Teilnehmer geben im Mittel eine Arbeitsdauer von mehr als 40 Stunden an.

Erstaunen vermag, dass jeder vierte (26%) seinem Sport mehr Bedeutung zumisst als dem Beruf!

24% können das Training auf die Arbeitszeit abstimmen, während dies 30% nur manchmal und 46% nie möglich ist. Es gibt in der Schweiz keine Langstreckenlauf-Profis und schon gar kein Ultralangläufer mit diesem Beruf.

Im weiteren ist die körperliche Belastung durch den Beruf erfragt worden:

Tabelle 110: Sportmedizinisches Profil des Ultralangstreckenläufers (n = 351). Körperliche Belastung am Arbeitsplatz.

	%	n
stark	15,7	55
mittel	33,0	116
leicht	51,3	180

Diese Zahlen bedürfen der Ergänzung, dass 38% eine sitzende Tätigkeit ausüben. *Ehrler* fand bei längjährig aktiven Ausdauerläufern bei keinem körperliche Schwerarbeit, 59% (n = 55) sassen vorwiegend bei der Arbeit, 30% (n = 28) standen vorwiegend und nur jeder Zehnte (11% (n = 10)) hatte am Arbeitsplatz häufige Bewegung. *Marti* u. a. konnten bei einer Repräsentativstudie der Schweizer Bevölkerung aufzeigen, dass bei den Männern die körperliche Beanspruchung im Beruf und Freizeitsport gegensinnig verlaufen.

Es trifft sicherlich zu, dass einerseits die hohen psychischen, andererseits die niedrigen körperlichen Belastungen der Befragten ausschlaggebend sind für die gewählte Sportart und deren Intensität.

Als durchschnittliche Schlafzeit errechneten sich 7,6 Stunden; sie wird zwar meist als genügend (61%), jedoch recht häufig als eher knapp (34%) und in einigen Fällen sogar als ungenügend bezeichnet (5%). Es ist jedermann bekannt, dass ausreichend Schlaf die Gesundheit und das Wohlbefinden positiv beeinflusst.

Wie schnell greift ein Langstreckenläufer zu Medikamenten? Knapp ein Drittel (30%) der Befragten geben an, gelegentlich bei Kopfschmerzen u. ä. ein Medikament zu sich zu nehmen. Es erweist sich, dass der Läufer den Medikamenten erheblich kritischer gegenübersteht als der Bevölkerungsdurchschnitt. Besonders banale Erkrankungen, wie z. B. Kopfschmerzen oder Schlafstörungen, werden von Läufern weniger mit Medikamenten behandelt. Auffällig ist auch, dass dies bei allen Erkrankungen, die mit Stress in Verbindung stehen, zutrifft.

12.6. Ernährung

Die Ernährung des Sportlers muss so beschaffen sein, dass sie die notwendigen Bau-, Betriebs- und Schutzstoffe bereitstellt, ohne zu starken Gewichtsschwankungen zu führen. Der durch erhöhte körperliche Inanspruchnahme entstehende Mehrbedarf an Vital- und Mineralstoffen muss gedeckt werden.

Drei von zehn Läufern (30%) fügen den Mahlzeiten Ergänzungen bei; es sind dies die folgenden: Vitamine (73), Mineralstoffe (29), Eisen (18), Proteine (13) und weitere Stoffe (18).

Der Gebrauch von Zusatznahrung gehört für den Grossteil der Leistungssportler neben der leistungsphysiologisch indizierten vermehrten Kohlenhydratzufuhr zur sportartspezifischen Ernährung; es lässt sich hier eine wachsende Popularität feststellen.

Mit dem Fleischkonsum verhält es sich folgendermassen: Jeder Dritte (35,3%) isst täglich Fleisch, 63% durchschnittlich 3,8 mal wöchentlich: die übrigen 1,7% (n = 6) sind Vegetarier (NB: Der Sieger des SAD 1986 gehört zur letztgenannten Gruppe).

12.7. Genussmittel

Es gibt unter den Teilnehmern an Ultramarathons Raucher, wovon aber nur die Hälfte (3%) Zigarettenraucher sind und die restlichen 2 resp. 1% mässige Tabakmengen in Form von Pfeifen resp. Zigarren rauchen. Die Zigarettenraucher mit einer durchschnittlichen Konsumangabe von gut einem halben Päcklein/Tag belegten jedoch (abgesehen von einer erstaun-

Tabelle 111: Sportmedizinisches Profil des Ultralangstreckenläufers (n = 351). Nikotinkonsum.

	%	n	durchschnittliche Menge
Nichtraucher	94,0	330	
Raucher	6,0	21	
Zigaretten	2,8	10	13 pro Tag
Pfeife	2,3	8	2 pro Tag
Zigarren	0,9	3	1 pro 2 Wo
Exraucher	20,5	72	

Tabelle 112: Sportmedizinisches Profil des Ultralangstreckenläufers (n = 351). Alkoholkonsum.

	Bier		Wein		Schnäpse	
	%	n	%	n	%	n
nie	15,7	55	10,3	36	47,3	166
selten/gelegentlich	70,9	249	72,6	255	51,3	180
am Wochenende	3,1	11	10,3	36	1,4	5
täglich	10,3	36	6,8	24	0,0	0

lichen Ausnahme mit einem Rang unter den ersten 100 trotz 30 Zigaretten pro Tag) alle Plätze im hinteren Drittel der Gesamtrangliste.

Umso erfreulicher fallen die Zahlen der Exraucher auf. 11 Läufer begannen mit dem Lauftraining als «Nikotinersatz» während der Entwöhnung vom Rauchen, und der hohe Anteil an ehemaligen Rauchern widerspiegelt die neue, körper- und gesundheitsbezogene Lebensauffassung mit dem Beginn des Laufsportes. So fallen bei 38% (n = 27) der Exraucher die Zeit des Beginnes der Sporttätigkeit mit dem Zeitpunkt der Abstinenz vom Rauchen zusammen. Durchschnittlich gelang diesen Läufern die Entwöhnung vom Tabakkonsum vor 10,2 Jahren.

Furer ermittelte 13% Raucher unter den Teilnehmern am Bieler 100er, also gut doppelt soviel wie bei den Alpinläufern. Der gesamtschweizerische Anteil an Rauchern liegt bei ca. 40%.

Diese Zahlen bestätigen weitgehend das oben zum Nikotinkonsum Erwähnte. Besonders deutlich fallen die Antworten auf die Schnaps-/Aperitif-Konsumgewohnheiten aus, da 98,6% selten bis nie solche starken Alkoholika zu sich nehmen. Für diese Langstreckler ist der Alkohol keine Suchtgefahr und dient entweder als gelegentliches Genussmittel oder als Nahrungsmittel (v. a. Bier). Was das Bier und den Wein anbetrifft, zeigt sich, dass auch Extremläufer dem Alkohol nicht vollständig entsagen (müssen), sondern sich beim Konsum massvoll einzuschränken wissen.

12.8. Alter, Grösse, Gewicht

Es lässt sich allgemein bei zunehmender Streckenlänge ein deutlicher Altersanstieg feststellen, ältere Teilnehmer können an überlangen Läufen den jüngeren zweifellos standhalten, ein unbestrittener Anreiz für viele ältere Läufer. So ermittelte *Furer* am 100er von Biel (1980) an 1374 Teilnehmern ein mittleres Alter von 38,9 Jahren, *Köhler* und *Israel* eines von 34,2 Jahren beim 70 km-Rennsteiglauf (n = 53, 1977) in der DDR. Diese hohen Altersangaben wurden durch eine weitere Untersuchung *(Milony)* bestätigt, welche an Teilnehmern des New York-Marathon (n = 1889) ein Alter von 34,3 Jahren ermittelte.

Einige Gründe für die hohen Alters-Mittelwerte lassen sich folgendermassen formulieren: Die langdauernde, gleichmässige und nicht sonderlich intensive Beanspruchung entspricht mehr dem vergleichsweise älteren Sportler; die Schnelligkeit, nicht aber die Ausdauer, nimmt mit zunehmendem Alter ab; die Erfahrung, welche solche Läufe fordern, muss über Jahre hinweg «erlaufen» werden; ein Ultralangstreckenlauf erfordert ein mehrjähriges Lauftraining; mit zunehmendem Alter festigt sich der Wille, derartige Belastungen (noch) meistern zu können. Der Langstreckenlauf ist selten die von jung an betriebene Sportart, viele Läufer haben früher v. a. Mannschafts-Ballsportarten betrieben und sind erst später zum Laufsport gestossen (daher das eher hohe Alter von 27,1 Jahren bei Beginn des eigentlichen Lauftrainings).

Dass auch im mittleren und sogar höheren Lebensalter noch mit dem Dauerlauf begonnen werden kann, ist ein Hauptgrund dafür, dass sich die Laufbewegung bei allen Altersklassen durchgesetzt hat.

Die durchschnittliche Körperhöhe liess sich mit 176,0 cm bei den Herren und 162,8 cm bei den Frauen ermitteln. Diese anamnestisch erfragten Werte stimmen recht gut mit denen der clubgebundenen Langstreckenläufer der Schweiz (176,4 cm, *Giger),* der Teilnehmer am 100-km-Lauf von Biel (175,13 cm, *Furer)* und der Läufer des Rennsteinlaufes (176,2 cm, *Köhler* und *Israel)* überein.

Die Läufer bringen durchschnittlich 69,3 kg auf die Waage, die Läuferinnen 53,5 kg. Auch hier sollen die Vergleichszahlen obiger Quellen angeführt werden: 65,7 kg *(Giger),* 70,0 kg *(Furer),* 70,2 kg *(Köhler* und *Israel).*

Der gemittelte Broca-Index, errechnet aus der Anzahl cm über 1 m Körperhöhe dividiert durch Gewicht in kg, liegt bei 97% der Läufer oberhalb von 1 (Mittelwert 1,10); eine bemerkenswerte Tatsache, wenn man bedenkt, dass in der Gesamtbevölkerung der Prozentsatz der übergewichtigen Männer bei 25% und Frauen bei 40% liegt und zahlreiche Krankheits- und Todesfälle mit falscher oder Überernährung in Verbindung gebracht werden können *(Ehrler; Jung* und *Stolte).* Dieser hohe Index ist für den Körperbau des Langstreckenläufers typisch (mittelgross und leicht); er liegt bei den Frauen mit 1,17 sogar noch höher als bei den Männern (1,10), was durch das sehr geringe Körpergewicht der Teilnehmerinnen an diesem Bergmarathon bedingt ist. Die Vergleichswerte der Broca-Indizes und der oben genannten Kennziffern des Körperbaues sind in der folgenden Tabelle nochmals zusammengestellt:

Tabelle 113: Sportmedizinisches Profil des Ultralangstreckenläufers (n = 351). Alter, Grösse, Gewicht und Broca-Index im Vergleich (Literatur s. Text).

Untersuchter Lauf	(Jahr)	n	Alter	Grösse	Gewicht	BI
Swiss Alpine-Marathon	(1986)	351	37,9	175,4	68,5	1,10
100-km-Lauf von Biel	(1980)	1374	38,9	175,1	70,0	1,07
Rennsteiglauf (70 km)	(1977)	53	34,2	176,2	70,2	1,09

Als Ruhepuls wurde ein Wert von 55 Schlägen pro Minute angegeben (die Frequenzen schwankten zwischen 34 und 76), was die typische Ruhebradykardie der Ausdauersportler widerspiegelt.

12.9. Motivation zum Laufsport

Wodurch bzw. durch wen wurden die Teilnehmer des Swiss Alpine-Marathon zum Laufsport motiviert?

Tabelle 114: Sportmedizinisches Profil des Ultralangstreckenläufers (n = 351). Motivation zum Laufsport (Mehrfachnennungen).

	%	n
durch Freunde	28,5	100
Eigenmotivation	20,2	71
durch andere Sportarten	16,2	57
gesundheitliche Gründe	16,2	57
durch Familie	7,4	26
Freude am Laufen	7,4	26
Sportbedürfnis	5,1	18
Schulsport	4,3	15
Militär	3,7	13
Ausgleich zur Arbeit	3,4	12
Medien	2,8	10
Sportclub	2,8	10
ein Volkslauf	2,6	9
anderes	12,3	43

Die oben unter «gesundheitliche Gründe» zusammengefassten Nennungen wurden z. T. konkret angegeben: Ersatzhandlung während Nikotinentwöhnung (11), Übergewicht (6), ärztliche Empfehlung (4), Tumor (2), im Anschluss an Suizidversuch (1), als Hilfe während Alkoholentwöhnung (1); zumeist wurde jedoch der Grund, sich «nicht fit zu fühlen», als auslösendes Moment für ein regelmässiges Lauftraining genannt.

Da die Motivationsgründe gerade bei Ultraläufen eine sehr zentrale Rolle einnehmen, wurde erfragt, was die Läufer animiert, an extremen Laufveranstaltungen wie z. B. dem Swiss Alpine-Marathon teilzunehmen.

Unter «anderes» fallen folgende u. ä. Angaben: Neugier, Willensschulung, etwas nicht Käufliches erleben, Rausch, sportliche Ambiance, Kameradschaft, Anerkennung, testen der Moral, neues Lebensgefühl, geringe Grundschnelligkeit, «das unbekannte Extrem».

Tabelle 115: Sportmedizinisches Profil des Ultralangstreckenläufers (n = 351). Motivation zum Ultralangstreckenlauf (Mehrfachnennungen).

	%	n
Freude am Langstreckenlauf	84,9	298
Ehrgeiz	47,9	168
Bedürfnis nach Sport	29,6	140
Erlebnis, Abenteuer, Herausforderung	25,5	86
Natur	9,1	32
Erfahren der Leistungsgrenze	6,3	22
Selbstbestätigung	2,8	10
anderes	9,1	32
keine Angabe	2,0	7

12.10. Training

Jeder vierte (25%) plant sein Training exakt und 56% führen ein Trainings- und Wettkampftagebuch. Lediglich 8% haben sich schon einmal unter Anleitung eines Trainers auf einen Langstreckenlauf vorbereitet, obwohl 43% eine Clubzugehörigkeit angeben können.

Für das Training auf die Ultralangstrecke gelten prinzipiell dieselben Grundsätze wie für die Marathonvorbereitung. Im Vordergrund steht die Ausdauer und eine dem Wettkampfziel entsprechende Grundschnelligkeit; in der Tatsache, dass mit einer relativ geringen, aber ausdauernden Grundgeschwindigkeit respektable Resultate erbracht werden können, steckt der Vorzug der Ultrastrecke. Somit steht das Training für die Ultra-

Tabelle 116: Sportmedizinisches Profil des Ultralangstreckenläufers (n = 351). Zusammensetzung des Trainings (Mehrfachnennungen).

	regelmässig		gelegentlich		Summe	
	%	n	%	n	%	n
Laufen i. e. S.	92,3	324	7,7	27	100	351
Stretching	61,5	216	22,2	78	83,8	294
Intervall-Training	16,5	58	53,8	189	70,4	247
Gymnastik	35,3	124	30,8	108	66,1	232
Konditions-Training	18,8	66	30,5	107	49,3	173
Kraft-Training	10,3	36	32,8	115	43,0	151
Vita-Parcours	3,7	13	33,0	116	36,7	129
Velo	16,5	58	7,1	25	23,6	83
Schwimmen	7,7	27	3,4	12	11,1	39
Ski-Langlauf	6,8	24	4,0	14	10,8	38
anderes	10,3	36	7,4	26	17,7	62

strecke mit der geringen Laufgeschwindigkeit dem Gesundheitssport wesentlich näher als das stärker leistungsorientierte Marathontraining.

Viele Läufer machen den Fehler, dass sie das ganze Jahr über mit derselben Intensität trainieren, wodurch die Leistungen stagnieren. Man unterscheidet in der Traningslehre Makro-, Meso- und Mikrozyklen sowie eine Vorbereitungs-, Wettkampf- und Übergangsperiode. Der Makrozyklus ist auf den Hauptwettkampf hin ausgerichtet und gliedert sich in Mesozyklen von ca. einem Monat Dauer. Diese sind wiederum unterteilt in beispielsweise eine dreiwöchige Belastungsphase mit stufenhaftem Anstieg der Intensität und eine einwöchige Entlastungsphase. Somit sollte eine gezielte Wettkampfvorbereitung, wie sie ein Ultralauf von jedem Teilnehmer fordert, etwa 4 Monate vor dem Wettkampf beginnen, basierend auf einer soliden Grundkondition.

Über die Zusammensetzung des Trainings informiert die untenstehende Zusammenstellung.

Die häufigen Nennungen von Stretching und Gymnastik verdeutlichen, dass den meisten Läufern die Wichtigkeit der Dehnungs- und Lokkerungsübungen bewusst ist. Jedes Lauftraining sollte durch derartige Übungen eingerahmt sein. Dadurch kann die Häufigkeit von Verletzungen, Verkrampfungen, Muskelverkürzungen und auch des sog. «Muskelkaters» reduziert oder gar vermieden werden. Zudem verhindert eine Stärkung der Bauch-, Gesäss- und Rückenmuskulatur durch Gymnastik und Krafttraining einen Haltungsverfall durch aktives Aufrichten der Wirbelsäule und des Beckens. In der Praxis ist es aber leider meist so, dass zu abrupt mit dem Training begonnen bzw. aufgehört wird, ohne sich aufzuwärmen bzw. auszulaufen.

Aus der obigen Tabelle wird auch ersichtlich, dass die meisten Läufer auf ein abwechslungsreiches Training Wert legen, um nicht nur Ausdauer, sondern auch die (Schnell-)Kraft zu üben.

Bewusst pausieren 70% der Läufer durchschnittlich während gut 6 Wochen des Jahres. Die Wettkämpfe im Ultralangstreckenbereich stellen somit eine Dauermotivation zum ganzjährigen Training dar.

Trainiert wird (arbeitshalber) vorwiegend abends (59%), während 11% mittags und 5% v. a. morgens laufen. Die restlichen 25% gehen ihrer sportlichen Betätigung zu unregelmässigen Tageszeiten nach.

Diese sehr hohe mittlere Laufdistanz bedeutet, dass das befragte Kollektiv im Jahre 1986 total beinahe 30 mal die Erdkugel umlaufen hat, eine enorme Distanz. Auch *Furer* gibt ähnlich hohe Laufdistanzen an: 61,7 km

Tabelle 117: Sportmedizinisches Profil des Ultralangstreckenläufers (n = 351). Trainingskilometer und Höhenmeter pro Woche (Jahresdurchschnitt).

Trainingskilometer	63,9 km/Woche
Trainingshöhenmeter	623 m/Woche
Trainingsdauer	5,8 Std/Woche

(in den 4 Monaten vor dem 100er von Biel). Auf die Zusammenhänge von Rang und wöchentlicher Trainingsdistanzangabe wird später genauer eingegangen.

Auffallend sind die stark individuell variierenden Trainingsaufwände (von 5 bis 200 km/Woche). Für sehr gute Leistungen auf der Ultrastrecke sind 100 km wöchentlich als Trainingsbasis sicherlich ausreichend.

Nahezu alle Läufer (96%) betreiben mindestens eine Ausgleichssportart; neben dem Langstreckenlauf üben noch 43% mindestens eine weitere Sportart wettkampfmässig (v. a. Ski-Langlauf und Triathlon) aus.

Die Monotonie und Einseitigkeit der Sportart Langstreckenlauf verlangt nach einer Ausgleichssportart. Dabei nimmt der Radsport eine wichtige Position ein. Er hat v. a. den Vorteil, dass die Knie- und Fussgelenke vom Körpergewicht entlastet werden und eignet sich gut, wie das Schwimmen ebenfalls, bei Verletzungen zur Lauftrainingsüberbrückung. Genauso empfehlenswert für Läufer ist der Ausgleich durch Skilanglauf, weil dadurch die Oberkörpermuskulatur, die beim ausschliesslichen Laufen zu kurz kommt, gekräftigt wird. Zudem werden die Bänder und Sehnen des Fusses weniger stark beansprucht als beim Laufen.

12.11. Wettkampf

«Die langen Strecken sind die einfachsten Disziplinen. Hochsprung ist schwierig, Stabhochsprung noch schwieriger. In einer Zehntelssekunde muss alles klappen. Sonst bleibt man ohne Erfolg. Aber Langstreckler haben Zeit genug, um zu zeigen, was sie können. Leider ist es oft so im Sport: Oft gewinnt nicht der Bessere, sondern derjenige, der weniger Fehler macht.» *(Emil Zatopeck,* legendärer Olympiasieger und 18-facher Weltrekordler, in: *Dänzer).*

Der zurzeit gültige Rekord auf der 100 km-Strecke liegt bei 6 Stunden 03 Minuten 51 Sekunden (durch J.-P. Praet, Belgien, 1986). Die Differenz der Laufgeschwindigkeit bei Rekordläufen beträgt im Vergleich zu den besten Marathonzeiten (Weltrekord im Marathon: 2.06:50 Std. (Stand 1988)) beinahe 40 Sekunden pro Kilometer mehr. Der schnellste Läufer am Bieler 100er (Robert Schläpfer, Arosa/CH, 1986) benötigte 6 Stunden und 38 Minuten. Der Sieger des 1. Swiss Alpine-Marathon (Johannes Knupfer, Versam/CH, 1986) legte diesen Bergmarathon in der eindrücklichen Schlusszeit von 5.23:54 Std. zurück. Der Grieche Yiannis Kouros ist z. Z. der Inhaber des 24-Stunden Laufrekordes: 1984 stellte er in New York mit 284,793 km diesen sagenhaften Rekord im Bereich der Extremläufe auf.

Die Befragung zum Dopingproblem ergab folgende klare Stellungsnahme: 91% lehnen Doping grundsätzlich ab, lediglich 3% anerkennen es in speziellen Lagen resp. 6% sind in dieser Frage unentschlossen. Überraschend hoch, nämlich mit 37% der Antworten, wird die Forderung nach einer Verschärfung der Dopingkontrolle zum Ausdruck gebracht.

Eine zentrale Bedeutung ist der Frage nach der Überwindung von Schwächeerscheinungen während eines Laufes zuzumessen. Daher soll an dieser Stelle eine Zusammenstellung der am häufigsten verwendeten «Massnahmen» bei Krisen auf der Strecke aufgeführt werden:

Tabelle 118: Sportmedizinisches Profil des Ultralangstreckenläufers (n = 351). «Wie meistern Sie Schwächeerscheinungen während eines Langstreckenlaufes?» (Mehrfachnennungen).

	%	n
Tempo anpassen	42,5	149
Wille, Ehrgeiz, Überwindung	28,2	99
Verpflegung	27,6	97
sich zureden, ablenken etc.	15,1	53
Zielgedanken	6,3	22
anderes	29,1	102

Insgesamt geben 37% der Läufer an, schon einmal einen Lauf aufgegeben zu haben. Diese Abbrüche erfolgten nach 60% der Strecke (in 43% der Fälle bei 100 km-Lauf, in 27% bei Marathonlauf) aufgrund folgender Ursachen:

Tabelle 119: Sportmedizinisches Profil des Ultralangstreckenläufers (n = 351). Aufgabegründe an Langstreckenläufen (128 Angaben).

	%	n
Muskelzerrung	17,2	22
Gelenkbeschwerden	14,8	19
psychische Probleme (*)	11,8	15
mangelnde Vorbereitung	10,9	14
Hitze/Kälte	10,2	13
falsche Verpflegung	8,6	11
Muskelkrämpfe	3,9	5
Krankheit	3,9	5
Verletzung	2,3	3
andere	16,4	21

(*): Unter «psychische Probleme» sind folgende Nennungen gesammelt: Motivationsverlust, Sinn des sich Abmühens während des Laufens verloren, Frustration in Anbetracht der riesigen Distanz, die noch vor einem liegt und der bis dahin mehr oder weniger mühsam erlaufenen Kilometer etc.

Während knapp die Hälfte (47%) der Ultraläufer ihre Ernährungsgewohnheiten vor einem Wettkampf ändern (und zwar durchschnittlich 5 Tage zuvor), geben die restlichen 53% an, keine Umstellung bezüglich der

Ernährung im Vorfeld eines Laufes vorzunehmen. Diese Angabe erstaunt, bedenkt man die Fortschritte, die im Bereich der Sporternährung in den letzten Jahren erzielt worden sind.

Als Änderung der Nahrungszusammensetzung wurde bei 85% eine vermehrte Zufuhr von Kohlenhydraten erwähnt. Die weiteren Umstellungen lassen sich folgendermassen auflisten: ballaststoffärmer (n = 23), fettärmer (n = 11), eiweissreicher (n = 6), Schwedendiät (n = 6), anderes (n = 18).

Die letzte Mahlzeit wird 3,4 Stunden vor dem Start eingenommen (1 Std. (3%), 2 (13%), 3 (46%), 4 (27%), 5 (6%), 6 (3%), mehr als 6 Stunden (2%).

Über die Trinkgewohnheiten während dem Wettkampf liessen sich folgende Zahlen ermitteln:

Tabelle 120: Sportmedizinisches Profil des Ultralangstreckenläufers (n = 351). Bevorzugte Getränke während/nach einem Wettkampf (Mehrfachnennungen).

	während Wettkampf		nach Wettkampf	
	%	n	%	n
Tee	76,6	269	39,6	139
Wasser	69,0	242	17,7	62
isotonische Getränke	65,0	228	41,3	145
Bouillon	25,6	90	20,8	73
Süssgetränke	16,0	56	28,2	99
Fruchtsäfte	3,1	11	17,4	61
Bier	2,8	10	32,8	115
anderes	1,7	6	3,1	11

Feste Nahrung wird während dem Lauf von 35% der Läufer abgelehnt; die übrigen zwei Drittel verpflegen sich vorwiegend mit Kohlenhydratträgern aller Art (59%) (Energiebarren, Schokolade, Reiskuchen, Brot u. a.) und mit Fruchtstücken (76%), v. a. Bananen, Äpfel oder Dörrobst, sofern solche festen Nahrungsmittel vom Veranstalter angeboten werden (Mehrfachnennungen). Feste Nahrung ist selbst bei überlangen Läufen nicht unbedingt notwendig, jedoch empfehlenswert.

Bei normalen Aussentemperaturen und Arbeit im submaximalen Bereich ist mit einem Wasserverlust in der Grössenordnung eines Liters pro Stunde zu rechnen *(Heipertz)*, einem Wert, der unter Berücksichtigung der klimatischen (höhebedingten) Verhältnisse des Alpine-Laufes sicherlich höher angesetzt werden muss.

Villiger stellte bei seiner Untersuchung während dem 1. Swiss Alpine-Marathon bei 46 über das ganze Leistungsspektrum verteilten Läufern ein durchschnittlicher Gewichtsverlust von 3,7 kg (5,5% des Körpergewichts beim Start!) fest, dies trotz meteorologisch idealen Verhältnissen und regelmässiger Gelegenheit zum Flüssigkeitsersatz. Der Gewichtsverlust beruht mehrheitlich auf einem Wasserverlust, für welchen bekannt ist, dass ab 2% des Körpergewichts eine deutliche Leistungseinbusse resultiert. Parallel zum Gewichtsverlust stieg der Hämatokrit, und es lagen die Elektrolytkonzentrationen im Ziel deutlich höher. Diese Resultate führt *Villiger* darauf zurück, dass während des Laufes allgemein zu wenig Wasser getrunken wurde und zu viel isotonische Getränke konsumiert wurden. Der Elektrolytgehalt der substituierten Flüssigkeit muss jedoch niedrig gehalten werden, da der Wasserverlust mit dem gegenüber dem Serum niederosmolaren Schweiss relativ grösser ist als der Salzverlust *(Israel);* dazu kommt noch der Wasserverlust durch die durch Leistung und Höhe bedingte Hyperventilation (am SAD zusätzlich verstärkt durch die kühle, trockene Luft).

Die Salzmangelexsikkose mit Salzmangelkrämpfen ist daher im Sport allgemein viel seltener als die Wassermangelexsikkose durch Hyperventilation.

Langstreckenläufer müssen unbedingt auf die Rehydrierung während der körperlichen Anstrengung achten, welche die Leistungsfähigkeit erhöht bzw. erhält und durch Anregung der Entwärmungsvorgänge (verbesserte Hautdurchblutung, Schweissekretion) die Belastungshyperthermie mindert. Bei Belastung kompensiert freiwilliges Trinken, das durch den Durst gesteuert ist, den Wasserverlust nicht vollständig; ein Defizit von einem Liter wird zunächst weitgehend ohne Durstempfindung toleriert. Die Läufer sollen gerade deshalb dazu angehalten werden, schon von Beginn an regelmässig zu trinken.

12.12 Sportverletzungen

Die gesammelten Angaben erlauben wichtige Rückschlüsse zur Beurteilung von Verletzungshäufigkeit, Bedarf an ärztlicher Behandlung, Hospitalisation, Arbeits- und Trainingsausfall sowie der Art der Verletzungen, deren Topographie und Ursachen. Daher schliesst sich diesen Ausführungen ein Abschnitt an, der konkrete Vorschläge für Präventivmassnahmen beinhaltet und ein weiteres Kapitel, welches versucht, die Auswirkungen des Lauftrainings auf die Gesundheit zu beurteilen.

Interessante Vergleiche mit anderen Sportarten stehen dank ähnlichen Untersuchungen *(Biener* 1970 bis 1990) zur Verfügung.

Um das Risiko der Verletzung beim Langstreckenlauf einschätzen zu können, wurde die Verletzungsrate pro Jahr und Läufer ermittelt. Berücksichtigt wurden dabei 339 behandlungsbedürftige Verletzungen während durchschnittlich 10,8 aktiven Jahren. Nicht miteinbezogen in diese Verletzungen sind die häufigen Angaben «Fuss überdreht», «Fuss verstaucht», «blaue Zehen», «Blasen» etc., also Beschwerden, die fast zum Läuferalltag gehören, sofern darauf nicht eine ärztliche Konsultation erfolgte und/oder eine Trainingspause von mehr als 2 Wochen eingelegt werden musste.

Tabelle 121: Sportmedizinisches Profil des Ultralangstreckenläufers (n = 351). Verletzungshäufigkeit (339 Verletzungen).

		n	Anzahl Verletzungen pro Sportjahr
Ultralangstreckenläufer		351	0,09
OL	*(Lacher)*	194	0,11
Radfahrer	*(Burki)*	245	2,30
Fussball	*(Lüthi)*	554	0,24
Tennis	*(Caluori)*	225	0,03

Zwecks Beurteilung des Schweregrades dieser Verletzungen soll ein Vergleich bezüglich Trainings-, Arbeitsausfalls und Spitalaufenthaltes angestellt werden.

Tabelle 122: Sportmedizinisches Profil des Ultralangstreckenläufers (n = 351). Trainingsausfall, Arbeitsausfall, Spitalaufenthalt pro Sportverletzung (339 Verletzungen).

	Anz. Verletzungen (n)	mittlerer Trainingsausfall (Wochen)	mittlerer Arbeitsausfall (Tage)	mittlerer Spitalaufenthalt (Tage)
Ultralangstreckenläufer	339	2,6	1,5	0,2
Orientierungsläufer	192	5,5	4,4	1,8
Fussball	554	4,4	8,0	1,2
Tennis	225	6,0	4,0	0,7

- 79% (n = 268) der Verletzungen erforderten eine Trainingspause von durchschnittlich 23 Tagen;
- 62% (n = 210) der Verletzungen wurden ärztlich behandelt, und zwar erforderten diese Verletzungen im Mittel 2,6 Besuche beim Arzt;
- 10% (n = 34) der Verletzungen führten zu einem Arbeitsausfall, welcher mit 14,6 Tagen angegeben wurde;
- 5% (n = 16) der Verletzungen bedurften einer Hospitalisation von durchschnittlich 5,1 Tagen.

Somit lässt sich folgende Übersicht erstellen:
Pro Läufer und laufaktives Jahr entfallen (aufgrund von Laufverletzungen)

- 1,62 Tage Trainingsausfall
- 0,15 Arztbesuche
- 0,13 Tage Arbeitsausfall
- 0,02 Tage Spitalaufenthalt.

31%, also beinahe ein Drittel dieses Kollektivs, gibt keine Verletzungen/Beschwerden an, die im Zusammenhang mit dem Laufsport stehen.

Ehrler befragte 75 Ausdauerläufer: 41% (n = 31) hatten innerhalb dreier Jahre keinen einzigen Arbeitsausfall, bei den restlichen 59% (n = 44) betrug dieser 4,38 Tage/3 Jahre (1,46 pro Jahr, verglichen zu 1,5 in dieser Untersuchung).

Da die Mehrzahl der Verletzungen bzw. Beschwerden nicht schwerwiegender Natur sind und zumeist nur einen geringen Trainingsausfall verursachten, ist es den Läufern oftmals nicht möglich, ihre angegebenen Verletzungen genau zu beschreiben, resp. selbst eine Diagnose zu stellen. So fallen 31% (n = 130) der Angaben in die Gruppe der nicht exakt einer anatomischen Struktur zuzuordnenden Beschwerden («Schmerzen»); gleich häufig genannt werden die Distorsionen. In den folgenden Auflistungen und Diskussionen wurden die 84 Angaben «Fuss übertreten», «Fuss verdreht», also Distorsionen im Sprunggelenk, miteinbezogen, welche bei der Berechnung von Arbeitsausfall und Spitalaufenthalt weggelassen wurden. Es sind somit 423 Verletzungen berücksichtigt.

- Knie- und Fussgelenkbeschwerden sind die häufigsten Nennungen. Es handelt sich zumeist um ein sehr komplexes Überlastungssyndrom mit Einbezug von Bänder-, Sehnen- und Kapselzerrungen, Schleimbeutelentzündungen und (beim Knie) Entzündungen des Hoffa'schen Fettkörpers. Bei Kniebeschwerden aller Art soll immer an die Möglichkeit einer orthopädischen Fehlstellung (in Fuss-, Knie- und/oder Hüftgelenk) gedacht werden. Zudem gilt es, bei der Wahl der (Lauf-)Schuhe etwaige Abnormitäten zu berücksichtigen und soweit als möglich auszugleichen.
- Distorsionen gehören ebenfalls zu den meistgenannten Beschwerden dieser Sportler. Sie beruhen zumeist auf einer gewaltsamen übermässigen Bewegung (meist Umknicken des Fusses, Überbeugungen bzw. -streckungen auf unebenem Untergrund (Waldboden, Feldweg)), ungenügender oder ganz unterlassener Aufwärmgymnastik bzw. zu abrupt begonnenem Laufen. Distorsion ist als Überbegriff für folgende Verletzungen zu verstehen: Verstauchung, Zerrung, Kapselbandriss (unvollständig: Bandeinriss, vollständig: Bandriss). Als leichte Distorsionen, bei denen die Kontinuität des Gelenkes noch erhalten ist, gelten die Verstauchungen und die Zerrungen. Sie erfordern meist nur eine symptomatische Behandlung und eine Sportpause bis zur Ausheilung. Demgegenüber ist ein Kapsel(ein)riss als schwere Distorsion zu

Tabelle 123: Sportmedizinisches Profil des Ultralangstreckenläufers (n = 351). Spezielle Unfallanamnese von 423 Verletzungen/Beschwerden.

Verletzung/Beschwerden	%	n
nicht genauer definierte, länger andauernde Schmerzen:	30,8	130
— Knie		59
— Unterschenkel		18
— Achillessehne		16
— Oberschenkel		12
— Rücken		10
— Hüfte		9
— Fuss		6
Distorsionen:	30,8	130
— Fussgelenk		118
— Kniegelenk		12
Entzündungen:	16,8	71
— Achillessehne		26
— Sehnenscheiden		26
— Knochenhaut		12
— Bursa		7
Muskelzerrungen:	9,9	42
— Oberschenkel		29
— Unterschenkel		12
— Bauchmuskulatur		1
Frakturen:	3,3	14
— Fibula		5
— Mittelfuss		5
— Tibia (Knochenriss)		1
— Symphyse		1
— Femur		1
— Lendenwirbel		1
Hämatome/Hämarthrose/seröser Erguss:	2,8	12
— Knie		7
— Sprunggelenk		4
— Wade		1
Sonstiges (*)	5,6	24

(*): Hautverletzungen (12) (Knie, Hand, Schulter (mit Subluxation)), Hämaturie (2), Hundebiss (2), Magenbluten (1), Bandscheibenschaden (1), Meniskusschaden (1), leichte Hüftarthrose (1), Chondropathia patellae (1), Muskelabriss (1), Hitzeschlag (1), Rippenprellung (1, bei Sturz).

bezeichnen, die Bandkontinuität ist teilweise bzw. vollständig verloren. Ungenügende Therapie kann verbleibende Bandlockerungen («Schlottergelenk») und rezidivierende Gelenkergüsse aufgrund von Reizzuständen zur Folge haben. Risse und ausgedehnte Einrisse verlangen daher eine operative Behandlung mit anschliessender Ruhigstellung.

Besonders das obere Sprunggelenk ist beim Läufer durch Supinationstraumata häufig betroffen, jedoch auch das muskelbandgeführte Kniegelenk unterliegt vielen Schädigungsmöglichkeiten (v. a. Distorsionen und Meniskusschäden).

- Beschwerden an der Achillessehne beruhen auf Überlastung infolge Trainingsfehlern bzw. unzureichendem Training, ungeeignetem Schuhwerk, welches an der Sehne reibt und Druck ausübt, oder Überdehnungen bei unebenem Gelände. Rupturen sind von überlangen Läufen her nicht bekannt, da die niedrige Grundgeschwindigkeit zu viel kleineren Belastungen führt als beispielsweise ein Kurz- oder Mittelstreckenlauf. Das anspruchsvolle Streckenprofil des Alpine-Marathons stellt aber enorme Anforderungen an den Bewegungsapparat, insbesondere an das Knie- und das Fussgelenk (besonders der Streckenteil vom Sertigpass hinunter ins Ziel nach Davos, dies nach 50 zurückgelegten Streckenkilometern und mehr als 1000 Höhenmetern!). Hingegen klagen viele Läufer über (chronische) Reizung der Achillessehne. Addiert man die Angaben über derartige Sehnenbeschwerden so figurieren diese mit 48 Nennungen (11%) an zweiter Stelle hinter den Kniebeschwerden (92 Nennungen, 22%).
- Sehnenscheidenentzündungen (Tendovaginitis) und Knochenhautentzündungen (Insertionstendopathie, Periostitis) beruhen ebenfalls auf Über- und Fehlbelastungen, die zu übermässigen Beanspruchungen, Verhärtungen und Verspannungen des betroffenen Muskels führen können. Derartige Beschwerden sind bei Langstrecklern gefürchtet, da sie während des Laufes innert Kürze zu sehr schmerzhaften Entzündungen führen. Prophylaxe *muss* durch gute Schuhe und *kann* mit entzündungshemmenden Salben betrieben werden.
- Bei Muskelzerrungen liegen kleinste Muskelfaserrisse mit örtlichem Bluterguss vor. Sie sind typisch für Kurzzeitbelastungen (Sprint etc.) und in den meisten Fällen Folge des Spezialtrainings (Materialermüdung, Missverhältnis zwischen Leistungsvermögen und Beanspruchung). Da 10% der Nennungen diese Beschwerden ausmachen, sei auch an dieser Stelle noch einmal die Wichtigkeit der Aufwärmgymnastik vor dem eigentlichen Lauftraining unterstrichen.
- Die oben aufgeführten Frakturen sind mit drei Ausnahmen alles Ermüdungsfrakturen; diese werden verursacht durch sich am gleichen Ort immer wiederholende Mikrotraumata, welche über eine Materialermüdung zu einer Fraktur ohne äusseren Anlass führen und somit auf ein Missverhältnis zwischen mechanischer Beanspruchung und Anpassungsfähigkeit zurückzuführen sind. Die dabei entstehende Fissur- bzw. Frakturspalte ist radiologisch meist erst anhand der Umbauvor-

gänge als Aufhellungslinie sichtbar. Diese «Stressfrakturen» sind v. a. bei untrainierten jungen Soldaten bekannt (Marschfraktur, schleichende Fraktur) und betreffen, wie die oben aufgelisteten Zahlen bestätigen, v. a. das Schienbein und die Fussknochen.

Es dominieren also die Verletzungen bzw. Beschwerden, die durch eine Überbelastung hervorgerufen werden (59%, werden die Sprunggelenkdistorsionen weggelassen, so entfallen auf diese Gruppe sogar 73%).

Zusammenfassend darf aus diesen Zahlen dennoch gefolgert werden, dass der Langstreckenlauf eine Disziplin mit niedriger Anzahl Sportverletzungen ist *(Scheele u. a.; Biener)*.

Zur Prävention von Unfällen und Über- bzw. Fehlbelastungsschäden sollen folgende Ratschäge befolgt werden:

- Warmlaufen, Aufwärmgymnastik (nicht nur bei kaltem Wetter!);
- genügendes, dem Leistungsvermögen entsprechendes, variantes und harmonisch aufgebautes Training, welches nicht nur die Ausdauer, sondern auch die Kraft, Schnelligkeit, Flexibilität und Koordination fördert. *Scheele u. a.* fanden bei den vielseitig trainierenden Zehnkämpfern deutlich weniger Verletzungen und Sportschäden als bei einseitigeren und spezialisierteren Leichtathleten. Es gilt, einseitiges (Lauf-)Training, welches das Gleichgewicht Agonist-Antagonist stört und Fehlbelastungen nach sich ziehen kann, zu vermeiden durch:
- Lockerungs- und Dehnungsübungen (Stretching) der verkürzten Muskeln. Die verkürzte, d. h. im Vergleich zum Antagonisten ungleich tonisierte Muskulatur bewirkt eine ungünstige Belastung des Gelenkknorpels und der Sehnen, erniedrigt die Belastbarkeit des Bewegungsapparates und verringert die Bewegungsamplitude;
- Vermeidung der Überbeanspruchung durch Selbstüberschätzung, realistische und mit adäquatem Trainingsaufwand erreichbare Ziele;
- gute Vorbereitung von Wettkampf und Training (Schlaf, Ernährung, Material etc.);
- Verletzungen und Krankheiten genügend auskurieren, anschliessend dosierter Trainingsaufbau. Den Frühsymptomen muss besondere Bedeutung beigemessen, und es müssen sofort therapeutische und trainingsmethodische Massnahmen ergriffen werden, um die Manifestierung der Verletzung oder des Fehlbelastungsschadens zu verhindern.

12.13. Positive Auswirkungen auf die Gesundheit

Darin sind sich die Läufer (fast) einig: Sie sehen zu 95% in ihrem Sport eine gesundheitsfördernde Wirkung. Dennoch sind 12 Läufer (3,6%) unentschlossen und 5 (1,4%) bezeichnen die Folgen des Laufens als eher gesundheitsschädigend.

Zahlreiche Studien weisen auf die Möglichkeit der Prophylaxe vieler Erkrankungen durch sportliches Training hin. Die Sportmedizin muss sich unter diesem Gesichtspunkt zunehmend mit dem gesunden Menschen befassen und ihn beim Erhalt und der Erhöhung der Leistungsfähigkeit beraten.

Die gesundheitsfördernden Wirkungen gehen natürlich nicht vom Ultralauf selbst aus, sondern fallen zwangsläufig beim unbedingt erforderlichen regelmässigen Dauerlauftraining an. In diesem Sinne sind die folgenden Ausführungen zum positiven Effekt der untersuchten Sportart zu verstehen:

- Die Wertigkeit des regelmässigen Ausdauertrainings für das Herz-Kreislaufsystem ist mannigfaltig:
  - Die kardiale Adaptation besteht in einer Steigerung des Herzvolumens und Herzschlagvolumens, der myokardialen Sauerstoffausnutzung (durch erhöhte Mitochondrienmasse und oxidativem Enzymbesatz), in einer Senkung der Herzfrequenz (in Ruhe und bei submaximaler Belastung) und einem verminderten myokardialen Sauerstoffverbrauch bei einer gegebenen Leistung.
  - Zudem führt das mit einer präventiv wirksamen Intensität von mindestens 2 bis 4 Stunden/Woche Ausdauertraining *(Neumann)* betriebene Lauftraining zu folgenden peripheren hämodynamischen Vorteilen: bessere Vaskularisierung (Kollateralen, Kapillarisierung), Muskeldurchblutung und Fliesseigenschaften des Blutes (niedrigere EC-Rigidität). Dazu kommt der antiatherogene Effekt, die Senkung des peripheren Gefässwiderstandes und des systolischen Druckes bei gegebener Leistung sowie eine geringere Muskeldurchblutung bei gegebener Leistung *(Bringmann)*.
  - Alle diese Faktoren sprechen für eine hohe Ökonomisierung zahlreicher Körperfunktionen durch den Dauerlauf und bedeuten eine erhebliche Entlastung des Kreislaufes.
  - Das Ausdauertraining kann nicht zu einer Schädigung des gesunden Herzens führen, da die Skelettmuskulatur schon viel früher ermüdet, ehe das Herz an der Leistungsgrenze angelangt ist. Vielmehr erhält das regelmässige Ausdauertraining die koronare und myokardiale Leistungskapazität.
  - Optimal betriebenes Ausdauertraining senkt die Morbiditätsraten von Hypertonie, Angina pectoris und venöser Insuffizienz.
- Metabolische Risikofaktoren (Triglyceride, Cholesterin, freie Fettsäuren, Harnsäure) werden vermindert, die protektive HDL-Fraktion steigt an *(Biermann u. a.; Wolff u. a.)*. Bei Ausdauerbelastung nähert sich das Spektrum der Plasmafettsäuren demjenigen des Depotfettes an *(Schürch u. a.)*. Trainierte besitzen eine grössere Fähigkeit, Fettsäuren zu oxidieren; diese verbesserte Fettsäure-Utilisation bedingt die niedrigere Konzentration freier Fettsäuren im Serum in Ruhe bei trainierten Personen.
- Laufen trainiert die Funktionen der Haut (Thermoregulation, Schwitzen, Entgiftung (und dadurch Entlastung der Leber)).
- Diverse Studien beweisen, dass angemessenes Sporttreiben «abhär-

tend» wirkt und die Infektanfälligkeit herabsetzt. Dies ist wahrscheinlich in einem leichten Anstieg der Lymphocyten begründet, der nach regelmässigem körperlichem Training beobachtet wird. Hochleistungssportler jedoch weisen eine Dämpfung der Abwehr auf (Immunsuppression); entsprechend häufig leiden diese Sportler an Infektionen. Gerade die Errungenschaften der Zivilisation (zentralgeheizte Wohnungen, geheizter Wagen, klimatisierte Arbeitsstätte) bringen eine Abstumpfung des Thermoregulationssystemes der Haut mit sich *(Heipertz).*

- Besonders wichtig für die gesundheitsfördernde Wirkung des (Ausdauer-)Sports ist die Tatsache, dass Sportler aufgrund ihrer gesundheits- und leistungsbewussten Lebenseinstellung schädliche Einflüsse wie Nikotin, Alkohol etc. im allgemeinen meiden, sich gesund ernähren, genügend schlafen und von Medikamenten verantwortungsvollen Gebrauch machen. Regelmässiges Sporttreiben wirkt hinsichtlich der Gesundheitsförderung also in zweifacher Hinsicht.
- Das Lauferlebnis und die Freude am Laufen ist eine Quelle subjektiven Wohlbefindens; die im Alltag angestauten Spannungen und nervösen Zustände entladen sich während eines Dauerlaufs. Der Lohn für die grosse Mühsal besteht weniger in einer kleinen Medaille oder Auszeichnung, sondern primär im Wissen um die vollbrachte Leistung. Ebenfalls positiv wirkt sich der Laufsport im Sinne einer verbesserten Stresstoleranz und einer Stabilisierung der psychischen Situation aus. Er stellt eine Flucht aus der dauernden Reizüberflutung des Alltags dar, hilft beim Abbau von Spannungen und Aggressionen. Die beobachteten Auswirkungen auf die Psyche unterstreichen erneut, dass Ausdauertraining kein reines Herz-Kreislauf-Muskel-Training ist. Daher kommt ihm in zunehmendem Masse Bedeutung bei der Therapie der vegetativen Dystonie zu, sofern der Laufsport vernünftig betrieben wird und nicht die mit der Stoppuhr messbare Leistungsmöglichkeit das Sporttreiben diktiert.

Marti u. a. fanden in ihrer Studie zur physischen Aktivität und Sport der Schweizer Bevölkerung, dass in grober Annäherung 25–50% der Schweizer genügend präventiv-kardiologisch körperlich aktiv sind (Freizeit, Arbeitsweg und Berufsarbeit zusammengenommen). 10–20% betreiben in präventivmedizinisch idealer Weise Freizeitsport.

Trotz all dieser positiven Einflüsse des Ausdauertrainings darf dieses Sporttreiben nicht als «Allerheilmittel» dargestellt werden; es wird erst in Einheit mit einer gesunden Ernährung, psychischer Ausgeglichenheit und Harmonisierung der sozialen Beziehungen voll wirksam.

12.14. Negative Auswirkungen auf die Gesundheit

Mit der Austragung des 1. Swiss Alpine-Marathons ist der Meinungsstreit um den Ultralangstreckenlauf erneut entbrannt, nachdem sich der Bieler 100er mittlerweile zwar als «verrückter», aber von den das Ziel erreichenden Läuferinnen und Läufern respektfordernder Lauf etabliert hat.

Schon *Hieronymus Mercurialis,* der «Sportarzt des 16. Jahrhunderts» betonte, dass der Gesunde Gymnastik brauche, um gesund zu bleiben. Zugleich warnte er vor Übertreibungen bei sportlichen Wettkämpfen.

Der Extremlauf macht leider bei vielen Läufern den präventiven Gesundheitssport zum Wettkampfsport; war die anfängliche Motivation noch die Freude am Laufen in der Natur, so ist oftmals die Stoppuhr und die Zielzeit des Vorjahres zur Richtschnur für Erfolg und Versagen geworden. Viele Läufer sind durch ihre Entwicklung vom Volksläufer zum «fanatischen Extremläufer» in einen zwanghaften Teufelskreis geraten und setzten sich immer neue, immer schwerere und nur mit horrendem Aufwand oder gar nicht mehr erreichbare Ziele.

Als internistische Komplikationen (zu) intensiv betriebenen Laufsports werden u. a. Proteinurie, Hämaturie und Nierenversagen, die sogenannte Jogger-Anämie, Oligo- und Amenorrhöe, Magen-Darm-Blutungen und die Rhabdomyolyse beschrieben *(Appenzeller u. a.; Heer u. a.).*

- Die Problematik der Nierenschädigung wird bei der Besprechung der Resultate der Harnanalysen abgehandelt. Ebenso soll auf die sog. «Joggeranämie» bei den Ergebnissen der Hämoglobinbestimmung näher eingegangen werden.
- Menstruationsbeschwerden geben 5 der 17 befragten Läuferinnen an (29%). Es gibt keinerlei wissenschaftliche oder medizinische Anhaltspunkte dafür, dass der Langstreckenlauf für eine gesunde und trainierte Athletin schädlich wäre. Dennoch fand auch *Dale* bei einem Drittel der Langstreckenläuferinnen, welche Wettkämpfe bestreiten, im Alter zwischen 12 und 45 Jahren Störungen im Menstruationszyklus (Amenorrhöe oder Oligomenorrhöe).
- Als akute Rhabdomyolyse wird eine Muskelschädigung bezeichnet, welche durch Membraninstabilität oder gar Nekrose der Muskelfasern zur Freisetzung intrazellulärer Substanzen (Enzyme (Creatin-Kinase, Lactat-Dehydrogenase), Myoglobin u. a.) führt. Die Messung der Creatin-Kinase (CK) wird daher als empfindlicher Indikator für Veränderungen des Muskel-Zellstoffwechsels verwendet. So sind derartige Vorkommnisse bei Sportexzessen schon seit langem bekannt. Es besteht eine individuelle, anfänglich lineare Korrelation zwischen der Belastungsdauer und dem CK-Anstieg. Regelmässiges Training führt jedoch zu einem geringeren Anstieg bei gegebener Belastung als beim Untrainierten *(Hansen u. a.).* Das erklärt die nicht stark erhöhten Werte der CK, die *Stansbie (u. a.)* nach dem 100 km-Lauf von Biel ermitteln konnte. Als Hauptursache darf daher ein Missverhältnis von praktizierter Trainingssumme und aktueller Belastung angenommen werden.

Die von *Villiger* am Ziel des 1. Swiss Alpine-Marathon gemessenen CK-Konzentrationen erreichten teilweise extrem hohe Werte (einmal bis über 2500 U/l); diese Konzentrationen sprechen klar für eine Myolyse, eine deutliche Überforderung der Muskulatur. *Villiger* nennt in diesem Zusammenhang sogar das Wort «Selbstzerstörung». Dennoch konnte er auch aufzeigen, dass selbst ein Extremlauf wie der hier untersuchte ohne Muskelschäden bewältigt werden kann und dadurch eine Limitierung der Leistung durch das Muskelsystem herausgezögert werden kann.
Starke Kritik an 100 km-Läufen oder anderen Ultralaufveranstaltungen ist aufgrund der Erschöpfung am Ende eines solchen Laufes berechtigt. Die Dauer der Wiederherstellung der verschiedenen Organsysteme nach überlangen Läufen beträgt vier bis fünf Tage, wobei die Belastbarkeit des Organismus in den ersten 24 Stunden deutlich verringert ist *(Scheibe u. a.)*. Dabei normalisieren sich die Puls- und Blutdruckwerte und die Empfindung der Erschöpfung am schnellsten, der Glykogengehalt (primär der Leber) wird innerhalb des ersten Erholungstages bei entsprechend kohlenhydratreicher Ernährung wieder aufgefüllt, die Veränderungen des weissen Blutbildes (Leukozytose), die Glycerin-, Harnstoff- und Kreatininwerte normalisieren sich innerhalb der ersten 72 Stunden. Der erniedrigte Haptoglobinspiegel bedarf ca. 5 Tage bis zum Erreichen der Ausgangskonzentration, dasselbe gilt für die nach extremen Ausdauerbelastungen deutlich abgesunkenen Immunoglobulin-Serumspiegel *(Israel u. a.)*. In dieser Zeit ist der Läufer besonders anfällig gegenüber Umweltreizen (Infektionen, Alkohol, psychischen und physischen Belastungen).
Die Studie zum Bieler 100 km-Lauf *(Furer)* gibt an, dass mit einer Erholungszeit von 4–12 Tagen gerechnet werden muss und danach das Training mehr oder weniger beschwerdefrei wieder aufgenommen werden kann.
Die Frage, ob Laufsport in einem Ausmasse, wie er von den guten Ultraläufern betrieben wird, zu irreversiblen orthopädischen Schäden führt, ist immer wieder zurecht ein zentrales Diskussionsthema, wenn es um überlange Läufe geht. Daher soll, soweit diese Frage beantwortet werden kann und es den Rahmen dieser Arbeit nicht sprengt, darauf ein Blick geworfen werden:
Die Anzahl pro Jahr gekaufter Laufschuhe beträgt (bei Angaben zwischen 1 und 8) bei unserem Kollektiv im Durchschnitt 1,8 Paar pro Jahr. Dies ergibt eine Laufdistanz von ca. 1800 km pro Laufschuhe, eine sicherlich zu hohe Kilometerzahl. Es scheint vorläufig vor allem den guten Läufern bewusst zu sein, dass bei der Wahl der Laufschuhe und deren Anzahl oft am falschen Ort gespart wird.
Herz und Kreislauf sind anpassungsfähiger als der Bewegungsapparat; deshalb soll der Ultraläufer ganz besonders auf ausgezeichnetes Material der Schuhe achten, um Über- und Fehlbelastungsschäden vorzubeugen. Dabei kommt neben den Stütz- und Führungseigenschaften, welche ein Laufschuh erfüllen muss, der Stossabsorption bei der Lan-

dephase besondere Bedeutung zu: Zu hartes und zu weiches (schlägt durch) Material gilt es zu vermeiden, wobei die Wahl der Sohlenhärte das Gewicht des Läufers mitberücksichtigen muss.
Unabhängig von der Streckenlänge wird im Laufsport das Bewegungs- und Stützsystem am stärksten belastet; dabei steigt diese Belastung mit der Streckenlänge an. Allerdings ist die Intensität dieser Belastung auf der Ultrastrecke geringer, da diese schonender (weil langsamer) gelaufen wird, doch die extremen Distanzen führen zu einer Summation von Mikrotraumata. Es erstaunt daher niemanden, dass die Beschwerden von Läufern zumeist den Bewegungsapparat betreffen.
Die Sportmedizin hat sich zunächst vorwiegend mit dem kardiopulmonalen System und dem aktiven Bewegungsapparat beschäftigt, zumal diese früh als leistungsbegrenzend erkannt wurden. Erst zunehmende Schädigung des passiven Stütz- und Haltungsapparates durch die hohen Anforderungen im Hochleistungssport führten zu der Erkenntnis, dass hier eine gleichwertige Komponente vorliegt.
Was gefordert wird, wird gefördert; dies gilt für den gesamten Bewegungsapparat. Es ist allgemein bekannt, dass sich die Muskulatur recht schnell an eine geforderte Belastung durch Hypertrophie adaptieren kann. Ähnliche Anpassungserscheinungen werden auch bei Sehnen, Bändern, Knorpel und Knochen beobachtet, wobei deren Trainierbarkeit weniger ausgeprägt ist und v. a. mehr Zeit benötigt. Die auf das Binde- und Stützgewebe einwirkenden Zugkräfte steigen durch die trainingsbedingte Zunahme der Kontraktionskraft der Muskulatur beträchtlich an. Aufgrund der unterschiedlich raschen Anpassung der Organsysteme kann es nun zu einer Überforderung der Strukturen des passiven Stütz- und Bewegungsapparates kommen *(Brenke u. a.)*. Daher ist gerade für Läufer ein Aufbautraining, welches die Basis für nachfolgende höhere Belastungen schafft, unbedingt nötig. Es besteht die Gefahr, die Belastung dem primär leistungsbestimmenden System (Muskulatur) anzupassen; die Einhaltung eines dosierten Trainingsaufbaues ist also unbedingt erforderlich *(Berthold und Thierbach)*.
Im Anschluss an einen überlangen Lauf klagen jene Läufer, deren Training auf solche extremen Belastungen ausgerichtet ist, am wenigsten über Überlastungssyndrome an den Beingelenken und am Bandapparat *(Buhl u. a.)*. *Ehrler* fand bei der Befragung von langjährig aktiven Läufern (n = 93) bei 73% (n = 68) der Befragten keine Beschwerden am Stütz- und Halteapparat, bei 19% (n = 18) lagen solche Beschwerden vor; sie wurden lokalisiert im Knie (11 Personen) und im Bereich der Achillessehne (7 Personen), 7 Läufer beantworteten diese Frage nicht.
Lane u. a. und *Panush u. a.* kommen nach vergleichenden Untersuchungen zwischen eifrigen Läufern und Kontrollpersonen (zumeist Nicht-Läufer) zum Schluss, dass kein Zusammenhang zwischen intensivem Lauftraining und (Knie-)Gelenkarthrosen besteht. Diesen Studien muss jedoch entgegengehalten werden, dass die Gruppenbildung durch eine Vorselektion beeinflusst sein könnte (1. «Resistenz» gegen-

über Arthrose bei Läufern, 2. Arthrose als Grund dafür, dass Nicht-Läufer kein Lauftraining absolvieren, 3. vorzeitiges Aufhören mit Lauftraining wegen Schmerzen bei Personen, die früher trainierten). Intensiv trainierende Läufer sind somit vielleicht als «Überlebende» eines natürlichen Selektionsvorganges zu sehen und die gesunden Gelenke eher als Voraussetzung denn als Folge des Lauftrainings zu verstehen. Unbestritten ist jedoch die (radiologisch erkennbare) Verbreiterung des Gelenkspalts bei Läufern, bedingt durch die Knorpelwachstums-Stimulation bei wiederholten Druckbelastungen.

Leider liegen zur Zeit noch keine Langzeitstudien vor, welche die Frage beantworten lassen, welche Beschwerden von Seiten der Gelenke bei über mehrere Jahre aktiven Läufern auftreten.

Genauso wie die Motivation des Sportlers sich positiv auf die Heilung einer Verletzung auswirken kann, besteht die Gefahr, dass (z. B. im Vorfeld eines dem Läufer wichtigen Sportanlasses) die Motivation zur Missachtung von Verletzungs- und Krankheitszeichen führt und ein eventueller Sekundärschaden schwerer wiegt als die ursprünglichen Beschwerden.

Zusammenfassend muss für Ultralangstreckenläufer folgendes gefordert werden: gesunder und für diese Sportart geeigneter Bewegungsapparat, vernünftiger Trainingsaufbau, Vermeiden von Fehl- und Überbelastung. Dabei wirken ein bis zwei Ultraläufe pro Jahr nicht gesundheitsschädigend, sofern keine orthopädischen Abweichungen vorhanden sind und das Training und der Wettkampf vernünftig gelaufen werden. Es ist aber offensichtlich, dass von vielen (Spitzen-) Athleten die individuellen Grenzen überschritten werden.

12.15. Endorphine und Laufsport

Im Jahre 1975 erfolgte die erste aufsehenerregende Publikation über endogene opioide Substanzen, welche im Gehirn identifiziert worden waren. Diese auch im peripheren Blut nachweisbaren Opiate wurden mit physiologischen und psychologischen Veränderungen speziell bei Ausdauerbelastung in Verbindung gebracht.

So wird die Entstehung des sogenannten «runner's high», die Herabsetzung der Schmerzempfindung, die Kontrolle des Appetits, die Temperatursteigerung nach körperlicher Arbeit, die Anhebung der Stimmungslage und die Einflüsse auf den Kreislauf und die Atmung durch die endogenen Opioide diskutiert *(Arentz u. a.)*.

Studien unter Verwendung des Morphinantagonisten Naloxon bewiesen die endorphinbedingten Wirkungen auf den Organismus unter Ausdauerbelastung. Das endogene opioide System besitzt keinen Ruhetonus und ist dynamisch moduliert. Das Sekretionspotential zeigt eine hohe individuelle Varianz.

Die euphorische Hochstimmung, wie sie bei Ultralangläufern unter dem Begriff «runner's high» durchaus geläufig ist, könnte somit ein stoffliches Korrelat besitzen. *Alan Sillitoe* gelang in seinem Roman «The Loneliness of the Long-Distance-Runner» eine treffende Formulierung dieses Zustandes:

«Ich lief in einem gleichmässigen leichten Trab, und bald kam ich in Rhythmus, dass ich vergass, dass ich laufe, und ich wusste kaum, dass sich meine Beine hoben und senkten und meine Arme vor und zurückstiessen, und meine Lunge schien überhaupt nicht zu arbeiten, und das Herz hörte mit dem unverschämten Pochen auf, das ich zuerst immer habe. Dann eigentlich renne ich mit niemandem um die Wette; ich laufe einfach, . . .».

Die Laufbelastung stellt für den Organismus einen stresshaften Stimulus dar, sodass die Stressantwort das Bestreben ist, sich verhaltensgemäss und körperlich der geforderten Belastung anzupassen. So wird der Schmerzentwicklung entgegengewirkt, die durch Mikrotraumata sowie Stauchungen und Bänderdehnungen verursacht wird. Diese Anhebung der Schmerzschwelle während maximaler körperlicher Arbeit ist sicher eine sinnvolle Adaptation an extreme Situationen, kann aber eine vollständige Verausgabung fördern.

Es besteht aber kein proportionaler Anstieg des ß-Endorphins zur Leistungsintensität *(Farrell),* jedoch ein kumulativer Anstieg mit der Dauer der Anstrengung, was *Appenzeller u. a.* durch Messungen auch auf der Strecke bei einem Ultralauf (Sandia Wilderness Crossing Research Run mit 45,9 km und 1342 m Höhenunterschied) festgestellt hat.
Der ß-Endorphinspiegel erweist sich somit als ein sehr sensibler Parameter des individuellen Auslastungsgrades, der nach einer Anlaufzeit von ca. 20 Minuten sowohl auf die individuelle als auch auf die akute und die kumulative Anstrengung reagiert *(Krüger und Wildmann).*

Als psychische Effekte des Langstreckenlaufes lassen sich sowohl akut, als auch über einen Trainingszeitraum betrachtet, antidepressive, anxiolytische sowie stimmungsaufhellende Wirkungen nachweisen *(Krüger und Wildmann; Greist u. a.; Farrell u. a.).* So konnte *Greist* zeigen, dass Laufen bei leicht bis mässig depressiven Patienten therapeutisch einer Psychotherapie zumindest gleichwertig ist. Besonders bei niedrigem Ausgangsniveau finden sich positive Änderungen des Selbstvertrauens und des Selbstwertgefühls. Der individuelle Gewinn des Lauftrainings hängt somit nicht nur von körperlichen, sondern auch von persönlichkeitsinhärenten psychologischen Faktoren ab.

Johnes sowie *Grevert* vermuten, dass dieses endogene System nur in Extremsituationen aktiviert wird; hiernach wäre die Freude am Jogging nicht durch die Endorphine zu erklären, wohl aber das Verlangen von Langstreckenläufern nach immer extremeren Belastungen. So fallen bei regelmässigen Ausdauersportlern zwei Erscheinungen auf, wie man sie auch von der mehrmaligen Gabe von Morphin kennt:

1. Toleranz gegenüber dem endogenen opioiden System mit der Notwendigkeit von immer grösseren Belastungen zur Erzielung des gleichen Effektes;
2. Abhängigkeit von den körpereigenen Morphinen mit dem Auftreten von «Entzugssymptomen» wie Angst, Depression und Reizbar-

keit, wenn diese Läufer ihrem täglichen Training nicht nachgehen können *(Arentz u. a.)*.

12.16. Sportmedizinische Untersuchungen

Die sportmedizinischen Untersuchungen, der zweite Teil dieser Untersuchung zum Swiss Alpine-Marathon 1986, erfolgten während der Vorbreitungsphase (Frühjahr) auf die Läufe und umfassten insgesamt 56 Läufer. Die genauen Ergebnisse hinsichtlich Anthropometrie, Spirometrie, Dynamometrie, Ergometrie (Fahrrad und Laufband), maximale Sauerstoffaufnahme-Kapazität, PWC 170, kardiale Mehrleistung KML sowie über die Laboruntersuchungen können bei uns von Interessenten angefordert werden *(Osterwalder)*. Auch über Erfahrungen beim mehrtägigen Sahara-Marathon kann berichtet werden *(Osterwalder)*.

12.17. Wasserhaushalt und Mineralstoffwechsel

In einer ausführlichen weiteren Dissertation sind der Wasserhaushalt und der Mineralstoffwechsel untersucht worden *(Frey und Villiger)*.

Der Swiss Alpine Marathon in Davos (SAD) ist aufgrund seiner technischen Daten (Länge: 67 km, Höhenunterschied: 2300 m, Höhenlage: 1000–2300 m. ü. M.) wie gesagt ein Ultralangstreckenlauf in mittlerer Höhe. An dieser speziellen Langstreckenprüfung wurde der Frage nachgegangen, welcher Art und Menge der Flüssigkeitsersatz sein sollte, damit er subjektiv gut ertragen und gleichzeitig einen möglichst ausgeglichenen Wasser- und Elektrolythaushalt garantieren würde. Dazu wurden am Start, auf dem Kulminationspunkt (Sertigpass, Renndistanz 50,5 km, 2730 m. ü. M.) und sofort nach Durchlaufen des Zieles 42 über das ganze Leistungsspektrum verteilte Läufer gewogen und venös Blut entnommen. Folgende Parameter wurden bestimmt: Körpergewicht, Hämoglobin, Hämotokrit, Erythrocytenzahl, Natrium, Chlorid, Kalium, Calcium, Magnesium, Phosphat, Osmolarität, Aldosteron, Gesamteiweiss und Albumin.

Die individuelle Flüssigkeitszufuhr während des Laufes wurde durch ein im Ziel ausgefülltes Flüssigkeitsprotokoll ermittelt. Dabei liessen sich je nach der zur Hauptsache getrunkenen Art der Getränke drei Subgruppen bilden.

Der Läufer verlor im Mittel während der durchschnittlich 8 Std. und 27 Min. langen Laufzeit 4,7 ± 0,2 kg (max.: 6,5 kg, min.: 2,2 kg) an Gewicht. In Relation zum Körpergewicht waren dies 6,6 ± 0,2% (max.: 8,9%, min.: 3,1%). Auch bei einer errechneten theoretisch höchstmöglichen Flüssigkeitszufuhr hätten alle Läufer mehr als die für das Herz-Kreislaufsystem problemlos tolerablen 2% des Körpergewichtes verloren.

Ein direkter Zusammenhang zwischen dem Wasserhaushalt und körperlichen Beschwerden kann beobachtet werden, wenn folgende drei Regeln nicht beachtet werden:

1. Im Wettkampf nie etwas Unerprobtes ausprobieren.
2. Bereits im Training auch den Magen an das Trinken gewöhnen.
3. Nie grosse Portionen, dafür immer wieder kleine Mengen zu sich nehmen.

Zwischen Start und Ziel blieben die Serumelektrolytkonzentrationen von Natrium, Magnesium und Chlorid ohne relevante Veränderung im Normbereich. Der signifikante Anstieg des Kalium-Wertes auf dem Pass gegen Start und Ziel ist zumindest teilweise durch die Kaliumfreisetzung beim Glykogenabbau bedingt.

Das Calcium und das Phosphat stiegen bereits bis auf den Pass in grenzwertig erhöhte Normwerte an und blieben bis ins Ziel in diesem Bereich. Wahrscheinlich ist eine falsch hohe Calcium-Messung bei dem durch die Stoffwechselumstellung lipämisch gewordenen Serum für den Anstieg verantwortlich.

Aufgeschlüsselt nach Art der zugeführten Getränke zeigte sich bei der nur Wasser/Tee trinkenden Gruppe ein signifikanter Abfall des Natriums innerhalb des Normbereiches vom Pass ins Ziel. Scheinbar ist eine Natriumhomöostase bis zu einer Laufzeit von 4–5 Std. in gemässigtem Klima gewährleistet. Bei längeren Läufen oder anderen klimatischen Bedingungen scheint dann aber die Natriumzufuhr in flüssiger Form sich günstig auf die Serumwerte auszuwirken.

Bei der zu maximal 50% sogenannte «isotonische» Getränke trinkenden Gruppe stieg das Serumcalcium gegenüber den beiden andern Gruppen bis auf den Pass signifikant ($p<0{,}05$) auf einen grenzwertig pathologischen Wert (3,2 mmol/l) an, normalisierte sich dann wieder bis ins Ziel, blieb aber gegenüber den beiden andern Gruppen stets erhöht.

Einschränkend muss zu der Bewertung der Mittelwerte festgehalten werden, dass es individuell z. T. zu massiven Elektrolytverschiebungen in hoch pathologische Bereiche kam. Eine Korrelation zwischen den von den Läufern angegebenen Beschwerden und den Elektrolytverschiebungen konnte nicht eruiert werden. Auch musste kein Läufer wegen Elektrolytverschiebungen medizinisch behandelt werden.

Bei der Substitution von verlorener Substanz im Ausdauersport ist eine ausreichende Flüssigkeitszufuhr von allergrösster Wichtigkeit (Schonung des Herz-Kreislaufsystems, Prophylaxe vor Überhitzung). Erst bei längeren Läufen und speziellen klimatischen Bedingungen muss die Frage eines flüssigen Elektrolytersatzes diskutiert werden.

Auch diese Studie kann in ausführlicher Form vom Verfasser angefordert werden *(Frey)*.

12.18. Zusammenfassung

In dieser Arbeit werden verschiedene sozial- und sportmedizinische Aspekte der Teilnehmerinnen und Teilnehmer an einem Ultralangstreckenlauf, d. h. einem Langstreckenlauf, der über mehr als die klassische Marathondistanz von 42 km geht, beleuchtet. Dabei wurde der 1. Swiss Alpine-Marathon 1986 von Davos/CH gewählt, ein ganz besonderer Langstreckenlauf: 67 km Distanz, 2300 m Höhendifferenz.

Mittels Fragebogen, die an sämtliche in der Deutschschweiz wohnhaften Teilnehmer/-innen, welche den Lauf beendet haben, versandt wurden, konnte ein Profil dieser Ultralangstreckenläufer skizziert werden. Sämtliche Angaben sind Durchschnittswerte der 351 antwortenden Läufer (334) und Läuferinnen (17) bei einer Rücklaufquote von 65%.

Bei einem Durchschnittsalter von 39 Jahren, 176 cm Körperhöhe (162 cm bei den Frauen) und 69 resp. 54 kg Gewicht sind rund zwei Drittel verheiratet, von den Männern 79% militärdiensttauglich, die gelernten Arbeiter und Büroberufe sind am stärksten verstreten, doch auch 16% Akademiker haben an diesem Extemlauf teilgenommen. 6% sind Raucher, alkoholische Getränke werden von der Mehrzahl nur gelegentlich konsumiert. Freude und Eigenmotivation sind die meistgenannten Wege zu dieser Sportdisziplin, die eigentlich keinen Eigenwert hat, sondern für die meisten Langstreckler dieser Erhebung einen (einmaligen) Höhepunkt im jährlichen Wettkampfkalender darstellt.

Die wöchentliche Trainingsdistanz wird mit 64 km angegeben; gelaufen wird meist allein und bevorzugt auf leicht fallenden/steigenden Feld- und Waldwegen. Die bisher erreichten Wettkampfresultate werden als zufriedenstellend angekreuzt. 47% ändern zumeist im Sinne einer vermehrten Kohlenhydratzufuhr ihre Ernährungsgewohnheiten vor einem Lauf, jeder dritte ergänzt seine Mahlzeiten mit Vitaminen o. ä. An Wettläufen trinken die befragten Ultraläufer am liebsten Tee, Wasser oder/und isotonische Getränke.

Auf 10 sportaktive Jahre entfällt nur eine Verletzung bzw. Beschwerde, die durch den Laufsport verursacht wurde. Diese sind meist nicht schwerwiegender Natur und führen nur in 10% zu einem Arbeitsausfall, in 5% zu einer Hospitalisation. Es überwiegen Überlastungsbeschwerden und Distorsionen an der unteren Extremität.

Die an 56 Läufern durchgeführten sportmedizinischen Untersuchungen bestätigen die vom Ausdauersportler erwarteten Resultate; mittelgrosser, schlanker Athlet, geringer Körperfettgehalt, mässiges bis gutes Abschneiden an diversen Fitness-(Schnellkraft)Tests, grosse Lungenvolumina, gutes ergometrisch bestimmtes Dauerleistungsvermögen, hohe maximale Sauerstoffaufnahmekapazität und hohe PWC.

ZWEITER TEIL

A. INTERNATIONALE FORSCHUNGSERGEBNISSE

1. Training und Sport als Prävention

1.1. Einleitung

In einem Grundsatzreferat haben *Nowacki* und *Alefeld* die Bedeutung des Sportes für die Gesundheit hervorgehoben. Den sogenannten Wohlstands- und Bewegungsmangelkrankheiten hat die kurative Medizin kein qualitativ und schon gar nicht quantitativ überzeugendes Rezept entgegenzusetzen. Für die Sportmedizin als einem wesentlichen Bestandteil der präventiven Medizin erwachsen daraus Chance und Herausforderung zugleich. Die Sportmedizin soll sich zum Ziel setzen, so elementare Qualitäten des menschlichen Lebens wie Gesundheitsstabilität, vielseitige Leistungsfähigkeit, Belastbarkeit, Erholung und Wohlbefinden zu entwickeln bzw. zu erhalten. Dabei darf die körperliche Leistungsfähigkeit nicht isoliert von der geistigen Leistungsfähigkeit bewertet werden. Nach Untersuchungen in mehreren Ländern liegt die Arbeitsunfähigkeit bei Sporttreibenden infolge Krankheit um mehr als 50% unter dem Bevölkerungsdurchschnitt. Ein Training mit bestimmter Qualität und Quantität hat präventive Wirkungen gegen Haltungsfehler der WS, sympathikotone Regulationsstörungen, hypertone Regulationsstörungen, Arteriosklerose, Koronarinsuffizienz, Herzinfarkt, periphere Durchblutungsstörungen, Mast-Adipositas, Diabetes mellitus und geriatrische Erkrankungen. Weiterhin fördert ein Ausdauertraining die O_2-Versorgung des Myokards durch bradykarde Funktion mit Verlängerung der Systole, Verlängerung der Diastole, Abnahme der Druckarbeit, Ökonomisierung der Herzarbeit mit Steigerung des Wirkungsgrades, Abnahme des kardialen O_2-Verbrauches und Zunahme der O_2-Koronarreserve. Auch sind die positiven Wirkungen des Ausdauertrainings auf die gesamte Sauerstoffversorgungskette in Richtung auf eine Steigerung der aeroben Kapazität des Organismus (Lunge, Herz, Kreislauf, Zellstrukturen) und der präventiv wichtige Einfluss auf den Kohlehydrat- und Fettstoffwechsel bekannt. Ein langfristiges Ausdauertraining führt zu wichtigen zentralen und peripher metabolischen Adaptationen, wie einer besseren Sauerstoffversorgung des Herzmuskels, einer Senkung des systolischen Blutdrucks, einer Zunahme der Mitochondrienzahl und -grösse, einem Anstieg der Aktivität aerober Enzyme, einer Zunahme des Myoglobingehaltes und einem Anstieg des intramuskulären Glykogengehaltes. Noch stärker als bisher sollten wir uns mit der Kraft und einem vernünftig dosierten Krafttraining für den Freizeit- und Gesundheitssportler beschäftigen; ein durch gezielte Übungen gestärktes Muskelsystem schützt und stützt die Wirbelsäule, so dass Haltungsanomalien, Rückenschmerzen, Verschleisserscheinungen und dadurch bedingte Frühinvalidität vermieden werden können. Übungen zur Verbesserung der Flexibilität und Koordination gehören ebenfalls zu allen sportlichen Trainingsprogrammen. Sie führen im Alltags- und Berufsleben zu einer Verbesserung der Gleichgewichtsfähigkeit, Stand- und Trittsicherheit, sowie der Reaktionsfähigkeit als Chance der Unfallverhütung. Das Training zur Schnelligkeitsverbesserung hat keinen oder nur geringen Gesundheitswert; für den älteren oder vorgeschädigten Menschen ist es sogar kontraindiziert.

1.2. Vom Nutzen körperlicher Betätigung

In einem Bericht von *Kannel* und *Sorlie* über die Framingham-Studie wird die Wechselwirkung zwischen physischer Aktivität und der Mortalität an kardiovaskulären und ischämischen Erkrankungen beschrieben. Man hat die körperliche Tätigkeit aufgrund der aktiven Stunden pro Tag und Person mittels eines Fragebogens erfasst und daraus einen Index gebildet. Eine Person, welche beispielsweise den ganzen Tag schlafen würde, erhält eine Score-Zahl von 24, ein Büroarbeiter ohne Freizeitsport 27, ein Schwerarbeiter 42.

Insgesamt konnten 435 Fälle von Koronarerkrankungen im Hinblick auf einen früheren aktiven Status analysiert werden. Die Klassifikationsgruppe mit dem niedrigsten Aktivitätsindex von 28 und weniger umfasste 16% der Männer und 21% der Frauen. Unter diesen Personen befanden sich auch mehr vorzeitig am Herzinfarkt Verstorbene als in den aktiveren Gruppen. Die Beziehung der physischen Aktivität zur Gesamtmortalität lockerte sich, wenn das Alter und assoziierte kardiovaskuläre Risikofaktoren in Betracht gezogen wurden. Bei Männern zeigte sich eine deutliche Beziehung der kardiovaskulären Erkrankung im allgemeinen und der Inzidenz der ischämischen Herzkrankheit im besonderen zum Ausmass der körperlichen Aktivität. Bei Frauen war jedoch keine statistisch signifikante Abhängigkeit zwischen physischer Tätigkeit und Gesamtmortalität sowie zum ischämischen Herztod festzustellen.

Zusammenfassend kann man sagen, dass körperliche Inaktivität nicht zu den stärksten Risikofaktoren gehört, doch scheint das Fehlen einer physischen Tätigkeit bzw. von Körperübungen (Freizeitsport) das Leben zu verkürzen und häufiger zu tödlichen Herzattacken zu prädisponieren als bei aktiven Personen. Allerdings ist dieser Einfluss, wie gesagt, schwächer als der der klassischen Risikofaktoren Bluthochdruck, Zigarettenmissbrauch, starkes Übergewicht und Hyperlipidämie. In Ostfinnland, wo die Bewohner in hohem Mass körperlich aktiv leben, wurde weltweit die höchste Herzinfarkt-Inzidenz beobachtet; diese Tatsache lässt vermuten, dass andere, gewichtigere Faktoren den protektiven Effekt von Sport und körperlicher Betätigung überlagern (siehe auch *Dishman)*.

1.3. Zeitdauer für Kondition

In einer aufschlussreichen Studie aus Brisbane/Australien hat *Pearn* untersucht, wie lange es dauert, um «fit» zu werden. Der Arzt wird beim Anraten eines Trainingsprogramms von vielen Personen gefragt, wie lange es währt, einen messbar besseren Fitnesszustand zu erreichen. Dabei hängt die Motivation zu einer sportlichen Tätigkeit oft von der Aussicht auf Erfolg oder Misserfolg ab. Um diese Frage genauer abzuklären, hat man in einer praktischen Feldstudie 50 freiwillige Studenten im Alter von 18–24 Jahren in einem militärischen Trainingslager 16 Tage lang entsprechend sportlich belastet. Ein standardisiertes Circuitprogramm mit 10 Stationen musste dreimal hintereinander mit maximaler Geschwindigkeit (Stoppuhrmessung) täglich zweimal vierzehn Tage lang absolviert werden. Die Übungszeit je Circuitkurs belief sich auf 8 bis höchstens 14 Minuten. Von den 50 Studenten wurde aus 30 freiwilligen hochmotivierten Sportlern die Testgruppe gebildet, von den übrigen 20 eine nicht motivierte Kontrollgruppe mit gleicher Übungspflicht im Rahmen des militärischen Programmes. Ein modifizierter Fitnesstest wurde gebildet aus dem Erholungspuls in der 2., 5. und 10. Minute. In den Ergebnissen zeigte sich sowohl bei den motivierten als auch bei den nicht motivierten Probanden eine Verminderung der benötigten Übungsdauerzeit pro Circuit auf je 8 Minuten. Auch die Erholungspulskurven liefen bei beiden Gruppen fast parallel. Trotz unterschiedlichem Enthusiasmus und gegensätzlicher Motivation vor dem Test sind also gleiche Messergebnisse mit einem mittleren Anstieg des Fitness-Index um je 20% zustande gekommen, am Ende des Kurses sogar um rund 28% bei beiden Gruppen.Die Studie hat gezeigt, dass nicht motivierte Personen zusammen mit begeisterten Sportlern gleiche Leistungserfolge erwarten können. Ärztlich verordnete Fitnessprogramme sollten also sorgfältig gruppiert und überwacht werden; vor Übertreibungen ist zu warnen. Aufgrund der vorliegenden Ergebnisse kann laut Angabe des Autors bei einem täglichen intensiven Training von 20 Minuten über zwei Wochen hinweg die absolute Kraft um knapp 30% und die kardiopulmonare Reserve um rund 20% erhöht werden. Diese Leistungsverbesserung kann allerdings nach 5 Wochen ohne Training wieder völlig verloren gehen.

1.4. Gesundheitsaktion «Trimming 130»

Die Aktion «Trimming 130» soll mit der Richtpulszahl 130/min den bisher ungeübten und bewegungsunerfahrenen Bürger vor Fehlbelastungen bei den propagierten Ausdauerübungen bewahren. Um zu erfahren, wieviele gesunde oder gefährdete Personen an diesem Training teilnehmen, wurden von *Baum, Kaiser* und *Siegfried* in sieben hessischen Städten an einem zentralen Platz nach Vorankündigung durch die örtliche Presse 1591 Freiwillige untersucht. 17% hatten im letzten Jahr keinen Arzt konsultiert, 40% taten dies gelegentlich, 43% regelmässig. Von den untersuchten Personen trieben 47% regelmässig Sport. Adipöse waren in der Gruppe der Sporttreibenden gegenüber den übrigen Probanden signifikant seltener zu finden ($p< 0,05$). Die Eigenanamnese ergab folgende Häufigkeiten von Risikofaktoren: Hypertonie in 23%, Diabetes mellitus bei 9%, Fettstoffwechselstörungen in 11% und Hyperurikämie bei 8% der befragten Personen sowie 35% mit regelmässigem Tabakkonsum. Die über 60jährigen Männer hatten in 19%, die entsprechende Altersgruppe bei den Frauen in 14% Blutzuckerwerte im dringend kontrollbedürftigen Bereich. Es wiesen 28% der untersuchten Probanden einen pathologischen Ruheblutdruck auf.

Bei 836 Probanden wurde ein 1-Stufen-Belastungstest auf dem Dynavit-II-Ergometer (bis 50jährige) bzw. mit der Kaltenbachschen Kletterstufe (über 50jährige) über 2 min durchgeführt. Dabei betrug die Belastungshöhe in den einzelnen Altersgruppen, ausgedrückt in Watt pro 1,73 m^2 Körperoberfläche (W/O) bis 30 Jahre 150 W/O, von 31–40 Jahre 125 W/O, von 41–50 Jahre 100 W/O und 51–60 Jahre 75 W/O. 92mal fand man erhöhte Pulswerte 3 min nach Belastungsende (nach *Kaltenbach* und *Klepzig),* wobei sich ein deutlicher Zusammenhang ($p=0,002$) mit dem Übergewicht zeigte. Trotz geringerer Belastung mit steigendem Alter der Untersuchten war der systolische Blutdruck bei Belastungsende und in der Erholungsphase in den einzelnen Altersgruppen annähernd konstant, während der diastolische Blutdruck sogar anstieg. Mit Ausnahme der 51–60jährigen Frauen — hier war der systolische RR deutlich erhöht — fand man ein gleichartiges Verhalten 3 min nach Belastungsende. Diese Tatsache wies auf die Notwendigkeit der Belastungsbegrenzung besonders bei den über 40jährigen Probanden hin, wobei bei dieser Untersuchung die obere Belastungsgrenze nur selten erreicht wurde. In den gemessenen Belastungspulswerten erreichten nur die Frauen und die bis 30jährigen Männer den mit Trimming 130 angestrebten Bereich. Zusammenfassend kann gesagt werden, dass auffällige Belastungs- und Erholungsreaktionen bei Probanden mit negativer Eigenanamnese, Ruheblutdruck unter 140/90 mmHg und fehlendem Übergewicht so selten gefunden worden sind, dass bei diesem Personenkreis bei Ausübung eines mässigen Ausdauertrainings im Sinne des Trimming 130 keine generelle Durchführung einer Ergometrie mit EKG-Registrierung empfohlen werden muss.

1.5. Trimming 130 und Aerobic

Einer kritischen sportmedizinischen Analyse hat *Kindermann* Trimming und Aerobic unterzogen.

Trimming 130 ist die Fortsetzung der vom Deutschen Sportbund initiierten Aktion «Trimm Dich durch Sport», die den inzwischen häufig gebrauchten Ausdruck «Trimmen» prägte. Die Aktion Trimming 130 stellt die Gesundheitsaspekte des Sports in den Mittelpunkt und plädiert für massvolles Sporttreiben. Die Aktion wendet sich in erster Linie an untrainierte 30- bis 60jährige und umfasst Sportarten von Laufen über Schwimmen, Ballspiele, Tanzen bis hin zum Turnen. Die Zahl 130 steht für 130 Pulsschläge pro Minute. Nahezu zeitgleich mit der Propagierung von Trimming 130 wurde Aerobic aus den USA importiert. Als Aerobic-Gymnastik wurde diese Form der Bewegung mit Musik nachträglich in die Trimm-Aktion aufgenommen. Der Deutsche Sportbund betrachtet heute Aerobic-Gymnastik als Teil von Trimming 130 und bietet diese Form der körperlichen Belastung in seinen Vereinen an.

Gleiche Herzfrequenzen bedeuten jedoch keineswegs gleiche Herzarbeit und gleichen myokardialen Sauerstoffverbrauch. Werden Belastungen mit unterschiedlichen dynamischen und statischen Anteilen und mit unterschiedlich grosser aktiver Muskelmasse wie Fusskurbelergometrie und Handkurbelergometrie verglichen, so ist bei gleicher Herzfrequenz der Anstieg des mittleren arteriellen Blutdruckes bei der Handkurbelergometrie deutlich grösser. Die zusätzliche Druckbelastung ist allein am Herzfrequenzverhalten nicht erkennbar. Übertragen auf Trimming 130 würde beispielsweise Rudern, durchgeführt mit einer Herzfrequenz von 130 Schlägen/min, zu einem deutlicheren Anstieg der Herzarbeit führen als Dauerlauf, durchgeführt mit der gleichen Herzfrequenz, da der Blutdruck bei gleicher Herzfrequenz beim Rudern stärker ansteigt. Läuft und schwimmt die gleiche Person jeweils mit einer Herzfrequenz von 130 Schlägen/min, so ergeben sich unterschiedliche Belastungsintensitäten, da im allgemeinen die Herzfrequenz beim Schwimmen infolge des Bauchreflexes niedriger liegt. Stellt Schwimmen mit einer Herzfrequenz von 130 Schlägen/min die adäquate Belastungsintensität dar, so wird sich dieselbe Person beim Laufen mit der gleichen Herzfrequenz unterfordert fühlen. Während für Sportarten wie Laufen, Skilanglaufen, Radfahren, Schwimmen oder Rudern die Belastungsintensität über die Herzfrequenz gut steuerbar ist, sind die meisten Ballspiele und Aerobic (oder Aerobic-Gymnastik) über die Herzfrequenz nur begrenzt dosierbar und kontrollierbar. Je nach Übung liegt die Herzfrequenz unter oder auch deutlich über 130 Schlägen/min, wobei stets während Laufübungen die höchsten Herzfrequenzen erreicht werden. Im Einzelfall stieg die Herzfrequenz bei Übungen mit vorwiegendem Einsatz der Rumpfmuskulatur auf 187 Schläge/min und bei Laufübungen auf 207 Schlägen/min an. Das Verhalten des Metabolismus entspricht nicht der Bezeichnung dieser Sportart. Während einer Übungsstunde kommt es zu einem zunehmenden Lactatanstieg, was zum Teil Ausdruck eines Kumulationseffektes ist. Andererseits ist der Organismus bei einzelnen Übungsteilen auf die zusätzliche anaerob-lactacide Energiebereitstellung angewiesen. Der höchste Lactatspiegel wurde mit knapp 12 mmol/l im arterialisierten Kapillarblut gemessen (Normalwert um oder knapp über 1 mmol/l). Daraus kann die Schlussfolgerung gezogen werden, dass die Energiebereitstellung sowohl aerob als auch anaerob erfolgt, so dass die Bezeichnung «Aerobic and Anaerobic» zutreffender wäre. Die zunehmende Acidose aufgrund der Lactatakkumulation während einer Übungsstunde beeinträchtigt die neuromuskuläre Funktion und damit die Koordination, was Verletzungen begünstigen kann. Gehäufte Verletzungen infolge Aerobic konnten aber bisher nicht festgestellt werden. Aerobic kann eine sinnvolle Ergänzung klassischer dynamischer und ausdauerorientierter Belastungen sein, da neben der Ausdauer auch die für die körperliche Fitness wichtigen anderen motorischen Aktivitäten wie Kraft, Koordination und Flexibilität trainiert werden. Wird Trimming 130 beabsichtigt, sollte bei Untrainierten oder Personen, die jahrelang keinen Sport betrieben haben und älter als 40 Jahre sind, vorher eine ärztliche Untersuchung einschliesslich Belastungs-EKG durchgeführt werden. Aerobic sollte nicht als Einstiegssportart von völlig untrainierten und bisher sportlich inaktiven Personen betrieben werden. Im Gegensatz zu einigen der obgenannten dynamischen ausdauerorientierten Sportarten ist Aerobic für kardiovaskulär gefährdete und erkrankte Personen ungeeignet. Kontraindikationen bestehen bei koronarer Herzkrankheit, primär myokardialen Erkrankungen, durchbelasteten Vitien, anderen hämodynamisch wirksamen Vitien, Herzrhythmusstörungen und Hypertonie.

1.6. Freizeitsport gegen koronare Herzkrankheit

Hinsichtlich der Rolle des Freizeitsports als präventiver Faktor eines Herzinfarkts ist noch vieles unklar. Eine Studie von *Morris et al.* hat versucht, diese Frage abzuklären. Binnen drei Jahren wurden bei 17 944 männlichen Büroangestellten in den mittleren Jahren in sechs Verwaltungsbezirken Englands mittels Fragebogen jeweils am Montagmorgen das Sportverhalten am vergangenen Wochenende bzw. am Sonntag erfasst.

Jeder achte Proband, und zwar 13% der 40- bis 54jährigen sowie 10% der 55- bis 65jährigen Männer, trieben einen intensiveren Wochenendsport wie Schwimmen, Tennis, Fitnesstraining, Klettern, Jogging, Radrennen. Weitere 9% berichteten von schwererer körperlicher Arbeit am Wochenende im Garten beim Graben, in Haus und Garage. Die Ergebnisse besagten, dass 0,8% der Wochenendsportler früher einmal einen Herzinfarkt durchgemacht hatten, die Nichtsportler aber in 2,4%. Von den Freizeitsportlern waren im Berichtszeitraum von 1970–1978 insgesamt 3,1% an einem Herzinfarkt erkrankt, von den Nichtsportlern aber 6,9% bei altersstandardisierter Berechnung. Tödliche Herzinfarkte wurden bei den Sportsmännern in 1,1% und bei den Nichtsportlern in 2,9% registriert ($p < 0{,}001$). Der altersbezogene Anstieg der Mortalität war bei den Freizeitsportlern mit 0,8% bei den 40- bis 49jährigen auf 1,5% bei den 55- bis 65jährigen wesentlich geringer als bei den Nichtsportlern mit 1,7% auf 5,0%. Die Männer mit körperlicher Hobbyarbeit am Wochenende hatten ebenfalls seltener als die Untätigen einen Herzinfarkt zu beklagen, wenn auch nicht so selten wie die Wochenendsportler. Die signifikanten Unterschiede zeigten sich auch bei gleichwertiger Berücksichtigung solcher Faktoren wie Zigarettenkonsum, familiäre Herzinfarkthäufung, Übergewicht, geringe Körperhöhe, Bluthochdruck. Generell schlussfolgern die Autoren, dass kräftige körperliche bzw. sportliche Betätigung einen protektiven Effekt gegen eine kardiale Ischämie und ihre Konsequenzen darstellt.

1.7. Körperliche Aktivität und Koronarrisiko

Bei 15 000 Männern zwischen 40 und 49 Jahren haben *Holme* und *Mitarbeiter* in Oslo die Assoziation zwischen körperlicher Aktivität während der Berufsarbeit bzw. während der Freizeit sowie koronaren Risikofaktoren untersucht. Die Vierjahresmortalität sowie die CHD-mortalität sanken mit steigender Aktivität in der Freizeit, stiegen jedoch an mit stärkerer beruflicher Aktivität. Die drei klassischen Risikofaktoren Cholesterin, systolischer Blutdruck, Zigarettenkonsum waren negativ gekoppelt mit hoher physischer Freizeitaktivität, jedoch positiv mit starker beruflicher Körpertätigkeit. Männer in niedrigeren Sozialklassen wiesen weniger Körperaktivität in der Freizeit und mehr im Beruf auf als Männer aus höheren Schichten. Eine Multivarianzanalyse zeigte jedoch, dass eine starke physische Berufsbelastung für sich allein weder für die Gesamtmortalität noch für den koronaren Herztod einen unabhängigen Risikofaktor darstellte. In der Diskussion wird mit Recht bemerkt, dass eine starke körperliche Tätigkeit im Beruf eben sehr oft als Halte- oder Hebearbeit, also als Kraftarbeit erfolgt, in der Freizeit hingegen als Ausdauerleistung mit guter Sauerstoffversorgung des Herzens (Spiel, Lauf). Die Berufstätigkeit imponiert mehr als anaerobe, die Freizeittätigkeit als aerobe Aktivität.

1.8. Sport und koronare Risikofaktoren

Immer noch sehr widersprüchlich sind die Ergebnisse über den Einfluss von körperlichen Belastungen in Beruf und Freizeit auf die bekannten Risikofaktoren der koronaren Herzkrankheiten. Aus diesem Grunde wurden von *Schwalb* und *Strobl* anlässlich einer Herz-Kreislauf-Untersuchung bei Beschäftigten in einem Grossbetrieb in München auch die Beziehungen zwischen der Prävalenz einiger Risikofaktoren und dem Grade der körperlichen Aktivität geprüft. Zur Verfügung standen 1477 Personen im Alter von 40 bis 59 Jahren, und zwar 868 Männer und 609 Frauen. Die untersuchten Personen wurden nach ihren Angaben über ihre Freizeitbeschäftigung in 2 Gruppen untergliedert. Diejenigen, die regelmässig Sport treiben, wurden als körperlich aktiv eingestuft. In Anbetracht der grossen Verbreitung des alpinen Sports in München stehen Bergsteigen und Skifahren an der Spitze der ausgeübten Sportarten. In einer weiteren Auswertung wurde nach der körperlichen Aktivität im Beruf ohne Berücksichtigung der Freizeitaktivität unterteilt.

Als Risikofaktoren wurden gewertet:

1. Übergewicht von 20% und mehr, nach der BROCAschen Regel,
2. Triglyceride über 1,93 mmol/1 (169 mg%),
3. Cholesterin über 6,71 mmol/1 (259 mg%),
4. Diabetes,
5. Hypertonie, systolisch über 159 mmHg und/oder diastolisch über 95 mmHg,

6. spezifische EKG-Veränderungen,
7. Zigarettenrauchen mehr als 5 Stück pro Tag.

In den Ergebnissen, in denen auch die altersstandardisierten Erwartungswerte angegeben sind, finden sich bei den Männern Fettstoffwechselstörungen bei unterschiedlicher körperlicher Aktivität annähernd gleich häufig. Diejenigen Männer, die in ihrer Freizeit Sport treiben, haben aber statistisch auffallend mit 6% zu 12,7% weniger häufig Übergewicht (über 120% relatives Körpergewicht), niedrigere Blutzuckergrenzwerte (34,2% zu 45%), seltener einen präklinischen und manifesten Diabetes (5,4% zu 11,2%), seltener diastolisch erhöhte Blutdruckwerte (25,6% zu 33,4%) und weniger pathologische EKG-Veränderungen in Ruhe und bei Belastung sowie seltener spezifische EKG-Veränderungen (12,8% zu 20,8%); sie rauchen auch weniger (29,5% zu 41,3%). Dementsprechend ist bei ihnen die Zahl der Risikofaktoren geringer als bei Männern mit Bewegungsarmut. Diese Unterschiede erweisen sich auf dem 1%-Niveau als signifikant. Bei den Frauen zeigen sich zwischen den sportlich Aktiven und Inaktiven lediglich bei den Fettstoffwechselstörungen und – anders als bei den Männern – im Rauchverhalten und im EKG-Befund keine Unterschiede. Hypertonie (14,5% zu 30,3%), erhöhte systolische und diastolische Blutdruckwerte sowie Adipositas über 120% relatives Körpergewicht (8,7% zu 25,5%) betreffen dagegen die Sportlerinnen nur halb so häufig wie ihre Kolleginnen mit Bewegungsmangel. Die Aktiven weisen seltener Blutzuckergrenzwerte auf. Der präklinische und manifeste Diabetes verteilt sich auf beide Gruppen, wie es dem Erwartungswert entspricht.

Zwischen den untersuchten Merkmalen und dem Grad der körperlichen Bewegung im Betrieb besteht dagegen nur ein geringer Zusammenhang. Es ist also naheliegend, dass für die geringere Risikobelastung der sitzend Tätigen andere Faktoren als die geringe körperliche Belastung im Beruf selbst verantwortlich sind. Freilich beweist dieser Zusammenhang zwischen körperlicher Aktivität in der Freizeit und einer geringeren Zahl von Risikofaktoren noch nicht, dass für den besseren Gesundheitszustand der Sporttreibenden allein oder vorwiegend die körperliche Aktivität selbst verantwortlich ist. Es fällt auf, dass unter den freizeitaktiven Männern die oberen Sozialgruppen überwiegen. Ausserdem haben unter den Normalgewichtigen Sportler und Nichtsportler gleich häufig Hochdruck, Triglycerid- und Cholesterinerhöhungen. Andererseits sind übergewichtige Sporttreibende häufiger mit diesen Risikofaktoren belastet als weniger aktive Normalgewichtige. Es wird die Auffassung von *Hickey et al.* bestätigt, dass nicht so sehr die körperliche Betätigung als solche den Gefährdungsgrad vermindert, sondern dass Freizeitsportler aus persönlichen, psychischen und kulturellen Gründen eine gesündere Lebensführung praktizieren.

1.9. Kann die koronare Herzkrankheit vorausgesagt werden?

Ziel der Studie aus London von *Heller, Chinn, Pedoe and Rose* war die Klärung der Frage, ob man aufgrund von Gruppenerfahrungen bei Einzelpatienten eine Herzinfarktgefahr feststellen kann. Entsprechend wurden in London 8147 Männer über 5,3 Jahre in einer Longitudinalstudie beobachtet. Alter, systolischer Blutdruck, Plasmacholesterinkonzentration, Rauchgewohnheiten, physische Aktivität und das Körpergewicht (body mass index) wurden als Parameter gewertet. Faktoren ohne signifikanten ($p< 0{,}05$) Voraussagewert wurden nicht berücksichtigt. In den Ergebnissen zeigte sich, dass weder die körperliche Aktivität noch das Körpergewicht in Beziehung zur Entwicklung eines Herzinfarktes standen. Die variablen Alter, systolischer Blutdruck, Cholesterin und Tabakkonsum jedoch trugen eindeutig zur Voraussagemöglichkeit eines Herzinfarktes bei ($p< 0{,}001$). Von den 15% Risikopatienten der Gesamtgruppe entwickelten 22% der anfangs Koronarkranken binnen 5,3 Jahren einen Herzinfarkt, aber auch 7% der am Studienbeginn Herzgesunden. Man kann also von einem Gruppenrisiko nicht unbedingt auf ein Individualrisiko schliessen.

Zu dieser Thematik wurden weiterhin im Rahmen einer repräsentativen Studie von *Blumen, Stone* u.a. in West-Berlin 777 60- bis 89jährige Personen in ihren Wohnungen befragt und untersucht. In den Ergebnissen fiel auf, dass Frauen von einem Bluthochdruck mehr betroffen waren als Männer. Dies war durch einen signifikanten Anstieg der systolischen Mittelwerte mit zunehmendem Alter bedingt, während die Männer einen tendenziellen Abfall der diastolischen Werte aufwiesen. Weiterhin wurde das Gesamtcholesterin im Serum bestimmt. Unter 190 mg% lagen insgesamt 16,3% der 528 Untersuchten. Mit zunehmendem Alter hatten nur die Männer signifikant niedrigere Werte. In der jüngsten Altersgruppe lagen 14,9% der Frauen, in der ältesten 8,6% über deren klinischem Normalwert von 300 mg%. Allerdings muss einschränkend zu den Ergebnissen erwähnt werden, dass die Blutabnahme nicht nüchtern erfolgte. 85,5% der Männer und 65,9% der Frauen rauchten länger als 20 Jahre. In der Altersgruppe 60 bis 64 rauchten insgesamt 63,9% und in der Gruppe 85 bis 89 43,7% der Befragten. Mit steigendem Alter stieg der Anteil der Langzeitraucher signifikant an, dagegen konsumierten jüngere Zielpersonen täglich eine signifikant höhere Anzahl an Zigaretten als ältere, ebenso die Männer im Vergleich zu den Frauen. 15,4% der 777 Befragten gaben an, zuckerkrank zu sein und auch deswegen Diät zu essen, 9,4% nahmen regelmässig Medikamente ein. Insgesamt lagen 41,1% der Frauen und 35,1% der Männer mit ihren Blutzuckerwerten über 110 mg%; Altersunterschiede waren nicht nachweisbar. Hinsichtlich der Adipositas zeigte sich, dass nur rund ein Viertel der alten Menschen Werte zwischen 1,9 und 2,4 aufwiesen, die als normal angesehen werden (Quetelet-Index). Werte von $> 2{,}8$ (Übergewicht) waren bei 41,4% der Männer und bei 52,5% der Frauen festzustellen. Von den 507 Alten, bei denen alle Parameter erhoben worden waren, hatten 29,2% keinen, 50,9% einen Risikofaktor, 18,5% zwei und 1,4% drei Risikofaktoren aufzuweisen. Frauen hatten signifikant häufiger zwei und mehr Risikofaktoren und waren in der Gruppe ohne Risikofaktoren unterrepräsentiert.

1.10. Vorteile und Nachteile durch «Jogging»

Fitzgerald aus New York schilderte ein eigenes Erlebnis. Während eines medizinischen Routinetests wurde bei ihm ein Blutdruck von 178/100 mmHg gemessen. Der Autor war zu dieser Zeit 44 Jahre alt und schrieb mitten in New York 12–15 Stunden täglich an seiner Doktorarbeit. Er rauchte nicht, trank nicht und joggte drei Meilen am Tag. Der Ruhepuls lag bei 47, der Gesamt-Cholesterinspiegel bei 136 mg/100 ml. Trotz medikamentöser Behandlung blieb vor allem der diastolische Blutdruck hoch. Da unterzog sich der Autor mit einer strengen Ernährungsregelung einem regelmässigen Ausdauertraining. Von 1976–1979 joggte er die Strekke von 60 Häuserblöcken in New York in rund 25 Minuten fünfmal pro Woche entlang als submaximale Belastung von 70% mit einem mittleren Leistungspuls von 123. Das Körpergewicht veränderte sich nicht; es blieb ständig ungefähr 10% über dem Idealgewicht laut Angabe der Metropolitan Life Insurance Company. Die eigenen automatischen Blutdruckmessungen daheim ergaben nach dem Jogging jeweils normale Werte von beispielsweise 120/76 oder 122/72 oder 120/72. Am Morgen nach dem Aufstehen waren Werte von 140/88 oder 144/90 oder 140/90 auffällig, beim Arzt um 14.30 Uhr aber Werte um 170/106 oder 150/94. Nach dem Jogging am Nachmittag regulierte sich der Blutdruck dann jedesmal ein. Immerhin — diese Geschichte steht im British Medical Journal, also sicher wichtig genug, um beachtet zu werden. Experten glauben, dass die Blutdrucksenkung nach dem Laufsport durch das Versacken des Blutes in den Extremitäten miterklärt wird; bei Tarahumara-Indianern, welche bei einer Art Fussball bis zu 56 km über hügeliges Terrain rennen, ergaben Blutdruckmessungen direkt nach dem Spiel diastolische Werte angeblich um 0 mmHg, welche nach einigen Minuten auf 60–80 mmHg stiegen. Vorausgesetzt, dass keine speziellen Schäden vorliegen, könnte das Jogging ein diagnostisches Hilfsmittel und eine therapeutische Chance bei labilem Hypertonus bedeuten.

Das Massenphänomen der Joggingwelle hat gemäss den Angaben des SLS in der Schweiz binnen 6 Jahren mit einem Anteil von regelmässig joggenden Männern von 8% auf 16% zugenommen; Laufen ist damit die am sechsthäufigsten ausgeübte Sportart geworden. Gemäss der Berner Läuferstudie von *Marti* treten als Beweggründe zum Joggen bei regelmässigen Läufern vor allem die emotionalen und sozialen Faktoren in den Vordergrund, während sich beginnende Jogger noch mehr die Motive Fitness, Gesundheit und Gewichtskontrolle vor Augen halten. Medizinisch-physiologische Parameter, die sich unter Jogging in positiver Weise ändern, sind z. B. Erhöhung der Muskelmasse, Senken des Ruhepulses und des Blutdruckes, Steigerung der HDL, Ökonomisierung von Sauerstoffverbrauch und Leistung.

Personen, die im Alter von 35–45 Jahren und mehr nach mehreren Jahren sportlicher Inaktivität zu joggen beginnen, sollten sich zuerst einer medizinischen Untersuchung unterziehen. Bei Druck oder gar bei ausstrahlenden Herzstichen während der Belastung sowie bei Angina pectoris-Anzeichen in Ruhe sollte unbedingt auf das Joggen verzichtet werden. Auch schon bei geringen subfebrilen Temperaturen, leichter Grippe, Schwächegefühl, Kurzatmigkeit und Verdauungsstörungen besteht Laufverbot *(Sperryn)*.

In den letzten Jahren sind immer mehr Studien über spezielle Probleme beim Jogging mitgeteilt worden, z. B. über

- plötzliche Todesfälle *(McIntosh; Vuori et al.; Virmani et al.; Thompson et al.; Noakes et al.)*,
- Anaemie, Eisenmangel *(Hunding et al.; McMahon et al.; Stewart et al.)*,
- gastrointestinale Beschwerden wie Abdominalkrämpfe (Bauchkrämpfe), Diarrhöe und gastrointestinale Blutverluste *(McMahon et al.; Cantwell; Sullivan; Porter; Fogoros; Schaub et al.; Stewart et al.)*,
- Sinusbradykardie, AV-Block ersten Grades, inkompletter Rechtsschenkelblock (Herzrhythmusstörungen) *(Scheuer and Tipton; Gibbons et al.)*,
- Haematurie (Blut im Urin), Proteinurie (Eiweiss im Urin) *(Blacklock; Alyea and Parish; Fred and Natelson)*,
- Angriffe durch Tiere *(Itin et al.; Der Läufer 1985)*.
- zoekaler Volvolus (Darmverschlingung) *(Pruett et al.)*,
- Amenorrhöe (Regelblutungsverlust) *(Carlberg et al.)*,
- Hypothermie, Hyperthermie, Hitzschlag, Hitzekollaps; hypovolaemischer Kollaps (Versacken des Blutes in den Beinen), Hypoglykaemie (Blutzuckerabfall) *(Costill)*,
- Arthrose, Knieschäden *(Biedert)*

sowie über Verkehrsunfälle, Stürze und Hundebisse. Vor Übertreibungen beim Jogging ist also zu warnen; alle diese gelegentlichen Nachteile sollen und dürfen die grossen Vorteile und vor allem die Lebensfreude nicht beeinträchtigen, die durch diesen Freizeitsport geboten wird *(Schild)*.

Auch in England wagen sich immer mehr Männer und Frauen innerhalb des Freizeitsportes an Volksmarathonläufe, Halbmarathons und andere Langstreckenrennen. Schon 1983 sind in England 136 Vollmarathons von 42,2 km mit einer durchschnittlichen Teilnehmerzahl von 1000 Läufern durchgeführt worden. Beim letzten Londoner Marathon haben sogar rund 20 000 Personen teilgenommen. Rund die Hälfte der Teilnehmer sind aber Neulinge, absolvieren diese Strecke also das erste Mal. Sie erwarten und brauchen meist medizinische Beratung und Unterstützung.

Eine britische Expertengruppe *(Consensus Conference)* hat 1984 eine Liste von medizinischen Empfehlungen ausgearbeitet. Eine detaillierte medizinische Planung des Rennens umfasst die Startvorbereitungen, die Betreuung während des Laufes und am Ziel sowie den Bereitschaftsdienst in örtlichen Spitälern. Das Gesundheitspersonal umfasst Ärzte, Sanitäter, Physiotherapeuten, Podiatristen. An Zwischenfällen zu erwarten sind unter anderem Läufer mit Hypothermie, Hyperthermie, Hitzschlag, Hitzekollaps, hypovolämischem Kollaps oder Hypoglykämie. Die Laienhelfer müssen diese Diagnostik kennen und entsprechend reagieren können. Beim hypovolämischen Kollaps beispielsweise, der 20–30 Minuten nach dem Zieleinlauf infolge starken Schweissverlustes oder sogar Erbrechens und Durchfalls erfolgen kann und mit weichem Puls, tiefem Blutdruck, Zyanose und Benommenheit einhergeht, ist rasche orale Rehydration bei Hochlagern der Beine über rund 30 Minuten unerlässlich; intravenöse Infusionen sind nur bei starkem Erbrechen, Diarrhöe und/oder mentaler Verwirrung nötig, die Rektaltemperatur ist jeweils zu bestimmen. Schwere Hypoglykämie ist selten; sie äussert sich in mentaler Konfusion, Aggression, Schweissausbrüchen, Zittern. Eine Hypoglykämie kann eine Hypothermie komplizieren. Sofortige Gabe von elektrolythaltigen Glucosedrinks, Zucker oder Konfekt überwindet die Situation meist rasch.

1.11. Sportärztliche Untersuchung

Durch die vor 25 Jahren in der Schweiz eingeführten sportärztlichen Untersuchungen sollen das Risiko von Gesundheitsschäden durch Turnen und Sport herabgesetzt und Schädigungen durch Leistungssport nach Möglichkeit verhindert werden (*Frey*). Es handelt sich um eine summarische Gesundheitskontrolle zur Beurteilung der Wettkampftauglichkeit. Sie soll alle 2 Jahre erfolgen. Eliteathleten werden nach einem erweiterten Programm ähnlich einer Lebensversicherungsuntersuchung erfasst; es werden zusätzlich Blutsenkung, Hämoglobin und ein ganzer Urinstatus verlangt. Die sportärztliche Untersuchungen sind mit wenigen Ausnahmen (z. B. Boxen, Marathon) freiwillig; sie werden von den Vereinen als Reihenuntersuchung für je 6 bis 8 Sportler zu je 10 bis 15 Minuten organisiert. Der Verein ist in der Auswahl der Sportarztes frei. Neben einem Untersuchungsblatt gibt es einen Tauglichkeitsnachweis, der auch für «Jugend und Sport» und in der Armee anerkannt wird. Die statistische Erfassung der Untersuchungen ist noch lückenhaft. Schon 1972 wurden 22724 Sportler untersucht; 1501 Vereine und 29 Verbände besassen einen sportärztlichen Dienst. Der Anteil der Sportuntauglichen betrug damals 2%, wobei auf die Gruppe der bis 20jährigen 0,8% entfielen und auf die Gruppe der über 50jährigen 7,8%. Drei Viertel aller Untersuchten standen im Alter von 21 bis 50 Jahren. Es ist verwunderlich, dass sich nicht mehr Jugendliche bis 20 Jahre untersuchen lassen, doch stehen ihnen wahrscheinlich eher schulärztliche Kontrollen oder Lehrlingsuntersuchungen offen. Aber auch die Gesamtzahl der sportärztlichen Untersuchungen ist im Verhältnis zur Zahl der Sportler bescheiden. Die Frequenz liesse sich steigern, wenn die Untersuchung auch laut Empfehlung des Europarates in neugeschaffenen sportmedizinischen Untersuchungszentren erfolgen könnte; bei der Prüfung dieser Frage in der Schweiz wäre vor allem an Polikliniken und Universitätszentren zu denken. Allerdings sind Wert und Qualität grundsätzlich neu zu überdenken.

1.12. Psychophysische Leistung und Blutdruck

Psychophysische Belastbarkeit, Leistungsbereitschaft und Leistungsfähigkeit sind in hohem Masse abhängig von einem funktionsfähigen kardiovaskulären System und einer intakten zerebralen Reaktion. Ob die Leistungsfähigkeit dabei eine erhöhte Vigilanz voraussetzt, wurde an der kardiovaskulären Reaktivität normotoner Männer und Frauen verschiedener Altersstufen untersucht (*Rüddel, Neus* und *Schulte*). Erfasst wurden 64 männliche und 44 weibliche, gesunde, normotone Probanden, die im Rahmen der Bonner Verkehrslärmstudie repräsentativ aus verschiedenen Wohngebieten ausgewählt waren. Das Durchschnittsalter betrug 38 Jahre.

Alle Probanden wurden zunächst klinisch untersucht. Zu jeweils gleichen Tageszeiten wurde das Verhalten von Blutdruck, Herzfrequenz und Muskeltonus in strengen Ruhebedingungen und während eines emotionalen Belastungstests erfasst. An Leistungsdaten wurden erhoben: Die Leistungsmenge und Leistungsgüte in einem kurzen visuellen Aufmerksamkeitsbelastungstest und die Leistungsbereitschaft sowie die Leistungsfähigkeit und Leistungsgüte in einem Reaktionsversuch. Die Reaktionsfähigkeit wurde in einem standardisierten Belastungsversuch am Wiener Determinationsgerät gemessen: Auf das Aufleuchten verschiedenartiger Lichter musste durch Niederdrücken entsprechender Handtaster und Fusstaster reagiert werden. Zur Prüfung der psycho-physischen Belastbarkeit liefen 540 Signale mit jeweils dem Tempo ab, bei dem der Proband nur noch etwa 50% richtige Reaktionen brachte. Es wurde damit eine Belastungssituation erzeugt, in der es für den Probanden galt, sich nicht aus der Fassung, aus dem Rhythmus bringen zu lassen, sondern diesen extremen Belastungen standzuhalten und dabei noch gesteuert und gezielt zu reagieren. Es wurden dadurch Reaktionsbelastbarkeit, Aufmerksamkeitsverteilung und Panikresistenz geprüft.

Die Ergebnisse besagen, dass hohe Leistungsmenge und Leistungsgüte in einem kurzzeitigen visuellen Aufmerksamkeitsbelastungstest bei Männern nicht mit den klinischen Gelegenheitsblutdruckwerten oder dem Ruhewert von Pulsfrequenz und Blutdruck korreliert sind. Je besser jedoch die Leistungsmenge ist, desto stärker ist der Pulsfrequenzanstieg und der Anstieg des systolischen Blutdrucks während der psychischen Belastungstests. Auch bei gesunden Frauen ist die Leistungsfähigkeit nicht mit dem klinischen Gelegenheitsblutdruck korreliert. Es finden sich aber bei Frauen negative signifikante Korrelationen zwischen Leistungsmenge und Leistungsgüte im kurzzeitigen visuellen Konzentrationstest und den Ruheblutdruckwerten.

Eine frühere Studie von *Roskamm, Brandts* und *Reindell* verdient es, in Erinnerung gerufen zu werden. Schon seit langem ist bekannt, dass Ausdauersportler ein grösseres Herz und eine erhöhte Ausdauerleistungsfähigkeit haben; diese Tatsachen treffen auch für jugendliche und weibliche Sportler zu. Noch keine endgültigen Aussagen jedoch liegen über eine geschlechts- oder altersabhängige Trainierbarkeit vor, da jeweils uneinheitliche Trainingszeiten bzw. -intensitäten angewendet wurden. Aus diesem Grunde testete die Freiburger Forschergruppe 24 gesunde Normalpersonen vier Wochen lang täglich eine halbe Stunde, ausser sonntags. Die Gruppe bestand aus 6 männlichen Jugendlichen (16 bis 18 Jahre), 6 Männern (20 bis 30 Jahre), 6 Männern (50 bis 60 Jahre) und 6 Frauen (20 bis 30 Jahre). Die standardisierte Trainingsbelastbarkeit berücksichtigte ein progressives Training, die altersabhängige individuelle maximale Pulsfrequenz, bzw. die jeweilige Ruhepulsfrequenz. Die Trainingspulsfrequenz wurde mit 70% der Differenz vom Ruhepuls bis zum Maximalpuls errechnet, die zum Ruhepuls zugezählt wurden. Die ergometrische Belastungsprüfung bestand in Tretkurbelarbeit am Fahrradergometer im Liegen, wobei stufenweise alle 6 Minuten um je 50 bzw. 25 Watt gesteigert wurde, beginnend bei 100 Watt. Ein relatives steady state bzw. eine Ergostase lag vor, wenn die Pulsfrequenz von der 4. bis zur 6. Minute nicht mehr als 8 Schläge anstieg.

Vor dem Training fanden sich keine wesentlichen Unterschiede im mittleren Ruhepuls der einzelnen Gruppen. Der durchschnittliche Maximalpuls lag bei älteren Versuchspersonen wesentlich niedriger als bei jüngeren. Nach 4 Wochen Trainingszeit ergaben sich eine hochsignifikante Senkung der Ruhepulsfrequenz für die Gesamtheit der 24 Probanden, jedoch keine gesicherte Senkung bei den Jugendlichen. Die maximale Pulsfrequenz im relativen steady state nahm nach dem Training zu; diese Zunahme war jedoch nur bei den Jugendlichen wahrscheinlich signifikant. Das Herzvolumen zeigte durch das vierwöchige Training keine Änderung. Die mittlere Sauerstoffaufnahme bei 100 Watt Belastung zeigte keine Veränderung durch das Training; damit konnte nach 4 Wochen Training keine Veränderung des Wirkungsgrades am Fahrradergometer festgestellt werden.

Die Ausdauerleistungsfähigkeit wurde anhand des maximalen Watt-Pulses, der um 4% bis 39% in Einzelfällen anstieg, anhand der Wattstufe bei einem Puls von 170 bzw. 150 sowie anhand des maximalen 0_2-Pulses im relativen steady state beurteilt. Bei den 20- bis 30jährigen Männern nahmen die Sauerstoffpulswerte um mehr als 10% und damit statistisch am besten gesichert zu, bei den Jugendlichen war der Anstieg nur wahrscheinlich signifikant. Überhaupt wiesen die 20- bis 30jährigen Männer die grössten mittleren Steigerungsbeträge der genannten drei Leistungskriterien auf; sie waren hochsignifikant. Jugendliche und ältere männliche Probanden zeigten einen geringeren Leistungszuwachs. Die Unterschiede zwischen den 20- bis 30jährigen und den 50- bis 60jährigen Männern konnten mit $p < 0,05$ statistisch gesichert werden, die Unterschiede zwischen den Jugendlichen und den 20- bis 30jährigen Männern waren nicht signifikant. Zwischen gleichaltrigen männlichen und weiblichen Normalpersonen bestanden in der Leistungszunahme nach 4 Wochen keine Unterschiede.

Einige nach 4 Wochen an jedem dritten Tag weitertrainierte Probanden zeigten nach einem weiteren Monat sogar einen geringeren weiteren Leistungsanstieg, die Restgruppe hingegen einen Leistungsabfall bereits nach 14 Tagen. Im Verlauf der weiteren Kontrollen, 4 und 8 Wochen nach Haupttrainingsende, ist jedoch kein wesentlicher weiterer Leistungsschwund aufgefallen. Insgesamt ist die Leistungsfähigkeit 8 Wochen nach Beendigung des Haupttrainings im Durchschnitt noch 13,6% höher als vorher gewesen. Durch das jeden dritten Tag durchgeführte Training kann aber die erhöhte Leistungsfähigkeit erhalten werden.

1.14. Trainierbarkeit im hohen Alter

Ebenso soll eine wichtige Studie von *Benestad* nicht vergessen werden. Es ist über die Trainierbarkeit der Jugend zwar viel experimentiert worden, über die des alten Menschen jedoch fehlen die Kenntnisse weitgehend. In Oslo hat man 13 freiwillige, durchschnittlich gesunde Männer (Alter 75,5 ± 2,8/Körperhöhe 173 ± 5,7 cm/Körpergewicht 70,7 ± 6,2 kg/Summe von 10 Hautfalten 114 ± 32 mm/Herzvolumen 800 ± 121 ml) von 70 bis 81 Jahren sechs Wochen lang dreimal wöchentlich einem Training im klimatisierten Laboratorium unter ärztlicher Aufsicht unterzogen. Diese Männer trainierten auf einem Laufband mit 10% Steigung. Nach 5 Minuten Aufwärmen bei 50 m/Min. Lauftempo wurden weitere 5 Minuten in 70 m/Min. Lauftempo zurückgelegt. Wer noch nicht erschöpft war, lief weitere 2 Minuten mit 50% und schliesslich noch 5 Minuten mit 80% seiner maximalen Leistungskraft; einige Probanden haben dieses Training sogar anschliessend wiederholt, so dass jeder an seine maximale Leistung herankam.

Die Trainingszeit von 6 Wochen hatte keinen Effekt auf die Sauerstoffkapazität. Die maximale Sauerstoffaufnahme betrug vor dem Training 1,91 ± 0,20 l/min und nach dem Training 1,90 ± 0,18 l/min. Der maximale Sauerstoffpuls war mit 12,6 ± 1,4 vor dem Training und mit 12,5 ± 1,5 darnach praktisch unverändert; 5 Monate nach dem Training wurde ein Wert von 11,9 ± 1,5 gemessen.

Die Pulsfrequenz fiel im Verlaufe der Standardbelastung von durchschnittlich 131 auf 117. Diese Differenz war statistisch signifikant ($p < 1\%$). Diese Tatsache würde ein Ansteigen des Sauerstoffpulses im Verlauf des Trainings bedeuten; sie wurde durch Versuche am Ergometer bestätigt.

Kein Trainingseffekt wurde hinsichtlich der Lungenventilation festgestellt. Der Atemgrenzwert bzw. das Atemminutenvolumen blieben unverändert mit 70 ± 11 l/min vor bzw. 69 ± 10 l/min nach dem Training.

Das Herzvolumen vergrösserte sich von 800 ± 121 ml auf 832 ± 108 ml; diese Differenz war jedoch nicht signifikant. Das Blutvolumen nahm von 5,8 auf 6,3 l zu; die Differenz war signifikant ($p < 5\%$).

Eine ähnliche Tendenz der Zunahme wurde für das Totalhämoglobin errechnet (858 g vor und 922 g nach dem Training). 5 Monate später waren die Hämoglobinwerte auf die Vortrainingswerte abgesunken, nicht jedoch das Blutvolumen.

Zusammenfassend kann man sagen, dass das allmähliche Absinken der Pulsfrequenz während des beschriebenen Versuchs einen positiven Trainingseffekt auf das Herz darstellt. Als höchste Pulswerte wurden 153 ± 13 vor dem Training und 155 ± 13 nach dem Training sowie 162 ± 14 nach weiteren 5 Monaten ohne Training gemessen. Die maximale Pulsfrequenz ändert sich also nicht im Training bei diesen alten Männern; diese Tatsache steht im Gegensatz zu Beobachtungen bei jungen Menschen, wo sie absinkt.

Man kann sagen, dass auch die signifikante Erhöhung des Blutvolumens und des Totalhämoglobins sowie eine Tendenz zur Vergrösserung des Herzvolumens als positive Trainingsreaktionen anzusprechen sind und gleichzeitig Ausdruck, zusammen mit der reduzierten Pulsfrequenz, eines grösseren Schlagvolumens darstellen. — Nachteilige Effekte des Trainings wurden in keinem Fall beobachtet (siehe auch *Samitz, Bachl, Baron und Prokop).*

1.15. Sport und Herzkreislaufsystem bei Kindern und Jugendlichen

Wie *Israel* und *Gürtler* von der DHFK in Leipzig mitteilen, hat die Praxis der sehr vorsichtig zu Werke gehenden Wissenschaft in bezug auf die Belastbarkeit des kindlichen Herz-Kreislauf-Systems eine Lehre erteilt. Die hohen sportlichen und damit auch kardiovaskulären Leistungen jugendlicher Turner, Schwimmer, Eiskunstläufer u. a. sind wohlbekannt.

Offensichtlich wurde früher das Umstellungs- und Anpassungspotential des kindlichen Herz-Kreislauf-Systems erheblich unterschätzt. Heute herrscht eher eine gewisse Grosszügigkeit hinsichtlich der Belastbarkeit des gesunden kindlichen Herzens vor. Überanstrengungsbefürchtungen sind kaum mehr angebracht; auch das kindliche Herz ist zur Anpassung an motorische Ansprüche fähig, wie die Minimarathonläufe für Kinder bewiesen haben. Die entsprechenden Anpassungszeichen sind objektivierbar. Im Verlauf eines Ausdauertrainings kommt es bereits bei Kindern zu erhöhtem Schlag- und Herzminutenvolumen, erhöhtem Sauerstoffpuls, bzw. gesteigerter maximaler Sauerstoffaufnahme. Lediglich bei der arteriovenösen Sauerstoffdifferenz konnten keine Veränderungen beobachtet werden. Wiederholte Längsschnittuntersuchungen erbrachten eindeutig einen Herzgrössengewinn durch Ausdauersport, der über den erwarteten Wachstumswert hinausging. — Eine starke negativ chronotrope Reaktion der submaximalen Herzfrequenz auf einen Trainingsprozess kennzeichnet nach ersten Erfahrungen Talente in den Ausdauersportarten. Hier bietet sich ein Parameter des Herz-Kreislauf-Systems zur Kennzeichnung der Eignung und zur Auswahl talentierter Sportler für Ausdauerbelastungen an. Die Absenkung der submaximalen Herzfrequenz bei standardisierten

Belastungen charakterisiert die Ökonomisierung des Herz-Kreislauf-Systems auf Belastungsreize. Junge Sportler, die in dieser Weise stark reagieren, sind hochbelastbar, und sie zeichnen sich durch konstante Leistungen aus. Der maximale systolische Blutdruck reagiert auf eine Ausbelastung eindeutig geringer, als das bei Erwachsenen der Fall ist. Es werden kaum Werte von 170–180 Torr überschritten. Dieser Befund ist der Ausdruck einer mangelnden Volumenreaktion des Herzens. Die Herzfrequenz unter Belastung ist durch einen sehr ausgeprägten initialen Steilanstieg bei Kindern und Jugendlichen gekennzeichnet. Das Herz springt gewissermassen auf Belastungsreize sehr schnell an. Physiologisch ist diese Situation nicht zuletzt dadurch zu erklären, dass kaum ein Sofortdepot arterialisierten Blutes zur Verfügung steht; die Aerobiose muss also anderweitig gesichert sein. Weiterhin verfügt das Kind im Vergleich zum Erwachsenen nur über ein Drittel der Enzymaktivitäten, die am anaeroben Metabolismus beteiligt sind. Kinder können eine wesentlich geringere Sauerstoffschuld eingehen als Erwachsene. Für die sportärztliche Betreuung im Kindes- und Jugendalter sind unerkannte Herzkrankheiten zuweilen bedeutsam, beispielsweise die Myokarditis oder Koronarhypoplasien. Aufmerksamkeit ist der Rekonvaleszenz nach Infektionen zu widmen. Eine gewisse Blutdrucklabilität sowie die juvenile Hypertonie sind ausser bei Nierenschäden kein Anlass zum Sportverbot; die juvenile Hypertonie zeichnet sich vor allem dadurch aus, dass sich der systolische Blutdruck unter Belastung in die Werte von Normotonikern einordnet.

1.16. Das Herz von Sprintern und Langläufern

Um differenzierte Anworten auf die Frage der kardialen Kompensation einer Ausdauerleistung zu erhalten, wurden von *Ikäheimo, Palatsi* und *Takkunen* 22 Sportler aus Finnland — 10 Sprinter und 12 Langläufer — genau untersucht. Als statistische Kontrollpersonen wurden ihnen 13 Nichtsportler gegenübergestellt. Als Ergebnis zeigte sich im EKG eine Linkshypertrophie bei den Langläufern deutlicher ($p < 0,05$) als bei den anderen Gruppen. Auch hinsichtlich relativer Herzgrösse bei röntgenologischer Bestimmung waren die Ausdauersportler gegenüber den Sprintern eindeutig überlegen ($p < 0,02$); das echokardiographisch ermittelte enddiastolische Volumen des linken Ventrikels war grösser als in beiden Vergleichsgruppen ($p < 0,005$). Die Werte für die Muskeldicke des linken Ventrikels sowie für die Muskelmasse übertrafen bei beiden Athletengruppen die Normalwerte, waren aber bei Langläufern nochmals deutlich höher als bei Sprintern ($p < 0,001$). Der Diameter des linken Vorhofs war bei den Ausdauersportlern eindeutig grösser als bei Sprintern und Kontrollpersonen ($p < 0,001$); derjenige von Sprintern unterschied sich nicht vom linken atrialen Diameter der Nichtsportler. Intensives Sprintertraining dilatiert also den linken Ventrikel, bewirkt aber weniger eine Herzmuskelverdickung und keine Veränderung in der Funktion des linken Ventrikels sowie in der Grösse des linken Vorhofs. Langläufer hingegen dilatieren zwar den linken Ventrikel wie bei Sprintern, fördern aber die Entwicklung einer Wandhypertrophie und eines massiven systolischen Blutauswurfs aus dem linken Ventrikel; ausserdem wird der linke Vorhof deutlich erweitert.

1.17. Langlebigkeit früherer Athleten

Bei 681 ehemaligen Sportlern der Harvard-Universität wurden die Lebensdauer sowie die kardiovaskuläre Mortalität untersucht. Die Probanden waren ehemalige eingetragene Hochschulmeister, deren Sterbealter und Todesursachen von Totenscheinen registriert wurden. Ausserdem waren Körperhöhe und Gewicht von seinerzeitigen anthropometrischen Studien bekannt, ebenso von 177 Sportlern der fotografierte, nach Sheldon modifizierte Somatotyp. Es war bemerkenswert, dass bei den Athleten gegenüber Nichtsportlern keine Unterschiede in den Sterbeziffern an Unfällen oder Selbstmorden bestanden. Das mittlere Sterbealter für Baseballspieler betrug 65,2 ± 16,1, für Fussballspieler (amerikanisch) 66,6 ± 15,7, sowie für Mannschaftssportler 66,8 ± 16,3 und für Leichtathleten 67,2 ± 16,7. Alle Unterschiede waren nicht signifikant, auch nicht bei speziell kardiovaskulären Todesursachen. Allerdings fand der Autor Unterschiede hinsichtlich Intensität des Hochleistungssportes; die dreifachen Hochschulmeister, die übrigens signifikant häufiger dem muskulären, derbknochigen mesomorphen Typ angehörten, starben gegenüber den ein- und zweimaligen Meistern signifikant eher eines natürlichen Todes und speziell auch häufiger und eher am Herzinfarkt.

Diese Ergebnisse wurden jedoch insofern kritisiert, als beispielsweise die Rauchgewohnheiten, die sonstige Lebensweise, der Abbruch sportlicher Betätigung nach der Hochleistungsperiode der Athleten und weitere Anhaltspunkte für sonstige Risikofaktoren unbekannt waren, ausserdem war die Diagnostik in den Berichtsjahren uneinheitlich, zumal man sich auf Totenscheinangaben stützen musste. Erhebungen anderer Autoren mit exakterem Ausgangsmaterial hatten ergeben, dass Athleten, welche in ihrem Leben den Sport ständig weiterbetrieben, eindeutig weniger an koronaren Erkrankungen bzw. einem Herzinfarkt erlagen.

Eine wichtige Arbeit zur Frage der Langlebigkeit haben *Paffenbarger, Hyde, Wing and Hsieh* vorgelegt und bei früheren Studentensportlern eine Lebensverlängerung von ein bis zwei Jahren gegenüber Nichtsportlern errechnet.

1.18. Lebensstil und Höhenakklimatisation

Man hatte beobachtet, dass verschiedene ausländische Experten, welche an einem Bewässerungsprojekt in Süd-Peru mithalfen, ihre Arbeit in dieser Höhe von 3200 m nicht durchhalten konnten. Bei der Analyse der hämatologischen Akklimatisation bei 109 Männern ergab sich, dass die Unterschiede das Hämatokritwertes von 0,9 sowie der Hämoglobinkonzentration von 0,29/100 ml im Tiefland bei Rauchern und Nichtrauchern in der Höhe von 3200 m fast vervierfacht wurden. Von 51 schwedischen Facharbeitern, und zwar 25 Rauchern und 26 Nichtrauchern, mussten 14 ihre Beschäftigung aufgeben. Alle jene 10, welche aus nichtmedizinischen Gründen kapitulieren mussten, waren Raucher; sie hatten ausserdem einen überdurchschnittlich hohen Alkoholkonsum aufzuweisen. Die Autoren der Studie, *Lindgärde und Lilljekvist,* schlussfolgern, dass vor allem auch der Lebensstil die langfristige Akklimatisation in der Höhe beeinflusst.

1.19. Gesunde Städte: Lob des Radfahrens

In einem originellen Beitrag aus London singt *Williams* dem Radfahren in der Stadt ein Loblied.

Immer mehr überrollt uns die Autolawine mit Abgas und Unfallgefahr, besonders in den Städten. Dabei ist ein Fahrrad eigentlich die sinnvollste Methode der Fortbewegung. Gewichtsmässig verglichen benötigt der Radfahrer viel weniger Energie als selbst der vorzüglich konstruierte Delphin oder ein Vogel oder eine Grosskatze oder eine Caravelle. Der Radfahrer verliert keine vorwärtsrollende und auch keine vertikale Energie im Gegensatz zum Känguruh oder zum Grashüpfer. Kein technisches System kann ausserdem das hydraulische Gleichgewicht des belasteten Knorpels nachahmen, weder mit Schmieröl noch mit Federung. Aber wir sind verwundbar. Die Unfallrate in England im Berichtsjahr für Radfahrer betrug 7,3 Todesfälle und 113 ernsthafte Verletzungen auf 1 Mio. gefahrene Kilometer, also zehnmal mehr als für Autofahrer. 52% der ernsthaft verletzten Radfahrer waren Kinder und Jugendliche unter 17 Jahren. Die Unfallziffer der erwachsenen Radfahrer ist jedoch im Vergleich zu Motorrad- und auch Autofahrern wesentlich geringer, so dass kein Grund zur Schwarzmalerei besteht. In London steht man dem Veloциped immer freundlicher und aufgeschlossener gegenüber; es gibt keine Parkprobleme, man kommt durch den dicksten Verkehrssalat («traffic jam»), es «stinkt» nicht und stört niemanden – und manchmal erreicht man sogar schneller sein Ziel als mit dem Auto. Der Beitrag ist mit englischem Humor geschrieben. Allerdings ist die Behauptung des optimistischen Autors erst noch mit CO-Bestimmungen im Blut zu beweisen, dass durch forcierte Atmung beim Radfahren zuvor vermehrt Abgase eingeatmet, aber dafür auch wieder schneller und stärker ausgeatmet werden.

1.20. Leistungsfähigkeit älterer Velofahrer

Sieben ältere Velofahrer im mittleren Alter von 66,9 Jahren, welche sich noch immer in einem harten Ausdauertraining von 8000 km im Jahr engagierten, wurden in Wien von *Wollein, Bachl* und *Prokop* medizinisch, echokardiographisch und spirometrisch untersucht. Die mittlere maximale Sauerstoffaufnahme betrug 44,7 ml, die Wmax 261,4 und die mittlere Belastungspulsrate 157,4/min. Das Verhältnis Herzvolumen zu maximalem 0_2-Puls ($\bar{x} = 46,1$) war niedriger im Vergleich zu altersgleichen Untrainierten als Zeichen einer strengen Korrelation zwischen Herzgrösse und Herzfunktion bei gesunden älteren Athleten. Der relative Sauerstoffverbrauch in der anaeroben Schwelle ($\bar{x} = 77\%/V0_2$, max) zeugt von einer hohen Ausdauerkapazität dieser trainierten Seniorensportler, welche überhaupt erst eine derart intensive Leistungsfähigkeit ermöglicht.

1.21. Wiedergewinnung körperlicher Leistungsfähigkeit nach Bettruhe

Von *DeBusk, Convertino, Hung* and *Goldwater* wurden in Palo Alto, Kalifornien, von 12 gesunden Männern im mittleren Alter von 50 ±4 Jahren, die man zu einer Bettruhe von 10 Tagen verpflichtete und dafür bezahlte, sechs randomisiert ausgewählt, anschliessend 60 Tage lang ein tägliches Sportprogramm zu absolvieren. Die übrigen sechs Probanden nahmen als Kontrollgruppe ihre sonstigen täglichen Lebensgewohnheiten wieder auf. Nach Abschluss der Testzeit zeigten sich zwei typische Trainingseffekte. Erstens sank die Pulszahl signifikant innerhalb der 60 Beobachtungstage in der Sportgruppe bei submaximaler Wattbelastung von 36 ±11 Schlägen gegenüber 16 ±8 in der Kontrollgruppe. Zweitens war der Anstieg der maximalen Sauerstoffaufnahme in diesen 60 Tagen in der Sportgruppe signifikant grösser als in der Kontrollgruppe ($p<0,05$); dabei war zwar auch bei der Kontrollgruppe ein ständiger Anstieg bis zum 30. Tag auffällig, dann aber ein deutlicher Abfall, während der Anstieg bei der Testgruppe bis zum 60. Tag stetig blieb. Die wichtigste klinische Schlussfolgerung dieser Studie wäre demnach, dass sich nach Bettlägerigkeit – nicht nur nach einem Herzinfarkt – in den folgenden 4 Wochen Erholungszeit mit der üblichen täglichen Bewegung und einer damit verbundenen orthostatischen Belastung die frühere Kreislauffunktion wieder einspielt, dann aber zu ihrer Verbesserung ein Bewegungsprogramm in der Freizeit von Nutzen wäre.

2. Sportunfälle, Morbidität und Mortalität

2.1. Fahrradunfälle bei Kindern

Besondere Besorgnis wurde bei Radunfällen immer mehr gegenüber den modernen Fahrrädern mit hochgezogener Lenkstange und Langsitzen mit Rücklehne geäussert. Man vermutete, dass diese Typen von Fahrrädern besonders zu craniofacialen Verletzungen führen. Eine Studie des britischen National Safety Council berichtete von verhältnismässig mehr Unfällen bei dieser Radform als bei konventionellen Fahrradtypen. Allerdings konnte andererseits kein erhöhtes Unfallrisiko bei den modernen Modellen festgestellt werden. In der Analyse von *Craft, Shaw and Cartlidge* von 405 Radunfällen bei Kindern unter 15 Jahren aus dem Gebiet von Newcastle wurden weitere Einzelheiten abgeklärt. Alle diese Kinder mussten in Unfallkliniken behandelt werden. Von diesen Kindern (308 Knaben und 97 Mädchen) waren 294 mit einem herkömmlichen und 111 mit einem modernen (high-rise) Fahrrad verunfallt. Die Schäden wie Abrasionen und Frakturen waren bei Unfällen mit modernen Radtypen signifikant häufiger. Kopfverletzungen traten bei 35,1% der modernen Radtypenfahrer gegenüber nur 18,7% der anderen Gruppe auf ($p < 0{,}001$). 25,2% der mit modernen Rädern verunfallten Kinder mussten ins Spital eingeliefert werden gegenüber 13,6% der mit konventionellen Typen verletzten Kinder ($p < 0{,}01$). Anhand von Elternfragebögen wurde festgestellt, dass die mit geborgten modernen Radtypen gefahrenen Kinder signifikant häufiger verunfallt waren als Kinder mit eigenen Rädern; allerdings waren die Kinder meist erst bis zu 4 Wochen Eigentümer ihres modernen Rades. Auch hier waren die Kopfverletzungen mit 48,6% bei den mit geborgten modernen Fahrrädern verletzten Kindern gegenüber nur 16,7% bei den mit eigenen modernen Rädern gestürzten signifikant häufiger.

2.2. Kinderunfälle auf Spielplätzen

In Sheffield wurden von *Illingworth und Mitarbeitern* Ursachen und Folgen der Unfälle auf Spielplätzen von 200 verunfallten Kindern analysiert, welche im Notspital in Sheffield binnen 18 Monaten zur Aufnahme kamen. Das mittlere Alter dieser Kinder betrug 6,3 Jahre mit Streubreiten von 14 Monaten bis 13 Jahre. 42% der Verunfallten waren Mädchen. Ein Drittel aller Verletzungen erfolgten in den Ferien, ein Fünftel an Wochenenden. 39% spielten sich im Schulareal, 49% in Parks oder Spielplätzen und 22% daheim ab. Drei Viertel aller Schäden waren mehr oder weniger harmlos, jedoch ergaben sich in 26% Frakturen. 59% aller Behandelten wurden diagnostisch geröntgt. Hautverletzungen machten 56% aus. 46% der Verletzungen waren am Kopf bzw. im Gesicht lokalisiert. Am häufigsten ereigneten sich Unfälle auf Schaukeln, und zwar 61 von 200 mit 13 Fällen von Knochenbrüchen. Jedes dritte dieser 61 Kinder wurde von einer rückschwingenden Schaukel getroffen, fast gleichviele stürzten von der Schaukel. Die schweren Unfälle dieser Art geschahen trotz Aufsicht eines Erwachsenen. In Einzelfällen gerieten Finger in die Eisenringe und wurden abgequetscht, in anderen misslang der Versuch des Absprungs von der fliegenden Schaukel. Die zweithäufigsten Unfälle mit 54 Fällen (bei 14 Knochenbrüchen) waren solche auf Klettergeräten. Diese Stürze kamen beim Aufwärtsklettern, durch Gleichgewichtsverlust beim Stehen auf dem obersten Teil, bei Absprüngen aus zu grosser Höhe, beim Hangeln und Springen von einer Stange zur anderen oder nach Anschlagen des Kopfes an Metallteile zustande. Eine dritte Unfallgruppe wurde mit 39 Fällen auf Rutschbahnen registriert; hier kam es ebenfalls in 14 Fällen zu Knochenbrüchen. Die verletzten Kinder quetschten sich den Arm oder die Finger, schlugen mit dem Kinn auf dem Boden oder mit den Zähnen an Metallteilen auf, wurden am Start herabgestossen, rutschten auf der Hand herunter (Metacarpalefraktur) oder rutschten zu dicht hintereinander (Hautläsionen). Die restlichen 46 Unfälle kamen auf Reitschulen, Rundläufen, Schaukelpferden oder anderen Spielgeräten zustande. Von den 15 Unfällen auf Reitschulen hatten 6 eine Fraktur zu beklagen. Diese Unfälle ereigneten sich bei Aufsteigeversuchen während der Fahrt, bei Anhalteversuchen oder durch Herausschleudern bei zu schnellem Tempo. — Die Prävention derartiger Kinderunfälle liegt in gewissenhafter Überwachung der Spielgeräte und des Spieles der Kinder durch die Eltern. In 62% der vorliegenden Fälle war zwar eine Aufsicht durch Erwachsene vorhanden, doch war sie oft ungenügend. Erstaunlich war mit 26% die grosse Zahl der Frakturen in diesem Unfallmaterial, für die besonders Spielgeräte wie Klettergerüste, Rutschbahnen und Reitschulen in Frage kamen. Auffällig häufig verunfallten ältere Kinder, welche Spielgeräte für wesentlich jüngere Kinder benützten. Eine besondere Gefahrenquelle für unter zweijährige Kinder ist das Zurückschwingen der Schaukeln und daraus resultierende Kopfverletzungen. Ältere Geschwister oder Mitspieler treiben die kleinen Kinder oft zu stark auf Schaukelpferden oder Reitschulen an. Viele Unfälle sind allerdings durch kindlichen Wagemut und Erlebnisdrang zu erklären.

2.3. Unfälle mit Kleinmotorrädern bei Jugendlichen

Wie *Avery* mitteilt, macht man sich in England immer mehr Sorgen um die Unfälle Jugendlicher mit Kleinmotorrädern; mit dem 16. Geburtstag kann ein junger Mensch ohne jegliches vorhergehendes Training ein derartiges

Gefährt besteigen und sich damit einem hohen Todesrisiko aussetzen. Von 1000 Schulabgängern werden innerhalb der folgenden 10 Jahre 200 Verletzungen durch Strassenunfälle erleiden, drei werden daran sterben. Von den 1759 Todesfällen männlicher Jugendlicher im Alter von 15 bis 19 Jahren erfolgten im Berichtsjahr nicht weniger als 736 (also 43,4%) im Strassenverkehr; in der Hälfte dieser Fälle waren Mopeds im Spiel. — Die Mopedunfälle Jugendlicher sind in England in 5 Jahren um 64,3% angestiegen. Zwar hat auch die Zahl der Mopedfahrer zugenommen, aber die technischen Raffinessen und die Leistungsstärken der modernen 50 ccm-Maschinen erreichen fast die der früheren 250 ccm-Motorräder. Der Mopedfahrer hat in England heute eine zwanzigmal grössere Unfalltodeschance als ein Taxifahrer für die gleiche vorgegebene Fahrdistanz. Nicht zu unterschätzen ist die Zahl der invalid gebliebenen Personen; in Birmingham waren 25% aller verletzten Motorradfahrer gegenüber 21% aller Fussgänger und nur 11% aller verletzten Velofahrer Dauerinvalide geblieben. Leider fehlen bei allen diesen Angaben Zahlen über die Häufigkeit von nicht verunfallten Verkehrsteilnehmern überhaupt. Aufschlussreich ist ein Hinweis aus Melbourne, dass 29% der Autofahrer erhöhte Blutalkoholspiegel aufwiesen, aber nur 12% der Motorradfahrer; Motorrad- und Mopedfahrer vermeiden Alkohol wahrscheinlich häufiger vor der Fahrt als Autofahrer — oder es waren eben viel weniger Motorradfahrer unterwegs. Als präventive Massnahmen werden Sturzhelme, gepolsterte Westen, starke Scheinwerfer und vor allem konsequente Verkehrserziehung gefordert. Angeblich auf Grund eines Erziehungsprogramms in Kanada sind die Motorradunfälle von 54 auf 1000 Fahrzeuge binnen 8 Jahren auf 37,5 gesunken.

2.4. Schulsportunfälle

Wir haben zusammen mit *Laetsch* bei 33 556 Schülerinnen und Schülern der Primar- und Sekundarschulen (6. bis 15. Altersjahr) der Stadt Zürich die Unfälle untersucht, welche sich in einem Jahr während der ordentlichen Turnstunden ereignet und zu ärztlichen Konsultationen geführt haben. 38 Prozent der gesamten Schulunfälle entfallen auf das Schulturnen. Pro Jahr haben sich 2,5 Schulturnunfälle auf hundert Schüler bzw. auf 38,5 Schüler ein Unfall ereignet. Die Altersverteilung zeigt die deutlich höhere Unfallfrequenz der oberen Klassen. In bezug auf die Geschlechterverteilung zeigen sich keine wesentlichen Unterschiede zwischen Schülerinnen- und Schülerunfällen durch sämtliche Altersstufen hindurch. Die Aufgliederung nach Sportarten ergibt die Dominanz der Unfälle bei den Ballspielen (36 Prozent) und beim Geräteturnen (25 Prozent). Topographisch verteilen sich die Unfälle zu 48 Prozent auf die Arme, zu 28 Prozent auf die Beine, zu 17 Prozent auf den Rumpf und zu 7% auf den Kopf. Finger, Sprunggelenk, Vorderarm, Handgelenk und Kniegelenk erweisen sich in dieser Reihenfolge als Prädilektionsstellen. Bei Verletzungsarten stehen die Distorsionen mit 38 Prozent an erster Stelle. Von grosser Bedeutung ist indessen der hohe Prozentsatz an Frakturen; beinahe jeder vierte Unfall hat zu einem Knochenbruch geführt, wobei Vorderarm- und Fingerfrakturen am häufigsten aufgetreten sind. Die zeitliche Verteilung der Unfälle innerhalb einer Turnstunde zeigt dem Aufbau der Lektion entsprechend eine etwas grössere Unfalldichte in der zweiten Lektionshälfte (44 Prozent zu 56 Prozent). Die Tagesverteilung weist Unfallspitzen in der ersten und der letzten Vormittagsstunde sowie in der zweiten Nachmittagsstunde auf, während das Wochenprofil Spitzen am Montag und am Freitag zeigt. Die Verteilung der Unfälle über das Schuljahr verläuft etwa parallel zur Anzahl der pro Monat vorgesehenen Lektionen. Präventionsmöglichkeiten aus diesen Resultaten ergeben sich vor allem in bezug auf die Materialhygiene und -auswahl, auf die Einführung weiterer vorbereitender Übungen für die Ballspiele sowie von Übungen zu einer gewandten Falltechnik, auf die Förderung der Fairness, auf die konsequente Führung des Turnunterrichtes, auf die Zeitwahl für schwierige Übungen sowie auf die vermehrte Berücksichtigung unfallstatistischer Erkenntnisse in den Lehrbüchern für das Schulturnen. Weitere Anhaltspunkte für die Unfallverhütung im Schulturnen sind von eingehenden Untersuchungen der Bewegungsabläufe der besonders risikobehafteten Übungen zu erwarten (siehe auch *Trageser* und *Böhmer*).

2.5. Sportunfälle bei Gymnasiastinnen

Wie *Garrick* und *Requa* mitteilten, wurden in Seattle die Sporttrainer von Hochschulen als Interviewer geschult und beauftragt, zwei Jahre lang epidemiologische Daten über die Sportunfälle zu sammeln. Es wurden 870 Teilnehmerinnen pro Saison in 9 Sportarten beobachtet. Insgesamt ereigneten sich während dieser Zeit 192 Unfälle, also 32 auf 100 Sportlerinnen pro Saison. Bei den Burschen kamen auf 2179 Teilnehmer in 10 Sportarten 1005 Unfälle, also 46 auf 100 Sportler pro Saison; zieht man die Kontakt- bzw. Kampfsportarten ab, lag die Rate von 24 auf 100 fast genau so hoch wie bei den Mädchen. 37% aller Sportunfälle bei den Mädchen erforderten ärztliche Behandlung, 21% röntgenologische Abklärung. In 59% der Fälle betrug der Sportausfall bis fünf Tage. Längere Ausfallzeiten resultierten vor allem bei Leichtathletikunfällen. Etwas über ein Viertel aller Unfälle erfolgten bei Wettkämpfen, besonders in den Ballsportarten. Zerrungen und Prellungen waren mit fast zwei Dritteln aller Verletzungen am häufigsten. Von insgesamt acht Frakturen waren 6 an Händen oder Füssen lokalisiert. 66% der Verletzungen betrafen die Beine, insgesamt 14% die Knie; der Kopf war nur in 4% in Mitleidenschaft gezogen worden, der Rumpf in 12%. Keine einzige Verletzung betraf die Brust oder die Geschlechtsorgane. In der Diskussion wird mit Recht darauf hingewiesen, dass man derartige Unfälle nicht unter dem Blickwinkel der Gefährlichkeit einer besonderen Sportart sehen darf. Die Anforderungen sind jeweils so variant, dass auch bei scheinbar harmlosen Sportarten wie z. B. Schwimmen Verletzungen auftreten können.

2.6. Gefahren des Rollbrett-Fahrens

Rutscht der Rollbrettfahrer während der Fahrt von seinem Brett, was bei Fehlen von Antirutschbelag oder durch glatte Sohlen noch begünstigt wird, trifft er mit unverminderter Geschwindigkeit auf einen harten, stumpfen Untergrund. Dieser Mechanismus führt zu Bänderzerrungen an den unteren Extremitäten, meist im Bereich des oberen Sprunggelenkes. Je nach Stärke der wirksam werdenden Kräfte sind knöcherne Bandausrisse und Frakturen möglich. Ein anderer Grund für das Abrutschen des Fahrers vom Rollbrett ist eine plötzliche, unvermutete Verzögerung des Brettes. Grund hierfür sind Bodenunebenheiten oder kleine Steine, die bei dem geringen Durchmesser der Walzen das Rollbrett abrupt zum Stillstand bringen können. Ebenso sorgen Fremdkörper in den teils offenen Kugellagern der Walzen für unvermutete Verzögerung. Ein weiteres Gefahrenmoment beim Rollbrettfahren sind zu hohe Geschwindigkeiten. Sie werden häufig nicht etwa durch sportliche Eigenleistungen erreicht, sondern dadurch, dass Jugendliche abschüssige Strassen und (oder) Gehwege zur Beschleunigung benutzen, ohne der erreichten Geschwindigkeit gewachsen zu sein. Oft bleibt den Fahrern nichts mehr übrig, als abzuspringen, wobei die Rollbrettgeschwindigkeit meist höher ist als die für den Fahrer erreichbare Laufleistung. Dadurch kommt es zu Stürzen, bei denen vorwiegend die obere Extremität gefährdet ist. Weitere Folgen dieser Unfälle sind Hautabschürfungen, Prellungen, Distorsionen und Frakturen. Wie *Birkhölzer, Kirschner und Schweikert* berichten, wurden binnen einem halben Jahr 18 Patienten in der Klinik für Unfallchirurgie in Mainz wegen Verletzungen versorgt, die sie beim Rollbrettfahren erlitten hatten. Es waren 4,4% aller Unfälle und 7,5% der Sportunfälle, die in dieser Zeit behandelt werden mussten. Das Durchschnittsalter der Patienten lag bei 12,4 Jahren. Die Rollbrettunfälle standen damit an fünfter Stelle der Häufigkeit hinter Spielunfällen (n=81), Fahrradunfällen (n=45), Fussballverletzungen (n=35) und Motorradunfällen (n=28). Bei den 18 Verletzungen handelt es sich um elf Frakturen, vier Distorsionen und drei Prellungen. Dabei kam es zweimal zu Wachstumsfugenverletzungen am Schienbein, die jedoch dank exakter Reposition und ausreichend langer Ruhigstellung und Entlastung folgenlos ausheilten. Zur Unfallprävention sind Bruchsicherheit des Brettes, staubgeschützte Radlager und ein rutschfester Belag unerlässlich. Ferner sollte die übrige Ausrüstung geeignet sein, den Körper vor Sturzfolgen zu schützen. Hohe Turnschuhe, die die Sprunggelenksregion zwar schützen, aber die Beweglichkeit nicht zu sehr einengen, sollten unbedingt getragen werden, ausserdem Knie- und Ellenbogenschützer. Ferner ist es ratsam, diesen Sport nur auf geschlossenen Anlagen wie Rollschuhbahnen auszuüben. In den USA, dem Mutterland der Rollbretter, gibt es Skateboard-Anlagen mit bobbahnähnlichen Strecken mit Gefälle und überhöhten Kurven mit wannenartigen Flächen und Ebenen.

2.7. *Trampolin-Sportunfälle*

Jährlich wächst die Zahl der Anhänger des Trampolinspringens. Neben der Freude am Springen selbst ist das Gerät ein ideales Trainingsmittel für die verschiedensten Sportarten. Es fördert das Erlernen des Bewegungsablaufes schwieriger Übungen beim Kunst- und Turmspringen, in der Skiakrobatik, beim Geräteturnen sowie in den Sprungdisziplinen der Leichtathletik. Vielfach wird besonders das Mini-Trampolin heute im Schulunterricht benutzt. In zahlreichen Sport- und Vergnügungszentren sind ebenso wie in Schwimmbädern bereits derartige Sprunganlagen zur Allgemeinbenutzung aufgebaut. Von den in den Boden eingelassenen Sprungmatten gibt es über das Mini- bis zum Wettkampftrampolin zahlreiche Varianten dieses Sportgerätes. Neben den positiven Aspekten der Bewegungs- und Konzentrationsschulung birgt das Trampolinspringen jedoch auch Gefahren. In der BRD sollen sich jährlich ca. 7000 Schulsportunfälle auf dem Minitrampolin ereignen. Gerade das Abspringen auf diesem kleinen Gerät scheint besonders riskant zu sein. Jedoch auch auf dem grossen Gerät ereigneten sich zahlreiche Unfälle. Bei der Analyse von 3757 Verletzungen in der Sportambulanz der Orthopädischen Universitätsklinik Heidelberg lag das Trampolinspringen mit 31 Unfällen (0,8%) an 17. Stelle der Verletzungs-Skala *(Steinbrück und Paeslack)*. Als wichtigste Unfallmechanismen ergaben sich dabei Stürze, verkippte Bauch- und Rückenlandungen sowie Kopf- und Nackenlandungen meist nach einem Salto. Bei den 31 Unfällen handelte es sich um 14 Distorsionen, 9 Frakturen oder Luxationen, 5 Kontusionen und 3 Myo- bzw. Tendopathien. Neben den erwähnten Verletzungen hat Trampolinspringen jedoch auch schwerste Unfälle mit Querschnittlähmungen, nicht selten mit tödlichem Ausgang zur Folge. So wurden in knapp 10 Jahren allein 25 Fälle mit hoher Lähmung (Tetraplegie) bekannt, von denen 12 tödlich endeten. Die Unfälle ereigneten sich meist beim Sturz auf die Matte (84%) und nur selten durch Aufkommen auf der Verspannung, auf dem Rahmen (11%) oder auf dem Sprungtuch (5%).

2.8. *Tennis-Sportunfälle*

In einer Studie zusammen mit *Caluori* haben wir bei 275 Tennisspielern (203 Männer, 72 Frauen) die Unfallanamnesen analysiert. Die Spieler stammten aus 27 Tennisklubs der Ostschweiz. Ausgeschickt wurden 400 Fragebogen, in denen auch wie bei 15 anderen Sportarten zur Erarbeitung des sportmedizinischen Profils Fragen des Trainings- und der Freizeithygiene, der Ernährungs- und Genussmittelgewohnheiten, des Ausbildungs- und Berufsprofils, der Sportmotivation und der Sportpraxis erfragt wurden. 38% der Erfassten betrieben den Tennissport wettkampfmässig. Täglich spielten 32%, zweimal pro Woche 48%, einmal wöchentlich 16%, einmal monatlich 4%. Regelmässig an die Wand spielten 43%, selten 50%, nie 7%. Das Durchschnittsalter betrug 35,4 Jahre und die mittlere Zeitspanne für eine potentielle Verletzungsanamnese 14,9 Jahre. Die 275 Tennisspieler erlitten in diesen Jahren insgesamt 144 Verletzungen; alle 33,3 Spieljahre einmal wäre also ein Tennissportunfall pro Spieler zu erwarten. Frakturen machten 5,5% aller Verletzungen aus, offene Wunden 14,5% und Distorsionen 33%. Muskelverletzungen erfolgten in 22%, Bänder und Sehnen waren in 9% in Mitleidenschaft gezogen. Meniskusläsionen lagen in 5% vor, Zahnfrakturen in 1,5%, Luxationen ebenfalls in 1,5%. In 8% handelte es sich um sonstige Schäden. Der Kopf war in 9,5%, der Rumpf in 3%, die Beine in 76% und die Arme in 11,5% betroffen. Zwei Fünftel aller Beinverletzungen betrafen die linke, drei Fünftel die rechte untere Extremität; die Arme waren sogar in 98% rechtsseitig verletzt. Unfallursachen waren u. a. in 17% Einwirkungen des Schlägers, in 21% ein Ausrutschen auf dem oft nassen Boden, in 33% ein schneller Startantritt mit Muskelzerrung und in 14% ein Auftreten auf die am Boden liegenden Bälle meist während des Spiels. Ein Tennissportunfall bewirkte im Mittel 35,8 Tage Arztbehandlung sowie 0,7 Tage Spitalaufenthalt und 4,9 Tage Arbeitsausfall. An einem «Tennisarm» (Tennisellenbogen) hatten schon 31% aller Spieler einmal gelitten, und zwar 33% der Männer und 26% der Frauen; in einem knappen Viertel der Fälle dauerten die Beschwerden über ein Jahr lang. Im Vergleich zu 561 Handballsportunfällen ist die Verletzungsgefahr beim Tennissport rund zehnmal geringer, allerdings dauern Arbeitsausfall, Heilbehandlung und Spielausfall länger (siehe auch *Weber*).

2.9. *Sportverletzungen beim Squashspiel*

Mit der rapiden Ausbreitung dieses Sports wächst auch die Zahl der Verletzungen. Bei dem schnellen und intensiven Racket-Spiel, das von 2 Spielern auf engem Raum ausgeübt wird, sind Verletzungen nicht so selten. Um Häufigkeit, Art, Lokalisation, Alters- und Geschlechtsverteilung sowie die Ursachen von Squash-Verletzungen in Erfahrung zu bringen, wurden detaillierte Fragebögen an die Squash-Center der Bundesrepublik verschickt (*Pförringer* und *Keyl*). Ausgewertet wurden Angaben von 30 Squash-Centern mit insgesamt 8000 Stammspielern auf 192 Plätzen. Bei diesen 8000 Spielern wurden innerhalb von 12 Monaten 298 Unfälle registriert. Das entspricht einer Unfallhäufigkeit von 3,7%. Anders ausgedrückt heisst das, dass alle 27 Jahre mit einem behandlungsbedürftigen Squash-Unfall pro Spieler zu rechnen ist. International rechnet man durchschnittlich für alle Sportarten mit 1,5 bis 2 Sportverletzungen auf 100 Sporttreibende im Jahr. Die Verletzungsrate bei Squash liegt deutlich über diesem Durchschnittswert. Auch im Vergleich mit Tennis ist bei Squash das Verletzungsrisiko grösser. Es ist jedoch nicht annähernd so hoch wie bei den Kampfsportarten Fussball und Handball. Statistisch ist bei Tennis alle 33,3 Jahre, bei Fussball und Handball dagegen alle 3,7 Jahre eine behandlungsbedürftige Sportverletzung pro Spieler zu erwarten. Schwerwiegende Verletzungen mit Dauerfolgen sind bei Squash allerdings selten.

Frakturen und Gehirnerschütterungen, die bei anderen Ballsportarten nicht selten sind, wurden im vorliegenden Beobachtungsmaterial nicht gesehen. Hervorzuheben sind unter den 298 Verletzungen dieses Untersuchungsmaterials 40 Achillessehnenrupturen sowie 53 Knie- und Sprunggelenksverletzungen. Bemerkenswert ist die geringe Zahl von Tendinosen im Ellenbogen- und Handgelenksbereich. Ein behandlungsbedürftiger «Tennisellenbogen» wurde nur fünfmal angegeben. Das geringe Gewicht von Schläger und Ball könnte hierfür eine Erklärung liefern. Der Kopf ist bei Squash mit 50% aller Verletzungen am meisten gefährdet. Der Rest der Verletzungen verteilt sich etwa zu gleichen Prozentsätzen auf die oberen und unteren Extremitäten. Eine Verletzungshäufung bestimmter Altersklassen ist nicht ablesbar. Dem Geschlechtsverhältnis verletzter Spieler männlich zu weiblich von 19:1 steht eine allgemeine Geschlechtsverteilung von Squash-Spielern von 6:1 gegenüber. Männer sind also dreimal häufiger verletzungsgefährdet als Frauen, was mit der aggressiveren Spielweise und dem Kraftaufwand der männlichen Spieler erklärt werden kann. Unter den Verletzungsursachen stehen die Schlagverletzungen an erster Stelle. 6 von 10 Squash-Verletzungen kommen durch Einwirkung von Rakket oder Ball zustande. Nicht schlagbedingte Verletzungen finden sich bevorzugt an den Extremitäten, seltener am Kopf. Als wichtigste Verletzungsursache wird anamnestisch der «schnelle Start» angegeben. Muskel- und Sehnenrupturen sind die Folgen. Es handelt sich überwiegend um Platzwunden im Gesicht und um Augenverletzungen. Schlagbedingte Verletzungen der Extremitäten sind dagegen selten: Die Arme sind stärker betroffen als die Beine. Die Schlagverletzungen benötigen besondere Beachtung, da sie zahlenmässig überwiegen und gelegentlich auch ernste Verletzungen hervorrufen. Ein Grossteil der Schlagverletzungen entsteht durch Unachtsamkeit, Übereifer, Rücksichtslosigkeit und ungenügende Schlagkoordination. Vor allem Spieler, die vom Tennis kommen oder gleichzeitig Tennis spielen gefährden oft durch zu raumgreifendes Spiel den Gegner. Es ist zu fordern, dass eine Entwicklung zum Vollmetallschläger — wie beim Tennis — unterbleibt. Für das Racket sind Holz oder Kunststoff zu verwenden; nur der Schaft kann aus Metall bestehen. Zur Vermeidung von Augenverletzungen sind Schutzbrillen auf dem Markt. Die Glaswand an der Rückseite der Squash-Halle muss so verankert werden, dass Rebound-Effekte der zurückschlagenden Glasplatte beim Aufprall des Spielers auf ein Minimum verringert werden.

2.10. Verletzungen beim Handball

116 aktiven Handballern (Männer-Oberliga) wurden von *Jüngst, Kath, Stopfkuchen und Schranz* Fragebogen vorgelegt.

Die Befragung bezog sich auf die Spielzeit 1980/81 und wurde sofort am Ende der Spielzeit durchgeführt. Nur 15 der 116 befragten Spieler (=13%) wurden in dem betroffenen Zeitraum nicht verletzt. Die übrigen Spieler erlitten insgesamt 436 Verletzungen. Diese Zahlen beinhalten nicht die

Verletzungsrezidive. 364 (=83,5%) Verletzungen wurden bei den Feldspielern und 72 (=16,5%) bei den Torhütern gezählt. Eine Seitenbetonung lag kaum vor, 54% betrafen die rechte Körperhälfte und 46% die linke. Für Feldspieler und Torhüter war laut einem Drittel der Angaben Eigenverschulden Grund für die Verletzung. Entsprechend der Spieleraufgaben war die Verletzungsursache in 54% bei Torhütern der Ball. Bei den Feldspielern war der Gegner bei fast jeder 2. Verletzung mit und ohne Foul beteiligt. Lediglich 62 Spieler waren mit 114 Verletzungen (=26%) in ärztlicher Behandlung. Die überwiegende Mehrzahl, 74%, versorgte sich in Eigenbehandlung! — In allen einschlägigen Untersuchungen ist die Distorsion die häufigste Verletzung im Handballsport. Dass sich die überwiegende Mehrheit in Eigenbehandlung versorgt, ist überraschend. Hier ist aber vielleicht die Ursache zu suchen, dass immerhin 62% über einen wahrscheinlich bleibenden körperlichen Schaden unterschiedlichen Ausmasses klagen. Von *Jeschke* sind bei den Nationalspielern der DDR sogar 72% Spätschäden gefunden worden. Überwiegend werden Gelenk-Instabilitäten und Deformierungen insbesondere der Finger genannt. Gerade die Vernachlässigung einer korrekten Therapie von leichteren, aber häufig wiederkehrenden Verletzungen weist auf die Notwendigkeit einer verstärkten sportmedizinischen Betreuung besonders von Sportarten mit hohem Verletzungsrisiko hin (siehe auch *Bär, Pförringer und Rosenmayer; Böhmer; Bowermann; Illingworth et al.; Mc Latchie; Renstrøm and Peterson).*

2.11. Nacken und Kopf beim Fussballspiel

Jede Schlag- oder Stosswirkung gegen den Kopf kann eine Verletzung bewirken, wobei der Contrecoup oft dramatischer wirkt als der Schlag selbst (*Reid* and *Reid).* Die Wirkung des Schlages kann durch Auspendeln gemildert werden; wenn beispielsweise bei Boxern durch federndes Zurückweichen des Kopfes den Stoss des Gegners abfängt, kann sogar ein schwerer Schlag wirkungslos bleiben. Umgekehrt können leichtere Schläge zum Knock out führen, wenn sie völlig unerwartet getroffen haben. Beim Kopfstoss im Fussballspiel gelten ebenfalls die technischen Trainingshinweise, den Ball elastisch federnd mit dem Kopf anzunehmen und ihn dann in die gewünschte Flugbahn zu dirigieren. Selbst direkt im Flug mit dem Kopf gestossene Bälle zeigen selten Commotionssyndrome, da die Bälle erwartet werden und entsprechende Hals- und Nackenmuskelkontraktionen mitwirken. Die Einwirkungszeit eines Schlages ist meist sehr kurz; diese Kontaktzeit dauert nur 0,01 Sekunden und ist abhängig von der Elastizität der Körper. Wenn bei einem Kopfstoss oder Kopfschlag kein von den Nackenmuskeln vorbereiteter Widerstand entgegengesetzt wird, wirkt der Kopf wie ein freier Körper und kann entsprechend schwer geschädigt werden. Diese Tatsache hat präventivmedizinische Bedeutung für die Trainingshygiene (siehe auch *Grey).*

2.12. *Rugby-Verletzungen*

In einer Prospektivstudie wurden bei 185 Rugbyspielern aus 10 britischen Klubs 151 Verletzungen analysiert. Diese 151 Verletzungen traten bei 98 Spielern (53%) auf. 34% wiesen eine, 19% zwei und mehr Verletzungen auf. Über zwei Fünftel aller dieser Schäden betrafen die Beine. Allein im Kniebereich waren 23% aller Verletzungen lokalisiert. Muskelzerrungen machten 16%, Schürfwunden 10%, Frakturen 9% und Luxationen 6% aus. Während des Rennens bzw. als Folge eines Tacklings, also eines Zusammenpralls mit einem Gegner, ereigneten sich 57% der Verletzungen; dabei waren meistens die Beine in Mitleidenschaft gezogen. 43% der Unfälle ereigneten sich aus statischen Situationen der Spieler heraus; Kopf- und Halsverletzungen waren dabei signifikant ($p < 0{,}05$) häufiger als bei dynamischen Unfallsituationen. Während des letzten Spielviertels kamen 46% der Schädigungen zustande; Ermüdungserscheinungen mit unkontrollierten Körperreaktionen spielten wahrscheinlich eine wesentliche Rolle. Im dritten Spielviertel waren nur 15% und in der ersten Hälfte 39% der Unfälle zu registrieren, im letzten Viertel jedoch 46%. Aufschlussreich war die Gegenüberstellung der Körpergewichte der Verunfallten; die mittleren Gewichte der Spieler ohne Verletzungen waren niedriger als von Spielern mit zwei oder drei Verletzungen ($t=2{,}73$; $p < 0{,}01$).

2.13. *Ikarus-Syndrom: Gefahren des Deltasegelns*

Im Berichtsjahr gab es 2461 Mitglieder der Britischen Hängegleiter-Vereinigung. Der Jahresbericht meldete 70 Unfälle, davon 45 bei Mitgliedern dieses Vereins. Damit ergab sich eine Unfallinzidenz von 1,8%, wobei sowohl die Zahl der fliegenden Personen als auch der nicht gemeldeten Unfälle unbekannt war *(Yuill)*. Unfälle betrafen Männer, nur ein Unfall betraf eine Frau; in den restlichen Fällen war das Geschlecht der verunfallten Person nicht im Bericht vermerkt. Zwei Männer wurden getötet. Von den 70 Verunfallten wurden 20 nicht verletzt. 58 dieser verunfallten Piloten hatten vor dem Unfall insgesamt bereits 2190 Flüge absolviert, also im Durchschnitt 38 Flüge pro Unfall. Von allen registrierten Unfällen handelte es sich in 53% um Frakturen, in 45% um Haut- und Bindegewebsverletzungen. Die Frakturen waren zur Hälfte an den Armen, in einem Viertel an den Beinen, der Rest an Rippen und Wirbelkörpern lokalisiert. Als Unfallursachen imponierten in den meisten Fällen Windwirbel und Turbulenzen. Der eine Todesfall ereignete sich infolge eines technischen Fehlers am Flugdrachen, der andere infolge Hängenbleibens einer Stiefelschnalle an einem Zugseil des Drachens mit konsekutiver Gewichtsverlagerung und unkorrigierbarem Absturz. Die Seltenheit von Schädel- und Hirnverletzungen beweist den Vorteil des Tragens von Schutzhelmen.

In Tirol ereigneten sich binnen 3 Jahren insgesamt 75 Unfälle mit Deltaseglern *(Margreiter und Lugger)*. Die Verunfallten waren 19 bis 61 Jahre alt; das mittlere Alter betrug 31,7 Jahre. Einige waren erfahrene Piloten;

die Zahl der bisherigen Flüge betrug 7 bis 200, im Mittel 94. Nie waren Alkohol oder Drogen im Spiel. Die meisten Unfälle passierten im Mai, Juni und September. Turbulenzen und Warmluft-Konvektionsströmungen waren vielleicht dafür mitverschuldend, dass sich 73% der Unfälle zwischen 11 und 15 Uhr ereigneten; in dieser Zeit wurde natürlich auch am häufigsten gestartet. 34 Unfälle erfolgten während des Startes, 13 während des Fluges und 28 während der Landung. Über 90% wurden durch menschliches Versagen verschuldet. Der bemerkenswerteste Unfall war ein Zusammenstoss von zwei Hängegleitern in der Luft. Über 80% der Piloten flogen in sitzender, unter 20% in schrägliegender Stellung; es ist unbekannt, welche Stellung gefährlicher ist. Acht Verletzungen waren mittleren, 60 schweren Grades, sieben tödlich; Mehrfachverletzungen lagen in 24 Fällen vor. Wirbelsäulentraumen dominierten. Eine Halswirbel-Subluxationsfraktur führte zum sofortigen Tod.

In den USA betreiben rund 10 900 Personen entsprechend unserem «Deltafliegen» das «Hangfliegen» oder das «Himmelssegeln». Die Hauptzentren für diese Sportart sind die Klippen von Südkalifornien nahe dem Pazifik sowie die Berge von Colorado. Natürlich ist dieser faszinierende Sport mit bestimmten Unfallgefahren verbunden. Von dem Autoren *Krissoff and Eiseman* wird über 4 Todesfälle und über einige nicht tödliche Zwischenfälle berichtet. Im ersten Fall wurde dem Sportsegler eine Turbulenz in 12 m Bodenhöhe zum tödlichen Verhängnis, im zweiten ein vertikaler Luftwirbel mit Talsog und konsekutivem Sturzflug des Gleiters. Beim dritten Todesfall erfolgte der Absturz des sehr erfahrenen Seglers nach dem Start von einem Berg und zwei perfekt vollführten Loopings von 360° beim Versuch, einen dritten Luftsalto auszuführen; der Verunglückte schlug auf einem Schornstein auf und durchschlug ein Hausdach. Möglicherweise waren Alkohol (0,5 Promille) oder Marihuanakonsum unfallverschuldend mit im Spiel. Im vierten Fall waren Unkenntnis der Windverhältnisse im Gebirge beim ersten Flug in dieser Gegend als Unfallursache oder aber Selbstmord nicht ganz auszuschliessen. Bei den acht nicht tödlichen Unfällen waren u.a. durch Bäume verborgene Telefondrähte, unvorhergesehene Änderungen der Windrichtung und in einem Fall Segeln im LSD-Rausch Auslösefaktoren; bei einem derartigen Unglück waren technische Ausrüstungsfehler schuld. In fast allen Fällen entstanden schwere Verletzungen wie offene Ober- und Unterschenkelfrakturen, Wirbelkompressionsfrakturen und als tödliche Verletzungen Schädelhirntraumen. Präventivmedizinisch sind die folgenden 5 Faktoren zu beachten. Das Landegelände soll nach Möglichkeit eben sein. Zu starker oder zu wenig Wind oder örtliche Wirbelbildungen bzw. Konvektionsströmungen können verhängnisvoll werden. Die Persönlichkeit, der Charakter und der Gemütszustand des Sportlers müssen dem Risiko dieser Sportart angepasst sein. Ruhige Flugsicherheit ohne Panik und gute Flugerfahrung besonders hinsichtlich des «Abtauchens» zur Erhöhung der Fluggeschwindigkeit oder nach dem Aufgleiten auf 200–300 m Höhe in einer Thermik sind Voraussetzungen für höhere technische Fluganspruche. Schliesslich hat die Ausrüstung hundertprozentig einwandfrei zu funktionieren; unvollkommen angezogene Trosse oder ungenügende Knoten- oder Karabinersicherungen können den Tod bedeuten. In den Segelschulen existieren Sicherheitsvorschriften; Schutzkleidung, Spezialschuhe, Helme, Höhen- und Luftgeschwindigkeitsmesser helfen Unfälle verhüten. Neulinge hatten weniger Verletzungen zu beklagen als ältere Deltagleiter, da sie als erfahrene Segler oft ein hohes Risiko eingingen, in schwierigem Gelände flogen und Grenzbedingungen des Wetters noch in Kauf nahmen.

2.14. Belastung von Piloten bei Start und Landung

Vier Hauptfaktoren spielen für die Durchführung eines Fluges eine entscheidende Rolle: Start und Landung, das Wetter, die Platzverhältnisse und schliesslich die Güte und Verlässlichkeit der Bodenkontrolle.

Der Start beginnt mit den Flugvorbereitungen wie Ausarbeiten des Flugplanes, Ausrechnen der Zeiten, Wettereinholen: Ist es schlecht, welche Ausweichplätze werden angeboten? Wie sind die zugeteilten Flughöhen, günstig, ungünstig? Dann kommt das Check-Programm in der Maschine. Die Startfreigabe hat — so wörtlich ein Pilot — «etwas Erlösendes». Mit dem Hereinschieben des Vollgases steigt die Erwartungsspannung. Wenn jetzt ein Zwischenfall eintritt, müssen sofort die Not-Prozeduren eingeleitet werden. Die Spannung bleibt bestehen, bis das Fahrwerk eingefahren ist und die Anzeigen korrekt aufleuchten. Dann tritt die Entspannung ein. Die Landung beginnt etwa 15 Minuten vor dem Anflug mit steigender Spannung. Wichtig ist das Platzwetter, wichtig die Frage, ob ein Delay vorliegt, ob dann der Treibstoff reicht. Die Anflugsysteme werden eingeschaltet und müssen funktionieren. Wetter, Sicht, Wind, Vereisung müssen verarbeitet werden. Dann kommt die Anflugfreigabe. Das Anflugheft wird hervorgeholt und erneut auf die vielen Einzelheiten hin durchgesehen. Am Finalapproach-fix muss die Landekonfiguration erreicht sein, ab dort besteht hoher Stress bis zum Touchdown. Je näher das Flugzeug der Landebahn kommt, um so grösser wird der zu verarbeitende Informationsfluss, um so stärker werden auch die Anforderungen an die Genauigkeit der Reaktionen. Die Technik muss dabei voll funktionieren. Alles Unnormale erhöht die Spannung ungeheuer. Zusätzliche Stressoren können hinzutreten z.B. steiler Gleitwinkel, Vibrationen und Turbulenzen, Erreichen der kritischen Geschwindigkeit, Gesichtsfeldeinschränkung, ferner Änderungen im körperlichen Befinden des Piloten, Schlafdefizit, Müdigkeit, emotionelle Belastung. Nach dem Aufsetzen ist die Spannung schnell erloschen.

Wie lässt sich nun die Intensität dieser Belastung am Effekt auf den Organismus messen? In einer aufschlussreichen Arbeit hat *Lauschner* Piloten von Hochleistungskampfeinsitzern untersucht. Die mittlere Ruhefrequenz der Piloten lag bei 73 Schlägen pro Minuten, die mittlere Minimalfrequenz während des Fluges bereits bei 86 Schlägen pro Minute, d. h. um 18,7% höher. Die durchschnittliche Pulsfrequenzsteigerung beim Rollbeginn lag bei 63,5% und am Abhebepunkt bei 57,2%. Die Atemfrequenz stieg während des Startvorganges im Durchschnitt aus 25 Fällen um 64% an.

2.15. *Verletzungen durch Bootsschrauben beim Wasserskifahren*

Im Wasserskisport sind in den letzten Jahren immer wieder Unfälle durch Kollision des Sportlers mit dem Boot, dem Zugseil, mit Hindernissen im Wasser, aber auch durch hartes Aufschlagen auf das Wasser bei hohem Tempo beschrieben worden. Gefährliche Verletzungen, nicht immer allerdings in Zusammenhang mit dem Wasserskisport, sind Verletzungen durch Motorbootpropeller. *Sleight* beschreibt sechs derartige Fälle, welche in Zypern klinisch behandelt werden mussten. Im ersten Fall kam es bei einem 29jährigen Mann zu 15 Schnittwunden am Rücken und am Gesäss mit Durchtrennung des Kreuzbeins und Verletzung des Rectums sowie Zerfetzung und Zertrümmerung des linken Unterschenkels. Die Beinamputation war unumgänglich, ebenso eine transversale Colostomie. Unfallursache war das Auffahren des Bootes auf eine Sandbank; beim Versuch des Flottmachens glitt das Boot mit rotierendem Propeller über den ausgeglittenen, darunterliegenden Verunglückten. Im zweiten Fall wurde eine 27jährige Wasserskifahrerin nach einem Sturz ins Wasser vom Propeller des Motorbootes erfasst, da der Fahrer beim Zuhilfekommen von der untergehenden Sonne geblendet wurde und zu nahe auffuhr. Es kam zu einer offenen subtrochanteren Femurfraktur rechts sowie zu schweren Schnittverletzungen im linken Kniegelenkbereich mit Amputationsfolge. Im dritten Fall verfing sich ein 25jähriger Sportler mit einer Sicherungsleine in der Schraube des Aussenbordmotors, als er von einer hohen Welle von der Bordkante gespült wurde und unters Boot geriet. Trotz der Gefahr des Ertrinkens und traumatischer Amputation kam es nur zu multiplen Schnittwunden mit Sehnenzertrennung an beiden Beinen ohne Invaliditätsfolge. Der Krankenhausaufenthalt betrug 27 Tage. Im Fall vier kippte ein kielloses Boot durch einen Brecher auf die linke Seite, der Aussenbordmotor geriet aus dem Wasser und die Schraube erfasste den herauskatapultierten 21jährigen Insassen. Es kam zu Verletzungen im linken Achselbereich sowie am rechten Oberarm mit Laesion des Nervus ulnaris und ausgedehnter konsekutiver Tricepsfibrose. Im Fall 5 blieb der Unfallhergang unbekannt; ein 20jähriger Bootsfahrer hatte multiple, bis zu 15 cm lange Schnittwunden am ganzen rechten Arm erlitten, ebenso Frakturen an den Fingerknochen sowie Riss- und Quetschwunden an der rechten Thoraxseite. Der Spitalaufenthalt betrug 23 Tage; nach 4 Monaten bestand jedoch noch immer eine Ulnarislähmung. Im Fall 6 war ein 24jähriger Mann bei ebenfalls unbekannter Ursache durch die Motorbootsschraube im rechten Fuss- und Unterschenkelbereich getroffen worden. Die Zertrümmerung des os cuboides und des lateralen os cuneiforme sowie des distalen Wadenbeinteiles führten nach 46tägigem Klinikaufenthalt zur Teilinvalidität. — Bei allen Schiffsschraubenverletzungen spielen Sekundärinfektionen trotz gelegentlicher Sand- oder Schlammverschmutzung glücklicherweise kaum eine Rolle. Durch konsequentes Einhalten der Vorsichtsmassnahmen können derartige Unfälle verhütet werden. Beim Wasserskifahren sollen im Begleitboot zwei Personen anwesend sein, und zwar ein Bootsführer und ein Beobachter für den Wasserskisportler.

2.16. *Skiunfälle*

Jährlich ereignen sich ungefähr 65 000 Skiunfälle in der Schweiz, die behandelt werden müssen; die wirtschaftlichen Verlustkosten belaufen sich für unser Land auf rund eine Milliarde Franken. Im Untersuchungsmaterial von *Gubelmann* an 7103 Unfallpatienten im Wallis aus 10 Jahren hat es sich in 32,7% um Frakturen gehandelt. Topographisch sind der Kopf in 12,9% und der Rumpf in 8,0% betroffen gewesen, die Arme in 21,9% und die Beine in 57,2%. Ambulant sind 71,1% aller Fälle behandelt und weitere 24,6% hospitalisiert worden. 4,3% hat man an andere Kliniken überwiesen. In einer eingegliederten Zusatzstudie mittels Fragebogenerhebungen an 414 Verletzten hat sich u. a. gezeigt, dass 18% der Unfälle auf Kollisionen zurückzuführen sind; u. a. machen 26% der Verletzten «die Qualität des Schnees» verantwortlich, weitere 18% zu hohes Tempo, 19% ihre eigene Unaufmerksamkeit, 9% Ermüdung, der Rest gibt andere Gründe an. In 58,5% hat es sich bei den Verunfallten um Männer gehandelt, in 41,5% um Frauen; allerdings sind keine Stichproben-Erhebungen über die Geschlechtsverteilung der Nichtverunfallten bzw. der Pistenbenützer durchgeführt worden. 16% der Unfälle sind gegen 11 Uhr, 22% gegen 15 Uhr und 16,5% gegen 16 Uhr erfolgt. In 4 von 103 speziell untersuchten Unfällen ist Alkohol als Ursache im Spiel gewesen.

2.17. *Unfallrisiko beim Skifahren*

Die Unfallgefährdung ergibt sich aus äusseren, objektiven und aus inneren, subjektiven Ursachen (*Neff*). Für den Skilauf zählt zu den äusseren Ursachen die Gefährdung, die von der Gelände- und Schneebeschaffenheit, vom Wetter, von der Ausrüstung, von technischen Installationen ausgeht. Innere, subjektive Ursachen sind aus dem individuellen körperlichen und seelischen Befinden des Skisportlers abzuleiten; besonders hervorzuheben sind der Trainingszustand und die Kondition, das neuro-muskuläre Koordinationsvermögen, aber auch die Angst, die Fehleinschätzung und die Ermüdung. Die Benutzung thermoisolierender Liftanzüge verursacht neue Gefahren; selbst harmlose Stürze in einem mässig geneigten Hang lassen den Träger solcher Bekleidung in vielen Fällen haltlos abwärts gleiten, da die verwendeten Kunststoffe in den seltensten Fällen eine ausreichend grosse Haftreibung aufweisen. Der Aufprall auf andere Skifahrer oder unbewegliche Hindernisse am Rand der Piste, in exponierten Lagen der Absturz in die Tiefe führten auf diese Weise schon häufig zu schwersten sekundären Verletzungen — gelegentlich mit tödlichem Ausgang (siehe auch *Oh* sowie *Berghold und Pejcl).* Ein Fortschritt bedeutet die Entwicklung von in die Fersenautomatik integrierten Skistoppern, denen in jedem Fall der Vorzug vor irgendwelchen Kombinationen zu geben ist. Schlaufenlose Stockgriffe bei Sicherheitsskistöcken geben die Hand frei, bevor der Arm durch den in einem Hindernis eingehakten Stock gewaltsam nach hinten gerissen, im Schultergelenk luxiert oder durch Sturz frakturiert wird. Die rasante Entwicklung vom relativ bequemen ledernen Gebrauchsskistiefel der späten 50er Jahre zum supermodernen, eng den Fuss einschliessenden Plastikschuh mit starrer Sohle und häufig ebenso starrem, hochgezogenem Schaft heutiger Ausführung hat zwar die früher grosse Zahl von Sprunggelenkverletzungen vermindert, dafür aber zu einem Hochschnellen der Unterschenkelbrüche und der Knieverletzungen, vor allem der Kapselband- und der Meniskusläsionen geführt. Mehr Sicherheit gewinnt der Skifahrer weiterhin auf jeden Fall mit kürzerem Ski. Telemetrische Messungen zeigten, dass beim Sturz auftretende Kräfte eines von 2,10 m auf 2,00 m verkürzten Ski um etwa 15% geringer sind. Die bessere Drehfreudigkeit bei stabiler Gleitlage und gutem Kantengriff entwickelte aus dem Kurzski den Kompaktski mit 1,60 bis 1,90 m Länge. Als typischer Kompaktskiunfall ist die distale Unterschenkelfraktur beim Sturz nach rückwärts als Folge einer zu flotten Fahrweise besonders gefürchtet. Die grössere Drehfreudigkeit spiegelt besseres Fahrkönnen vor und führt zu höherer, gerade mit kürzeren Ski weniger gut kontrollierbarer Geschwindigkeit.

2.18. Alkohol und Skifahren

Um der Frage nachzugehen, ob der Alkohol bei Skiunfällen als Ursache eine Rolle spielt, haben wir zusammen mit *Geiger, Matter* und *Brandenberger* 135 (70 Frauen und 65 Männer) Skifahrer, die verunfallt ins Krankenhaus Davos eingeliefert wurden, einer Blutanalyse und einer Befragung unterzogen. Die Bestimmung des Blutalkohols erfolgte wie üblich mittels zweier unabhängiger gaschromatischer Analysen in der Chemischen Abteilung des Gerichtsmedizinischen Institutes der Universität Zürich. 32 Patienten (24%) hatten am Unfalltag Alkohol meist zum Essen konsumiert (13 Frauen, 19 Männer); Wein und Glühwein waren die häufigsten «Pistengetränke». 18 von 32 Patienten waren innerhalb der ersten zwei Stunden nach dem Alkoholgenuss verunfallt. Lediglich bei 5 von 135 Patienten, also bei 4%, konnte noch Alkohol im Blut nachgewiesen werden. Das Durchschnittsalter dieser 5 Probanden wich mit 33,8 Jahren nur wenig von dem des Kollektivs mit 34,5 Jahren ab. Die für die Unfallzeit geltenden, berechneten Werte lagen bei 0,50/1,55/0,85/0,60/0,15 Promille (Mittelwert 0,73 Promille). In allen 5 positiven Fällen ist Wein konsumiert worden. Wendet man die im Strassenverkehr zulässige Toleranzgrenze von 0,8 Promille auf diese Probanden an, so wären zwei «straffällig» geworden. Im einen Fall von 1,55 Promille ist der Alkohol sicher unfallverschuldend gewesen. Zusammenfassend kann man sagen, dass also nur knapp 4% (genau 3,7%) der Blutalkoholanalysen positiv ausgefallen sind. Ein Vergleich mit Zahlen aus dem Strassenverkehr drängt sich auf. 39,7% von 280 verunfallten Autofahrern, die hospitalisiert werden mussten, standen nachweisbar unter Alkoholeinfluss; mehr als die Hälfte von ihnen wiesen über 0,8 Promille Blutalkohol auf (*Kielholz*). In etwas vereinfachter Form könnte man also sagen, dass im Strassenverkehr zehnmal mehr Unfälle durch Trunkenheit erfolgen als auf der Skipiste. Damit soll allerdings der Alkoholkonsum beim Skifahren keinesfalls verharmlost werden. Eine erstaunlich grosse Anzahl (41%) war es immerhin gewohnt, beim Skifahren Alkohol zu trinken; 24% hatten auch an ihrem Unfalltag Alkohol konsumiert. Dass trotzdem nur 5 positive Analysen resultierten, spricht dafür, dass die von Skifahrern getrunkenen Alkoholmengen keinen grossen unfallfördernden Einfluss haben. Es werden meist nur kleine Mengen getrunken.

2.19. Schädelhirnverletzungen bei Skifahrern

Im Zeitraum einer viermonatigen Skisaison waren von 165 Patienten der Landesnervenklinik Salzburg mit einer Schädel-Hirnverletzung (50 Patienten weiblich, 115 Patienten männlich) 20%, also 33 Patienten, beim Skifahren verunfallt (*Strobecker, Fürst, Kollmann* und *Pietrowski*). Die Geschlechts- und Altersverteilung zeigte ein Überwiegen des männlichen Geschlechts bzw. ein Überwiegen der Jugendlichen und jüngeren Erwachsenen. Dieselbe Kombination fand sich auch bei den Strassenverkehrsunfällen. Dort, wie auch bei den Skiunfällen, zeigte sich in letzter Zeit eine Zunahme der alkoholisierten Fahrer. Bei 88% der Verletzten bestand ein Eigenverschulden, hauptsächlich durch Kollision mit Bäumen, Liftmasten, Pistengeräten und Autos, oder eine Verletzung durch den eigenen Ski. Lediglich bei 12% konnte eindeutig ein Fremdverschulden eruiert werden, wobei in der Mehrzahl hier zusätzlich eine sogenannte «Fahrerflucht» bestand. In 45% der Fälle wurden die Verletzten mit dem Hubschrauber in Arztbegleitung eingeliefert, die übrigen mit dem Rettungswagen, meistens ohne Arztbegleitung. Röntgenologisch konnten bei 48% der Patienten Schädelbrüche nachgewiesen werden. Insgesamt konnten 79% aller Patienten als geheilt und beschwerdefrei entlassen werden. Die Hauptursache der gehäuften Skifahrerverletzungen liegt wohl in einer Fehleinschätzung des eigenen Fahrkönnens. Dazu kommt ein aggressiveres Fahren durch negative Werbung und vermehrten Alkoholkonsum. Obwohl sich viele Experten eher gegen ein obligatorisches Sturzhelmtragen ausgesprochen haben und primär an die Vernunft des einzelnen Skifahrers appellieren, plädieren nicht nur die Verfasser vor allem bei Kleinkindern und Jugendlichen für das Helmtragen. Die typische Verletzung beim Skifahren ist nämlich die gedeckte oder offene Impressionsfraktur, kombiniert mit intrakraniellen Hämatomen und Kontusionsherden. Da aber weder das Plädieren an die Vernunft noch das Aufklären des Skifahrers über die Gefahren eine Besserung bringt, könnte der Einbau von Schikanen auf der Skipiste bzw. deren Belassen in unpräpariertem Zustand den Skifahrer zu einem langsameren und vor allem konzentrierteren Fahren veranlassen.

2.20. *Körperliche Fitness und Koronartod bei Skilangläufern*

Eine Studie aus Oslo von *Lie, Mundal* und *Eriksson* erklärt die Siebenjahresinzidenz der koronaren Herzkrankheit bei 122 sehr gut trainierten norwegischen Skilangläufern gegenüber einer Gruppe von 2014 gesunden Männern im Alter von 40–59 Jahren ab. Beide Kollektive wurden jeweils Ergometertests mit fast maximaler Leistung unterworfen. Kein Proband wies zu Beginn der Studie bekannte oder suspekte Zeichen einer Koronarerkrankung auf. Die Kontrollgruppe wurde in 4 Fitness-Quartile und diese wieder in je 4 Altersgruppen (40–44/45–49/50–54/55–59 Jahre) aufgeteilt. Die Testgruppe der Skilangläufer wurde in 3 Altersgruppen (26–33/43–50/58–64 Jahre) untergliedert. In der Wertung einbezogen wurden Puls, Blutdruck, Gesamtcholesterin und HDL, Triglyceride, Zigarettenkonsum, Vitalkapazität, EKG in Ruhe und Belastung. Fitness-Quartile A bedeutete wenig sportliche Belastung (Gartenarbeit, Wandern), D starke sportliche Belastung in der Freizeit. Die Ergebnisse waren eindeutig: innerhalb der 16 Untergruppen war ein jeweils höherer Fitnessgrad mit eindeutig weniger CHD-Risikofaktoren gekoppelt und umgekehrt. Dieselbe Feststellung galt für die CHD-Todesfälle, bei denen die Siebenjahres-Inzidenz in der besten Fitness-Quartile fast derjenigen der Skilangläufer entsprach, nämlich rund 1%. Der Unterschied innerhalb der Fitnessgruppen A–D war hochsignifikant ($p< 0{,}001$). Die Hälfte aller Herztodesfälle ereigneten sich bei den Männern der niedrigsten Fitness-Quartile A, die wohlgemerkt bei Beginn der Studie alle völlig beschwerde- und symptomfrei waren. Dass die Weltliteratur auf diesem Gebiet auch gegenteilige Ergebnisse mitgeteilt hat, sei nicht verschwiegen.

2.21. *Werbung und Sicherheit beim Skifahren*

Die Werbung versucht quantitativ und qualitativ den potentiellen Käufer so zu beeinflussen, dass er an die Erfüllung geheimer Wünsche durch den Erwerb und Gebrauch bestimmter Produkte glaubt. Diese Tatsache gilt auch im Bereich des Skisports. Offensichtlich kennt die Werbung für Skisportartikel die Probleme vieler Skiläufer und verspricht eine einfache Lösung. Mit dem Kauf erwirbt der Kunde laut Reklamebotschaft gleichzeitig Prestige, risikofreie Schnelligkeit und Sicherheit. Der werbepsychologische Druck auf den Konsumenten geht schon aus der Quantität der Anzeigen für Skisportartikel in Magazinen hervor. Die Zeitschrift «Inter Ski» mit einer Gesamtauflage von 400 000 Exemplaren pro Ausgabe hat allein in einem Heft beispielsweise 72 Anzeigen aller Art gedruckt, davon 13 für Ski, 7 für Skischuhe, 5 für Bindungen und 11 für Skizubehör (*Neff* und

Nöth). Geschwindigkeit, Sieg, Erfolg oder ähnliche Versprechungen fanden sich in 13 Anzeigen an zentraler Stelle. Innerhalb der Werbestrategien wenden sich diese an die tieferen Schichten des Unbewusstseins ihrer Leser. Paralogische Schlussfolgerungen werden von den Zielpersonen gezogen, sie identifizieren sich beispielsweise mit dem abgebildeten Rennauto auf den Skiern. Durch die Formel «Mit Sicherheit schnell» versucht die Reklame, Unvereinbares vereinbar zu machen; Schnelligkeit und Sicherheit werden dabei als Folge des Kaufes dieser Bindung angeboten, nicht als Ergebnis eines sportlichen Trainings.

2.22. Skiakrobatik – medizinische Aspekte

Der Verfasser des Beitrages, *Steinbrück,* hat selbst Skiakrobatik betrieben; er tritt also überzeugt für diesen neuen Sport ein. Eigentlich stand auch ein Arzt, nämlich Dr. Fritz Reuel, an der Wiege der Skiakrobatik. Er versuchte Ende der zwanziger Jahre Eislauffiguren auf die Skipiste zu übertragen, beispielsweise eine Standwaage («Reuel-Schwung»). Anfang 1960 entstand in den USA der erste Skizirkus. In Europa erregte diese Art des Skilaufens erst 1971 Aufsehen. 1973 erfolgten die ersten Wettkämpfe. Heute besteht das Trickskilaufen aus drei Disziplinen: dem Skiballett, dem Hot-Dog (Mogul) oder Buckelpistenfahren sowie dem Springen. Neuerdings wird auch noch Paarlaufen geübt. Beim Skiballett werden Trickschwünge (Reuel, Outrigger, Flamingo) neuerdings mit Ballettsprüngen aus der Fahrt (Pfauenrad, Haxenbrecher, Tornado) kombiniert. Die Verletzungsgefahr ist angeblich für gute Skiläufer kaum höher als beim Normalskilauf. Hot-Dog erfordert perfekte Skibeherrschung; trotz hoher Geschwindigkeiten fand man keine auffällige Verletzungszunahme. Das Springen als hohe Schule der Skiakrobatik bewirkte jedoch viele und schwere Unfälle; bei 32 Amateuren des Schweizerischen Skiakrobatik-Verbandes entstanden in 3 Wintern beim Ballett 9 Verstauchungen/Prellungen, 2 Meniskus- bzw. Bänderschäden, 2 innere Verletzungen. 15 gezielt untersuchte Profis zogen sich seit Beginn ihrer Laufbahn «zahllose» Distorsionen und Kontusionen, bis zu 60 Wunden, in 6 Fällen eine Commotio, 6 Frakturen (Unterschenkel, Nase) und 2 innere Verletzungen zu. Die Analyse der Unfälle der 32 Amateure ergab, dass Leichtsinn die häufigste Verletzungsursache war, gefolgt von Müdigkeit, ungenügender Vorbereitung, mechanischen Fehlern (Bindung, Schanzenfehlkonstruktion). Die meisten Unfälle erfolgten beim Training (selten im Wettkampf), meist zu Beginn der Saison bzw. am Tagesanfang. Das Skiakrobatik-Springen sollte daher nur bestens durchtrainierten Skiläufern vorbehalten sein. Die Sprünge müssen in Trockenkursen auf dem Boden, dem Sprungbrett oder dem Trampolin vorbereitet werden. Darnach sollte auf der Wasserschanze mit Skiern geübt werden, ehe im Schnee gesprungen wird.

Skiakrobatik bei Kindern könnte insofern noch einigermassen vertreten werden, weil die Grundgelenkigkeit besser, die Bänderelastizität grösser und die Hebelwirkungen entsprechend kleiner sind. Allerdings müsste man auf entsprechende verkürzte Skimasse und leichte Schuhe drängen. Bei Unfällen in der Kinderskiakrobatik sind eher Knochenbrüche zu erwarten als beim Erwachsenen, die oft als Grünholzfrakturen wie ein Holunderast knicken, aber nicht durchbrechen und so der Diagnose manchmal trotzen oder erst später nach Kallusbildung des Periostes im Röntgenbild sichtbar werden. Da jedoch volle Konzentrationsfähigkeit und ein sehr geschultes Reflexvermögen für die Ausübung der Einzelfiguren notwendig sind, sind Kinder nur bedingt und höchstens erst nach Auswahl entsprechender begabter Talente für diese Sportart geeignet und trainierbar.

2.23. Plötzlicher Tod bei jungen Sportlern

In einer Arbeit von *Maron et al.* aus Bethesda/Maryland wurden die Ursachen von 29 Todesfällen von hochtrainierten Leistungssportlern im Alter von 13–30 Jahren beschrieben. Der plötzliche Tod trat bei 22 dieser Athleten während oder direkt nach der Belastung auf dem Sportplatz auf. Strukturelle kardiovaskuläre Abnormitäten wurden in 28 der 29 Fälle autoptisch nachgewiesen; in 22 Fällen waren diese sicher die Todesursache. Eine arteriosklerotische Koronarerkrankung war allerdings selten zu finden. Die häufigste Todesursache in dieser Gruppe war eine hypertrophische Kardiomyopathie bei 14 Athleten. Ein anormaler Abgang der linken Koronararterie vom rechten Sinus Valsalva, eine idiopathische konzentrische Ventrikelhypertrophie links, ein Herzinfarkt sowie eine Aortenruptur waren weitere Ursachen. Ein Herzleiden war zu Lebzeiten nur bei 7 dieser 29 Sportler vermutet worden und nur in 2 dieser 7 Fälle lag vorher eine exakte klinische Diagnose vor.

2.24. Plötzlicher Tod beim Sport

Plötzliche Todesfälle beim Sport vermeintlich Gesunder stellen den Wert des Sportes oftmals in Frage. In einer Arbeit von *Wybitul, Thiel, Keller, Lindenmaier* und *Merten* wurden die Todesursachen von 32 derartigen Fällen retrospektiv anhand von Sektionsprotokollen und Krankenblättern untersucht. Angaben über die Familienanamnese, Vorerkrankung, ausgeübte Sportarten, Beschwerden der Verstorbenen und vorausgegangene Arztbesuche erhielten die Autoren anhand eines Fragebogens, den sie an Angehörige bzw. betreuende Ärzte verschickt hatten. Die koronare Herzerkrankung war in 11 Fällen die häufigste Todesursache. Zwei Jugendliche verstarben an den Folgen von Koronargefässmissbildungen. Diese Anomalien treten selten auf. Myokarditiden wurden 7mal beobachtet; man kann in diesen Fällen eine durch Bakterien oder Viren hervorgerufene allergisch-toxische Myokardschädigung als Ursache annehmen. In einem Fall handelte es sich um einen Mitralklappenprolaps. Bis zur Einführung der Echokardiographie wurde dieser Befund selten erhoben. Angeborene

Herzvitien können bis ins hohe Alter unerkannt bleiben; sie kamen in 2 weiteren Fällen vor. Eine hypertrophe Kardiomyopathie war in 3 Fällen die Todesursache; die Genese dieser Erkrankung ist bisher nicht geklärt. In einem Fall handelte es sich um eine Aortenneurysmaruptur, deren häufigste Ursache die Hypertonie ist. Die Ruptur wird durch körperliche Belastung infolge der Drucksteigerung im grossen Kreislauf begünstigt. In einem weiteren Fall kam es zu Subarachnoidalblutungen durch Ruptur eines basalen Hirnbasisarterienaneurysmas. Akuter, vernichtender Kopfschmerz, Erbrechen mit Schweissausbruch ohne wesentliche Bewusstseinstrübung sind die führenden Symptome.

Geht man zusammenfassend davon aus, dass sieben der Verstorbenen eine bekannte Vorerkrankung hatten und in acht Fällen eine Erkrankung vorlag, die einen plötzlichen Herztod begünstigte und sich 11 der Verstorbenen in ärztlicher Behandlung befanden, stellt man sich die Frage nach der Möglichkeit der Erkennung gefährdeter Sportler. An erster Stelle steht die Anamnese, wobei man sich nicht von den gelegentlich zur Dissimulation neigenden Sportlern täuschen lassen darf. Bei der Familienanamnese muss gezielt nach Risikofaktoren wie Hyperlipoproteinämie, koronare Herzerkrankung, Kardiomyopathie und plötzlich auftretenden Todesfällen in der Familie gefragt werden. Bei der klinischen Untersuchung sind ein 3. Herzton bzw. ein linksverbreitertes Herz bei nicht Ausdauertrainierten fast immer pathologisch. Die Interpretation von Herzgeräuschen kann schwierig sein. Hier schafft die Echokardiographie eine diagnostische Sicherheit. Extreme klimatische Bedingungen, Wettkampfbedingungen und Stress wie auch überwiegend isometrische Übungen mit Pressatmung sollten bei gesichert Herzkranken wegen Anstiegs der Katecholamine und der daraus resultierenden Senkung der Flimmerschwelle des Herzens vermieden werden.

2.25. Der Herztod im Sport

Nach dem Lauf von Marathon nach Athen im Jahre 490 v. Chr. sank der gut trainierte Läufer Pheidippides nach Überbringung der Nachricht des Sieges über die Perser tot um. Seither ist die Zahl der tödlichen Zusammenbrüche während anstrengender sportlicher Leistung parallel zum Fitnessboom der Bevölkerung stark gestiegen, besonders in den letzten 10 Jahren. *Vuori et al.* hatten jedoch in einer Studie an 2606 plötzlichen Todesfällen den Sport nicht als inkriminierend für die Bevölkerung bezeichnet. *Moritz* und *Zamchek* hatten bei 40 000 amerikanischen Dienstleistungsangestellten nur dann eine anstrengende Sporttätigkeit als gefährlich hingestellt, wenn eine koronare Herzkrankheit vorlag. *Adelson* fand in seiner Studie, dass 55% der plötzlichen Herztodesfälle während leichter Aktivität, 21% während des Schlafes und 5% bei anstrengender Tätigkeit auftraten. *Pell und d'Alonzo* sowie *Kuller et al.* fanden ebenfalls keine Abhängigkeit zwischen Sport und plötzlichem Herztod; diesen Aussagen wurden jedoch gewichtige Ergebnisse anderer Arbeiten entgegengehalten. *Opie* hat geschätzt, dass bei Rugbysportlern auf 50000 Spielstunden ein plötzlicher Todesfall auftritt. *Kaplan* hat kalkuliert, dass die direkte Todeschance beim Jogger bei 0,77/100000 pro Jahr liege; eine neue Studie aus Rhode Island besagt, dass die Inzidenz 17mal grösser sei. Nichtdestoweniger starb nur einer von 7620 Joggern im Jahr direkt beim Sport. Von 109 plötzlichen Sporttodesfällen, beschrieben in der medizinischen englischen Literatur, erfolgten 51 direkt nach dem Rennen, 32 beim Rugby und Fussball, 9 beim Basketball, 4 beim Tennis und 13 bei anderen Sportarten. Neuerdings machen Todesfälle beim Squash von sich reden; es soll in Grossbritannien schon mit 27 Fällen pro Jahr gerechnet werden. Von allen 109 Todesfällen lag in 73% eine Koronarerkrankung zugrunde, davon in 42% mit dokumentierten Risikofaktoren (*Northcote and Ballantyne*).

2.26. Unfallprophylaxe beim Sport

Es gibt heute in der Bundesrepublik Deutschland rund 10% aktive Sporttreibende, d. h. etwa 6 Millionen Sportler. Statistiken besagen, dass über 10% der zur Krankenhausbehandlung führenden Unfälle Sportunfälle sind. Das aktive Aufwärmen vor dem Wettkampf ist eine der geeignetsten Massnahmen zur Vermeidung von Muskelverletzungen und Überlastungsfolgen. Die richtige Sporttechnik ist weiterhin eine der wichtigsten Voraussetzungen für die Prophylaxe von Sportverletzungen und -schäden (*Tigges*).

Beim Langstreckenlauf sollte einseitiges Laufen auf herkömmlichen Aschenbahnen und auch Hallenkunststoffböden vermieden werden. Das Langstreckenintervalltraining sollte hauptsächlich auf Rasen oder Waldboden absolviert werden, damit die Gefahr einer Überbeanspruchung der Achillessehne verringert wird. — Beim Kugelstossen wird von Anfängern häufig der Fehler gemacht, die Kugel auf die Innenfläche der Finger zu legen. Bei der Nässe der Kugel bzw. bei feuchter Handinnenfläche kann somit eine Distorsion der Fingergelenke im Sinne einer Überstreckung hervorgerufen werden. Sicherheitshalber soll die Kugel in die Hohlhand gelegt werden. — Beim Dreisprung sollen die ersten beiden Sprünge ziemlich flach sein, um die ohnehin schon besonders strapazierten Gelenke und Muskeln soweit wie möglich zu schonen. — Beim Fussballspiel soll der Fuss zur Vermeidung einer Distorsion infolge harten Ballaufpralles beim Spannschuss in Plantarflexion gehalten werden. Diese Technik ist insbesondere beim Innenspannschuss notwendig. Eine sichernde Fixation des Fusses beim Ballstopp, gleich ob mit der Innen- oder Aussenseite, ist selbstverständlich nur in maximaler Dorsalextension möglich. — Beim Tennisspielen läuft der Anfänger Gefahr, durch übermässigen Gebrauch von Ellenbogen- und Handgelenk sich nicht nur eine falsche Technik anzueignen, sondern auch durch vermehrte Anspannung der Unterarmstreckmuskulatur über kurz oder lang Schäden des Ellenbogen- und Handgelenkes zu provozieren. Interessant ist in diesem Zusammenhang, dass auch Spitzensportler aufgrund ihrer aus der Schulter heraus geschlagenen «top spins» und geschnittenen Schläge den berühmten Tennisellenbogen bekommen können. Beim Squash sind keine Tendopathien bekannt, die denen im Tennissport ähnlich sind.

3. Sonderprobleme des Leistungssports

3.1. Doping mit anabolen Steroiden bei Athleten

Oral aktive anabole Steroide wurden in den sechziger Jahren gegen senile Debilität, Anorexie, Asthenie sowie in der Rekonvaleszenz angewandt. Bald benutzten männliche Athleten derartige Medikamente in der Hoffnung auf Leistungssteigerung; heutzutage sind auch Athletinnen Konsumenten. Die Ärzte waren mit der Verordnung für Sportler aus ethischen Gründen und wegen der Nebeneffekte wie Störungen des Leber- und Kortisonmetabolismus sowie möglicher Hypercholesterinämie und Hodenatrophie generell zurückhaltend. Objektive Untersuchungen über den Effekt einer Leistungssteigerung waren noch selten und widersprüchlich *(Goldmann)*. Für den von *Freed, Banks, Longson and Burley* beschriebenen Doppelblindversuch in Nordengland (Manchester) wurden dreizehn Gewichtheber im Alter von 18–30 Jahren ausgewählt, welche mindestens ein Jahr im Leistungstraining standen. Kost und Training waren während des Versuchs gleichmässig geregelt; jeder Teilnehmer nahm u. a. täglich 1 pint (0,571) Milch und 0,45 kg Fleisch als zusätzliche Proteindiät zu sich. Sechs Athleten optierten für die Einnahme der niedrigen Dosis Methandienone (0,12–0,15 mg/kg) und sieben für die höhere (0,25–0,46 mg/kg) täglich. Sieben nahmen das Präparat zuerst, während sechs zuerst ein Placebo erhielten. Die Behandlung erfolgte über zwei aufeinander folgende Sechswochenperioden mit dem Präparat bzw. dem Placebo nach Zufallsauswahl. Anhand einer Liste wurden die Leistungsfähigkeit alle 14 Tage in sechs standardisierten Kraftübungen festgehalten, ebenso die subscapuläre Hautfaltendicke, Blutdruck und Körpergewicht. Den Beteiligten wurde eröffnet, dass sie zu jeder Zeit vom Versuch zurückstehen könnten. Von den sieben Athleten, welche das Testpräparat zuerst eingenommen hatten, gab einer keinen Leistungsbericht ab und einer verzichtete wegen Nebeneffekten auf die Fortführung des Versuchs. Zwei merkten sofort, dass sie unter der Präparateinwirkung standen und liessen vom weiteren Versuch ab. Von den Placebo-Probanden gaben zwei entmutigt auf und zwei verzichteten während der Behandlung mit dem Präparat wegen Nebenerscheinungen. Diese Ausfälle demonstrieren die Schwierigkeiten derartiger Versuche. Trotzdem sind die verbleibenden Ergebnisse bemerkenswert. Die alle 14 Tage maximal in Hochstrecke bewältigte Last war bei den zuerst mit dem Testpräparat behandelten Athleten grösser als jene der zuerst mit Placebo behandelten. Nach Wechsel der Präparate sechs Wochen später stieg die Leistung bei den M-Probanden jetzt ebenfalls eindeutig an, die Placebo-Probanden hielten ihre Leistung oder steigerten sie etwas. Es bestanden keine Unterschiede in diesen Ergebnissen bei niedriger (10 mg) und hoher (25 mg) Dosis pro Tag. Der prozentuale Leistungszuwachs für die M-Perioden betrug 0,3–13,0%, für die P-Periode 0,3–2,3%. Das Körpergewicht nahm unter M signifikant zu ($p<0{,}001$), ebenso der systolische ($p<0{,}05$), jedoch nicht der distolische Blutdruck. Die Fettfaltendicke änderte sich in keinem Falle. Nebeneffekte wurden im Placeboversuch nicht gesehen, im M-Versuch zogen sich deswegen 3 Probanden zurück. – Über Nachweisungsmöglichkeiten von «Blutdoping» haben neulich *Berglund, Hemmingson and Birgegard* bei Skilangläufern in einer experimentellen Studie berichtet.

3.2. Frauen im Leistungssport

Das US-Committee für die Medizinischen Aspekte des Sports fasst die Vorteile des Sports und der Leibesübungen für Mädchen und Frauen zusammen (*Corbitt, Cooper, Erickson, Kriss, Thornton and Craig*). Es besteht kein Zweifel darüber, dass der Sport für verschiedene biologische Funktionen der Frau Vorteile bringt. Körperübungen können eine Regulierung der Menstruation bewirken. Leistungssportlerinnen hatten Schwangerschaften häufiger komplikationsfrei und Geburten leichter überstanden als sportlich weniger aktive Frauen aus Kontrollgruppen. Zu diesen spezifischen Vorteilen des Sportes für die Frau kommen die allgemeinen im Bereich u. a. des Kreislaufs, der Muskulatur, der Atmung. In den letzten Jahren haben die Sportverbände den Wert des Mädchensports entdeckt und gefördert; im Hochschulsport ist der Anteil der weiblichen Teilnehmer um 175% in den letzten beiden Jahren gestiegen. Dabei können und sollen die Mädchen an den Sportprogrammen der Burschen teilnehmen, soweit es sich nicht um Sportarten mit Körperkontakt handelt. Während der Praeadoleszenz besteht kein wesentlicher Unterschied in der Arbeitskapazität zwischen beiden Geschlechtern. Die Mädchen erreichen darnach das Maximum ihrer körperlichen Leistungsfähigkeit eher als die Burschen. Nach der Pupertät überholen dann die männlichen Jugendlichen in allen athletischen Parametern die weiblichen ausser in der Flexibilität; die entsprechenden Sportprogramme sind dann geschlechterspezifisch zu differenzieren. Innerhalb der «Kontaktsportarten» wie z. B. Basketball gehen die sportmedizinischen Überlegungen von den Verletzungsgefahren aus. Bei Skiunfällen sind Frakturen infolge geringerer Kraft, geringerer Knochenhärte, geringerer Torsionsfestigkeit u. a. bei Frauen häufiger als bei Männern. Bei Kontaktsportarten wie Eishockey, Fussball, Baseball für Frauen jedoch existieren nur sehr spärliche Unterlagen über die Verletzungshäufigkeit bei weiblichen Teilnehmern. Möglicherweise sind infolge geringerer Muskelmasse und -kraft Unfälle bei Frauen in diesen Sportarten von Frauen untereinander seltener, so dass sportmedizinisch aus dieser Sicht kein Grund einer Ablehnung bestünde, wenn die ärztliche Untersuchung, entsprechendes Training, spezielle Betreuung und Schutzmassnahmen gewährleistet sind. Hingegen sollten Mädchen in diesen Kontakt- und Kampfsportarten aus sportärztlichen Erwägungen heraus nicht mit Burschen in einer Mannschaft oder als Gegner zu wetteifern versuchen, da schon die Muskelmasse, die Kraft, die Knochenfestigkeit, das (fettfreie) Körpergewicht der männlichen Teilnehmer grösser sind und damit das Unfallrisiko bei den Sportlerinnen verstärkt würde (siehe auch *Adrian; Prokop; Wurster und Keller).*

3.3. Menstruationsstörungen durch Sport

In einer Prospektivstudie von *Bullen et al.* wurden 28 anfänglich völlig untrainierte Studentinnen in zwei 4-Wochen-Perioden, also 8 Wochen lang sportlich streng, jedoch nicht mit Wettbewerben belastet, um irgendwelche menstruelle Störungen zu beobachten. Gleichzeitig wurde das Körpergewicht verglichen; ein Gewichtsverlust ohne oder mit Sportbelastung kann zu Dysmenorrhoen führen. Die Probandinnen hatten 4 Meilen pro Tag zu rennen, ansteigend auf 10 Meilen von der 5. Woche ab entsprechend 70% der vorher ergometrisch getesteten maximalen Sauerstoffaufnahme. Ausserdem mussten sie sich dreieinhalb Stunden täglich sportlich engagieren mit Radfahren, Tennis und/oder Volleyballspiel. Mit Kostregulierungen hielt die eine Gruppe (n=12) ihr Gewicht, die zweite (n=16) nahm ab. Mittels Selbstbeobachtung, Blutungskontrolle und Urinuntersuchung (Luteinisierungs- und Follikelstimulierungshormon, freies Progesteron und Kreatinin) wurden Vergleichswerte gesammelt. In den Auswertungen zeigte sich, dass nur 4 von 28 Studentinnen einen normalen Zyklus während einer oder beider 4-Wochen-Perioden behielten; nur 5 von 53 Zyklen blieben normal. Vier von diesen fünf Zyklen wurden bei den Probandinnen in der Gruppe mit gleich gebliebenem Körpergewicht festgestellt; bei ihnen wurde auch kein signifikanter Unterschied hinsichtlich klinischer und hormoneller Veränderungen zwischen den beiden 4-Wochen-Trainingsabschnitten gesehen, wohl aber bei den Studentinnen mit Gewichtsverlust. Bei ihnen kam es in einem Fall im ersten Vierwochenintervall gegenüber 12 Fällen im zweiten Vierwochenintervall zum Ausbleiben der Regel ($p<0,001$) sowie mit 10 bzw. 2 Fällen zu einer abnormen Lutealfunktion ($p<0,01$). — *Zonderland et al.* haben übrigens einen aufschlussreichen Beitrag über Lipoproteinspiegel und Sexualhormone in der Prämenarche von Sportlerinnen mitgeteilt.

3.4. Fördert Leistungssport die Arthrose?

Eine aufschlussreiche Mitteilung stammt von *Gekeler* aus der Orthopädischen Universitätsklinik Tübingen. Der Sport fördert im positiven Sinne die funktionelle Anpassung unserer Gelenke. Auch der Leistungssport führt an einem primär gesunden Gelenk nicht zur Arthrose, solange es sich hierbei um eine physiologische und gelenkadäquate Mehrbeanspruchung handelt. Typische Sportschäden am Gelenk entstehen nur bei ultraphysiologischer Beanspruchung, wenn sich Mikrotraumatisierungen häufig wiederholen. Bei Speerwerfern der Spitzenklasse finden sich in einem hohen Prozentsatz arthrotische Ellenbogengelenksveränderungen schon nach relativ wenigen Jahren Wurfpraxis. Zu einem Wurf über eine Distanz von 80 Metern ist eine Anfangsgeschwindigkeit des 800 Gramm schweren Speers von ca. 100 km/h nötig. In der Endphase des Wurfablaufes kommt es zu einer kraftvollen, explosionsartigen Streckung des valgisch eingestellten Ellenbogengelenkes und einer pronatorischen Bewegung des Unterarms. Diese sich häufig wiederholenden ruckartigen Gelenkbewegungen führen zu einer Extrembeanspruchung der Kapsel, des ulnaren Seitenbandapparates und des ulnohumeralen Gelenkes. Knorpelschädigungen am radio-humeralen Gelenk und die Bildung freier Gelenkkörper beobachtet man vor allem bei Judokas, Boxern, Torhütern und Hallenhandballspielern aufgrund der sich häufig wiederholenden Stauchungen dieses Gelenkes beim Auffangsturz oder direkten Stoss. Am Kniegelenk sind sportbedingte Schäden besonders häufig. Wenn man von den zahlreichen Verletzungsmöglichkeiten beim Fussball einmal absieht, sind es vor allem die Schäden im Sinne der Chondropathia patellae und späteren Retropatellararthrose in Verbindung mit Tendopathien am Ursprung des Ligamentum patellae (Patellaspitzensyndrom), die gehäuft vorkommen u. a. bei Hochspringern, Skiläufern, Gewichthebern, Badmintonspielern. Die sogenannte Talusnase (eine Kapselverknöcherung) sowie arthrotische Veränderungen am Gelenk selbst in Form der Tibiakantenausziehungen und unregelmässigen Gelenkspaltverschmälerung sind typische Sportschäden des Fussballers, Hochspringers, Dreispringers und Hürdenläufers. Die Mehrzahl der Gelenkarthrosen bei Leistungssportlern dürfte sich auf dem Boden einer primär nicht erkannten, vom Sport unabhängigen, angeborenen oder erworbenen Gelenkvorschädigung entwickeln. Zweifelsfrei mit dem Sport in Zusammenhang zu bringen sind dagegen alle Arthrosen nach Gelenkverletzungen. Somit ergibt sich die dringende Notwendigkeit, rechtzeitig klinisch und röntgenologisch angeborene oder erworbene Vorschäden wie Gelenkdysplasien, Achsenabweichungen der Extremitäten, Zustand nach Morbus Perthes, Epiphyseolysis capitis femoris adolescentium usw. zu erfassen und in die sportmedizinische Beratung mit einzubeziehen. Daneben sollte unser Augenmerk vor allem darauf gerichtet sein, Sportler gerade auch im Falle einer Bagatellverletzung konsequent zu behandeln.

4. Sportorthopädische Probleme

4.1. Totalendoprothese des Hüftgelenks und Sport

Täglich werden in der Welt über 1500 künstliche Hüftgelenke implantiert. Die anfängliche Euphorie wurde jedoch durch die inzwischen bekannten Komplikationen getrübt. Die Belastbarkeit der Totalendprothesen (TEP)-Träger wird sehr unterschiedlich beurteilt. Nach günstig verlaufener Operation wächst insbesondere beim jüngeren Patienten häufig der Wunsch, sich in irgendeiner Weise wieder sportlich zu betätigen; die positive Beeinflussung von Herz, Kreislauf und letztlich Psyche durch den Sport kann gerade für diese Patienten von grosser Bedeutung sein. Welche Probleme verbinden sich mit diesem Wunsch? Neben der Gefahr von Auslockerungen aufgrund mechanischer Belastungen besteht bei allen Schaft-Prothesen die Gefahr von Femurfrakturen im Bereich der Schaftspitze. Diese sind ebenfalls durch das unterschiedliche Elastizitätsmodul von freiem Femur gegenüber dem Femur-Prothesen-Verbund bedingt. Es müssen also prinzipiell bei allen Totalendoprothesen des Hüftgelenkes übermässige Beanspruchungen durch axiale Belastungen, insbesondere aber durch Stoss sowie Biege- und Drehbelastungen, vermieden werden.

Von 1896 in der Orthopädischen Klinik Heidelberg versorgten TEP-Patienten mit konventionellen TEP waren 147 (7,7%) zum Zeitpunkt der Operation zwischen 42 und 60 Jahren alt (*Steinbrück und Gärtner*). Von diesen 147 Patienten konnten 120 ausführlich über ihre prä- und postoperativen Aktivitäten befragt und teilweise untersucht werden. Das Durchschnittsalter lag zum Untersuchungszeitpunkt bei 61 Jahren, die Operation zwischen 2 und 7 Jahren zurück. Von 120 Patienten gaben 72 (60%) eine regelmässige Sportausübung an. Am beliebtesten waren Schwimmen mit 64%, es folgten Gymnastik mit 50% und Radfahren, allerdings meist auf einem Hometrainer. Grössere Wanderungen wurden ebenfalls häufig erwähnt, wobei Kilometerleistungen bis zu 40 km pro Tag angegeben wurden. Andere ausgeübte Sportarten waren alpines Skilaufen, Skilanglauf, Tennis, Reiten, Golf und Tanzen. Während Patienten, die nur Schwimmen, Gymnastik und Radfahren als sportliche Betätigung angaben, meist beschwerdefrei waren, klagten Skiläufer und Tennisspieler häufig über Schmerzen im Bereich der TEP. Insgesamt waren von den 72 sporttreibenden Patienten 43 (60%) beschwerdefrei. Über Beschwerden klagten 29 Patienten (40%). Am häufigsten wurden Schwellneigungen des Beines angegeben (48%), Einlaufschmerzen und Belastungsschmerzen (24%). Schmerzen an der Oberschenkelaussenseite, Leistenschmerzen und Knieschmerzen wurden jeweils in 10% angeführt. Die geklagten Beschwerden mit Ausnahme des Einlaufschmerzes können erste Anzeichen einer Lokkerung sein. Bei 4 Patienten wurde ein Prothesenwechsel erforderlich. Aus der Gesamtzahl der 1896 operierten Patienten waren im Untersuchungszeitraum 73 mechanische Lockerungen (3,9%) festgestellt worden. Bei den 72 sporttreibenden Patienten fanden sich 4 (5,7%) Lockerungen. Aufgrund der vielen Variablen und der kleinen Zahl lassen sich jedoch keine statistisch signifikanten Unterschiede feststellen. Schwimmen, Gymnastik, Radfahren, Wandern, Rudern und Paddeln können aufgrund der Ergebnisse und sportärztlicher bzw. biomechanischer Überlegungen als empfehlenswerte Disziplinen für einen Freizeitsport genannt werden. Nur mit Einschränkung empfohlen werden können Skiwandern, Golfspielen oder Laufübungen. Beim Skilanglauf ist darauf zu achten, dass wegen der geringeren Sturzgefahr der etwas breitere Wanderski und nicht der schmale Langlaufski benutzt wird. Ungünstig für Endoprothesenträger sind alle Ballspiele, insbesondere die Mannschaftsspiele, aber auch Tennis und alpiner Skilauf, ebenso das Reiten wegen der durch Stauchung und Adduktion erheblichen Belastungen im Hüftgelenk. Die Trimm-dich-Pfade bzw. Vita-Parcours sollten Patienten mit Hüftprothesen ebenfalls meiden, da zahlreiche Sprung- und Geräteübungen ein hohes Verletzungsrisiko beinhalten. Der sportliche Betätigungswunsch des einzelnen Patienten soll also durch persönliche Beratung in richtige Bahnen gelenkt werden.

4.2. Konditionstraining bei Jugendlichen mit Skoliose

Einschränkungen der organischen Leistungsfähigkeit finden sich nicht nur bei erwachsenen, sondern bereits auch bei jugendlichen Skoliosepatienten. Auffällig ist bei diesen Patienten die schlechte Adaptationsfähigkeit des Kreislaufs an Belastungen. Bereits in Ruhe findet sich eine Tachykardie. In Anpassung an die Druckerhöhung im Lungenkreislauf entwickelt sich das cor pulmonale, das «Kyphoskolioseherz». Bei den bisherigen Untersuchungen blieb allerdings ungeklärt, welche Rolle der durchwegs schlechte Trainingszustand dieser Patienten spielte. Um diese Frage zu klären, wurden von *Götze et al.* an der Orthopädischen Universitätsklinik Münster 20 Mädchen im Alter von 13 bis 18 Jahren mit idiopathischen Thorakalskoliosen von 60–132° vor und nach einem gezielten vierwöchigen Trainingskurs spiroergometrisch untersucht. Alle Teilnehmerinnen waren untrainiert. Die Ergebnisse zeigten, dass die Laufleistung auf der 400-m-Strecke um 33 Sekunden, also um 25% verbessert wurde. Die Belastung auf dem Fahrradergometer konnte bei 12 Patientinnen um 25 Watt gesteigert werden. Das auf eine Pulsfrequenz von 195/min nomogrammatisch bestimmte maximale Sauerstoffaufnahmevermögen wies mit einem durchschnittlichen Zuwachs von 490 ml Sauerstoff pro Minute eine signifikante Steigerung auf, also gleichbedeutend einer Leistungssteigerung gegenüber den Vortrainingswerten um 30%. Ähnliche Verbesserungen zeigten entsprechend die Sauerstoffaufnahme sowie die Wattleistung (physical working capacity) bei einer Pulsfrequenz von 170/min. Durchschnittlich konnte ein Trainingsgewinn von 0,45 W/kg Körpergewicht, also 28% des Vortrainingswertes erreicht werden. Der verbesserte Trainingszustand offenbarte sich auch darin, dass die Pulsfrequenz nach Abbruch der Belastung schneller als vorher zum Ruhewert zurückkehrte. Die pulmonalen Funktionswerte allerdings waren trotz des intensiven Schwimm- und Lauftrainings weniger positiv beeinflussbar als die kardialen. Die unökonomische Form der Atemfrequenz unter Belastung konnte nicht entscheidend verbessert werden. Die Mittelwerte der Vitalkapazität blieben annähernd gleich, die Standardabweichungen zeigten in beiden Messreihen Werte um 650 ml. Auch die Atemvolumina änderten sich kaum. Allerdings ergab sich eine überraschende Verbesserung der Atemäquivalentwerte unter Belastung als Zeichen dafür, dass eine günstigere Perfusion erreicht wurde, also weniger Luft zur Aufnahme von 1 ml Sauerstoff ventiliert werden musste. Auch diese Tatsache bedeutet für den Skoliotiker einen wesentlichen Trainingsgewinn. Aus diesen Ergebnissen nun generell die Forderung nach einem kontinuierlichen Körpertraining für Skoliotiker zu erheben, wäre jedoch genau so verfehlt wie die generelle Schonung oder das Verbot jeglicher körperlicher Aktivität, etwa im Schulsport. Eine unter Belastung auftretende pulmonale Hypertension ist allerdings als erster Schritt zur Entwicklung des cor pulmonale zu werten. Spiroergometrische Untersuchungen werden von Fall zu Fall entscheiden müssen, ob und wieweit ein körperlicher Einsatz möglich ist. Vorzug gebührt dem Schwimmen; auch das Reiten bietet eine gute Haltungsschulung (siehe auch *Reutherborg; Scharll; Witt et al.).*

4.3. Wirbelsäulenbelastung beim Sport

Bei der Beurteilung der Sportfähigkeit ist der individuelle Zustand von Knochen, Gelenken, Bandscheiben, Sehnen, Bändern und Muskulatur sowie deren Zusammenspiel in Ruhe und bei Belastung klinisch und meist auch röntgenologisch einzuschätzen. Das Alter spielt dabei eine ganz wesentliche Rolle. Bei dem Ausmass der zu erwartenden Belastung kann man nach praktischen Gesichtspunkten zwischen Freizeitsport einschliesslich Vereinssport, Schulsport und Leistungssport unterscheiden. Die Art der Belastung hängt ganz erheblich von der Sportdisziplin und den typischen Bewegungsabläufen ab. Man kann die dabei auftretenden schädlichen Wirbelsäulenbelastungen einteilen in kurzfristige axiale Belastungen im Sinne von Stauchungen, in extreme Bewegungsabläufe im Sinne der Kyphose, Lordose, der Seitneigung und der Rotation sowie in Zwangshaltungen und schliesslich in Traumen. Angeborene Anomalien der Wirbelkörper, wie Spalt- und Blockwirbel, sind bei isoliertem Vorkommen kein leistungsbegrenzender Faktor. Bei Halbwirbeln oder Fehlbildungen mehrerer Wirbelkörper richtet sich die Belastbarkeit nach der Schwere und Progredienz der entstandenen Deformität. Fehlbildungen der Wirbelbögen, also eine Spina bifida ohne Beteiligung des Rückenmarkes, sollten keine Einschränkungen nach sich ziehen. Ein Flachrücken ist funktionell ungünstig, da die Pufferwirkung durch die physiologischen Krümmungen fehlt. Eine Einschränkung für den Schul- und Vereinssport besteht jedoch nicht. Leistungssportarten mit besonderer Wirbelsäulenbelastung sind nicht zu empfehlen.

Die häufigste Rückenform beim haltungsschwachen Kind und Jugendlichen ist der lockere Rund- oder Hohlrundrücken. Diese Patienten sollten sich unbedingt sportlich betätigen. Es besteht keine Einschränkung für den Schul- und Vereinssport. Sie ermüden jedoch schneller und brauchen längere Erholungspausen. Der akute schmerzhafte Scheuermann bedarf der Ruhe; somit besteht in dieser Phase Sportverbot. Nach Abklingen der akuten Beschwerden besteht bei leichten und mittelschweren Fällen einer Scheuermannschen Erkrankung nach aufbauendem Muskeltraining keine Einschränkung für den Schulsport. Im Freizeitsport sind extreme Wirbelsäulenbelastungen zu vermeiden, die Aufnahme von Leistungssport sollte nur für Disziplinen ohne extreme Wirbelsäulenbelastung empfohlen werden. Bei einer Spondylose oder Spondylolisthesis ohne Beschwerden und ohne neurologische Symptomatik besteht keine Einschränkung für den Schul- und Freizeitsport.

Speziell wirbelsäulenbelastende Übungen, d. h. also axiale Stauchungen, Hyperlordosierungen und Zwangshaltungen, sollten jedoch vermieden werden. Von der Aufnahme des Leistungssportes mit seinen erheblichen körperlichen Anstrengungen ist, von wenigen Sportarten abgesehen, abzuraten (siehe *Bernbeck und Dahmen; Demeter; Häberlin; Hettinger; Jentschura; Klimt; Roaf).*

4.4. Biomechanik von Sportschuhen

Ein normaler Gebrauchsschuh hat in erster Linie das Körpergewicht auf die meist glatte Unterlage zu übertragen und die beim Gehen aufretenden horizontalen und transversalen Belastungen abzufangen. Die Belastung des Fusses im Sportschuh ist wesentlich höher, da durch die Sprungbewegungen alle Belastungskomponenten verstärkt sind. Fehler im Bau eines Sportschuhes werden damit sehr schnell offenbar. Sie äussern sich in Überlastungserscheinungen der Füsse, die auf lange Sicht gesehen degenerative Veränderungen im Bereich der Fussgelenke zur Folge haben können. Es wurde in einer Arbeit von *Rosemeyer, Pförringer* und *Hinterberger* in München versucht, Sportschuhe im Test zu analysieren. Die Ganguntersuchungen wurden ebenso wie die Druckverteilungsmessungen mit einem stationären Gerät vorgenommen. Dieses Gerät vereinigte die Funktionen einer Kraftmessplattform und einer Druckverteilungsmesseinrichtung. Der Versuchsstand bestand aus einer Gehbahn (7 m lang, 60 cm breit und 50 cm hoch). In der Mitte dieser Gehbahn war das eigentliche Messsystem montiert. Die Kraftmessung erfolgte über eine auf Biegebalken gelagerte Platte (Auftrittsfläche 40×40 cm).

Nachdem aus den Kenndaten der einzelnen untersuchten Schuhe keine für die Funktion wichtigen Erkenntnisse abgeleitet werden konnten, musste der Untersuchung der Schuhe bei statischer und dynamischer Belastung ein grösseres Gewicht zukommen. Den Wert eines gut geformten Fussbettes zeigte die statische Röntgenuntersuchung. Die Messungen dokumentierten, dass nicht der weiche Schuh, auch wenn er auf den ersten Blick bequem erscheinen mag, eine günstige Einbettung des Fusses gewährleistet, sondern eher der feste und korrekt ausgeformte. Hier zeigte sich, dass die unter statischer Belastung allgemein zu beobachtende Abflachung des Fusslängsgewölbes verhindert wird, und dass sogar eine geringere Verstärkung des Fusslängsgewölbes beobachtet werden kann. Diesen Messergebnissen entsprechen die subjektiven Bewertungen der einzelnen Schuhe durch die Probanden. Der weiche und im Fussbett wenig ausgeformte Schuh wird nur kurzzeitig als bequem empfunden. Unter der Belastung etwa auf einem Tennishartplatz zeigen sich am Fuss schnell Ermüdungserscheinungen. Die Ganguntersuchungen auf der Messplattform zeigten, dass die hier gewonnenen Werte vom Körpergewicht und von der Gangtechnik der Probanden abhängig waren. Darüber hinaus spielte für den Belastungsanstieg die Dichte und Härte des Sohlenmaterials eine gewisse Rolle. Grössere Abweichungen ergaben sich bei der Druckverteilungsmessung auf der Kraftmessplatte. Hier zeigt sich, dass die druckübertragende Fläche des Fusses bei den einzelnen Sportschuhen vergrössert wird und dass die Druckwerte insgesamt zu den mittleren Werten auf Kosten der hohen verschoben werden. Nach Weiterentwicklung der Untersuchungsmethodik werden in Zukunft sicher Schuhe nicht nur unter statischer, sondern auch unter dynamischer Belastung untersucht werden können.

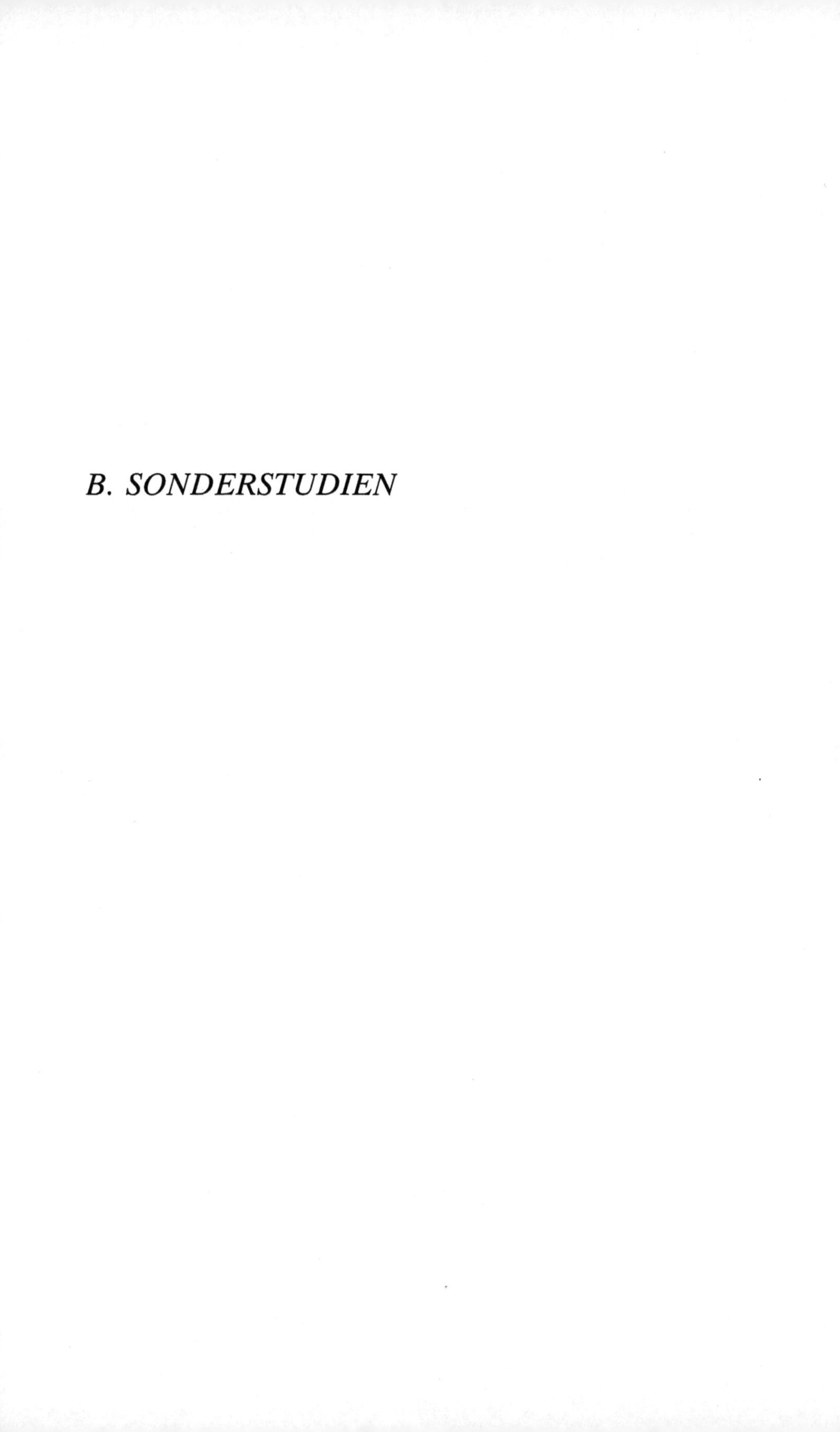

B. SONDERSTUDIEN

5. Gesundheitserziehung und Sport: Kurzzeitinterventionen

5.1. Gegenwärtige Situation und Ziel der Arbeit

Forschungen über Verbreitung falscher Lebensgewohnheiten Jugendlicher besonders hinsichtlich des Tabaks, des Alkohols und der Drogen sind in umfangreichem Mass durchgeführt worden. Wesentlich seltener sind Erhebungen über die Wirksamkeit von Erziehungsmassnahmen gegen den Genuss- und Suchtmittelkonsum in der Literatur zu finden, welche vor allem die Sporterziehung einbeziehen.

Holland and Elliot sowie *Ford and Ederer* haben über die Beeinflussung Jugendlicher durch Vortragsaktionen gegen den Tabakkonsum berichtet und ein Jahr später keine überzeugenden Ergebnisse gefunden. Auch *Monk, Taybach and Gordon* haben bei Hochschulstudenten keine eindeutige Wirksamkeit eines Antitabakprogramms erreicht.

Wir haben bei einem Kollektiv von 256 Internatsschülern in der Zentralschweiz nur unmittelbar nach Antitabakvorträgen eine etwas günstigere Beeinflussung nachweisen können: Von allen Rauchern wollten 42% weiterrauchen, 23% das Rauchen aufgeben, 35% einschränken und 5% auf Pfeifenrauchen übergehen.

Bei einfachen Anti-Drogen-Vorträgen ohne Beeinflussung der Freizeit- und Sportgestaltung vor 403 Berner Gymnasiasten ergaben sich unmittelbar danach negative Resultate *(Biener):* Vor dem Vortrag wünschten 55%, nach dem Vortrag jedoch 64% eine Droge zu probieren. Welche Effekte langfristigere Beeinflussungsaktionen besonders mit Hilfe des Sportes zeigen, ist noch unbekannt. Wir haben aus diesem Grund eine Longitudinalstudie durchgeführt, die uns weitere Erkenntnisse auf dem Gebiet der Prävention des Genussmittel- und Drogenmissbrauchs bringen sollte. Nicht zuletzt wurden die Untersuchungen deshalb vorgenommen, weil international immer mehr die Forderungen nach Aufklärung und Information laut werden. Die UNESCO hat in einer Umfrage in einigen Ländern Erhebungen darüber angestellt, welche Rolle der Erzieher im weltweiten Kampf gegen den Drogenmissbrauch zukommt oder zukommen könnte. Neun Staaten befürworten eine Jugendaufklärung über Drogen im Rahmen des Unterrichts an Schulen und Universitäten sowie ausserhalb des Lehrbetriebes, darunter die USA, Grossbritannien, Schweden, die Schweiz, Brasilien, Dänemark und die Bundesrepublik Deutschland. Zwei Länder jedoch, nämlich Iran und Frankreich, lehnen die Aufnahme von Sonderkursen über den Drogenmissbrauch in den Unterrichtsplan ab, um die Aufmerksamkeit der Jugendlichen nicht unnötig auf das Drogenproblem zu lenken. *Birdwood* hat darauf hingewiesen, dass die Drogenaufklärung potentiell grössere Gefahren in sich bergen kann als alle bisher zur Anwendung gebrachten Massnahmen; «Dabei dürfen wir nicht vergessen, dass wir mit unseren Zigaretten und unserem Alkohol, unseren Beruhigungs- und Schlafmitteln kaum ein Vorbild für die Jugendlichen sind.» Von allen Ländern werden exakte statistische Unterlagen über die Wirksamkeit verschiedener Erziehungsbeeinflussungen gefordert, praktisch liegt jedoch noch kaum Material vor.

Im Anschluss an die auch international relativ geringen Erfolgen nach Einmal-Vorträgen haben wir eine länger dauernde, mit Sporterziehung kombinierte Interventionsaktion mit Vorträgen, Gruppengesprächen und nachgehender Unterrichtsarbeit durch Arzt, Lehrer, Psychologen sowie Fachexperten aus Drogenberatungsstellen auf ihre Effektivität hin untersucht.

5.2. Material und Statistik

Unserem Vorhaben entgegen kam ein Auftrag der Kantonsschule Luzern, in getrennten Lehrgängen das Lehrerkollektiv sowie anschliessend die Schülerschaft über das Tabak-, Alkohol- und Rauschgiftproblem an je einem Halbtag an verschiedenen Wochenenden präventivmedizinisch ausführlich zu orientieren.

Zur Verfügung standen für die vorbereitende Interessensbefragung 135 Schüler und 70 Lehrkräfte als eine zufällige Auswahl aus dem gesamten Probandenkollektiv.

Für die Befragung über Sachwissen und Konsumgewohnheiten unmittelbar vor den einzelnen Fachlektionen wurden 1155 Schüler und 98 Lehrer erfasst, welche auch an den Vorträgen teilnahmen.

Nach den Vorträgen sowie nach den Unterrichtsgesprächen mit Fachexperten stand das Material aus den Antworten von 983 Schülern und 55 Lehrern zur Verfügung.

Schliesslich wurden nach 6 Monaten nochmals 850 Schüler mit ihren Aussagen erfasst.

Mit dem Computer wurden die Daten der Schülerumfrage vor den Vorträgen sowie das Material der Umfrage nach den Vorträgen, also auch das aus der Erhebung bei Lehrern, ausgewertet. Die Interessensbefragung sowie die Erhebung bei Lehrern vor dem Vortrag wurde von Hand ausgewertet, da das Zahlenmaterial nicht zu umfangreich war.

Korrelationsberechnungen sind ebenfalls durch Computerauswertungen erfolgt. Vor allen Dingen interessierten uns die Beziehungen zwischen einem Tabak- und einem Drogenkonsum bzw. Alkoholkonsum oder beispielsweise die Koppelung bestimmter Freizeitinteressen oder Sportclubzugehörigkeit mit einem Tabak- oder Drogenkonsum. Wir geben nachfolgend die wichtigsten Beziehungen an.

Die statistischen Berechnungen bzw. Signifikanzprüfungen werden im Text angegeben, sofern die Unterschiede nicht schon aus den Prozentangaben evident sind bzw. überhaupt von Interesse oder sinnvoll erscheinen. Alle Signifikanzangaben beruhen auf der 5%-Irrtumswahrscheinlichkeit.

Allen Schülern und Lehrern wurde ein Einführungsschreiben zugeschickt, in dem auf die bevorstehende Aktion aufmerksam gemacht und um Mithilfe bei der Erarbeitung der Fragen gebeten wurde.

Für die umfangreiche organisatorische Arbeit und für die Hilfe bei der Auswertung bin ich besonders Hans-Ulrich Stoos und seinen Helfern sowie der Schulleitung dankbar, ebenso den Lehrern und Experten für die nachgehende pädagogische Ausarbeitung der Aktion. Der Kaplan-Flury-Stiftung danke ich für die finanzielle Unterstützung bei der Computerauswertung.

5.3. Interessenbefragung bei Schülern und Lehrern vor der Aktion

Aus dem Rücklauf der 135 Fragebogen, die klassenspezifisch stichprobenartig an die Schüler verteilt worden waren, wurden insgesamt 134 Teilinformationen über Drogen, 52 über Tabak und 33 über Alkohol gesammelt. Es bestand ein Interessenverhältnis bei den 17–20jährigen Schülern von 4:2:1, bei den 13–16jährigen von 2:1:1, jeweils für Drogen: Tabak:Alkohol. Als häufigste Wünsche für eine Information über Drogen wurden genannt: «Wie gross ist die Chance, von der Droge loszukommen (15% der Fragen) – Welche Ursachen für einen Drogenkonsum gibt es (11%) – Was bedeutet der Rausch für den Konsumenten u. ä. (9%) – Schadenswirkung (5%) – Wie heisst die gefährlichste Droge (5%) – Wie rasch wird man süchtig (4%) – Sind Sportler gefährdet (Doping)? – Wie verhütet man Drogenkonsum (4%) – Polizeiliche und juristische Behandlung von Konsumenten (3%) – Wie fühlt man sich nach dem Rausch (3%) – Klinischer Drogengebrauch (3%) – Wiedereingliederung Süchtiger (3%)?» Aus den sonstigen Antworten (30%) imponierten solche wie: «Gibt es auch ältere Konsumenten – handelt es sich um eine Drogenwelle oder um eine Dauererscheinung – eliminiert eine Freigabe von Drogen den Reiz zum Versuch – verhütet Sportbegeisterung einen Drogenkonsum – Drogen und Genmutationen – gibt es eine Gewöhnung an Haschisch – wer garantiert für drogenfreie Zigaretten – wie erfolgt der Tod durch Drogen?»

Altersspezifisch war aufschlussreich, dass die jüngeren Kantonsschüler am häufigsten über die Gründe eines Drogenkonsums, die älteren jedoch über die Chancen eines Loskommens informiert werden wollten.

Im Bereich des Tabakproblems wollten ein Drittel der Jugendlichen Informationen über physische und sportliche Auswirkungen, ein Siebtel Hinweise über die Gefährdung des Pfeifenrauchers im Gegensatz zu Zigarettenrauchern erhalten, jeder zwanzigste Schüler über die Methode des Aufhörens, über Herstellungsmöglichkeiten nikotinarmer Zigaretten sowie über die unschädliche Zigarettenmenge pro Tag.

Ein Drittel der Informationswünsche hinsichtlich des Alkoholproblems betraf Fragen nach Schäden, je ein Zehntel die Heilungschancen für

Alkoholiker sowie die unschädliche Alkoholmenge pro Tag. Gezielte Einzelfragen lauteten: «Warum nimmt die Zahl der alkoholsüchtigen Frauen zu — Reklameverbot — Alkohol und Schwangerschaft — Medikamente und Alkohol — Alkohol und körperliche Leistung — Gründe für Alkoholmissbrauch?»

Die Interessen bei den Lehrern wurden mit einem Fragebogen nach den Wünschen für die kommende Lehrerorientierung sowie für die bevorstehende Schülerorientierung erfasst.

Bei den 123 Informationswünschen standen diejenigen über Drogen im Verhältnis 5:2:1 gegenüber Tabak und Alkohol im Vordergrund. Die Lehrer selbst wollten in einem Drittel Hinweise über die Gefährlichkeit der einzelnen Drogen, über die Motivationen zum Drogenkonsum sowie über Aufgabe und Möglichkeit einer Prävention erhalten; in einem Viertel über Alkohol- und Tabakgefahren in spezieller Sicht und in einem anderen Viertel über Rechtsgrundlagen im Suchtmittelwesen. In einem Fünftel wünschten die Befragten Auskunft über die Erkennungsmöglichkeiten Süchtiger, in einem Sechstel über Aussehen und Geruch von Drogen. Einzelwünsche wurden u. a. hinsichtlich des Vergleichs Tabak/Rauschgift, der Meinung zum Raucherzimmer in der Schule und der Heilungschancen Süchtiger auch unter Einsatz des Sportes in Drogen- und Trinkerheimen geäussert. Für die Schülerinformation schlugen ein Drittel der Lehrer Hinweise über die Gefährlichkeit der Drogen, ein Fünftel über falsche Wunschträume, je ein Zehntel über Kameradschaftshilfe, über Eingliederung in Sportklubs sowie über Hinweise auf ungefährliche Drogen vor. Immer wieder kam die Sorge zum Ausdruck, wie man Drogenkonsumenten erkenne, und ob eine Anzeigepflicht bei Rektorat oder Behörde bestehe.

5.4. Sachwissen und Komsumgewohnheiten vor der Aktion bei Schülern

Für diese Erhebung wurden praktisch alle 1155 Schüler als Zielpersonen der geplanten Kommunikation mit einem differenzierten Fragekatalog von 43 Fragen erfasst, nämlich 304 weibliche und 851 männliche. Die Fragen wurden für ein Computerprogramm verschlüsselt und ausgewertet. Wir stellen nachfolgend einige Ergebnisse zur Diskussion.

Den Tabakkonsum dieses Schülerkollektivs zeigt die folgende Tabelle.

Auffällig ist die relativ hohe Raucherzahl unter den 13–14jährigen Töchtern, wobei allerdings pro Person wenig Zigaretten, meist aus Neugier- oder Imponiergründen konsumiert werden. 15% der jugendlichen Raucher konsumieren täglich ein Päckchen. Die Zahlen bei Maschinenbaulehrlingen in der Nordschweiz lagen wesentlich höher, nämlich bei 24%.

Laut eigenen Angaben bezahlten diese Raucher SFr. 32 244.— im Jahr für Tabakwaren, also im Durchschnitt pro Kopf SFr. 110.— (Mädchen SFr. 81.—/Burschen SFr. 120.—). Altersspezifisch zeigte sich, dass die jüngeren Jahrgänge der Nichtraucher häufiger Gesundheits-, Geld- und Sportgründe für einen Tabakverzicht angaben als ältere. 3% der 16–20jäh-

Tabelle 1: Sportmedizin und Gesundheitserziehung. Interventionsstudie zur Genuss- und Suchtmittelprävention. Tabakkonsum 13–20jähriger Kantonsschüler, Luzern (n=1155). Zigaretten- (Pfeifen-) Raucher in Prozent.

Alter	weiblich (n=304)	männlich (n=851)
13/14 Jahre	24	9 (2)
15/16 Jahre	14	21 (4)
17/18 Jahre	24	27 (8)
19/20 Jahre	34	43 (8)
Zigarettenverbrauch pro Tag	**weiblich (n=69)**	**männlich (n=205)**
0– 5	71	52
6–10	19	20
11–20	10	25
21 und mehr	–	3

Tabelle 2: Sportmedizin und Gesundheitserziehung. Interventionsstudie zur Genuss- und Suchtmittelprävention. Perfektionierter und subintendierter Drogenkonsum 13–20jähriger Kantonsschüler, Luzern (n=1155). In Prozent.

Alter	vollzogener/erwünschter Drogenkonsum	
	weiblich (n=304)	männlich (n=851)
13–14 Jahre	1/14	0/ 6
15–16 Jahre	2/18	5/20
17–18 Jahre	12/28	11/26
19–20	15/37	18/51

rigen Kantonsschüler hielten das Rauchen für nicht schädlich, 97% für schädlich. Hauptsächlich (60%) wird als Grund die Krebs-, in 8% die Herzinfarktgefahr angegeben. Vor der Beeinflussungsaktion wollten 40% das Rauchen aufgeben oder einschränken, danach 74%. Korrelationsberechnungen ergaben bei den Burschen im Alter von 18–20 Jahren 7% mehr kontrasexuelle Freundschaften bei Rauchern als bei Nichtrauchern. Raucher, deren Gesamtanteil lediglich bei 42% liegt, haben in 52% der Fälle eine Raucherin zur Freundin oder umgekehrt. Gegen ein Rauchverbot in der Schule traten 29% der Schüler, für totales Rauchverbot 18% sowie für ein Verbot ausserhalb des Rauchzimmers 53% ein.

Hinsichtlich des Alkoholkonsums haben die 13–14jährigen in der Hälfte der Fälle keinerlei Alkoholkonsum vermerkt, die 20jährigen jedoch nur in 5%. Die 18–20jährigen Schüler sind in 27% für die Beibehaltung der 0,8-Promillegrenze eingetreten, 34% für die 0,5- und 16% für die 0,0-

Promillegrenze. Der Rest der Vorschläge betraf Zwischenwerte unter 0,8 und nur 3% solche von 0,9 Promille oder mehr. Damit haben sich 70% der Schüler im «Autofahralter» für eine Senkung der gegenwärtig gültigen Werte ausgesprochen. Eine geschlechtsspezifische Abweichung gab es praktisch nicht.
Hinsichtlich des Drogenkonsums ergab sich folgende Übersicht:

Bei den Mädchen erwacht, durch frühzeitige Entwicklung bedingt, das Drogeninteresse eher als bei Burschen: In den Altersstufen um 13/14 Jahre zeigt der Drogenkonsum bei Mädchen auch in der Grossstadt einen stärkeren Trend. In den letzten Jahren hat sich in den mittleren Reifejahren immer mehr ein Angleichen der Häufigkeit des Drogenkonsums bei den beiden Geschlechtern gezeigt. In der älteren Jugendzeit von 19 bis 20 Jahren überwiegt dann die Drogenerfahrung der Burschen. 58% der männlichen Probanden (57% der weiblichen) mit vollzogenem Drogenkonsum haben die Drogen in einer Gruppe, 33% (bzw. 22%) zu zweit und 9% (bzw. 21%) allein probiert. Die Zahl derjenigen Kantonsschüler, die bereits einmal eine Droge probiert haben, schätzen allgemein ein Fünftel der Schüler und ebenfalls ein Fünftel der Lehrer mit 5–10% (effektiv: 8,8%) richtig ein. Die Drogenerfahrenen haben diese Vermutungszahlen wesentlich höher angegeben als die Nichterfahrenen und die Lehrer. Rund ein Viertel der Schüler kannten die Haschisch- und LSD-Preise im Schleichhandel. 60% der Gymnasiasten und 58% der Gymnasiastinnen befürworten eine gesetzliche Freigabe des Haschischs. Jeder Vierte dieser Befürworter interpretierte seine Meinung damit, dass das Verbot reize und dadurch den Konsum vergrössere, jeder Zehnte damit, dass Haschisch keine Abhängigkeit erzeuge oder dass das Verbot ohnehin wirkungslos sei. Jede dritte ablehnende Haltung wurde damit begründet, dass Haschisch als gefährliche Einstiegdroge zu betrachten sei, jede zehnte, dass Haschisch doch zur Abhängigkeit führe. Insgesamt erachteten 18% der männlichen Drogenunerfahrenen das Drogenproblem allgemein für überbewertet, 40% für richtig eingeschätzt, 33% für unterbewertet. Bei den Drogenerfahrenen waren es 28% bzw. 33% bzw. 24%, bei den Lehrern 20% bzw. 27% bzw. 40% (der Rest gab ausweichende Antworten). Hinsichtlich der Motivationsforschungen, warum Jugendliche zur Droge greifen, antworteten die meisten Schüler: «Aus Neugier (18%) — aus Flucht (17%) — Gruppendruck (10%) — Konflikte (9%)». Mit 13 Jahren schätzten die Hälfte der Mädchen und zwei Drittel der Burschen das Haschisch gefährlicher als Alkohol ein, mit 20 Jahren waren es nur je 24%; die Drogenerfahrenen hielten in 66%, die Unerfahrenen in 49% den Alkohol gefährlicher als Haschisch.

5.5. *Korrelationen besonders mit sporthygienischen Parametern*

Nach dem Freizeithobby befragt, gaben 55% aller Probanden «Sport» oder eine spezifische sportliche Betätigung an. Von diesen Sportlern rauchten 25%, wobei Ruderer mit 12%, Leichtathleten mit 18% und Fussballer mit 19% niedrigste Anteile zeigten. Mit 50 bzw. 45% wiesen die passiven Hobbygruppen «Faulenzen/Nichtstun» bzw. «Kino/Fernsehen» die höchsten Raucheranteile auf. Extrem wenige Raucher (19%) fanden sich unter den Bastlern. Wer seine Freizeit aktiv verbringt, raucht weniger. Hinsichtlich einer Sportklubzugehörigkeit ergaben sich ebenfalls mit 28% Rauchern gegenüber 32,5% bei den Nichtklubmitgliedern deutliche Unterschiede.

Innerhalb des Alkoholkonsums zeigten sich gleiche Tendenzen. Sportklubmitglieder trafen nur in 5% oft bis täglich Alkohol gegenüber 10% der Nichtsportklubmitglieder. Am häufigsten fanden sich Alkoholabstinenten bei den Schwimmern sowie bei den Leichtathleten. Zwischen Mitgliedern eines Sportvereins und den Nichtmitgliedern hingegen fand sich kein Unterschied in der Häufigkeit der Drogeninteressenten. Unterteilt nach Freizeitinteressen, hatten die Schüler mit aktiven Hobbies wesentlich seltener den Wunsch geäussert, einmal eine Droge zu probieren, als Schüler mit passivem Hobby. Die 634 Schüler, die als Freizeithobby «Sport» angaben, hatten nur in 5,7% gegenüber 12,7% bei den 521 übrigen Schülern Drogen konsumiert. Ebenfalls weniger Sportklubmitglieder als Nichtmitglieder hatten in diesem Luzerner Kollektiv einen Drogenkonsum hinter sich. Genaue Angaben über die Ergebnisse zeigt die folgende Tabelle.

Die Signifikanzprüfung mit dem Chi-Quadrat-Test ergab für den Tabakkonsum allerdings keine statistisch zu sichernde Abhängigkeit zwischen Sportklubmitgliedschaft und Zigarettenkonsum ($Chi^2 = 3{,}07$; $df = 2$; $p > 0{,}05$). Hinsichtlich des Alkoholkonsums zeigte sich jedoch eine si-

Tabelle 3: Sportmedizin und Gesundheitserziehung. Interventionsstudie zur Genuss- und Suchtmittelprävention. Korrelationen mit sporthygienischen Parametern bei 13–20jährigen Kantonsschülern, Luzern.

Tabakkonsum		*Zigaretten*	*Pfeifen/ Stumpen*	*Nichtraucher*
Sportklubmitglieder	(n=502)	23%	5%	72%
Nichtmitglieder	(n=641)	27,5%	5%	67,5%
Alkoholkonsum		*täglich/oft*	*geleg./selten*	*nie*
Sportklubmitglieder	(n=502)	5%	70,5%	24,5%
Nichtmitglieder	(n=641)	10%	70%	20%
Drogenkonsum		*perfektioniert*		*subintendiert*
Sportklubmitglieder	(n=502)	6,9%		33%
Nichtmitglieder	(n=641)	10,3%		34%

gnifikante Abhängigkeit in der Form, dass Sportklubmitglieder weniger täglich bzw. oftmals Alkoholgetränke zu sich nahmen und als Nichtmitglieder ($Chi^2 = 9,55$; df = 2; $p < 0,01$). Auch hinsichtlich des Drogenkonsums zeigte sich noch eine knappe Signifikanz in der Form, dass Sportklubmitglieder seltener Drogen konsumiert hatten ($Chi^2 = 3,91$; df = 1; $p < 0,05$).

Innerhalb der sonstigen, nicht die Sporthygiene betreffenden Beziehungen waren Probanden mit materiellen Lebenswünschen in 27%, mit ideellen in 35% Raucher. Unter den Schülern, welche einmal heiraten wollten, befanden sich 32% Raucher, bei der Gegengruppe 49%. Von 807 Nichtrauchern tranken 229 nie Alkohol, von 345 Rauchern nur 24, also 28% gegenüber 7%. Es fällt weiter auf, dass der Prozentsatz der häufig Alkohol konsumierenden Probanden unter den heiratswilligen mit 3% gegenüber 11% bei den nicht-heiratswilligen kleiner ist. Gleiche Beziehungen ergaben sich zum künftigen Kinderwunsch: In 38% tranken jene, die sich später keine Kinder wünschten, selten oder nie Alkohol gegenüber 49% bei denen, die sich solche wünschen. Schüler mit technischen oder medizinischen Berufswünschen hatten wesentlich weniger tendiert, einmal eine Droge zu probieren als solche mit juristisch/staatswissenschaftlichen und phil-I-Berufswünschen. Einzelkinder wollten häufiger eine Droge probieren als Schüler mit Geschwistern, hatten es aber nicht häufiger perfektioniert. 43% der Raucher, aber nur 20% der Nichtraucher äusserten einen Drogenwunsch. Von den 807 Nichtrauchern hatten 4% perfekte Drogenerfahrung, von den 345 Rauchern hingegen 21%. Wir haben bei Berner Gymnasiasten sogar ein Verhältnis von 3% zu 23% gefunden. Die Heiratswilligen haben in 29% den Drogenkonsumwunsch geäussert und in 8% eine Droge probiert, die Gegengruppe jedoch in 58% (Drogenwunsch) bzw.in 28% (Drogenerfahrung). 18–20jährige Probanden ohne Freund/in hatten in 7% Drogenerfahrung, mit Freund/in in 18%.

5.6. Wissen und Gewohnheiten im Genuss- und Suchtmittelbereich bei Lehrern

In der nächsten Etappe interessierte uns die Situation bei der Erzieherschaft der Kantonsschule. Aus den Antworten der Lehrer (n = 98) wurde wie aus denen der Schüler (n = 1155) weiteres Material für die Vorbereitung der Intervention gewonnen.

28% dieses Lehrerkollektivs waren Raucher; die Frauen waren in zwei Fünfteln, die Männer in einem Viertel der Fälle Tabakkonsumenten, jedoch rauchte keine Frau 20 oder mehr Zigaretten am Tag. Für ein totales Rauchverbot im Schulbereich für Lehrer sprachen sich 18%, für die Schüler 35% aus. Im Lehrerzimmer wollten es 28%, den Schülern im Rauchzimmer 34% gestatten. Keinerlei Rauchverbot für Lehrer wünschten 31%, für Schüler 11%. Der Rest gab keine oder ausweichende Antworten.

29% der Probanden gaben an, täglich zu einer Mahlzeit Wein oder Bier zu trinken, und zwar jeder dritte Lehrer und jede achte Lehrerin. Als

Abstinenten bezeichneten sich 5%. Die Lehrerinnen stuften den Alkohol in fast der Hälfte der Fälle gefährlicher als Haschisch ein, nur ein Fünftel das Haschisch. Bei den Lehrern war es umgekehrt: Fast die Hälfte erachteten das Haschisch, ein Drittel den Alkohol als gefährlicher. Jede achte Lehrkraft schrieb, dass beides gleich gefährlich sei. Der Rest gab ausweichende oder keine Antworten. Für ein Alkoholverbot — adäquat zum Haschischverbot — traten 8% der Lehrer ein, 2% entschieden sich nicht, 90% lehnten es ab.

Es konnte kein Zweifel darüber bestehen, dass einige besonders der jüngeren Lehrkräfte bereits perfekte Drogenerfahrung hatten. Aus unseren früheren Erhebungen bei 773 Erziehern auf Lehrerkonferenzen der Nordschweiz hatten 5% angegeben, bereits einmal Drogenwirkung praktisch kennengelernt zu haben. 32% der weiblichen und 39% der männlichen Erzieher äusserten den Wunsch, einmal eine Droge auszuprobieren. Von diesen Luzerner Mittelschullehrern hatten 12% bereits einmal eine Droge probiert, und zwar nur Männer. Zwei Drittel der Konsumenten waren 20–30 Jahre alt, ein Drittel 31–40 Jahre, keiner älter; drei Viertel waren ledig, ein Viertel verheiratet. Zusammen mit dem eigenen 18jährigen Sohn würden 28% dieses Lehrerkollektivs, und zwar jeder dritte Lehrer und jede fünfte Lehrerin, einmal Haschisch probieren, ehe er es heimlich im Untergrund oder in der Gruppenanonymität probiert; weitere 8% würden diesen Versuch vielleicht wagen, 54% lehnten das Ansinnen ab, 10% gaben keine Antwort. Insgesamt 33% dieser Lehrkräfte würde einmal eine Droge probieren, und zwar Haschisch zu neun Zehntel, sonst LSD und Meskalin. 41% der Lehrer erachteten mit Recht das Heroin als gefährlichste Droge, 50% Opium/Morphium. Den Preis eines Grammes Haschisch gaben 25% mit einem Betrag bis zu SFr. 5.— an, 24% mit einem solchen von SFr. 6.— bis 10.—, 28% wussten es nicht. Für eine Portion LSD waren die Schätzungen schlechter: 36% wussten es nicht. Das Haschischverbot wurde von 51% bejaht, von 47% abgelehnt, 2% äusserten sich nicht. Die Frauen waren gleich häufig Gegner wie Befürworter, die Verheirateten gegenüber den Ledigen im Verhältnis 5:4 häufiger für ein Verbot. Je älter der Proband war, umso häufiger trat er für ein Verbot ein. 38% vermuteten als Motivation für einen Drogenkonsum der Jugend Neugier, 23% Mode/Gruppendruck, 14% Langeweile/Übermut, 13% Flucht, 11% Protest. Die Vorstellungen über Früherkennungszeichen eines Drogenkonsumenten gehen noch weit auseinander: 30% der insgesamt 151 Einzelantworten erwähnen Interesselosigkeit/Apathie/Lethargie, 18% Leistungsminderung, 16% Müdigkeit/Schläfrigkeit, 14% Augenentzündung/Augenveränderungen, 12% geistige Absenzen, 10% Konzentrationsverlust, Flattern/Zittern/Tremor usw. Es ist erwähnenswert, dass innerhalb der Erhebung über die Präventionsvorschläge der Lehrerschaft die grosse Mehrzahl eine Aufklärung der Schülerschaft fordert, obwohl wiederholt auch international Bedenken angemeldet worden sind. Die folgende Tabelle demonstriert die Ergebnisse dieser wichtigen Frage.

Tabelle 4: Sportmedizin und Gesundheitserziehung.
Interventionsstudie zur Genuss- und Suchtmittelprävention.
Präventionsvorschläge von Erziehern, Luzern (n=98).
Mehrfachantworten (n=153); in Prozent.

Aufklärung	52%
Vorträge von Fachleuten	24%
positive Ersatzmotivationen	10%
vernünftige Freizeitbeschäftigung	10%
Sport	10%
Abbau des Leistungsdrucks	7%
Zuversicht wecken	6%
Händlerbekämpfung	5%
Elternaufklärung	4%
Gemeinschaft fördern	4%
sonstige Antworten	21%

Zu den sonstigen Antworten rechneten wir solche wie: «Erziehung zur Selbstbeherrschung — Beratung durch anonyme Stellen — Lächerlichmachen — Vorbilder geben — Gesellschaft ändern — Vertrauen schaffen — gemeinsames Haschischrauchen zwecks Information — vermehrte Kontrollen».

Schliesslich war die potentielle Reaktion des Lehrers bei Drogenkonsum eines Schülers Gegenstand unserer Erhebungen: 58% würden mit dem Schüler sprechen, 22% Meldung an die Sozialbetreuung (SMD) und 12% an das Rektorat erstatten, 8% mit Eltern beraten. Fast keine Antwort dokumentierte Ratlosigkeit oder Lethargie.

5.7. Durchführen der Intervention

Nach den bisher geschilderten Vorbereitungen wurde aufgrund der Erhebungen ein Beeinflussungsprogramm festgelegt. Zuerst wurden die Lehrer in vier Stunden zu jedem Thema — Tabak, Alkohol, Drogen, Sport — unter besonderer Berücksichtigung der Interessenwunschliste eingehend präventivmedizinisch instruiert. Die Schüler wurden, in drei Altersstufen aufgegliedert, in je dreistündigen Unterrichtseinheiten nach gleichen Vorbereitungen und unter Berücksichtigung der Vorschläge des Lehrkörpers sowie der Interessenswünsche der Schüler selbst über die gleichen Themen orientiert. Besonders kamen uns die Erfahrungen aus zahlreichen Vorträgen sowie aus den bisherigen Erhebungen an 20 000 Jugendlichen und Lehrern zum Genuss- und Suchtmittelproblem zustatten, ebenso die didaktischen Möglichkeiten aus früherer Fachlehrertätigkeit. Die Zuhörer erhielten eine in 1200 Exemplaren vervielfältigte Zusammenstellung der Vorträge, versehen mit Literaturhinweisen. Der Text wurde nach den folgenden Stichworten unter dem Prinzip der sachlichen Wissensvermittlung aufgegliedert, wobei dem Sport und der körperlichen Leistungsfähigkeit vordringliche Bedeutung beigemessen wurde.

1. Tabak und Sport
Geschichte / Raucherhäufigkeit bei Schülern und Erwachsenen / Schadstoffe (Nikotin, Teer, Kohlenmonoxid) / Tabak und geistige Leistungen / Tabak und körperliche Leistungen / Tabak und Sport / Erfahrungen als Sport- und Olympiaarzt / Tabak und Frau / Jugend und Tabak / Pfeifen- und Zigarrenraucher / Nichtraucher / Vor- und Nachteile des Rauchens / Beginn / Motivation / Partnerbeziehung / Eltern / Lehrer / Rauchen in der Schule / Abgewöhnung / Beispiele aus der ärztlichen Praxis.

2. Alkohol und Sport
Geschichte / Internationaler Alkoholverbrauch / Aethylismus / Fürsorgeprobleme / Verluste / Ursachen des Alkoholismus / Frau / Jugend / Gesellschaftskritische Beurteilung / Alkoholstadien / Promillegrenzen / Selbstmord und Alkohol / Kriminalität und Alkohol / Sexualprobleme (Geschlechtskrankheiten, Muss-Ehen, Scheidungen, Abtreibung) / Unfall und Alkohol / Psychische Zusammenhänge / Somatische Auswirkungen / Sport und Alkohol / Erfahrungen als Olympiaarzt / Freizeit und Sport / Bekämpfung des Alkoholismus / Prävention / Beispiele aus der gerichtsmedizinischen Praxis.

3. Drogen und Sport
Geschichte / Gesellschaftliche Hintergründe / Medizinsoziologie / Drogenabhängigkeit / Ursachen eines Drogenmissbrauchs / Landessitten / religiöse Kulte / Tablettenmissbrauch / Erwachsene und Jugend / Erfolgter Drogenkonsum / die wichtigsten Drogen, Applikation und Effekte / Forschungsergebnisse Stadt/Land, Gewerbe- und Kantonsschüler, Geschlechter- und Altersspezifität / Motivationen / Informationsquellen / Herkunft und Handel / Drogenprobleme in der Schule / Drogenprobleme im Sport / Doping / Prävention / Beratungsstellen / Beispiele aus der sportmedizinischen und gerichtsmedizinischen Praxis.

Als Anschauungsmaterial dienten z. B. Farbdias, pathologische Präparate, Drogen selbst. Ebenso wurden in Gruppen Kleinversuche beispielsweise zur Darstellung der inhalierten Teerstoffe demonstriert. Dabei war aus Vorversuchen klar geworden, dass eine «Totenkopfpädagogik» zwecklos ist: Trotz Demonstration von entsprechenden Operationspräparaten rauchten die Testpersonen weiter, und selbst wenn der Vater an Lungenkrebs verstorben war, rauchten die Söhne trotzdem. Es sind also andere Einstiege in eine Effektivität präventivmedizinischer Beeinflussung zu versuchen, z. B. über die Partnerbeziehung, die Berufsimagination, die Sportbegeisterung, die Persönlichkeitsbildung und Willensschulung *(Busch; Biener; Hornung).*

5.8. *Interventionsvertiefung durch Fachexperten*

Der weitere Schritt innerhalb der gesundheitserzieherischen Beeinflussung bestand in Gruppengesprächen. Es war übrigens bemerkenswert, dass von den Lehrern und von den Schülern selbst immer wieder Kollektivdiskussionen, möglichst mit ehemaligen Drogenkonsumenten (sog. Ausgeflippten) oder mit drug-usern als optimale Überzeugungsmethode in der Antidrogenerziehung vorgeschlagen worden waren. In 44 der 80 Klassen der Kantonsschule Luzern fanden im Anschluss an die präventivmedizinische Vortragsserie über zwei Wochen hin Gespräche über die Problemkreise Tabak, Alkohol und Drogen unter Leitung von sechs Experten des sozialmedizinischen Dienstes des Kantons Luzern sowie von Fachpsychologen statt; auch Spitzensportler waren eingeladen.
Die sechs Gesprächsleiter erklärten, in Dreiviertel der Klassen sei es möglich gewesen, offensichtliche Missverständnisse, Unklarheiten oder Unvollständigkeiten zu klären und zu beheben. Sie waren ferner der Meinung, dass die Vorträge und Gespräche in 37 der 44 Klassen eine eindeutig präventive Wirkung zeigten, während sie in drei Fällen keinen derartigen Effekt vermuteten. In vier Klassen wollte man über diese Frage kein Urteil abgeben.

Für 24 der 25 mit einer Gesprächslektion versehenen Klassen hielten die Leiter die Zeit für zu kurz bemessen, in den 19 mit zwei Lektionen dotierten Klassen wurde die Zeit in nur 5 Fällen als zu knapp erachtet, in 7 Fällen als zu lang.

Aus den Erfahrungen der Experten kann in dieser Frage geschlossen werden, dass zwei Stunden für die unteren Klassen (14–16 Jahre) als eine obere Grenze, für die älteren Schüler (17–19 Jahre) aber als ein Minimum an Unterrichtsgesprächszeit angesehen werden können.

Wie zu erwarten war, wurden die Themen Tabak und Alkohol in den Gruppengesprächen weniger als das Drogenproblem berührt.

28 der 44 Klassen nahmen an den Gesprächen mit starkem, 15 mit mässigem und lediglich eine Klasse mit wenig Interesse teil. Weder Alter der Schüler noch Zeitpunkt des Gesprächs im Tagesplan hatten einen Einfluss auf das Gespräch hinsichtlich des sachlichen Interesses. Die sechs Gesprächsleiter kamen zu weitgehend übereinstimmenden Feststellungen.

5.9. *Effektivitätsbefragungen bei Schülern und Lehrern nach zwei Wochen bzw. sechs Monaten*

Die Erfolgsbeurteilung gesundheitserzieherischer Aktionen ist schwierig. Wir versuchten mit zwei Nachbefragungen (zwei Wochen bzw. sechs Monate nach der Aktion) eine Verhaltens- und Meinungsbeeinflussung festzustellen.

Hinsichtlich des Tabakkonsums zeigten sich folgende Ergebnisse: Vor der Aktion rauchten 25,4% der (Schüler-)Probanden Zigaretten, nach einem halben Jahr jedoch nur noch 21,9%. Genaueres zeigt die folgende Tabelle.

Tabelle 5: Sportmedizin und Gesundheitserziehung. Interventionsstudie zur Genuss- und Suchtmittelprävention. Tabakkonsum vor und sechs Monate nach der Beeinflussungsaktion bei Kantonsschülern, Luzern (n=1155 bzw. 850). In Prozent.

Anzahlmässig	vor der Intervention Total (männlich/weiblich)	nach sechs Monaten Total (männlich/weiblich)
Befragte	1155 (851/304)	850 (613/237)
Nichtraucher	807 (576/231)	611 (426/185)
Zigaretten	293 (222/ 71)	186 (136/ 50)
Pfeife/Zigarre	52 (50/ 2)	51 (49/ 2)
in Prozent (gerundet)		
Befragte	100 (100/100)	100 (100/100)
Nichtraucher	70 (68/ 76)	72 (70/ 78)
Zigaretten	25,5 (26/ 23)	22 (22/ 21)
Pfeife/Zigarre	4,5 (6/ 1)	6 (8/ 1)

Wir haben es also nur bei 3,5% der Zigarettenraucher erreicht, sie von der Zigarette wegzubringen und 2% der Raucher zu Nichtrauchern zu machen. Umgekehrt sind aber auch keine Schüler neu zu Rauchern geworden. 1,5% der Zigarettenraucher haben auf Pfeifenrauchen umgestellt.

Bei der statistischen Berechnung mit dem Chi-Quadrat-Test zeigte sich, dass die Unterschiede knapp signifikant waren ($Chi^2 = 4{,}9$; $df = 2$; $p < 0{,}05$).

Vor dem Vortrag wollten 40% der 18–20jährigen Raucher den Tabakkonsum einschränken oder aufgeben, unmittelbar danach 51%. Der Pro-Kopf-Konsum von 2710 Zigaretten im Jahr sank um 12% auf 2345 Zigaretten. Damit befanden sich ein halbes Jahr später mit 61% der Raucher (n = 186) 8% mehr in der Klasse «0–5 Zigaretten/Tag» als früher. Es scheint also diesen 8% gelungen zu sein, den Tabakkonsum eindeutig zu reduzieren. 54% der Angaben von Gründen für den Verzicht auf den Tabakkonsum betrafen 6 Monate nach der Aktion die Gesundheit, vorher 30%. Das Gesundheitsbewusstsein scheint also bei einigen Schülern nachhaltiger geweckt worden zu sein.

Hinsichtlich des Alkoholproblems haben sich kaum Veränderungen in den Konsumgewohnheiten gezeigt, wohl aber in der Einschätzung der Gefährlichkeit. Gegenüber 70% vor den Vorträgen haben sich 77% der Schüler nach den Vorträgen für eine Senkung des im Strassenverkehr zulässigen Alkoholgehalts auf 0,5 Promille oder weniger ausgesprochen.

Hinsichtlich des Drogenproblems nahm die Zahl der Schüler mit praktischer Drogenerfahrung (Haschisch) von 8,8% (n = 1155) auf 10,6% (n = 850) binnen einem halben Jahr zu. Dieser Zahl gegenüber war das In-

Tabelle 6: Sportmedizin und Gesundheitserziehung.
Interventionsstudie zur Genuss- und Suchtmittelprävention.
Drogenkonsum/Drogenwunsch vor und nach der Beeinflussungsaktion bei Kantonsschülern, Luzern (n=1155 bzw. 983 bzw. 850). In Prozent.

	Drogenkonsum	Drogenwunsch
vor der Intervention (n=1155)	8,8	24
zwei Wochen danach (n= 983)	8,8	16
sechs Monate danach (n= 850)	10,6	11

teresse und damit die Voraussetzung für einen vermehrten Konsum wesentlich zurückgegangen.

Bei der statistischen Berechnung mit dem Chi-Quadrat-Test zeigen sich folgende Ergebnisse: Der perfekte Drogenkonsum hat sich nicht signifikant erhöht ($Chi^2 = 1{,}74$; df = 1; $p > 0{,}05$). Der Drogenwunsch war deutlich mit signifikantem Unterschied eingeschränkt ($Chi^2 = 22{,}95$; df = 1; $p < 0{,}001$).

Allerdings muss bei der Interpretation grösste Vorsicht walten, da wir nicht wissen, wieviele Drogenkonsumenten ihre Angaben simuliert haben und ob dieser Fehler vor oder nach der Intervention gleich gross war. In der Anzahl derjenigen, die nach der Aktion keinen Drogenwunsch mehr äussern, können einzelne sein, die den Drogenkonsum perfektioniert haben, ihn aber verschweigen. Die Ergebnisse besagen, dass einige Probanden später doch Drogen konsumiert haben, allerdings wie gesagt eine nicht signifikante Anzahl.

Anlässlich dieser Befragung wurde den Schülern mit praktischer Drogenerfahrung die Frage vorgelegt, ob sie auch künftig Drogen konsumieren würden. 47% bejahten die Frage. Zwischen weiblichen und männlichen Probanden zeigte sich kein wesentlicher Unterschied, ebenso nicht altersmässig.

Nach einem halben Jahr wurde richtigerweise in 75% das Heroin (Kokain: 1%) als gefährlichste Droge genannt, vor der Intervention 67% (Kokain: 4%). Ursprünglich hielten 35% Haschisch für gefährlicher als Alkohol, nach den Vorträgen blieb diese Beurteilung im wesentlichen gleich. Die Befürworter des Haschischverbotes unter den 16–20jährigen (n = 670) nahmen nach der Aktion von 23% auf 47% zu.

5.10. Einschätzung der Aktion, Kritik, Diskussion

Um die ganze Aktion zu beurteilen und Vor- und Nachteile herauszufinden, um Informationen für die zukünftige Gestaltung derartiger Interaktionen zu gewinnen, wurden sowohl die beteiligten Schüler als auch die Lehrerschaft um Einschätzung, Kritik und Verbesserungsvorschläge gebeten.

Tabelle 7: Sportmedizin und Gesundheitserziehung.
Interventionsstudie zur Genuss- und Suchtmittelprävention.
Kantonsschule Luzern.
Bewertung der drei Kommunikationsteile durch Schüler (n=983).

	Notendurchschnitt für Skala 6 (beste) bis 1 (schlechteste)		
	14/15 Jahre weibl./männl.	16/17 Jahre weibl./männl.	18/19 Jahre weibl./männl.
Interventionsteil Tabak	5,2/5,3	5,3/5,3	5,5/5,4
Interventionsteil Alkohol	5,2/5,3	5,2/5,1	5,0/5,1
Interventionsteil Drogen	4,8/5,0	4,4/4,4	4,3/4,6

78% der befragten Schülerschaft (n = 983), und zwar 84% der Töchter und 76% der Burschen, hielten die Aktion für nützlich. 90% wünschten, dass derartige Vorträge auch in Zukunft gehalten würden. 88% befürworteten weitere Aktionen gegen Suchtmittel. Eindrucksvoll war die Bewertung der Interaktion durch Zensuren. Wir baten die Schüler, für die einzelnen Vortragsabschnitte Noten von 6 (beste) bis 1 (schlechteste) zu erteilen.

Das Kapitel über Tabak erhielt durchschnittlich die besten Notenwerte, das Kapitel über die Drogen die relativ schlechtesten, nicht zuletzt mit der Begründung, dass für diese Fragen zu wenig Zeit zur Verfügung stand.

Offensichtlich beurteilten gemäss Detailauswertung die Befürworter einer gesetzlichen Haschischfreigabe die Aktion gegen die Drogen mit einem Notendurchschnitt von lediglich 4,2 schlechter als die Befürworter eines Haschischverbotes mit 4,8. Ebenso gaben diejenigen Schüler, welche Alkohol als gefährlicher oder gleich gefährlich wie Haschisch erachteten, einen mittleren Notenwert von 4,6 für die Drogenintervention, die anderen Schüler, welche Haschisch als gefährlicher erachteten, jedoch einen mittleren Notenwert von 4,8.

Um die Ernsthaftigkeit der Antworten der verschiedenen Umfragen einzuschätzen, haben wir jeweils gleiche Kontrollfragen vor und nach der Intervention gestellt. Alle Resultate stimmten innerhalb nicht signifikanter Streubreiten fast völlig überein, beispielsweise die Frage nach der künftigen Familienimagination oder nach dem künftigen Kinderwunsch mit 1,3 Töchtern und 1,5 Söhnen bei den 14–20jährigen Befragten weiblichen Geschlechts sowie mit 1,2 Töchtern und 1,3 Knaben bei den männlichen Befragten, insgesamt also 2,8 bzw. 2,5 Kinder. Genau diese Werte hatten wir in Grosskollektiven Jugendlicher in der Nordschweiz schon früher gefunden; sie konnten daher als Vergleichswerte für diese Testfragen herangezogen werden.

Die Effektivitätsbefragung bei den Lehrern erfolgte zwei Wochen nach der Aktion. 68% der Raucher wollten ihren Tabakkonsum einschränken oder überhaupt aufgeben (bei den Schülern waren es 51%). Nach der Intervention sank auch bei den Lehrern die Zahl derjenigen, welche einmal eine Droge probieren wollten, signifikant von 35% auf 7%. Auch in bezug auf die vergleichsweise Beurteilung der Gefährlichkeit von Haschisch und Alkohol schienen die Vorträge hier beeindruckt zu haben. Waren es vorher 40%, welche Haschisch als gefährlicher erachteten, so waren es nachher 50%.

Die Bewertung der Vorträge durch die Lehrer ergab einen Notendurchschnitt für den Tabakvortrag von 5,2, für den Alkohol- sowie den Drogenvortrag je einen solchen von 5,0. Insgesamt 95% der Lehrerschaft hielten die Vorträge in dieser Art für nützlich, 87% wünschten eine Fortführung der Vorträge für spätere Jahrgänge und 93% wiederholte ganze Aktionen.

Die selbstkritische Diskussion über Mängel dieser Art von Kommunikationskomplexen muss davon ausgehen, dass Einzelvorträge auch in noch so sachlicher Form keine ausreichende Motivation für einen Genuss- und Suchtmittelverzicht darstellen. Bessere Effekte sind von Gruppengesprächen, relativ beste in Diskussionen mit Exrauchern, Leistungssportlern, anonymen Alkoholikern, Ausgeflippten oder Suchtgefährdeten in Behandlungs- und Drogenberatungszentren zu erwarten, besonders unter positiver Beeinflussung der Umweltverhältnisse mit Integration der Sportpraxis in der Freizeit. Internationale Unterschiede und Vergleiche sind zu berücksichtigen *(Gädeke und Gehrmann)*. Grösste Bedeutung kommt einer präventiven Beeinflussung durch die Massenmedien zu. Ob prophylaktische Bemühungen bei subintendiertem Drogenwunsch Jugendlicher mittels Angst und Einsicht in die Gefahren je nach Altersklassen wirklich zum Verzicht motivieren, wie an 389 13–21jährigen Schülern des Bodensee-Gymnasiums Lindau in einer Studie gefolgert wurde *(Hamper, Hüllstrung, Körner und Stöhr)*, bleibt dahingestellt. Zweifellos müssen die epidemiologischen, gesellschaftlichen, psychohygienischen Parameter in einem Kollektiv durch Vorausbestimmung erfasst und für die Intervention berücksichtigt werden *(Hornung et al.)*. Fehlende Partnerbeziehungen, fehlende gemeinsame Tätigkeiten mit den Eltern, gehäufte Alkoholräusche der Eltern sind einige wichtige Risikofaktoren für den Drogenkonsum, wie an 1733 Schülern in Basel *(Weidmann et al.)* sowie an 6315 Stellungspflichtigen in Zürich *(Angst et al.)* dokumentiert wurde.

Innerhalb des Persönlichkeitsbildes des potentiellen und effektiven chronischen Drogenkonsumenten müssen primär störanfällige, neurotisierte Personen mit erhöhter Angstneigung und Dysphorie *(Kielholz und Ladewig; Kolansky and Moore; Täube-Wunder, Helmer, Zellmann und Haesen)* berücksichtigt werden, die auf eine Intervention anders reagieren als psychisch ausgeglichene, unbelastete Probanden. Die von uns befragten Lehrer hielten 60% der Drogensüchtigen für bereits vorher psychisch labil; allerdings räumten sie einem Süchtigen in 63% eine Fremdschuld durch Umweltfaktoren und in 37% eine Eigenschuld für seine Situation ein. Für die künftige Arbeit auf dem Gebiet der Genuss- und Suchtmittelprävention müssen ausschliesslich langfristige, komplexe Erziehungseinflüsse unter positiver Motivation der Freizeitgestaltung und praktischen Sportausübung der Berufs- und Partnerimagination sowie der Lebensinteressen unter Berücksichtigung individueller Persönlichkeitssituationen wirksam werden, wie wir im nachfolgenden Kapitel zeigen werden.

5.11. Zusammenfassung

In einer Interventionsstudie an 1155 Kantonsschülern in Luzern wurde versucht, die Beeinflussbarkeit durch mittelfristige präventivmedizinische Erziehungsaktionen im Genussmittel- und Drogenkonsum festzustellen. Vor der Unterweisung wurden Erhebungen über Konsumgewohnheiten und Genussmittelinteressen durchgeführt, ebenso zwei Wochen sowie sechs Monate danach. In die Erhebungen wurden 98 Lehrer dieser Schule miteinbezogen. Die Intervention bestand in komplexen ärztlichen Vorträgen unter besonderer theoretischer Betonung des Sporttreibens sowie anschliessend über zwei Wochen verteilten Unterrichts-Gruppengesprächen mit Fachexperten. Die Auswertung der Umfragen erfolgte mit dem Computer unter besonderer Berücksichtigung des Freizeit- und Sportverhaltens der Schüler. Als Ergebnis zeigte sich, dass vor der Intervention 25,4% der Probanden Zigaretten rauchten, ein halbes Jahr später mit knapp signifikantem Unterschied 21,9%. Hinsichtlich des Drogenproblems nahm die Zahl der Schüler mit praktischer Drogenerfahrung von 8,8% auf 10,6% nicht signifikant zu. Der Wunsch, einmal eine Droge zu probieren, war jedoch von 24% auf 16% nach zwei Wochen und auf 11% nach sechs Monaten signifikant seltener geworden. Die Ergebnisse auch aus früheren Studien zeigten, dass man durch kurzfristige Einmal-Vorträge (Berner Studie) schlechte, durch mittelfristige Interventionen bessere (Luzerner Studie) und durch langfristige gesundheitserzieherische Beeinflussungen mit besonderer praktischer Beeinflussung der Sport- und Freizeitgestaltung gute Ergebnisse (Rütistudie) speziell in der Prävention eines Genussmittelmissbrauchs sowie generell im Gesundheitsverhalten erreichen kann.

6. Gesundheitserziehung und Sport: Langzeitinterventionen

6.1. Einleitung

In einer prospektiven Studie über die präventivmedizinische Beeinflussung Jugendlicher hatten wir die Effektivität gesundheitserzieherischer Massnahmen unter besonderer Berücksichtigung der Sporthygiene erforscht. Diese Arbeit war seinerzeit mit dem Hufelandpreis ausgezeichnet worden. In dieser sogenannten Rütistudie, welche an einem Lehrlingskollektiv der Maschinenfabrik Rüti im Zürcher Oberland durchgeführt wurde, war im Vergleich zu einem Testkollektiv in subtilen Erhebungen abgeklärt worden, dass durch Vermittlung von Gesundheitswissen, durch Erziehung zu hygienischem Verhalten, sowie durch sportliche Gestaltung der Freizeit der Gesundheitszustand, die körperliche Entwicklung und die Lebensgewohnheiten bei diesen Jugendlichen gegenüber einer Kontrollgruppe positiv und objektiv beeinflusst werden konnten. An 2656 Jugendlichen wurden im Sinne von Vorstudien Erhebungen über den Genussmittelkonsum, das Sport- und Freizeitverhalten, die Wohn- und Ernährungssituation, sowie die persönliche Hygiene durchgeführt. Von 171 Lehrkräften des Kantons Schaffhausen wurden Hinweise über die gesundheitserzieherische Methodik ausgewertet. Die dabei gewonnenen Fakten wurden zu einem Gesundheitserziehungsprogramm geformt, das bei 60 Lehrlingen als einem pädagogisch gerade noch geschlossen beeinflussbaren Kollektiv zum Einsatz kam. Diese Lehrlinge wurden über drei Jahre lang durch bestimmte Massnahmen wie regelmässigen Lebenskundeunterricht, Kleinausstellungen, Merkblätter, Zeichnungswettbewerbe, positive Freizeitgestaltung, durch Sport, Skilager, Wochenendbergtouren, Rettungsschwimmen, Verankerung in Sportklubs, Samariterkurse u. a. beeinflusst. Als Kontrollgruppe diente ein gleich grosses Lehrlingskollektiv aus der Umgebung (Wetzikon/ZH) unter gleichen soziologischen Bedingungen, doch ohne Kontakt mit der Testgruppe. Erfasst wurden z. B. Messwerte aus der Anthropometrie, Spirometrie, Ergometrie, Dynamometrie, aber auch der Gesundheitszustand, der Genussmittelkonsum, das Freizeitverhalten und die Sporttätigkeit. Die Auswertung wurde mit Hilfe eines Computers durchgeführt; pro Einzelproband wurden je 156 Variable gemessen, weitere 27 Variable wurden aus den gemessenen Ausgangsparametern ermittelt. Für jede Datenkolonne (Test- und Kontrollkollektiv) wurden Mittelwerte und Streuungen sowie die Zuwachsraten in 3 Jahren bei Signifikanzprüfung mit dem t-Test errechnet; für ausgewählte Variablenpaare wurden Korrelationskoeffizienten untersucht.

Anthropometrisch hatten sich Test- und Kontrollgruppenprobanden nicht wesentlich unterschiedlich entwickelt. Spirometrisch ergaben sich deutliche Verbesserungen bei den beeinflussten Jugendlichen. Die forcierte Vitalkapazität FVC, d. h. das maximale Atemvolumen in Ruhe, war im Mittel bei der unbeeinflussten Kontrollgruppe um 745 ccm gegenüber 986 ccm bei der Testgruppe angestiegen; dieser Unterschied war statistisch zu sichern. Auch die Tiffeneauwerte $FEV_{1,0}$ zeigten einen signifikant grösseren Zuwachs bei der Testgruppe.

Ergometrisch wurden die Kreislaufwerte mittels eines Drehkurbelgerätes (Universal-Ergostat nach A. Fleisch) sitzend bei einer Belastung von 200 Watt bzw. 250 Watt ermittelt. Die Belastungszeit dauerte 3 Minuten. Am Ende der Beeinflussungsperiode lagen schon die Ruhepulswerte im Durchschnitt bei den Testprobanden signifikant niedriger als bei der Vergleichsgruppe. Die insgesamt ökonomischere Leistungsregulation des Herzens konnte durch niedrigere Leistungspulssummen und grössere Leistungsblutdruckamplitudensummen bei den Testprobanden dokumentiert werden. In der Erholungsphase war die mittlere Gesamtpulssumme während 3 Ruheminuten bei der Testgruppe mit 357,2 (Vertrauensschranken 342,1 bis 372,4) Pulsschlägen gegenüber 398,3 (Vertrauensschranken 385,1 bis 411,6) bei der Kontrollgruppe signifikant niedriger. Auch die Ruhewerte von Puls und Blutdruck 10 Minuten nach der Ergometerleistung zeigten deutlich, dass die Testprobanden die Bedingungen einer trainierten Kreislauffunktion besser erfüllten.

Dynamometrisch konnten mit Handdruckmessern semi-objektive Messwerte erhalten werden. Die Ergebnisse besagten, dass die unbeeinflusste Kontrollgruppe bei etwas besserer kraftmässiger Grundvoraussetzung ihre Leistung nicht so hoch steigern konnte wie die Testgruppe.

Innerhalb der persönlichen Hygiene ergaben sich beispielsweise bei den Testprobanden im Mittel nur 0,2 kariöse Zähne, bei den Kontrollgruppenprobanden jedoch 2,4. Zum Zeitpunkt der Kontrolluntersuchung waren bei allen Testlehrlingen insgesamt 12, bei allen Vergleichsprobanden jedoch 143 kariöse Zähne nachweisbar.

In sportlicher Hinsicht waren insgesamt 34 Probanden der beeinflussten Testgruppe in Sportklubs verankert, in der Vergleichsgruppe lediglich 23. Rettungsschwimmer waren 21 Testprobanden gegenüber 2 Lehrlingen in der Kontrollgruppe. Am militärischen Vorunterricht hatten 43 Testlehrlinge mit insgesamt 110 Kursen gegenüber 12 Kontrollgruppenlehrlingen mit 20 Kursen teilgenommen. In der Freizeit wurden von den Testlehrlingen insgesamt 351 Wochenstunden klubgebunden oder klubungebunden Sport getrieben, d. h. pro Proband 5,85 Stunden pro Woche; bei den unbeeinflussten Vergleichsprobanden belief sich diese Zahl auf 189 Wochenstunden, also auf 3,15 pro Proband.

Schliesslich ergaben sich eindrucksvolle Resultate auch in der Erziehung gegen einen Genussmittelmissbrauch. Es rauchten am Ende der Aktion 78% aller Kontrollgruppenangehörigen gegenüber 42% aller Testgruppenmitglieder. Wesentlich war die viel geringere Tagesmenge an gerauchten Tabakwaren; im Mittel rauchten die Kontrollgruppenlehrlinge 10,2 Zigaretten täglich, die Testgruppenlehrlinge 4,9. 24% aller Kontrollgruppenprobanden rauchten 20 oder mehr Zigaretten am Tag, während nur 7% der Testgruppenprobanden 1 Päckchen Zigaretten am Tag verbrauchten. Die Korrelationsberechnungen zwischen Tabakkonsum und Vitalkapazität sowie den Kreislaufwerten in der Ergometerleistung fielen nachteilig für die Raucher beider Gruppen aus. Raucher hatten seltener eine Sportklubzugehörigkeit zu verzeichnen und wiesen weniger Sportstundenzahlen pro Woche auf als Nichtraucher. Alkoholische Getränke konsumierten 92% der unbeeinflussten Kontrollgruppenlehrlinge selten, gelegentlich oder regelmässig gegenüber 55% der Testprobanden. Hauptmotive des Verzichts auf Alkohol sind überwiegend sportlicher Art gewesen.

Als Schlussfolgerung dieser Erhebungen ergab sich, dass durch ein qualifiziertes, methodisch vielseitiges Gesundheitserziehungsprogramm unter Einbeziehung und Organisation der praktischen Sportausübung in der Freizeit der Gesundheitszustand und die Lebensgewohnheiten Jugendlicher messbar positiv beeinflusst werden kann. Dabei sind in Zukunft immer mehr Forschungen zur Erstellung standardisierter Optimalprogramme in Zusammenarbeit von Pädagogen, Ärzten und Sportpraktikern durchzuführen.

6.3. Kontrollstudie nach fünf Jahren

Uns interessierte natürlich, ob die Beeinflussung dieser Jugendlichen über längere Zeit wirksam geblieben war. Dazu setzten wir uns als erstes Kontrollintervall ein Jahrfünft später zum Ziel. Für diese Kontrollstudie nach 5 Jahren war es nicht möglich, alle Jugendlichen zu Messungen wieder zu erfassen, wie es ursprünglich vorgesehen war; zu weit in der Welt herum waren die Probanden teilweise durch berufliche Verpflichtungen verstreut. Antwortbriefe kamen beispielsweise aus Südafrika oder aus Australien. Der Ausfall an Messwerten hätte bei den an sich zahlenmässig begrenzten Kollektiven von je 60 Probanden zu wissenschaftlich kaum vertretbaren Fehlern geführt. So mussten wir uns zu Fragebogenerhebungen entschliessen, die in teilweise viermaligem Anschreiben verzogener oder postalisch unerreichbarer Probanden bei mehrmonatiger Erhebungsarbeit und teilweise telephonischen und persönlichen Erkundigungen und Befragungen bei brieflich unbekannten Adressaten oft sehr mühsam einzuholen waren. Nur selten allerdings wurde das Interview verweigert. Ein grosser Teil der Probanden ist inzwischen verheiratet. Beruflich stark belastete oder der Zweiterhebung eher ablehnend gegenüberstehende Probanden konnten zuweilen erst nach wiederholten Bitten zur Mitarbeit gewonnen werden; diese stammten fast ausschliesslich aus dem ehemaligen Vergleichskollektiv. Die ehemaligen Testprobanden aus Rüti haben — soweit erreichbar — fast alle dankbar und interessiert kollaboriert. Insgesamt konnten 51 der ehemaligen Testjugendlichen (Rüti) und 49 der Vergleichsjugendlichen (Wetzikon) zur Beantwortung des Fragebogens aufgeboten werden. Für die statistische Auswertung haben wir trotz der geringen Grundzahlen Prozentangaben angegeben, um übersichtlicher darstellen zu können.

6.4. Der Kontroll-Fragebogen

Folgender Text wurde an die Teilnehmer verschickt. Dabei wurden die Zusatzfragen A, B, C nur für die Rüti-Teilnehmer gestellt.

Fragebogen: Ex-Rütistudie
Liebe ehemalige Studienteilnehmer,
vielleicht können sich alle noch an unseren Forschungstest im Rahmen der Rütistudie mit Fahrradergometer und Hochsprung erinnern, den wir durchgeführt haben. Die Studie hat viel Interesse geweckt und wertvolle Erfahrungen gebracht. Wir wollen in einer Nachbefragung einmal im Auftrag des Instituts für Sozial- und Präventivmedizin der Universität Zürich untersuchen, wie die Situation heute aussieht. Zu diesem Zweck möchte ich jeden herzlich bitten, die folgenden wenigen Fragen auszufüllen und mir den Bogen in beiliegendem Couvert wieder zuzustellen. Vielen Dank für das sachliche und gewissenhafte Ausfüllen. Ich gebe gern einmal Nachricht an die Interessenten, was herausgekommen ist. Hoffentlich geht es allen gut. Vielleicht sind schon einige tapfere Familienväter? Jedenfalls wünsche ich allen weiterhin Glück und Gesundheit.
Alle Angaben unterliegen strenger ärztlicher Schweigepflicht.

Name, Vorname:
Geburtsdatum:
Wohnort und Telefon:
Beruf:
Verheiratet/ledig:

---

1. Raucher ja/nein? Was? Wieviel am Tag?
2. Wieviel Franken Geldausgabe pro Woche für Tabak?
3. Möchten Sie aufhören mit Rauchen? ja/nein?
4. Raucht die Frau/Freundin? ja/nein?/habe keine
5. Raucht Vater ja/nein? Was? Wieviel?
6. Raucht Mutter? ja/nein? Was? Wieviel?
7. Alkoholkonsum täglich ein Glas zum Essen oder abends/Wochenende/selten/nie
8. Was bevorzugen Sie: Bier/Wein/Likör?
9. Eigenes Auto? ja/nein? Seit wieviel Jahren?
10. Freizeithobby: was?
11. Sportklub jetzt? Welcher?
12. Sportklub früher? Welcher?
13. Schwimmer oder Nichtschwimmer? Wieviele Meter schwimmen Sie frei?

14. Rettungsschwimmer? ja/nein
15. Gebissformel: Wieviele fehlende Zähne? oben/unten? Wieviele gefüllte Zähne? oben/unten
16. Waren Sie in den letzten 5 Jahren einmal krank? ja/nein
    Was für eine Krankheit?
17. Hatten Sie in den letzten 5 Jahren einmal einen Unfall? Ja/nein? Welche?
18. Welche Operationen in den letzten 5 Jahren?
19. Wieviele Tage Arbeitsausfall hatten Sie in den letzten 5 Jahren schätzungsweise?
20. Schon einmal Blut gespendet? ja/nein? Wie oft?

Nur für Rüti-Testprobanden

A. Hat die Rüti-Gesundheitslehre gefallen? Sehr gut/gut/mittel/wenig/nicht
B. Hat die Rüti-Gesundheitslehre in Ihrem Leben genützt? Sehr viel/viel/mittel/wenig/nicht. Begründung:
C. Was war schlecht? Kritik? Verbesserungsvorschläge?

6.5. Persönlicher Tabakkonsum

Am Ende der Hauptstudie rauchten 42% aller Testprobanden gegenüber 78% der Kontrollprobanden. 5 Jahre später rauchten noch 38% der Testprobanden gegenüber 66% der Kontrollprobanden. Es haben also in beiden Kollektiven einige Probanden nach dem Tabakkonsum in der Lehrzeit das Rauchen eingestellt. Die beeinflussten Rüti-Probanden haben nicht häufiger angefangen zu rauchen. Dafür rauchen jedoch jetzt die Raucher im Mittel gleichviel wie die Raucher der nichtbeeinflussten Gruppe, nämlich 20,4 Zigaretten bzw. 22,2 Zigaretten am Tag. In der Testgruppe ist mit 40 Zigaretten/Tag sogar der stärkste Raucher aller Erfassten vertreten; es handelt sich um einen selbstbewussten, kräftigen, gutmütigen Gastwirtssohn, welcher der Gesundheitserziehung grösstes Interesse und volle Bereitschaft entgegenbrachte, sich jedoch in dieser Hinsicht nicht beeinflussen liess. Am Ende der Hauptstudie hatten wir es vor 5 Jahren erreicht, dass die Testprobanden im Mittel nur 4,9 Zigaretten am Tag rauchten (7% ein Päckchen am Tag), die Kontrollprobanden aber 10,2 Zigaretten am Tag (24% ein Päckchen und mehr am Tag). Heutzutage rauchen also fast alle, die Raucher geblieben sind, ein Päckchen oder mehr Zigaretten am Tag, und zwar die Rüti-Probanden (R) zu 65%, die Wetzikon-Probanden (W) zu 78%. Diese Tatsache spiegelt sich auch in den Geldausgaben für Tabakwaren wider; die R geben 10 Franken pro Woche aus, die W 11 Franken. Mit dem Rauchen aufhören möchten die R im Verhältnis 6:1 und die W im Verhältnis 5:4. Die ehemals beeinflussten R haben also häufiger den Wunsch, das Rauchen einzustellen.

Tabelle 8: Ex-Rütistudie. Effektivität der Gesundheitserziehung bei jungen Menschen, 5-Jahres-Kontrolle. Nordschweiz. Tabakkonsum.

Persönlicher Tabakkonsum	Beeinflusste Testgruppe	Nichtbeeinflusste Kontrollgruppe	Signifikanz
Tabakkonsum mit 20 Jahren (Ende der Hauptstudie)	42%	78%	s
Tabakkonsum mit 25 Jahren (5 Jahre später)	39%	66%	s
Durchschnittlich gerauchte Zigarettenmenge am Tag			
– mit 20 Jahren	4,9	10,9	s
– mit 25 Jahren	20,4	22,2	ns
Durchschnittliche Geldausgabe für Tabakwaren pro Woche			
– mit 20 Jahren	2,–	4,50	s
– mit 25 Jahren	10,–	11,–	ns

Die Prüfung mit dem Chi-Quadrat-Test ergibt, dass auch nach 5 Jahren in der Testgruppe signifikant weniger Raucher vertreten sind als in der Kontrollgruppe ($Chi^2 = 9{,}07$; $p < 0{,}005$). Es ist uns also durch die seinerzeitigen gesundheitserzieherischen Massnahmen gelungen, die Zahl der Raucher konstant auf zwei Fünftel zu halten, jedoch nicht, die gerauchte Zigarettenmenge gedrosselt zu halten. Als Ergebnis zeigt sich, dass derjenige Raucher, welcher das 20. Lebensjahr überschreitet, dann in zwei Drittel der Fälle auch zu einem «Päckchenraucher» wird. Rund 10% der Jugendraucher geben später – ohne oder mit Beeinflussung – das Rauchen auf.

6.6. Tabakkonsum Angehöriger

18% der R und 26% der W haben inzwischen geheiratet. Die übrigen sind meist – bis auf je 15% – befreundet. Auf die Frage, ob die Ehefrau/Partnerin Raucherin oder Nichtraucherin sei, ergab sich, dass bei den ehemals gesundheitserzieherisch beeinflussten R zwei Drittel nichtrauchende Ehefrauen/Partnerinnen angaben, bei den W jedoch umgekehrt drei Fünftel rauchende Ehefrauen/Partnerinnen. Raucher sind übrigens häufiger verheiratet als Nichtraucher; diejenigen, welche angeblich keine Frau/Partnerin besitzen, sind in beiden Kollektiven fast ausschliesslich Nichtraucher. Es ist weiterhin in beiden Kollektiven auffällig, dass die rauchenden Frauen fast stets rauchende Partner besitzen. Aufschlussreich jedoch ist, dass die Nichtraucher der R fast nur heterosexuelle Kontakte mit Nichtraucherinnen haben, die Nichtraucher der unbeeinflussten W aber sehr oft mit Raucherinnen liiert sind. Haben sich die beeinflussten R-Probanden bewusst Nichtraucherinnen als Partnerinnen gesucht? In den Vorträgen hatten wir nachdrücklich darauf hingewiesen, wie nachteilig die Rauchgewohnheiten auch der Partnerin im späteren Leben für die ganze Familie werden können.

Die noch lebenden Väter der R waren in 75% Raucher (davon zu fast zwei Drittel Stumpen- und Pfeifenraucher), die Väter der W waren in 68% Raucher (davon in der Hälfte Stumpen- und Pfeifenraucher). Die Mütter beider Probandengruppen waren in keinem Falle Raucherinnen! Die Beeinflussung durch die Eltern auf die Probanden ist also nicht unterschiedlich wirksam geworden; umgekehrt scheinen jedoch auch die R ihre Väter nicht durch Gesundheitserziehung in den Rauchgewohnheiten beeinflusst zu haben.

6.7. Alkoholkonsum

Hinsichtlich des Alkoholkonsums hatten wir gesundheitserzieherisch zur Temperenz aufgefordert und auf alle Fälle zum Totalverzicht vor der Benützung eines Fahrzeuges. Es war in diesem Zusammenhang erstaunlich, dass nur ein R und 3 W kein Auto besassen — übrigens waren alle 4 Nichtraucher. Es sind also 96% dieser jungen Menschen Autobesitzer. Im Mittel besitzen sie den eigenen Wagen seit 3 Jahren, also seit dem 23. Lebensjahr. Das Motorrad oder Motorfahrrad aus der Lehrzeit hat man längst verkauft.

Am Ende der Hauptstudie hatten wir schon hinsichtlich eines gemässigten Alkoholkonsums deutliche Unterschiede gesehen, die eventuell auch durch die gesundheitserzieherische Beeinflussung auf diesem Gebiet mittels wiederholter Erlebnisschilderungen aus der sportärztlichen bzw. gerichtsmedizinischen Praxis begründet waren. Bei den R hatten damals 15% regelmässig bzw. am Wochenende Alkohol zu sich genommen, bei den W jedoch 55%. Die Unterschiede im Alkoholkonsum haben sich nach 5 Jahren zwischen beiden Gruppen deutlich stabilisiert. Täglich zum Essen oder am Abend nehmen die Hälfte der W, jedoch nur jeder siebte R Alkohol zu sich. Kein einziger W ist abstinent geblieben, jedoch jeder zwölfte R — übrigens ausschliesslich Nichtraucher.

Es ist uns also nicht gelungen, die damals hohe Zahl der Abstinenten weiter zu erhalten. Wir haben allerdings in den Vorträgen nie auf totaler Abstinenz bestanden, sondern es dem persönlichen Entschluss jedes einzelnen überlassen, im Hinblick auf die grossen sozialmedizinischen Risikofaktoren des Alkoholismus totalen Verzicht zu üben. Weiterhin ist es uns nicht gelungen, die Zahl der täglichen, zum Essen Bier oder Wein trinkenden Probanden einschliesslich der Wochenendtrinker niedrig zu belassen. Sie sind meistens aus den damals seltenen oder gelegentlich Trin-

Tabelle 9: Ex-Rütistudie. Effektivität der Gesundheitserziehung bei jungen Menschen, 5-Jahres-Kontrolle. Nordschweiz. Alkoholkonsum.

<table>
<tr><th rowspan="2">Alkoholkonsum</th><th colspan="2">Beeinflusste Testgruppe</th><th colspan="2">Unbeeinflusste Testgruppe</th></tr>
<tr><th>Ende Hauptstudie</th><th>5 Jahre später</th><th>Ende Hauptstudie</th><th>5 Jahre später</th></tr>
<tr><td>täglich</td><td rowspan="2">15%</td><td>14%</td><td rowspan="2">55%</td><td>53%</td></tr>
<tr><td>Wochenende</td><td>23%</td><td>7%</td></tr>
<tr><td>selten/gelegentlich</td><td>40%</td><td>55%</td><td>37%</td><td>40%</td></tr>
<tr><td>nie</td><td>45%</td><td>8%</td><td>8%</td><td>–</td></tr>
</table>

kenden hervorgegangen, während ehemalige Nichttrinker meist in die Kategorie «selten/gelegentlich» gerückt sind. Insgesamt jedoch ist der Unterschied zu W nach wie vor gross, besonders was die täglichen Konsumenten betrifft (14% R zu 53% W). Hier hat die Gesundheitserziehung wahrscheinlich beeinflussend wirken können.

Von den Probanden beider Kollektive werden zu genau gleichen Anteilen in einem Drittel Bier, in zwei Drittel Wein als alkoholische Getränke bevorzugt, jedoch nur von je einem Probanden Likör/Whisky.

6.8. Sporthygiene, Freizeitverhalten

Am Ende der Hauptstudie war es gelungen, 17 Lehrlinge in der Testgruppe gegenüber nur 5 Eintritten in der Kontrollgruppe in Sportvereinen zu verankern. In der Testgruppe waren also mit statistisch signifikantem Unterschied ($Chi^2 = 8{,}7$; $p < 0{,}005$) mehr Jugendliche Sportklubmitglieder geworden als in der nichtbeeinflussten Vergleichsgruppe. Ansporn dazu waren die Durchführung kleiner Lehrlings-Olympiaden, gemeinsame zweitägige Bergtouren an Wochenenden, Einführung eines wöchentlichen Lehrlingsturnens, Skilager, Rettungsschwimmlehrgänge. 5 Jahre später sind zwar einige Austritte aus Sportvereinen erfolgt, nicht zuletzt wegen des oft mit internationalen Wohnsitzveränderungen verbundenen Berufswechsels, doch zeigen die R immer noch deutlich höhere Mitgliederzahlen als die W. Sogar vom Ausland sind aktive Mitgliedschaften in Rugby- bzw. Soccer-Mannschaften von R-Probanden mitgeteilt worden. Bei den Sportvereinen der R und W handelt es sich beispielsweise um Fussball-, Turn-, Eishockey-, Ski- und Schwimmklubs sowie in Einzelfällen um einen Kegelklub und einen Altpfadfinderverein, die wir beide entsprechend registrierten.

Bei der Signifikanzberechnung mit dem Chi-Quadrat-Test ergibt sich, dass nach 5 Jahren nicht mehr ehemalige Testprobanden in einem Sportklub verankert sind als ehemalige unbeeinflusste Kontrollprobanden ($Chi^2 = 2{,}16$; $p > 0{,}1$). Der Trend ist jedoch noch offensichtlich.

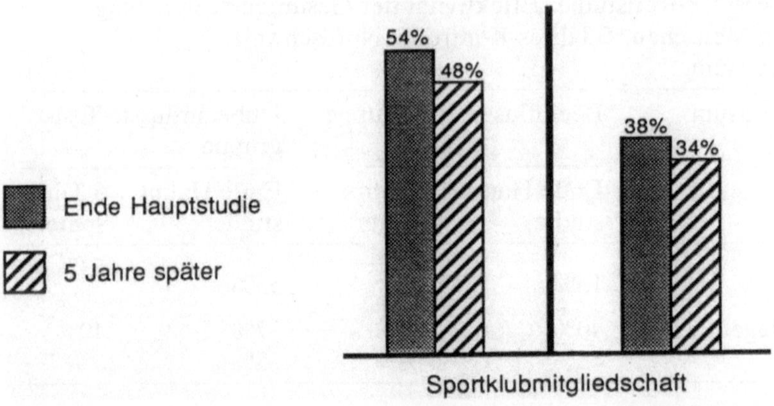

Abb. 1: Ex-Rütistudie. Effektivität der Gesundheitserziehung bei jungen Menschen, 5-Jahres-Kontrolle, Nordschweiz.

Die R gaben auf die Frage, was für ein Freizeithobby sie pflegen, in 73% bevorzugt aktive Hobbies (Fussball, Tennis, Schwimmen, Turnen, Motocross, Segeln, Klavierspielen, Reiten u. a.) und in 27% bevorzugt passive an (Autofahren, Lesen, Musik hören, Foto, Weiterbildung, Politik, Freundin ausführen); bei den W vermerkten 65% bevorzugt aktive Hobbies und 35% bevorzugt passive Hobbies. Alle R hatten Hobbies mitgeteilt, von den W dagegen 6% keine. Am Ende der Hauptstudie vor 5 Jahren hatten ebenfalls mehr R als W aktive Freizeit-Hobbies angegeben.

Zu den Rettungsschwimmern, welche am Ende der Hauptstudie aufzuweisen waren, sind weder bei den R noch bei den W neue hinzugekommen. R hatten 35% Rettungsschwimmer, W ohne Beeinflussung nur 3%. Die zugemutete mittlere Schwimmstrecke im Tiefwasser liegt im Mittel bei den R bei 2100 m, bei den W bei rund 1300 m. 6% der R sowie 10% der W haben sich als Nichtschwimmer bezeichnet.

6.9. Zahnhygiene

Messbar als statistisch «harte Fakten» werden ebenfalls die Gebissformeln, d. h. die Zahlen der kariösen, fehlenden und gefüllten Zähne (DMF-Index). Mit Hilfe der DMF-Formel gelingt es, den Pflegezustand und die Wirksamkeit eines Erziehungseinflusses wenigstens etwas zu objektivieren. In der Gesundheitserziehung war es eine Hauptaufgabe gewesen, die Zahnpflege in der Testgruppe entscheidend zu fördern. Am Ende der Hauptstudie waren nur 12 kariöse Zähne bei der R-Gruppe gegenüber 143 bei der W-Gruppe nachweisbar. Die R hatten einen insgesamt besseren DMF-Index aufzuweisen als die W, die Zähne waren besser gepflegt, aber auch ausgiebiger saniert.

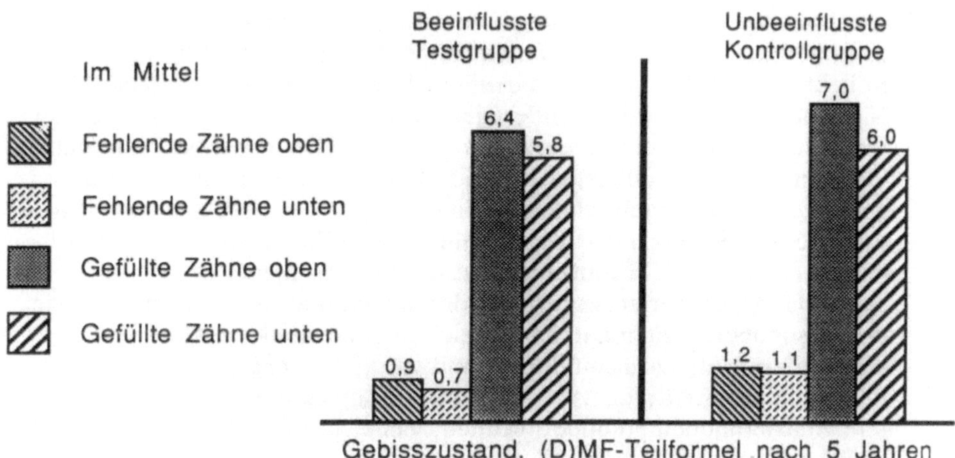

Abb. 2: Ex-Rütistudie. Effektivität der Gesundheitserziehung bei jungen Menschen, 5-Jahres-Kontrolle, Nordschweiz.

Nach 5 Jahren ergab sich folgendes Bild (Abb. 2). Dabei musste infolge des Erhebungsmodus auf die Angaben kariöser (decayed) Zähne verzichtet werden; jedoch gaben die Probanden die Zahlen der fehlenden (missed) und gefüllten (filled) Zähne an.

Es zeigt sich also, dass die seinerzeit unbeeinflussten W im Mittel einerseits eindeutig mehr fehlende Zähne aufweisen — maxillär sogar doppelt so viele — als die R und andererseits auch jetzt mehr gefüllte Zähne besitzen als die R. Vor 5 Jahren hatten die R mehr gefüllte Zähne aufzuweisen. Ob die W inzwischen häufiger in zahnärztliche Behandlung gegangen sind oder ob die R inzwischen mehr kariöse Zähne oder entsprechende Behandlung aufzuweisen haben, ist mit dieser Erhebungsform nicht festzustellen. Auf alle Fälle spricht der häufigere Zahnverlust der W für einen stärkeren Gebissverfall bei den nichtbeeinflussten W.

6.10. Erkrankungen, Unfälle und Arbeitsausfall

Aufschlussreich ist schliesslich, ob innerhalb der letzten 5 Jahre bei beiden Gruppen Unterschiede in der Erkrankungs- und Unfallhäufigkeit und in der Zahl der Arbeitsausfalltage aufgetreten sind. Die Frage ist überhaupt, ob eine gesundheitserzieherische Beeinflussung sich in einer späteren geringeren Erkrankungshäufigkeit der Probanden niederschlägt; zumindestens wäre dieser positive Effekt hinsichtlich einer verminderten Unfallhäufigkeit zu erwarten.

Die R waren retrospektiv betrachtet im verflossenen 5-Jahres-Intervall in 44% von irgendeiner Krankheit befallen, an die sie sich erinnern (u. a. Angina, häufig Grippe, Gelbsucht, Amöbenruhr, Migräne), die W in 58% (u. a. Angina, häufig Grippe, Mittelohrentzündung, Virus-Encephalitis [aus Nahost], Blasenentzündung, Blinddarmentzündung, Gelbsucht [Drogen], Malaria). Die Raucher waren dabei allerdings in keinem der beiden Kollektive auffällig häufiger beteiligt als die Nichtraucher, jedoch die Nichtsportklubmitglieder. Anders jedoch liegen die Verhältnisse bei der Unfallanamnese innerhalb der letzten 5 Jahre. Hier haben je 55% beider Gruppen Unfälle durchgemacht, und zwar teilweise ziemlich schwerwiegende (u. a. Rippenquetschungen, Fingeramputation, Unterschenkelfrakturen, Schussverletzungen beim Militär, Mittelfingerfraktur, Augenverletzung, Kopfwunde, Frontzahnverluste). Praktisch jeder zweite Unfall in beiden Gruppen war ein Auto- oder Motorradunfall. Wir haben es also in der Gesundheitserziehung nicht erreicht, irgendwie das spätere Unfallgeschehen präventiv zu beeinflussen und vor allem genügend vor den Verkehrsunfällen zu warnen. Auf diesem Sektor müssen noch wirksamere Effektivitätsmethoden gefunden werden, vielleicht in Zusammenarbeit mit der Verkehrspolizei, in Besuchen von Unfallkliniken und Rehabilitationszentren, in Diskussionen mit invaliden Unfallopfern.

Entsprechend gross waren die Arbeitsausfallzeiten. Nur 27% der R und 23% der W hatten überhaupt keine Ausfalltage aufzuweisen. Als maximale Dauer wurden 180 Tage nach einem Motorradunfall mit dreifachem offenem Unterschenkelbruch bei einem R sowie 150 Tage bei einer Virus-Encephalitis bei einem W eruiert. Im Mittel haben die einen Arbeitsausfall verursachenden R 66 Tage innerhalb der letzten 5 Jahre gefehlt, die W mit nicht signifikantem Unterschied 62 Tage.

Übrigens haben sich 34% der R und 43% der W in den letzten 5 Jahren irgend einer Operation unterziehen lassen müssen, z. B. einer Appendektomie, Tonsillektomie/Tonsillotomie, eine Trichterbrustoperation auf unser Anraten hin oder einer Unfallfrakturoperation (mehrfach).

6.11. *Blutspenden*

Innerhalb der früheren Gesundheitserziehung war wiederholt auf die Notwendigkeit gelegentlicher freiwilliger Blutspenden hingewiesen worden. Hatte diese Beeinflussung Erfolg? Von den R haben 14%, von den W mit nicht signifikantem Unterschied 12% noch niemals Blut gespendet. Unsere Informationen waren also auch in diesem Punkt fruchtlos. Die Blutspender haben im Mittel bei den R 4,8 mal Blut gespendet, bei den W 4,2 mal.

6.12. *Kritik und Diskussion*

In Verfolgung optimaler, vielleicht sogar standardisierter Erziehungseinflüsse hat uns abschliessend die Kritik dieser jungen Menschen an dieser gesamten Gesundheitserziehung interessiert. War sie ihrer Meinung nach für sie von Vorteil – auch noch nach 5 Jahren? Wo lagen Schwächen und Mängel der Methodik? Was sollte verbessert werden? Auf die Frage, ob ihnen die Rüti-Gesundheitserziehung während ihrer Lehrjahre etwas im bisherigen Leben genutzt habe, sagen bei einer Befragungsform mittels einer Likert-Skala

17% sehr viel	(«Sport, Arbeit und Ausdauer — viele Anhaltspunkte für gesunden Lebenswandel — wertvolle Allgemeinbildung — im richtigen Moment Mass halten»)
43% viel	(«Habe mich an die Ratschläge gehalten — habe besser aufs Essen geschaut — denke oft an die schrecklichen Bilder durch Tabak und Alkohol — über Geschlechtskrankheiten und Sexualfragen wichtig — angenehme Lehrweise»)
22% mittel	(«Ich war zufrieden — habe etwas profitiert»)
18% wenig	(«Bin immer noch Raucher — kann mich schlecht erinnern — habe vieles vergessen — lehrreich, aber ohne viel Nutzen für mich»)
0% nichts.	

Natürlich stecken hinter diesen Aussagen sicher auch Gefälligkeitsantworten, doch ist aus der Kritik zu schliessen, dass meist sehr objektive und selbstbewusste Urteile vertreten werden. Wir haben in der nachfolgenden Frage um sachliche Kritik und Verbesserungsvorschläge gebeten. 43% machten keine kritischen oder verändernden Vorschläge, 57% geben oft wertvolle Hinweise: «Mehr praktische Anleitung — mehr Heim- oder Spitalbesuche — wir waren zuviel im Unterricht — hatte in der Gruppe Hemmungen, zu fragen — noch mehr ins Detail gehen — mehr Exkursionen mit Gesundheitskunde (Bergtouren, Wanderungen) — Vorträge drucken und Lehrlingen abgeben — ich habe nur einen Wunsch: Führt die Rüti-Gesundheitslehre weiter».

Aus den Darstellungen ergeben sich einige Hinweise zur Verbesserung künftiger Aktionen diese Art. Teilweise haben wir die Erfahrungen in der Escher-Wyss-Studie, einer Vergleichsstudie dieser Art bei Stadtlehrlingen in Zürich, angewendet.

In Zukunft müssen immer mehr die modernen Erkenntnisse der Gruppenpsychologie, der Gruppendynamik und der pädagogischen Beeinflussung der Gruppe als Kommunikations- und Feedbackprozess wirksam werden. Dabei kommt der Sportpädagogik eine wesentliche und erfolgsversprechende Bedeutung zu, wie unsere Ergebnisse auch in der Kontrollstudie bei Stadtlehrlingen wiederum gezeigt haben. Optimale didaktische Normen für Methoden und Effizienz der Gesundheitserziehung zu erarbeiten und aufzustellen muss das Ziel weiterer präventivmedizinischer Forschungen sein.

6.13. Zusammenfassung

In einer Prospektivstudie über die präventivmedizinische Beeinflussung Jugendlicher hatten wir die Effektivität gesundheitserzieherischer Massnahmen unter besonderer Berücksichtigung der Sporthygiene erforscht (sog. Rütistudie). Nach Vorstudien an 2656 Jugendlichen in der Nordschweiz über den Genussmittelkonsum, das Sportverhalten, die Wohn- und Ernährungssituation sowie die persönliche Hygiene wurden 60 Lehrlinge einer Maschinenfabrik über 3 Jahre gesundheitserzieherisch beeinflusst und 60 unbeeinflussten Kontrollprobanden aus gleichen soziologischen Strukturen gegenübergestellt. Erfasst wurden bei beiden Kollektiven am Anfang und am Ende der Erhebung Messwerte aus der Anthopometrie, Ergometrie, Dynamometrie, aber auch der Gesundheitszustand, der Genussmittelkonsum, das Freizeit- und Sportverhalten. Pro Proband wurden 156 Variable mit einem Computer erfasst und die Mittelwerte, Streuungen sowie Zuwachsraten in 3 Jahren bei Signifikanzprüfung mit dem t-Test errechnet, ebenfalls ausgewählte Korrelationskoeffizienten. Die Ergebnisse am Ende der Hauptstudie zeigten bemerkenswerte Unterschiede. Wie sah nun die Situation 5 Jahre später aus? Sind die Ergebnisse geblieben, haben sie sich verschlechtert, welche Nachwirkungen hat diese Gesundheitserziehung erreicht? Mittels Fragebogen konnten 51 Test- und 49 Kontrollprobanden nach mehrmaligen Nachforschungen, teilweise in Übersee, wieder erreicht werden. Die Zahlen der Raucher waren bei den Testprobanden von 42% am Ende der Hauptstudie auf 38% nach 5 Jahren nur wenig gesunken, stärker von 78% auf 66% bei den Kontrollprobanden. Die Prüfung mit dem Chi-Quadrat-Test ergibt, dass auch nach 5 Jahren in der Testgruppe signifikant weniger Raucher vertreten sind als in der Kontrollgruppe ($Chi^2 = 9{,}07$; $p < 0{,}005$). Im Durchschnitt rauchten aber die Raucher beider Kollektive gleichviel Zigaretten am Tag, nämlich 20,4 bzw. 22,2 gegenüber früher 4,9 bzw. 10,9. Es ist also gelungen, die Zahl der Raucher konstant zu halten, jedoch nicht die gerauchte Tabakmenge. Die Freundin oder die Ehefrau der Testprobanden rauchen nur in 33%, die der Kontrollprobanden jedoch in 58%, die beeinflussten Probanden sind also wesentlich weniger mit rauchenden Partnerinnen liiert. Hinsichtlich des Alkoholkonsums sind deutliche Unterschiede geblieben; 14% der Testprobanden gegenüber 53% der Kontrollprobanden trinken täglich zum Essen Alkohol, 23% bzw. 7% am Wochenende, 55% bzw. 40% selten/gelegentlich und 8% bzw. 0% nie. Die damals hohe Zahl von 45% Abstinenten bei den Testprobanden (gegenüber damals 8% bei den Kontrollprobanden) konnte nicht gehalten werden; die totale Abstinenz war nicht das ausgesprochene Ziel dieser Gesundheitserziehung. Im Sport- und Freizeitverhalten wurden günstigere Dauererfolge registriert. Hatten wir am Ende der Hauptstudie mit signifikantem Unterschied von 54% gegenüber 38% ($Chi^2 = 8{,}7$; $p < 0{,}005$) in der Testgruppe mehr Sportklubmitglieder zu verzeichnen, so sind diese Unterschiede mit 48% bzw. 34% im Trend deutlich, wenn auch nicht mehr signifikant geblieben ($Chi^2 = 2{,}16$; $p > 0{,}10$). Aktive Freizeithobbies bevorzugen gegenwärtig 73% bei den

Test- gegenüber 65% bei den Kontrollprobanden. Die zugemutete Schwimmstrecke liegt bei 2100 m bei den beeinflussten gegenüber 1300 m bei den nicht beeinflussten Erfassten; 6% bzw. 10% haben sich als Nichtschwimmer bezeichnet.

Hinsichtlich der Zahnhygiene wurde eine (D)MF-Teilformel festgehalten; die Testprobanden wiesen im Mittel maxillär 0,9 und mandibulär 0,7 fehlende Zähne auf, die Kontrollprobanden 1,2 bzw. 1,1. Gefüllte Zähne fanden sich bei den auch seinerzeit hinsichtlich der Zahnpflege nachdrücklich beeinflussten Testgruppe oben im Mittel 6,4 und unten 5,8 bei den nicht beeinflussten jungen Männern 7,0 bzw. 6,0. Der häufigere Zahnverlust spricht für einen stärkeren Gebissverfall bei den nichtbeeinflussten Kontrollprobanden.

Schliesslich wurden noch die Erkrankungen, Unfälle und Arbeitsausfallstunden in den letzten fünf Jahren registriert. 44% der Test- und 58% der Kontrollprobanden hatten in dieser Zeit eine Krankheit durchgemacht, jedoch 55% beider Gruppen irgendwelche, teilweise schwere Unfälle. Jeder zweite Unfall war ein Motorrad- oder ein Autounfall. Entsprechend gross waren die Arbeitsausfallzeiten in den letzten 5 Jahren, und zwar im Mittel 66 Tage bei den Test- und 62 Tage bei den Kontrollprobanden. Es war auffällig, dass praktisch 96% aller dieser Erfassten zur Zeit im Mittel seit 3 Jahren ein eigenes Auto besitzen.

7. Kind und Sport

7.1. *Bedeutung des Sports im Kindesalter*

Dem Sport kommt eine wesentliche Bedeutung für eine harmonische Ganzheitserziehung des Kindes zu. Er besitzt neben den körperformenden auch grosse charakterbildende Werte *(Grupe u. a.)*.

Aus ärztlicher Sicht heraus ist ein körperliches Training schon vom Kindesalter an zur Vermeidung von Bewegungsmangelkrankheiten unerlässlich *(Bar-Or; Dudel; Durand; Franke; Israel und Gürtler; Kleinmann; Prokop; Rutenfranz)*. Daher hat dem Vorschulsport, dem Schulsport und dem Lehrlingsturnen, aber auch dem ausserschulischen Freizeitsport, besonderes pädagogisches Interesse zu widerfahren *(Meusel; Nowacki und Böhmer; Reuter und Höcher; Rossmann)*.

7.2. *Sportphysiologie des Kindes*

Die Belastung des Jugendlichen ist der physiologischen Leistungskraft entsprechend langsam zu steigern, um besonders Schäden am Kreislauf- und Bewegungsapparat zu vermeiden. Der junge Mensch passt sich bemerkenswert schnell an eine Belastungsstufe an und geht eine relativ geringere Sauerstoffschuld ein als der Erwachsene. Der Milchsäurespiegel steigt ebenfalls geringfügiger an. Die Atmung in der Leistung wird beim Jugendlichen durch raschere Frequenz, weniger durch die Tiefe gesteuert; das Atemvolumen pro Minute bleibt somit relativ dem des Erwachsenen vergleichbar. Die Pulsfrequenz zeigt schon in der Ruhe beträchtliche Schwankungen. Die Pulszahlen Jugendlicher liegen in der Ruhe und in einer mittleren Dauerbelastung, also im steady state, höher als beim Erwachsenen; auch die Erholungspulssumme, also die in der gesamten Erholungszeit nach der Belastung über dem Ausgangswert liegende Pulssumme, ist beim jungen Menschen wesentlich höher *(Dressler und Mellerowicz; Kemper)*. Diese rasche Herzkontraktion ist unökonomisch. Da auch die Blutdruckwerte noch nicht an optimale Erwachsenenwerte heranreichen, kann sich das Kind, besonders auch im Ausdauersport, leicht überfordern, zumal es seine physische Leistungsgrenze nicht kennt. Allerdings ist die Gefahr einer Linksüberlastung des Herzens bei gesunden Kindern nicht zu fürchten, da vorher die Skelettmuskeln ermüden; Kinder bleiben dann einfach am Spielfeldrand sitzen. Man soll also genügend oft Rastpausen beim Ausdauertraining einschieben.

7.3. Entwicklungsprobleme

Planvolle, regelmässige Leibesübungen verschaffen dem jugendlichen Organismus starke Entwicklungsreize für Breite und Umfang des Rumpfes. Dabei ist besonders die Kräftigung des Brustkorbes zur Bildung einer optimalen Lungenfasskraft zu fördern, wie es beim Ballspiel infolge notwendiger Tiefatmung geschieht. Überschüssiges Längenwachstum wird unter Umständen durch den Sport gehemmt, ohne dass die Endgrösse allerdings hinter derjenigen der Nichtsportler zurückbleibt. Eine Drosselung der Akzeleration soll speziell der Kreislaufentwicklung zugute kommen.

7.4. Geschlechtsunterschiede

Bis zur Präpubertät, also bis zum 12. bis 13. Jahr, besteht eine weitgehende Gleichheit der Ruhe- und Leistungswerte für Knaben und Mädchen. Von diesem Alter an nimmt die Trainierbarkeit der Knaben bis zu 40 % zu, die der Mädchen nur um 10 %. Mit 18 Jahren ist die optimale Leistungskraft beim Knaben, mit 16 Jahren bereits beim Mädchen erreicht; das Ausdauervermögen ist jedoch noch wesentlich geringer als dasjenige von Erwachsenen.

7.5. Sportliche Überlastung

Misst man z. B. Sauerstoffschuld und Sauerstoffbedarf als Mass der Leistungsfähigkeit, so ergibt sich für einen elfjährigen Knaben in der Arbeit ein relativ schneller Anstieg des Sauerstoffverbrauches und nach der Leistung ein steiler Abfall *(Mellerowicz).* Nach zwei Minuten ist der Sauerstoffverbrauch wieder zur Norm zurückgekehrt. Bei den achtzehnjährigen Jugendlichen verläuft der Anstieg etwas träger, die Erholung ist erst nach vier Minuten abgeschlossen. Entgegengesetzt verhalten sich die Pulskurven; bei einem Elfjährigen steigt die Pulskurve bis auf 190 Pulse pro Minute an und benötigt rund zehn Minuten bis zur Rückkehr zum Ruhewert. Beim Achtzehnjährigen hingegen fällt die Pulskurve schneller als die Sauerstoffverbrauchskurve zum Ausgangswert ab. Der Jugendliche reguliert die Überlastung mit unökonomischer Frequenzsteigerung, während der Erwachsene das Schlagvolumen des Herzens erweitert. Bei neun- bis elfjährigen Schülern wurden für eine Leistung 693 Pulse, bei siebzehnjährigen nur 340 Pulse gemessen.

7.6. Sportliche Unterlastung

Man kann Kinder aber auch sportlich unterlasten. Überprüfungen von Turnstunden zum Beispiel haben manchmal keine optimale Ausnützung durch körperliche Reize ergeben. Es besteht das Problem der Unterforderung, bzw. der körperlichen Unterlastung. Hundert normale Turnstunden waren in einer deutschen Grossstadt nur zu 24 % intensiv ausgelastet; die Schüler waren pro Turnstunde nur 593 Sekunden in Bewegung. Die effektive Übungszeit eines Schülers soll mindestens 17 bis 26 Minuten betragen. Dabei helfen variable Leistungsriegen, das Üben von Gerät zu Gerät, Erteilen von Zusatzaufgaben. «Turn-Hausaufgaben» sollen neben dem ausserschulischen Sport in jeder Form beitragen, der Forderung nach der täglichen Bewegungshalbstunde nachzukommen. Der Sport in Freizeit und Schule ist daher eine willkommene präventivmedizinische Chance für Kinder, einer sportlichen Unterlastung zu begegnen.

7.7. *Schülerfussball*

Ein schwieriges Problem innerhalb des Fussballunterrichtes in der Schule liegt im oft starken physiologischen Leistungsgefälle innerhalb einer Schulklasse. Bei allen Sportspielen, besonders aber im Fussball, werden die starken Schüler immer wieder häufiger am Ball sein und sich damit noch besser trainieren als die schwachen. Nicht selten resignieren dann diese «Flaschen» und werden Statisten. Dieser Gefahr ist sportpädagogisch vorzubeugen, indem man auch gute Spieler einmal auf Verteidigerposten beordert oder als Torwart verpflichtet. Auch zahlenmässig zu grosse Klassen können ein Trainingshandicap sein, nicht zuletzt, wenn ungenügende und/oder ungeeignete Spielflächen zur Verfügung stehen. Zu fördern sind bei den Lehrkräften die Kenntnisse und Erfahrungen über Spieltechnik und die Ausbildung koordinativer Fähigkeiten der Kinder im Bereich des sozialen Lernens, wie ihn der Mannschaftssport bietet *(Brüggemann und Albrecht)*. Spielfeld- und Torgehäusegrösse müssen kindgerecht sein, die Mannschaft soll in der Grundausbildung aus 7 statt aus 11 Spielern bestehen *(Jäger)*.

7.8. *Ausdauerleistung von Kindern*

Man unterscheidet bei der motorischen Ausdauer auch bei Kindern zwischen der lokalen Muskelausdauer und der Allgemeinausdauer. Man unterteilt beide Formen in eine anaerobe und in eine aerobe Ausdauer. Anstrengungen oberhalb der Dauerleistungsgrenze verändern das physikalisch-chemische Ruhegleichgewicht, die Muskulatur verliert energiereiche Substanzen, Stoffwechselendprodukte reichern sich an – es kommt zur Ermüdung. Die eingegangene Sauerstoffschuld zu Beginn der Belastung (sog. Anpassungsphase) wird nach Ende der Belastung (sog. Erholungsphase) wieder ausgeglichen. Wie lange diese Phasen dauern, hängt vom Alter, vom Geschlecht, der Belastungsgrösse u. a. ab. Prinzipiell gelten diese physiologischen Erscheinungen auch für Kinder. Trotzdem gelten einige Einschränkungen, welche dem kindlichen Organismus Grenzen setzen. Im Kindes- und Jugendalter ist nämlich die Entwicklung der Leistungsfähigkeit eng an den Wachstumsprozess gekoppelt. Vor allem im Bereich des Bindegewebes, des Knochen- und Bändersystems mit den Gefahren einer Überlastung, sind im Bereich des kindlichen Hochleistungssportes Bedenken laut geworden, wenn man nicht sinnvoll adäquat trainieren lässt.

Für den Ausdauersport sind neben der Möglichkeit eines optimalen Sauerstoffaustausches von den Kapillaren in die Muskelzellen vor allem das Herz-Kreislaufsystem von Bedeutung. Hatte man früher Angst, dass bei Kindern das Herz durch Rennen und Laufen zu stark «erweitert» wurde — mein Vater hat mich noch beim Velofahren über die Bergpässe vor einem Herzfehler durch Überanstrengung gewarnt —, so sind heute die Bedenken hinsichtlich einer Kreislaufüberlastung weitgehend reduziert *(Hellbrügge u. a.; Hollmann und Liesen).* Entsprechend dem physiologischen Wachstum nehmen mit steigendem Alter auch das Herzgewicht und das Herzvolumen zu. *Reindell und Mitarbeiter* konnten auch bei Kindern und Jugendlichen enge Beziehungen des Herzvolumens zur Pulsfrequenz und zur Sauerstoffaufnahme während körperlicher Tätigkeit nachweisen. Wenn auch grössere Herzen eine geringere Schlagzahl für eine hohe Belastung als kleinere Herzen benötigen, so entfaltet doch das Kinderherz dabei sein Schlagvolumen prozentual genau so stark wie das des Erwachsenen *(König, Reindell, Keul* und *Roskamm).* Hinsichtlich der Atmung erfolgt eine Ventilationszunahme schon bei Vorschulkindern in erster Linie aufgrund einer Zunahme der Atemfrequenz. Kinder sind also bei forcierten Ausdauerbelastungen bereits in der Lage, den prozentual höheren Anteil an Atemvolumen zu decken. Die Untersuchungsergebnisse von *Klimt* u. a. mit einer intensiven Laufbandbelastung von 4 km/Stunde bei 15° Steigung deuten auf eine rasche Anpassung der aeroben Energiebereitstellung jüngerer Kinder beim Laufsport hin.

7.9. Leistungspausen von Kindern

Das Kind sucht jeweils kurzfristige Erholungspausen, wenn es beim Spiel oder Lauf belastet wird. Diese Pausen sind nicht als absolute Ruhe, sondern als Intervall zu verstehen. Wenn der Vater oder der Trainer also im Wald mit den Kindern Jogging betreibt, so soll man die häufigeren Erholungspausen respektieren. Laufdistanzen von 300 bis 350 m zum Beispiel sind für Neunjährige zu anstrengend, wie entsprechende Untersuchungen ergeben haben. *Von Aaken* hat den Dauerlauf im Kindes- und Jugendalter intensiv gefördert. Ideal sind in dieser Hinsicht Ballspiele, wo ja Windsprints mit Trabpausen abwechseln.

Auch richtig eingeteilte Wettkämpfe sind für Kinder nicht schädlich. Sportliches Dauertraining fördert auch bei Jugendlichen die Leistungsfähigkeit. Ein Dauertraining kann bei Jugendlichen nie zur Schädigung eines gesunden Herzens führen, weil, wie gesagt, die Skelettmuskulatur schon sehr viel früher ermüdet, ehe das Herz an der Leistungsgrenze angelangt ist. Ich habe einen Knaben erlebt, der sich nach einem Ausdauerlauf einfach ins Gras legte — und einschlief! Wenn Komplikationen aufgetreten sind, hat es sich immer um geschädigte Herzen gehandelt (Klappenfehler, Reizleitungsstörungen), aber auch um Mandelentzündungen oder grippale fieberhafte Infekte. Extrasystolen bei Belastung weisen dann den Arzt auf eine entsprechende Gefährdung hin. Mütter brauchen also nicht ängstlich zu sein, dass bei ihren Kindern das Herz zu «klein» und deswegen eine Fussballsportbefreiung nötig sei. Im Gegenteil — das gesunde Kinderherz braucht ein gut eingeteiltes Training, damit es sich optimal kräftigt.

7.10. Infektionsverhütung durch Sport

Die Infektabwehr bei Schülern mit täglicher Turnstunde und täglicher Sportmöglichkeit wird als wesentlich besser angegeben. So wurden beispielsweise 0,9 Infekte bei Schülern mit täglicher Turnstunde gegenüber 1,4 Infekten bei Normalklassen pro Jahr gefunden. Bei regelmässigem Sommer- und Wintersport der Kinder könnte man sich ähnliche Verhältnisse vorstellen. Vielleicht spielt beim sporttreibenden Jugendlichen eine gewisse Abhärtung gegen Wetter und Wind eine positive Rolle.

7.11. Unfallverhütung im Kindersport

Zweifellos sind Unfälle im Kindersport nicht so gravierend, da geringere Kraftpotentiale und kleinere Hebelverhältnisse einwirken als beim erwachsenen Spieler. Kinder können jedoch genau die gleichen Verletzungen davontragen wie grosse Spieler. Kinder haben allerdings die Vorteile einer besseren Gewebselastizität zum Schutz vor Distorsionen. Wenn Knochenbrüche vorkommen, werden sie als sogenannte Knickbrüche oder Grünholzbrüche (Holunderzweig-Prinzip) nicht zu starken Dislokationen, Splitterungen oder Komplikationen in Form offener Frakturen führen, sondern bessere Heilungschancen aufweisen, da das Periost seltener einreisst und sich der Knochen an der verletzten Stelle damit selbst schient. Gefahr droht jedoch immer von stumpfen Traumen im Bauchraum (Prellungen am Torpfosten, Skistock) oder aber von geringgradigen Gehirnerschütterungen z. B. beim Kopfstoss mit nassen, harten Bällen. Mehrere kleine Commotionen können so gravierend wie eine schwere sein; es muss also schon bei Kindern z. B. vor Gegnerverletzungen (Kampfsport) gewarnt werden.

7.12. Zusammenfassung

Dem Kindersport kommt grosse entwicklungsfördernde, aber auch charakterbildende Bedeutung zu. Damit verdient er auch im Rahmen der Sportmedizin vollste Unterstützung. Die Förderung des Einzel- und Gemeinschaftssportes führt Kinder und Jugendliche weg von Bewegungsmangel, von Ziellosigkeit, Sucht und sogar Selbstmordgedanken; er bahnt die Verhütung von gesundheitlichen Risikofaktoren, bzw. von Kreislaufschäden und Herzinfarkten an. Damit ist der Kindersport auch ein eminent wichtiges präventivmedizinisches Anliegen geworden.

8. Lebensgewohnheiten von Leistungssportlern

8.1. Einleitung

Die sportmedizinische Forschung hat zahlreiche Fakten über die physische Leistungsfähigkeit und das psychische Verhalten von Sportlern zusammengetragen, kaum aber Einblick in ihre Lebensgewohnheiten gewonnen. Um diese Lücke zu schliessen, haben wir seit 25 Jahren die schweizerischen Spitzenathleten in den olympischen Disziplinen in verschiedenen Studien (Dissertationen) erfasst und neben anthropometrischen, ergometrischen, spirometrischen, dynamometrischen und laborchemischen Parametern vor allem die Lebensgewohnheiten untersucht. Dabei haben uns u. a. vor allem die Ernährung, der Genussmittelkonsum, das Freizeitverhalten und die Motivation zum Sport interessiert.

8.2. Leichtathletik

In dieser Studie *(Giger)* standen 73 Männer und 37 Frauen zur Verfügung. Unter den Probanden befanden sich Olympiateilnehmer. 55% aller männlichen Erfassten (Frauen 51%) hatten bereits internationale Starts und 38% (Frauen 31%) Länderkämpfe für die Schweiz bestritten. Die meisten Sportler befanden sich im Altersbereich von 20 bis 25 Jahren. Die Sportlerinnen standen im 16. bis 27. Altersjahr, die meisten waren 18 bis 22 Jahre alt. Das mittlere Alter der Athletinnen betrug 20,5 Jahre, das der Athleten 22,5. Der Fragebogen umfasste 87 Einzelfragen. Mit dem sportärztlichen Untersuchungsbogen wurden 56 Variable erfasst.

Die Erhebungen zielten darauf, die Einflüsse auf die Lebens- und Kostgewohnheiten sowie auf den Genussmittelkonsum zu dokumentieren. Erfasst wurden u. a. die durchschnittliche Schlafdauer, die Arbeitsstundenzahl pro Woche, die Zahl der Ferientage pro Jahr, der Zeitpunkt der Hauptmahlzeit, die bevorzugten Nahrungsmittel, die bevorzugten Getränke, der Tabak- und Alkoholkonsum. Im einzelnen ergaben sich recht aufschlussreiche Hinweise besonders im Vergleich zu anderen Sportarten sowie zur Gesamtbevölkerung gleicher Altersstrukturen.

Es ist erstaunlich, dass 87% dieser Männer und 94% dieser Frauen das Rauchen total ablehnen. In unseren Vergleichsstudien bei Handballspielern *(Friederich)* waren 52% Nichtraucher, bei Handballspielerinnen 76% *(Perko),* bei Schwimmern sogar 100% *(Honegger),* bei Kunstturnern 90% *(Pancaldi).* In Erhebungen an zahlreichen Kollektiven Jugendlicher im Al-

Tabelle 10: Sportmedizinisches Profil des Leichtathleten.
Schweiz (n=110).
Lebens- und Ernährungsgewohnheiten; Genussmittelkonsum.

			Männer	Frauen
A	*Durchschnittliche Schlafdauer*		6–10 Std.	6–9 Std.
B	*Hauptmahlzeit*	Morgenessen	4%	3%
		Mittagessen	70%	83%
		Abendessen	26%	14%
C	*Bevorzugte Hauptgetränke*			
		Mineralwasser	36%	39%
		Milch	54%	52%
		Fruchtsäfte	10%	9%
D	*Alkoholkonsum*	täglich	4%	–
		gelegentlich	74%	49%
		nie	22%	51%
	Bevorzugtes Getränk	Wein	65%	91%
		Bier	29%	–
		Schnäpse, Whisky u. a.	6%	9%
E	*Tabakkonsum*	täglich	1%	–
		gelegentlich	12%	6%
		nie	87%	94%

ter von 16–21 Jahren haben wir die Epidemiologie des Tabakkonsums ausführlich beschrieben *(Biener),* ebenso die Beziehungen des Genussmittelkonsumenten zum Sport *(Biener).*

Als liebste Freizeitbeschäftigungen führen mit Musikhören und Lesen passive Gestaltungsformen die Liste an. Innerhalb der Ausgleichssportarten dominieren neben der Leichtathletik bei den Männern das Skilaufen und das Schwimmen. Als liebsten Passivsport zum Zuschauen gibt man – wie könnte es anders sein – die Leichtathletik an, gefolgt vom Skisport.

Tabelle 11: Sportmedizinisches Profil des Leichtathleten.
Schweiz (n=110).
Freizeitgestaltung, Hobbies, Ausgleichssport.

	Männer	Frauen
A *Liebste Freizeitbeschäftigung*		
Musik	26%	16%
Lesen	23%	28%
Wandern	16%	9%
Tanzen	9%	4%
Basteln, Stricken	7%	15%
Faulenzen	6%	10%
Sonstiges (Sprachen, Theater)	13%	18%

B *Ausgleichssport (Mehrfachnennungen)*		
Alpiner Skilauf	60%	64%
Schwimmen	36%	42%
Skilanglauf	29%	12%
Handball	16%	–
Fussball	11%	–
Tennis	8%	15%
Volleyball	4%	12%
Anderes (Gymnastik, Reiten, Schlittschuhlaufen)	12%	14%
C *Zurzeit ein Buch lesen*	56%	44%
D *Mobilität (Mehrfachnennungen)*		
Ein Auto besitzen	48%	21%
Ein Motorrad, Moped	12%	28%
Ein Fahrrad	55%	58%
E *Liebste Passivsportarten (als Zuschauer)*		
Leichtathletik	50%	40%
Skirennsport	16%	24%
Fussball	15%	13%
Eishockey	10%	7%
Sonstiges	9%	16%

8.3. Fussball

Es wurden für diese Studie *(Lüthi)* 450 Fragebogen an Fussballspieler der Ost-, Nordost- und Zentralschweiz verteilt; 222 Spieler schickten den Bogen ausgefüllt zurück. Der Fragebogen enthielt insgesamt 83 Fragen mit folgenden Kapiteln: Persönliche Situation, Ausbildung, Beruf, Sportpraxis, Freizeit, Familie, Lebensgewohnheiten, Ernährung sowie durchgemachte Krankheiten und Unfälle im Zusammenhang mit dem Fussballsport. Die befragten Spieler stammten aus 22 verschiedenen Fussballvereinen aus der Nationalliga A (20%), der Nationalliga B (22%) und aus der 1. Liga (58%). Das Durchschnittsalter dieser Sportler betrug 24,6 Jahre.

Alle befragten Spieler betreiben den Fussballsport wettkampfmässig. Durchschnittlich haben sie mit dem Fussballspielen zwischen dem 5. und 7. Altersjahr begonnen, im Verein zwischen dem 12. und 15. Altersjahr. Die bisherige Spielpraxis beträgt bei den Spielern in der Nationalliga A durchschnittlich 3,7 Jahre, in der Nationalliga B und der 1. Liga je 6 Jahre.

Ein Drittel aller dieser Sportler unterzieht sich vor oder nach dem Wettkampf je einer Massage (Vorwettkampfmassage bzw. Entmüdungsmassage).

Eine zusätzliche Sportart in ihrer Freizeit betreiben 4% wettkampfmässig, und zwar Tennis, Skifahren, Leichtathletik und Schwimmen. Als

Freizeithobbies werden an erster Stelle Lesen, an zweiter Stelle Unterhaltung (Tanz, Kino) genannt. Die eine Hälfte aller Befragten widmet eine bis fünf Stunden dem Fernsehen, die andere mehr als fünf Stunden pro Woche. Als durchschnittliche Schlafdauer werden 9,5 Stunden, vor Wettkämpfen 10 Stunden angegeben. Ein eigenes Auto besitzen 86% dieser Spieler. Rund 15% der Spieler glauben, dass ihre sportliche Tätigkeit sich nur schlecht mit dem Familienleben vereinbart. Vor wichtigen Spielen üben 73% sexuelle Enthaltsamkeit. Es ist aufschlussreich, dass 39% dieser Sportler von ihrem Trainer irgendwelche Instruktionen hinsichtlich ihres Verhaltens bzw. ihrer Freizeitgestaltung erhalten haben.

95% der Spieler haben von ihrem Trainer oder vom Mannschaftsarzt Instruktionen über eine leistungsgerechte Sporternährung erhalten. Bei einer ähnlichen Studie von *Fröleke et al.* geben sogar 78% der befragten Fussballer an, Empfehlungen für eine sportgerechte Ernährung erhalten zu haben. Als Hauptmahlzeiten werden das Frühstück in 5%, das Mittagessen in 89% und das Abendessen in 6% genannt. 80% bevorzugen besonders viel, 10% besonders wenig Fleischkost, 10% antworten indifferent.

Vor einem Wettkampf nehmen fast alle Spieler ihre letzte Mahlzeit rund 2–5 Stunden vor Spielbeginn ein. Als häufigste Nahrungsmittel vor dem Wettkampf werden mageres Fleisch (Filet), Gemüse (Spinat) sowie Reis oder Kartoffelbrei erwähnt. Die meisten Spieler nehmen vor einem Wettkampf als Getränk Bouillon oder Tee, während der Pause Tee und nach dem Wettkampf Mineralwasser oder auch Bier zu sich.

Irgendein Aufbaupräparat nehmen 8% der Sportler regelmässig zu sich, z. B. Vitamine (Polyvitaminpräparate), Lebertran, Biostrath. Erhebungen im deutschen Bundesligafussball haben gezeigt, dass sogar 76%

Tabelle 12: Sportmedizinisches Profil des Fussballspielers.
Schweiz (n=222).
Genussmittel, Drogen.

A *Alkoholkonsum*		
Bier trinken	oft	29%
	selten	55%
	nie	16%
Wein trinken	oft	14%
	selten	76%
	nie	10%
B *Tabakkonsum*		
Nichtraucher, angeblich		98%
Raucher, täglich 1–19 Zigaretten		2%
C *Drogenerfahrung*		
Keine Drogen probiert		94%
Angeblich eine Droge (Haschisch/LSD)		6%

der Spieler regelmässig Zusatzpräparate zu sich nehmen *(Schnizer und Kirchrath).* Die meisten dieser Präparate werden auf Verordnung des Mannschaftsarztes oder Trainers bzw. Masseurs eingenommen.

Hinsichtlich des Genussmittelkonsums sowie der Drogenerfahrung orientiert die folgende Tabelle.

8.4. Handball Männer

Die Akteure stammten zu 23% aus der Nationalliga A, zu 19% aus der Nationalliga B, zu 26% aus der 1. Liga, zu 17% aus der 2. Liga und zu 15% aus der 3. Liga. Die Befragten waren im Durchschnitt 25 Jahre alt, jene aus der 3. Liga als ältere Gruppe 27,3 Jahre und jene aus der NL B als jüngste Gruppe 23,6 Jahre. 15% waren Torhüter, 48% Aufbauspieler und 37% Kreisläufer *(Friederich).*

Die 200 befragten Spieler stammten aus 40 verschiedenen Klubs. 38% hatten ihren Verein bereits ein oder mehrere Male gewechselt. 96% spielten vorwiegend auf dem Kleinfeld und in der Halle, 4% auf dem Grossfeld. 77% spielten am liebsten in der Halle, 13% auf dem Kleinfeld, 10% antworteten indifferent. 56% waren der Meinung, man solle das Grossfeldhandballspiel abschaffen.

43% der Akteure trugen beim Wettkampf einen Körperschutz. 80% schossen rechtshändig, 14% linkshändig, 6% beidhändig. Die Spieler waren durchschnittlich mit 15 Jahren in den Handballklub eingetreten.

Gut die Hälfte der Akteure wurde durch Freunde für den Handballsport aktiviert, ein Drittel durch die Schule, 7% durch die Eltern, 4% durch die Pfadfinder, 3% durch «Jugend+Sport» (Vorunterricht) und 2% durch die Massenmedien. 70% befürworteten das Handballspiel für Frauen.

Als beliebteste Hobbies wurden bei Möglichkeiten von Mehrfachnennungen Sport (88%), Musik (27%) und Lesen (23%) angegeben. Nebst Handball betrieben rund die Hälfte der Spieler noch einen weiteren Wettkampfsport, vorwiegend Leichtathletik (15%), Fussball (8%), Skifahren (5%) und Orientierungslauf (4%). Zum Ausgleich wurden Skifahren (55%), Fussball (53%) und Schwimmen (52%) praktiziert, um die hauptsächlichsten Ausgleichssportarten zu nennen. Pro Woche sahen die Handballer durchschnittlich 4,5 Stunden fern, lasen 4,5 Stunden Zeitungen und 4 Stunden Bücher. 48% besassen zum Zeitpunkt der Befragung ein Auto, 12% ein Motorfahrrad und 6% ein Motorrad.

60% der Befragten waren noch ledig. Auf die Frage hin, wem sie ihre Sorgen anvertrauen würden, äusserten 47% der Frau oder der Freundin, 20% den Eltern und 16% dem Freund. Nur 17% äusserten sich nicht oder in dem Sinne, dass sie ihre Sorgen alleine tragen und lösen müssten. Ob Nichtsportler anders antworten und welche Folgerungen aus entsprechenden Vergleichen (Extro- und Introversion, Psychohygiene, Selbstmordprävention) zu ziehen sind, haben wir in einer Sonderstudie über die Einstellung zum Selbstmord und über die eigenen bisherigen Suizidgedanken zu beleuchten versucht *(siehe Kap. 13)*. 25% übten vor einem Meisterschaftsspiel sexuelle Enthaltsamkeit, 32% nicht, 38% gaben indifferente und 5% keine Antworten. Hinsichtlich des Alkoholkonsums bekannten sich 5% als Abstinenten, 14% tranken nie Bier, 15% nie Wein, 34% nie Schnaps. 52% dieser Handballspieler waren Nichtraucher, 20% rauchten selten, 28% täglich. Diese Zahlen liegen nicht niedriger als bei vergleichbaren Kontrollkollektiven aus der Bevölkerung, fanden wir doch bei berufstätigen Männern aus 44 repräsentativen Stichprobenbetrieben der Nordschweiz 42% Raucher im Alter von 20 bis 24 Jahren und 47% im Alter von 25 bis 29 Jahren; Alkoholabstinenten waren 4% (Handballer 5%). 12% der Befragten hatten bereits einmal eine Droge (meist Haschisch) probiert. 70% waren dagegen, den Haschischkonsum gesetzlich freizugeben, 18% dafür, 12% enthielten sich in dieser Frage der Stimme; wir haben bei Lehrern in 66%, bei Lehrlingen in 40% Zustimmung zum Haschischverbot gefunden.

Von 78% war das Mittagessen von 17% das Nachtessen als Hauptmahlzeit angegeben worden, von 8% das Frühstück. Ein Fünftel bezeichnete sich als sehr mässige, vier Fünftel als mittlere und starke Fleischesser. Untersuchungen zum Ernährungswissen und Ernährungsverhalten von Handballspielern sind von *Fröleke und Nilles* publiziert worden; 41% der 103 befragten Handballspieler hatten noch nie etwas über bestimmte Ernährungsempfehlungen in dieser Sportart gehört.

8.5. Handball Frauen

Von den 115 befragten Handballspielerinnen *(Perko)* waren 111 Schweizerinnen und vier Ausländerinnen (2 Italienerinnen, 1 Dänin, 1 Deutsche). Das Durchschnittsalter betrug 21,4 Jahre, wobei die älteste Spielerin 33 und die jüngste 15 Jahre alt waren. Sie gehörten 20 Mannschaften aus 16 Vereinen an. 17 waren Torhüter, 45 Aufbauspielerinnen und 53 spielten im Sturm. 10 Spielerinnen waren Nationalmannschaftsmitglieder, 8 hatten früher dort gespielt.

84% der Handballspielerinnen sind ledig, 12% verheiratet. Eine Spielerin ist geschieden. 4% sind verlobt. 5 Spielerinnen haben Kinder, davon 4 Frauen 2 Kinder. Zwei Drittel der Mädchen leben bei den Eltern, ein Drittel lebt von den Eltern getrennt. Zwei von drei verheirateten Spielerinnen haben einen aktiven Sportler zum Mann, von denen wieder jeder zweite aktiver Handballer ist. Dreiviertel der Ehemänner haben sehr viel Verständnis für den Sport ihrer Frauen, die anderen haben viel oder mittelmässiges Interesse. Es ist jedoch kein Ehemann dabei, der wenig oder gar kein Verständnis für den Damenhandballsport aufbringt.

Die folgende Tabelle gibt Auskunft über das Freizeitverhalten der befragten Handballspielerinnen.

Tabelle 13: Sportmedizinisches Profil der Handballspielerin.
Schweiz (n=115).
Bevorzugte Freizeitbeschäftigung.

Ausgleichssportarten (Mehrfachnennungen)			
Schwimmen	64%	Gymnastik/Ballett	6%
Skifahren	62%	Wandern	6%
Volleyball	23%	Eislaufen	5%
Tennis	22%	Bergsteigen	3%
Langlauf	16%	Segeln	3%
Leichtathletik	12%	Turnen	3%
Fussball	10%	Basketball	2%
Tischtennis	8%	OL	2%
Reiten	7%	Squash	2%
Velofahren	7%	Kajak	2%
Waldlauf	6%	Anderes	8%
Zusätzliche Wettkampfsportarten			
Volleyball	5%	Skifahren	2%
Langlauf	3%	Fussball	2%
Leichtathletik	3%	Anderes	5%
Tennis	3%		
Freizeithobbies (Mehrfachantworten)			
Sport	58%	Tanzen	10%
Lesen	47%	Reisen	9%
Handarbeit	29%	Faulenzen/Schlafen	5%
Musik	21%	Theater/Kino	5%
Basteln	13%	Anderes	13%
Malen	10%		

Als bevorzugte Freizeitbeschäftigung steht eindeutig der Sport mit 34%, gefolgt vom Lesen mit 15%, im Vordergrund. Schwimmen und Skifahren als Volkssportarten werden am häufigsten als Zusatz- oder Ausgleichssportart praktiziert. Insgesamt betreiben 22% dieser Handballerinnen noch eine weitere Sportart wettkampfmässig.

Im Fragebogen sind speziell auch die Freizeitgewohnheiten, die trainingshygienischen Parameter sowie Fernsehen, Schlaf, Sauna, Massage erfasst worden. Die Sportlerinnen verbringen rund 0,9 Stunden pro Tag vor dem Fernsehapparat. Der Nachtschlaf beträgt im Mittel 7,9 Stunden. 6% gehen regelmässig in eine Sauna, 48% gelegentlich und 46% nie. Die meisten Befragten (75%) lassen sich nie, 20% gelegentlich und 5% regelmässig massieren.

Bei den Befragten verteilt sich die Hauptmahlzeit folgendermassen: 81% pflegen das Mittagessen als Hauptmahlzeit einzunehmen, 16% das Abendessen und 3% das Frühstück. Im Durchschnitt nehmen sie 2,7 Mahlzeiten täglich zu sich. Bei einem Drittel der Handballspielerinnen wird die Ernährung durch den Sport beeinflusst. Bei den anderen wird die Ernährung vor allem dadurch beeinflusst, dass sie wegen eines Trainings oder eines Spiels Mahlzeiten auslassen (28%), vor dem Wettkampf nur leichte Kost zu sich zu nehmen (21%), vermehrt Vitamine zu sich nehmen (7%) oder einen gesteigerten Appetit haben (5%), versuchen gesünder zu essen oder bewusst mehr Eiweiss zu sich zu nehmen (5%). Nach einer körperlichen Leistung nehmen 23% vermehrt Früchte zu sich, 14% essen mehr Salat und ebensoviele essen mehr Milchprodukte, 9% essen mehr Süssigkeiten und 8% mehr Fleisch. Die übrigen Spielerinnen essen jedoch in ihrer gewohnten Weise.

Von den Befragten rauchen 24% Zigaretten; 76% sind Nichtraucherinnen. Von den Freunden und Ehemännern rauchen 35%, die anderen sind Nichtraucher.

Die weiteren Erhebungen zielten auf das Trinkverhalten der Handballspielerinnen ab. Täglich trinken alkoholische Getränke (meist Wein) 3%, zwei- bis dreimal pro Woche 14%, an Wochenenden 22%, selten 53% und nie 8%. Unter den alkoholischen Getränken werden vor allem bevorzugt Wein (72%), Bier (9%), Cocktails/Longdrinks (8%), Apéritifs und Liqueurs (6%), gebrannte Wasser (4%), Kaffee mit Schnaps und Tee mit Rum (1%).

Wir haben in den Vergleichsanalysen in unseren Repräsentativerhebungen an 1260 berufstätigen Männern und 1033 berufstätigen Frauen aus 44 Stichprobenbetrieben der Schweiz ausführlich die Rauch- und Trinkgewohnheiten beschrieben *(Biener und Schär)*; abstinente berufstätige Frauen in den entsprechenden Altersgruppen fanden sich in 12% (bei den Handballerinnen in 8%), Nichtraucherinnen in nur 42% (Handballerinnen 76%).

8.6. Radsport

An insgesamt 100 Elite- und Berufsradrennfahrern der Schweiz wurden im ersten Teil unserer sportmedizinischen Untersuchung Fragebogenerhebungen durchgeführt *(Burki)*. Es handelte sich dabei in drei Viertel der Fälle um Spitzenfahrer aus der deutschsprachigen Schweiz und in einem Viertel um solche aus der Westschweiz und aus dem Tessin. Der Anteil der Berufssportler betrug 8%.

34% der Fahrer leisten berufliche Schwerarbeit, 32% leichte Arbeit. 34% arbeiten vorwiegend sitzend. 2 Radsportler sind zur Befragungszeit arbeitslos gewesen. Ihre Zukunft geben 56% dieser Männer als gesichert an, in 44% ist die künftige Situation unklar. 20 der 92 Amateursportler bekennen, dass sie durch sportliche Erfolge genug verdienen, um den Arbeitsausfall zu kompensieren. Eine künftige Weiterbildung fassen 65% für die Zeit nach Abschluss ihrer Leistungssportkarriere ins Auge, 22% sind noch unschlüssig, 13% verneinen.

Das Verständnis der Familie gegenüber dem Radrennsport bezeichnen 83% als gut. 36 Fahrer haben oder hatten ebenfalls Radrennsportler als Brüder oder Väter in der Familie.

73% dieser Fahrer sind Autobesitzer; der Grund für diese hohe Quote ist in der Tatsache zu suchen, dass für den Transport zu Radrennen ein Fahrzeug unerlässlich ist. — 23% der Befragten sind oft, 73% selten und 4% nie vorm Fernsehgerät zu finden. Als Hobbies ausser Sport werden u. a. angegeben: Lesen (27 Angaben), Musik (27), Faulenzen (20), Freundin/Familie (11), Tanzen (11), Fotografieren (11), Basteln (8), Kino (5), Zeichnen/Malen (5), Reisen (3), Schach (3).

Die letzte Mahlzeit vor dem Rennen erfolgt nach folgender prozentualer Verteilung: bis zwei Stunden vorher 35% — zwei bis drei Stunden vorher 32% — drei und mehr Stunden vorher 33%. In welchen zeitlichen Abständen vor einem Rennen die letzte Mahlzeit eingenommen werden soll, hängt von der Art des Rennens ab. Für kurze, schnelle Rennen werden aus sportmedizinischer Erfahrung 3 Stunden vorgeschlagen, vor langen Strassenrennen ist 1–2 Stunden vorher noch eine grössere Mahlzeit vorzusehen. In beiden Fällen kann man leichtverdauliche Kohlenhydratkonzentrate alle 15–30 Minuten bis zum Start zuführen, beispielsweise Fruchtsäfte, Toastbrot mit Honig, Magermilchjoghurt mit Honig sowie Sultaninen und geriebene Nüsse bzw. gequetschte Erdbeeren oder andere Tiefkühlfrüchte verrührt, auch Haferflockenbrei, Birchermüsli.

Als Rennverpflegung führen sich diese Aktiven gewöhnlich folgende feste oder flüssige Nahrungsmittel zu.

Tabelle 14: Sportmedizinisches Profil des Radrennsportlers.
Schweiz (n=100).
Wettkampfkostgewohnheiten (Mehrfachantworten).

Feste Nahrung	
Frische Früchte	59%
Dörrfrüchte	10%
Datteln, Feigen	1%
Gries-, Reis-, Hirse- und Maiskuchen	31%
Kuchen, Bisquits, Biberli, Sandwich, Honig-, Käse- und Ananasbrote	25%
Schokolade	5%
Fleisch	4%
Flüssige Nahrung	
Tee	69%
Top Ten u. ä.	56%
Coca-Cola	12%
Minvitin	4%
Eigenes Rezept	3%
Sonstiges (Schoko, Kaffee, Eigelb mit Cognac u. a.)	22%

In der Wettkampfkost soll Nahrung, die Durstgefühl erzeugt, vermieden werden. In der Praxis beliebt sind sogenannte Hawaiischnitten, also Toast mit Schinken und Ananas.

Regelmässiges Trinken während der Fahrt wird von vielen Radsportexperten vorgeschlagen, und zwar alle 15 Minuten 1–3 dl je nach Witterung. Die «schnelle Pulle» ist früher das Geheimnis mancher Aktiven oder Trainer gewesen; oft jedoch reduzierte sich dieses Geheimnis (beispielsweise Reis- oder Sagoschleim mit Salz- und Vitamin- bzw. Traubenzuckerzusätzen) auf sportärztliche Ernährungsgrundsätze, sofern nicht irgendwelche Aufputschmittel hineingeschmuggelt wurden.

Die von uns erfassten Radrennsportler trinken bei 10° C im Durchschnitt folgende Mengen: 30% nichts — 58% bis 2 dl — 12% mehr. Bei 30° C werden folgende Flüssigkeitsquanten konsumiert: 40% bis 5 dl — 40% bis 1 Liter — 20% mehr.

Aufbaumittel werden von 52% der Fahrer benutzt. Es handelt sich dabei um Eisenpräparate; Biostrath, Biomalz, Hormogerobion, Bienenhonig, Schwedentrunk, Meeralgen, Kernmark, Hefesäfte, Top Ten, Vital 26; Zucker-Salz-Infusion, Laevoral; Tonikum-D, Actiphos, Aktinavad, Veleda-Tonikum, Eiweisspräparate.

Vitaminpräparate werden in 32% regelmässig, in 42% selten und in 26% nie eingenommen. Man führt sich Supradyn, Beneroc, Berocca, Maxivit, Vitana u. a. zu. Zweifellos kann gegen eine zusätzliche Vitamingabe beim Leistungssportler sportärztlich nichts gesagt werden; durch schwere körperliche Arbeit entsteht ein erhöhter Vitaminbedarf, der beim «Ausdauervitamin» C fünf- bis zehnfach höher als in der Ruhe sein kann. Vor exzessiven Vitamingaben ist jedoch zu warnen, zumal toxische Symptome bei zu hohen Dosen der Vitamine A sowie D beobachtet worden sind; auch das Vitamin B_{12} kann in zu hohen Dosen zu Nebenwirkungen führen.

Medikamente nehmen 48% der Fahrer nie, 32% selten und 20% gelegentlich zu sich. Häufig werden Mittel gegen Erkältung und in diesem Zusammenhang Bronchodilatatoren genannt. Ein regelmässiger Medikamentenkonsum wird von keinem Sportler angegeben.

Eine Verschärfung der Dopingkontrolle für alle Kategorien wünschen 34% der Radsportler. 36% finden, dass eine solche nur für Elite- und Amateursportler nötig sei. Nur 30% erachten die gegenwärtigen Dopingkontrollen in unserem Land als genügend streng.

Gegenwärtig raucht verständlicherweise praktisch keiner dieser Leistungssportler. 19% haben in ihrer Jugend einmal mehr oder weniger aus Neugierde und in relativ geringen Mengen geraucht, meistens im Alter von 14 bis 16 Jahren.

Über den Konsum von alkoholischen Getränken orientiert die folgende Tabelle.

Bei dem täglichen Konsum handelt es sich um Probanden, die zum Essen am Abend ein Glas Bier oder Wein trinken. Schnapskonsum liegt praktisch in keinem Fall vor; er wird von diesen Sportlern fast völlig gemieden.

Tabelle 15: Sportmedizinisches Profil des Radrennsportlers.
Schweiz (n=100).
Alkoholkonsum.

Alkoholkonsum	täglich/oft	gelegentlich	selten	nie
Bier	4%	32%	41%	23%
Wein	9%	41%	40%	10%

8.7. Reitsport

Um ein sportmedizinisches Profil des Springreiters aufzuzeichnen, wurden vor den sportärztlichen Untersuchungen über 1000 Fragebögen an national-lizenzierte Reiter in der Schweiz versandt, von denen fast 500 retourniert wurden. 322 Fragebogen waren ausreichend beantwortet; sie gelangten zur Auswertung. Bei den Probanden handelte es sich um 236 Männer und 86 Frauen *(Blickenstorfer)*.

Ein Drittel der Reiter rekrutierte sich aus ehemaligen Kavalleristen. 37% absolvierten eine Hochschule, eine ungewöhnlich hohe Zahl im Vergleich beispielsweise zu Turnern (4%). Dreiviertel der Reiter und die Hälfte der Reiterinnen waren verheiratet.

Die Freizeitgestaltung erstreckt sich über ein breites Spektrum; passive Formen überwiegen mit Lesen (24%), Musik (13%), Tanz/Jagd/Fischen (10%). Der Weiterbildung wird grosse Beachtung geschenkt, möchten sich doch 93% fachlich qualifizieren, davon 22% im Beruf, 17% in Sprachen und 15% in kulturellen Belangen. Ein Drittel möchte sich fachliterarisch im Reitsport qualifizieren; 4% treiben direkt Pferdezucht. Dem Studium von Reitsportliteratur werden wöchentlich nahezu 2 Stunden eingeräumt; dabei werden vor allem Fachzeitschriften konsultiert. Am meisten werden die Zeitschriften «Kavallerist» gelesen (44%), gefolgt von der «Reiter-Revue» (20%) und der zum Zeitpunkt der Erhebung noch existenten «Parade» (15%). Es folgen als hippologische Zeitschriften «St. Georg» (11%) und «Panache» (5%) sowie in 5% sonstige Fachblätter (Horse and Hound, Holsteinerpferd, Tierwelt).

Vor dem Televisionsschirm verbringt der Reiter im Mittel 3 bis 4 Stunden pro Woche.

Als meistgebrauchtes Fortbewegungsmittel wird das Automobil erwähnt (78%). Mehr als die Hälfte (55%) fährt regelmässig Auto. Sie besitzen einen oder mehrere PKW, mehrheitlich Mittelklassewagen (52%), auch Luxusmodelle (35%) und Kleinwagen (13%). Den meisten Reitsportlern steht ein eigener Pferdetransporter oder Pferdeanhänger zur Verfügung (69%).

An eine bestimmte Trainingsdiät halten sich 8% der Sportler. Jede fünfte Befragte nimmt öfters Vitaminpräparate ein (Beneroc, Maxivit, Supradyn, Berocca, Vital u. a.).

Eher hohe Werte ergibt der Kaffeekonsum (76%). Die Reiter trinken durchschnittlich 3–4 Tassen täglich, meist mit Rahm (75%), 52% nehmen regelmässig Zucker, 9% Süssstoffe. Milch lieben 50%. Mittagessen und Abendbrot bezeichnen gleich viele Befragte als Hauptmahlzeit. 62% frühstücken regelmässig. Fleisch wird von allen Reitern gegessen, von der Hälfte der Befragten aber nur in geringem Masse.

Aufschlussreich ist die Befragung über die Rauchgewohnheiten. Die Nichtraucherquote liegt bei rund 40%. Mit 19 Jahren hat man durchschnittlich mit dem Rauchen begonnen. Ehepartner/in oder Freund/in rauchen bei rund der Hälfte dieser Sportler ebenfalls. Die Ausgaben für Raucherwaren belaufen sich im Mittel auf Fr. 11.— wöchentlich. Nur 28% der Raucher möchten in der nächsten Zeit den Tabakkonsum einstellen. Die Exraucher (28%) begründen ihren Rauchstop durch ihre Vernunft, durch leichtere oder schwerere körperliche Beschwerden, die durch Rauchen auftraten oder durch andere Anlässe.

Als bevorzugtes alkoholisches Getränk steht der Wein (63%) an der Spitze. Die Ausgaben für alkoholische Getränke belaufen sich im Mittel auf Fr. 17.— wöchentlich. 28% trinken täglich, 21% ein- bis zweimal pro Woche alkohol, 19% mehrmals pro Monat, 24% selten und 8% nie.

Reitsportler rekrutieren sich aus sozial höheren Kreisen; über ein Drittel hat eine Hochschule absolviert, ihre Berufe erforderten mehrheitlich eine höhere Ausbildung, rund die Hälfte der Befragten sind selbständig erwerbend. Aus dieser Sicht her sind auch die Lebensgewohnheiten zu verstehen. In der Freizeitbeschäftigung stehen eher akademische Interessen im Vordergrund, wie die musischen Gebiete der Literatur und Musik. Die Weiterbildung wird von der Mehrheit (93%) auf irgend einem Gebiete gepflegt. Ihre liberale Tendenz — meist Freisinnige Demokraten (69%) oder Angehörige bürgerlicher Parteien (30%), jedoch weniger als 1% Sozialdemokraten — zeigt sich auch in ihrem starken militärischen Engagement; nicht weniger als 64% der Männer stehen im Rang eines Offiziers. Einen weiteren Einblick in die soziale Strukturierung erlauben auch die hohen Ausgaben der Befragten für ihre Sportausübung. Nur in wenigen Sportarten wie beispielsweise Fliegen, Segeln oder Automobilrennsport liegen die jährlichen finanziellen Aufwendungen höher als bei den Reitern, die für ihre Trainingspferde, Pferdetransporter u. a. durchschnittlich über Fr. 12000.— aufbringen müssen.

8.8. Schwimmen

Es wurden wiederum Fragebogen 140 männlichen und 126 weiblichen Leistungsschwimmern zugestellt *(Honegger).* Von den Männern gehörten 48%, von den Frauen 40% zu den Eliteschwimmern.

Von insgesamt 255 bzw. 215 Mehrfachantworten nach der liebsten Freizeitbeschäftigung dominierte das Lesen mit 17% bei den Burschen und mit 22% bei den Mädchen, an zweiter Stelle stand «Musikhören» (16% zu 13%) und an dritter Stelle das Basteln, einschliesslich Nähen/Stricken (12% zu 11%).

Bei der Frage nach der Lieblingsliteratur fällt auf, dass fast kein einziger Schwimmer seine spezifische Sportliteratur zu lesen scheint. Ob diese Tatsache die ausgleichende Reaktion auf die sonst ziemlich starke Beanspruchung der Freizeit durch das Schwimmen bedeutet oder einfach im ungenügend bekannten und/oder vorhandenen Leseangebot begründet ist, sei dahingestellt. Eventuell würde dem Trainer als belesenem Fachmann die Aufgabe zufallen, seine Schwimmer auf wichtige einschlägige Artikel (Ernährung, Vorbereitung, Trainingshygiene) aufmerksam zu machen.

45% der Schwimmer und 25% der Schwimmerinnen haben früher einen anderen Sport aktiv betrieben, meist Turnen/Kunstturnen. Zur Zeit sind noch 9% der Burschen und 3% der Mädchen wettkampfmässig in einer anderen Sportart tätig.

Unter den 140 Schwimmern befindet sich ein Vegetarier; von den 126 Schwimmerinnen halten sich 5 an eine Abmagerungsdiät. Das Morgenessen ist bei 11% (6%) Hauptmahlzeit des Tages, das Mittagessen bei 70% (75%), das Nachtessen bei je 19%. Die Mehrzahl der Schwimmer (71% der Burschen, 75% der Mädchen) nehmen bis zu 2 Stunden vor dem Wettkampf die letzte feste Nahrung zu sich; Fleisch bzw. Fleischgerichte stehen dabei mit 31% an der Spitze aller Antworten, mit 16% folgen Getreideprodukte wie Brot, Gebäck, Zwieback. In 15% werden Süssigkeiten und Früchte vor dem Start eingenommen.

Zwei Drittel der Schwimmer trinken in der letzten Stunde vor Wettkampfbeginn nichts mehr, ein Drittel nimmt noch bis eine halbe Stunde vor dem Start Flüssigkeit zu sich. Dabei werden in 36% Fruchtsäfte, in 29% Tee, in 13% Milch bevorzugt. Burschen trinken Milch häufiger (18%) als Mädchen (8%).

Unter den insgesamt 266 Schwimmern, von denen immerhin 53% vierzehn Jahre und älter sind, ist kein einziger Raucher zu finden! Diese Tatsache ist präventivmedizinisch und gesundheitserzieherisch von grosser Bedeutung. Es gibt auch keine ehemaligen Raucher unter diesen Schwimmern. Fragt man nach dem Grund des Nichtrauchens, so werden in 90% die schädlichen Auswirkungen des Tabakkonsums zitiert. Einige Begründungen lassen allerdings die Möglichkeit offen, doch noch Raucher zu werden: «Darf nicht — Kein Geld — Weil ich noch zu jung bin — Noch nicht». Eine gezielte Gesundheitserziehung in den Klubs muss der Tendenz, mit dem Rauchen anzufangen, unbedingt entgegenwirken.

Alkohol wird ebenfalls selten konsumiert; die Begründungen, warum kein Alkohol getrunken wird, lauten ebenfalls meist «Gesundheitsschädigend»; doch auch Antworten wie: «Noch zu jung — Keine Gelegenheit — Habe Alkohol nicht gern — Milch schmeckt besser» kommen vor.

Hinsichtlich des Drogenkonsums gibt ein Schwimmer an, mit 17 Jahren allein und in einer Gruppe in Kontakt mit Rauschgiften gekommen zu sein; er habe LSD und Haschisch probiert. — Den Preis eines Gramm Haschisch bis ca. 10 Franken schätzen 14% der Jungen und Mädchen richtig ein, 16% nennen eindeutig zu hohe Preise, 70% geben keine Antwort. — Alkohol wird, wie die folgende Tabelle ausweist, von rund 70% der Be-

Tabelle 16: Sportmedizinisches Profil des Schwimmers.
Schweiz (n=266).
Einstellung zu Genuss- und Suchtmitteln.

		männlich	weiblich
I.	Alkoholkonsum		
	Nie	89%	92%
	Zwei- bis dreimal pro Woche	1%	–
	Bei besonderen Anlässen	10%	8%
	2 Befragte trinken Bier, 11 Wein, 3 auch harte Alkoholika, 15 was vorhanden.		
II.	Tabakkonsum		
	nie	100%	100%
III.	Drogenkonsum		
	Einmal erfolgt	1%	1%
	Nicht erfolgt	88%	90%
	Nicht geantwortet	11%	9%
	Drogenkonsum einmal erwünscht	4%	2%
	Drogenkonsum nicht erwünscht	66%	80%
	Weiss nicht	3%	2%
	Nicht geantwortet	27%	16%
	(Einmal probieren möchte man meistens Haschisch, in 2 Fällen LSD, in einem Fall Morphium).		
IV.	Einschätzung der Gefährlichkeit:		
	Tabak ist gefährlicher als Alkohol	40%	19%
	Alkohol ist gefährlicher als Haschisch	18%	10%
	Haschisch ist gefährlicher als Tabak	92%	94%

fragten als gefährlicher als Tabak eingeschätzt. 86% erachten Haschisch gefährlicher als Alkohol und sogar 93% gefährlicher als Tabak. Nur 7% glauben also, dass Tabak gefährlicher als Haschisch sei.

8.9. Tennis

Es wurden 400 Fragebogen an Tennisspieler und Tennisspielerinnen der Ostschweiz verschickt, die über sportspezifische Themenkreise Auskunft bringen sollten *(Caluori)*. Von den 400 Fragebogen kamen 275 beantwortet zurück, und zwar von 203 männlichen und 72 weiblichen Sportlern. Die befragten Spieler stammten aus 27 Tennisclubs der Ostschweiz.

Ausser dem Tennisspielen bestehen noch andere Freizeithobbies, beispielsweise (bei erlaubten Mehrfachnennungen) Lesen (40%), Musik (23%), Theater (13%), Familie (8%), Haus/Garten (8%), Reisen (8%), Sammeln (5%), Malen (4%), Kartenspiel/Schachspiel (4%), Sonstiges

Tabelle 17: Sportmedizinisches Profil des Tennisspielers. Schweiz (n=275). Lebens- und Freizeitgewohnheiten.

Massage		Sauna		Vitaparcours	
Wöchentlich	6%	Wöchentlich	16%	Wöchentlich	15%
Selten	15%	Selten	28%	Selten	51%
Nie	79%	Nie	56%	Nie	34%

Zeitliche Spielfrequenz		Im Winter spielen Tennis	
Täglich spielen Tennis	32%	Regelmässig	34%
Zweimal pro Woche	48%	Selten	30%
Einmal wöchentlich	16%	Nicht	36%
Einmal im Monat	4%		

Tabelle 18: Sportmedizinisches Profil des Tennisspielers. Schweiz (n=275). Ernährungsgewohnheiten und Genussmittelkonsum.

Letzte Nahrungsmittelaufnahme vor Wettkampf		Getränkekonsum nach Wettkampf	
0–1 Stunde	14%	Tee	38%
1–2 Stunden	59%	Mineralwasser	41%
2–3 Stunden	22%	Milch	5%
3–4 Stunden	5%	Alkoholika	15%
		Kaffee	1%

Alkoholische Getränke	Wein	Bier
Oft	36%	28%
Gelegentlich	44%	36%
Selten	13%	19%
Nie	7%	17%

Tabakkonsum		
Nichtraucher	65%	
Raucher	35%	(77% Zigaretten, 17% Pfeife, 6% Zigarren)

Davon Zigarettenkonsum			
1–10 pro Tag	29%	20–30 pro Tag	28%
10–20 pro Tag	29%	über 30 pro Tag	14%

Medikamente			
Täglich	3%	Selten	50%
Gelegentlich	12%	Nie	35%

Davon			
Schmerzmittel	57%	Vitamine	3%
Schlafmittel	7%	Abführmittel	3%
Antirheumatika	6%	Antihypertensiva	3%
Beruhigungsmittel	12%	Verschiedenes	9%

(30%). – Rund die Hälfte aller Erfassten verbringt ihre Freizeit am liebsten beim Sport. Zusätzlich zum Tennis widmet man sich dem Skilauf (59%), dem Schwimmen (38%), dem Tischtennis (7%), dem Segeln/Rudern (7%), dem Turnen (4%), dem Handball (3%), dem Reiten (3%), dem Volleyball (3%) und sonstigen Sportarten (9%). Wettkampfmässig betreiben neben dem Tennissport noch 8% Skilauf, 7% Fussball und weitere 20% sonstigen Einzelsport wie OL, Rudern, Eishockey, Leichtathletik, Langlauf, Schwimmen, Handball, Golf. – Bei 29% der Befragten spielt der Vater Tennis, bei 26% die Mutter, bei 40% der Bruder und/oder die Schwester. In 12% ist auch der Ehepartner, in 9% sind die Kinder Tennisspieler. Es ist bezeichnend, dass 99% der Befragten wünschen, dass auch ihre Kinder einmal Tennis spielen sollen. 77% sind Autobesitzer. 47% sehen oft, 45% selten Fernsehsendungen zu; 8% besitzen kein TV-Gerät.

Aufschlussreich innerhalb des Sektors der Sporthygiene sind die Ernährungsmodalitäten und der Genussmittelkonsum. Für 55% dieser Tennisspieler ist das Mittagessen die Hauptmahlzeit am Tag, für 38% das Nachtessen, für 7% das Frühstück. Die knappe Hälfte der Befragten änderte am Wettkampftag ihre Kost überhaupt nicht, 55% bevorzugen eine leichte Wettkampfkost, meist in Form von Fleisch, Reis, Früchten, Salat, Bouillon. Einzelheiten zum Ernährungs- und Trinkregime sowie hinsichtlich des Tabak-, Alkohol- und Medikamentenkonsums zeigt die folgende Tabelle.

8.10. Landhockey

Erfasst wurden 102 Männer und 51 Frauen, also insgesamt 153 Spieler *(Zoelly)*. Im folgenden werden die Antworten der Männer besprochen und die entsprechenden Zahlen, die die Frauen betreffen, dahinter in Klammer gesetzt und in besonderen Fragen erwähnt.

Die Angaben über die Freizeitgestaltung dieser Sportler sind erwartungsgemäss sehr variant. Sehr oft werden zusätzliche Sportarten als Hobby genannt.

Das Fernsehen hat auch bei den Sportlern eine grosse Bedeutung innerhalb der Freizeitgestaltung erlangt; gezielt befragt antworteten 84 (80)%, dass sie regelmässig ins Fernsehgerät schauen, und zwar im Schnitt 1,5 (1,3) Stunden pro Tag, 6 (8)% selten und 10 (12)% nie. Von allen Befragten werden im Mittel 1,3 (1,0) Stunden pro Tag ferngesehen. Auch der Schlaf hat seine Bedeutung für die Leistungsfähigkeit einer Person; die Hockeyaner schlafen etwa 7–8 Stunden pro Nacht, im Mittel 7,6 (7,9) Stunden.

Gezielt befragt, welcher Ausgleichssport betrieben wird, antworteten die meisten dieser Landhockeyspieler «Fussball», die Spielerinnen «Schwimmen». Es ist jedoch auffällig, dass auch relativ viele Hockeydamen Fussball spielen.

Tabelle 19: Sportmedizinisches Profil des Landhockeyspielers. Schweiz (n=102 Männer, 51 Frauen). Bevorzugte Freizeitgestaltung (Mehrfachnennungen).

Angaben in Prozent, Männer (in Klammern: Frauen)			
Andere Sportarten	34(31)%	Faulenzen	11(18)%
Lesen	22(25)%	Familie	6(2)%
Musik	19(11)%	Wandern	4(4)%
Tanzen	6(12)%	Briefmarken	4(0)%
Fotografieren	6(0)%	Theater/Film	3(2)%
Basteln und Handarbeiten	5(29)%	Malen	3(6)%
		Kunst	4(0)%
Reisen	5(2)%	Anderes	29(27)%

Von den befragten Spielern wurde von 77 (76)% das Mittagessen als Hauptmahlzeit eingenommen, 18 (10)% betrachten das Abendessen als Hauptmahlzeit, 4 (8)% das Frühstück, und 1 (6)% betrachteten alle drei als Hauptmahlzeiten. Es nehmen 56 (57)% die konventionellen drei Mahlzeiten pro Tag zu sich, 26 (31)% essen zweimal pro Tag, 9 (6)% nehmen vier Mahlzeiten zu sich. Die übrigen nehmen eine oder fünf oder sechs Mahlzeiten zu sich, im Durchschnitt also 2,9 (2,8) Mahlzeiten pro Tag.

Die Essgewohnheiten der Sportler werden durch das Landhockeyspielen in 72 (59)% der Fälle kaum beeinflusst, 9 (12)% bemerken eine Zunahme des Appetits unter der Menge, die sie essen. 6 (6)% essen nur wenig und leichte Kost vor einem LH-Spiel, im allgemeinen bemüht man sich, «gesunde» Nahrung aufzunehmen, namentlich Fleisch, Obst und Salat.

Nach einem Spiel oder einem Training verhalten sich die Spieler bezüglich der Nahrungsaufnahme sehr unterschiedlich: wenig und leichtes Essen konsumieren 26 (14)%, Fleisch 22 (16)%, Salat 12 (24)%, Obst 7 (16)%, ebenso auch Kohlehydrate, Gemüse, Milchprodukte. 20 (8)% meinten, dass sie nach einer körperlichen Anstrengung normal essen würden, 19 (22)% essen hinterher überhaupt nichts.

Dem Zigarettenrauchen sind unter den Befragten trotz des Sports Männer und Frauen etwa gleichermassen mit 33 (37)% noch verfallen. 67 (63)% sind Nichtraucher. Bevorzugt werden bei den Männern Select 26%, Brunette 13%, Parisienne, Muratti, Gauloises und Marocaine Super, bei den Frauen Muratti 26%, Marlboro 9%, Brunette und Mary Long.

Von den zugehörigen Partnern rauchen bei den Männern 45%, bei den Frauen 40%. Im weiteren wurde auch nach dem Alkoholkonsum gefragt: bei den Landhockeyspielern trinken 6 (8)% täglich alkoholische Getränke, 2–3 mal wöchentlich 34 (12)%, am Wochenende 11 (6)%, selten 38 (60)%. Auf Alkohol verzichten 11 (14)%. Es wurden Wein 37 (26)% und Bier 32 (6)% weitaus am meisten bevorzugt, 6 (8)% konsumierten am liebsten Spirituosen und ähnliches. Die restlichen Befragten wollen ihren bevorzugten Konsum nicht genauer spezifizieren.

Eine Droge versuchen würden 9 (2)%, vielleicht versuchen 13 (10)%, die übrigen würden nicht versuchen oder gaben in 1 (4)% keine Antwort. Das grösste Interesse galt dabei dem Haschisch 9 (4)%, im übrigen dem Kokain oder dem LSD. Gelegenheit, eine Droge zu bekommen, hatten 29 (24)%.

8.11. Kunstturnen

Es wurden je 61 Fragen an 200 aktive Kunstturner aus der ganzen Schweiz mittels Fragebogen gestellt, um ein sportmedizinisches und besonders ein sporthygienisches Bild dieser Sportart zu erhalten *(Pancaldi)*. Die 200 befragten Turner waren zwischen 14 und 30 Jahre alt, 17 Jahre im Durchschnitt. Die Akteure gehörten zu 10% der schwierigsten Leistungsklasse 4, zu 47% der LK 3, zu 25% der LK 2 und 18% der LK 1 an. Die 200 befragten Turner turnen durchschnittlich 7–8 Stunden pro Woche und nehmen jährlich an 6 bis 7 Wettkämpfen teil.

Bei 38% der Akteure handelt es sich noch um Schüler — als Beweis dafür, dass das Kunstturnen in der Jugend ernsthaft begonnen und später wegen verschiedener Schwierigkeiten wieder verlassen wird. Merkwürdig ist auch der sehr niedrige Prozentsatz an Studenten (5%) sowie von Turnern von Vätern mit akademischer Ausbildung (4%) als Hinweis für eine gewisse Unterschätzung des Geräteturnens in akademischen Kreisen.

Als mit dem Studium oder mit dem Beruf unzufrieden bezeichnen sich 2% der Befragten, während 10% eine indifferente Antwort geben. Nur 2% der Turner geben an, dass ihre Vorgesetzten kein Verständnis für ihre sportliche Betätigung aufweisen. Das Kunstturnen hat 26% der Befragten in ihrem Beruf oder in ihrem Studium angeblich gefördert und 7% behindert. 63% der Akteure wohnen noch bei den Eltern, 34% sind Mieter und 3% Hausbesitzer. Das Turnen wird in 69% der Fälle durch die Angehörigen gefördert, während kein Fall von Abneigung in der Familie angegeben wird.

23% der Turner besitzen einen Wagen, 7% ein Motorrad, 31% ein Motorfahrrad und 71% ein Velo.

Als beliebteste Hobbies werden eine zweite Sportart (29%), Musik (23%), Lesen (19%) und Basteln (14%) angegeben, der restliche Prozentsatz macht sonstige Angaben.

2% der Turner trinken täglich Wein, 1% Bier, 64% der Befragten trinken glegentlich bis selten Wein, 52% Bier und 42% Spirituosen. 34% der Turner trinken nie Wein, 47% nie Bier und 58% nie Spirituosen. — Nur 21 der 200 Befragten sind Raucher (10,5%). 3 Turner rauchen 10–20 Zigaretten pro Tag, 13 weniger als 10 pro Tag und 5 Turner rauchen Pfeife. — 5 Turner von 200 (2,5%) haben schon Rauschgift probiert. 19 Turner (9,5%) sind dafür, dass der Konsum von Haschisch erlaubt und gesetzlich nicht verfolgt wird.

8.12. Diskussion

Aus den Erhebungen über die Lebensgewohnheiten von Leistungssportlern verschiedener Disziplinen zeigt sich, dass hinsichtlich der Ernährungsgewohnheiten nicht immer optimale Kenntnisse über eine sportgerechte Kost bestehen. Beispielsweise haben nur 59% der Fussballspieler Informationen von ihrem Trainer oder vom Mannschaftsarzt erhalten, was sie essen sollen. Ob wirklich nur 8% dieser befragten Fussballspieler regelmässig Aufbaupräparate zu sich nehmen, wird angesichts der Zahl von 76% bei deutschen Profis in Frage zu stellen sein. Erfreulich ist immerhin, dass die Athleten aller erwähnten Disziplinen die Hauptmahlzeit in 75% mittags zu sich nehmen. Die Radsportler haben sich noch am meisten Gedanken über eine sinnvolle Sportkost gemacht; teilweise sind noch traditionelle Essgewohnheiten mit zuweilen abergläubischen Vorstellungen im Spiel. Auch hinsichtlich des Trinkens werden von ihnen manchmal geheimnisvolle eigene Rezepte erwähnt, in der Zusammensetzung jedoch verschwiegen. Landhockeyspieler, Tennisspieler und Schwimmer ändern ihre Kost vor Wettkämpfen kaum; einige Sportler stellen dann allgemein auf leichte Kost in Form von Reis, Früchten, Bouillon um. Erwähnenswert ist, dass rund ein Fünftel der Landhockeyspieler und -spielerinnen nach körperlichen Anstrengungen auf das Essen verzichten.

Hinsichtlich eines Tabakkonsums merkt man jedoch die strenge persönliche Disziplin des Athleten. Nur 13% der Leichtathleten und 6% der Leichtathletinnen rauchen gelegentlich, jedoch nur 2% der Nationalliga-Fussballspieler sowie kein einziger Radsportler und kein einziger dieser Eliteschwimmer. Anders die Reiter; sie rauchen in 60% (davon in einem Drittel Pfeife), wobei 28% diese Gewohnheiten unbedingt in nächster Zeit aufgeben wollen. Immerhin finden sich auch bei den Tennisspielern 35% Raucher, von denen ein Drittel 20 und mehr Zigaretten pro Tag inhalieren. Gleichviele Raucher mit 33% (Männer) und sogar 37% (Frauen) finden sich bei den Landhockeysportlern. Bei den Turnern haben wir nur 10% Raucher registriert.

Die Einstellung zum Alkoholkonsum ist je nach Disziplin grosszügiger. Wenn einst der olympische Athlet in der harten Vorbereitungszeit auf die Spiele in strenger Askese auf Frauen und Wein verzichtet hat, so kann man bei unseren Sportlern eine totale Alkoholabstinenz nur in 22% bei den Leichtathleten, in 51% bei den Leichtathletinnen, in 10% bei den Fussballspielern, in 5% bei Handballspielern, in 10% bei den Radsportlern, in 8% bei den Reitsportlern, in 7% bei den Tennisspielern sowie in 11% (Frauen 14%) bei den Landhockeyspielern feststellen. Erstaunlich ist, dass sich 89% der Schwimmer und 92% der Schwimmerinnen als (noch) abstinent bezeichneten; ihr Durchschnittsalter ist jedoch auch erst 15 bzw. 14 Jahre.

Hinsichtlich eines Drogenkonsums besteht bei Leistungssportlern praktisch kein Interesse. Seltene Versuche, Haschisch oder LSD zu probieren, sind als Neugierkonsum zu taxieren.

Das Freizeitverhalten ist weitgehend von Ausgleichs- oder Zusatzsportarten geprägt. Während in der gleichaltrigen Bevölkerung nach unseren Erhebungen bei Berufstätigen die eine Hälfte eine passive und die andere eine aktive Freizeitgestaltung vorziehen, sind zwei Drittel bis vier Fünftel dieser Leistungssportler in der Freizeit noch zusätzlich mit anderen Sportarten beschäftigt. Es wird jedoch — bei erlaubten Mehrfachantworten — auch gelesen und studiert; 56% der Leichtathleten und 44% der Leichtathletinnen lesen zur Zeit ein Buch. Autobesitzer sind altersabhängig ein Drittel bis drei Viertel der Sportler; aber auch sportartenspezifische Unterschiede sind deutlich, so in 78% die Reitsportler, in 77% die Tennisspieler, in 48% die Handballspieler. Dass auch 73% der Radsportler ein Auto besitzen, ist durch die Tatsache zu erklären, dass für den Transport zu Radrennen ein Auto meist unerlässlich ist.

Es gibt noch eine Fülle von anderen Parametern, welche die Eigenart der Lebensgewohnheiten von Spitzenathleten prägen. So spielen beispielsweise unterschiedliche Schlafgewohnheiten, Zielvorstellungen im Leben, Berufswünsche, Partnerbeziehungen, Teilnahme an öffentlichen Arbeiten, Übernahme von pädagogischen Aufgaben und politischen Ämtern, Familien- und Wohnsituationen eine Rolle. Wir haben in diesen genannten sowie in weiteren Sportarten (Orientierungslauf, Judo, Rudern, Kanu, Body-building, Alpinismus, Golf, Badminton, Wasserski, Fechten, Gewichtheben, Ringen, Squash, Volleyball, Ski alpin und nordisch, Eishokkey) entsprechende zusätzliche Erhebungen als Dissertationen durchführen lassen; darüber wird in den Bänden 1 bis 4 der «Sportmedizin der Einzelsportarten» berichtet (alle im Habegger Verlag, CH-4552 Derendingen/SO). Man sieht jedoch schon aus den hier erwähnten Tatsachen, dass eigentlich jede Sportart von mehr oder weniger stark unterschiedlichen Lebensgewohnheiten der Athleten geprägt wird.

9. Sonderprobleme der Sporternährung

9.1. Grundsätzliche Probleme

Sport benötigt Energie und damit eine ausreichende Kalorienzufuhr. Unzweckmässige Essgewohnheiten eines Sportlers können die körperlichen Leistungen jedoch nachteilig beeinflussen. Viel hilft nicht immer viel, und gut ist nicht immer gut. Anderseits sind durch geschickte Anwendung ernährungsphysiologischer Erfahrungen durchaus Leistungssteigerungen möglich *(Aigner; Biener, Schudel, Albonico; Ellington; Konopka; Nöcker; Prokop).*

9.2. Quantitative Probleme

Hinsichtlich der Nahrungsmenge werden bei einem Sportler mit einem Körpergewicht von rund 150 Pfund nur selten mehr als 5000 Kalorien (21 000 Joules) pro Tag erforderlich sein. Ein hohes Kostangebot von rund 10 000 Kalorien (42 000 Joules) kann nämlich im intermediären Stoffwechsel gar nicht ohne grossen Verbrennungsenergieaufwand bewältigt werden. Dass für Hochleistungsperioden in Schnee und Eis, bei Sechstagefahrern und bei Langstreckenschwimmern Kaloriensätze von 7000 bis 8000 (29 400 bis 33 600 Joules) und mehr veranschlagt und verbraucht werden, bleibt unbestritten. Man hat festgestellt, dass der Energieverbrauch bei Skilangläufern und Bergsteigern bis auf 10 000 Kalorien (42 000 Joules) ansteigen kann. Bei Sechstagefahrern hält man einen Mittelwert von 6830 verbrauchter Kalorien pro Tag (28 686 Joules) gefunden. Für den 87 km langen Wasa-Lauf in Schweden wäre bei einer Durchschnittsgeschwindigkeit von knapp 20 km/h der besten Läufer ein Energiebedarf von 9000 Kalorien zu errechnen (37 000 Joules; der Umrechnungsfaktor in Joule beträgt 4,18).

9.3. Fettbedarf im Sport

Hinsichtlich des Fettbedarfs gilt die Erfahrung, dass der Körper bei Ausdauerleistungen bis zu 90% seines Energiebedarfes durch Fett deckt; Beispiele dafür sind Kamele bei Wüstenmärschen, fette Lachse auf den Laichwanderungen, Zugvögel bei Flügen zwischen Brut- und Winterungsplätzen, Meeresschildkröten beim Aufsuchen der Eiablageplätze. Allerdings wirkt zu reichliche Fetternährung für den Sportler infolge Absinkens des Nutzeffektes leistungsmindernd, da der Körper für die Fettverbrennung metabolisch zu viel Sauerstoff verbraucht *(Schlierf und Kahlke).*

9.4. *Kohlehydratbedarf im Sport*

Bei Kohlehydraten ist dieser Nutzeffekt günstiger; sie sind am leichtesten verbrennbar. Der Energiebestand an Glykogen beträgt beim Trainierten rund 400 Gramm, also gut 1600 Kalorien (6720 Joules). Kohlehydrate in Form von Haferschleim, Fruchtzucker und besonders Bienenhonig sind wichtig für Kurz- und Dauerleistungen.

9.5. *Eiweissbedarf im Sport*

Eiweiss wird benötigt zum Betriebs- und Baustoffwechsel des Körpers und speziell für alle Kraftsportarten. Kraftsportler benötigen wenigstens 1,5 Gramm Eiweiss pro Kilo Körpergewicht am Tag *(Weider).*

9.6. *Trainingskost*

Man unterscheidet eine Trainingskost von einer Vorwettkampfkost, einer Zwischenwettkampfkost und einer Nachwettkampfkost. Die Trainingskost ist als eine Aufbaukost reich an Eiweiss (Fleisch, Milch, Milchprodukte und Fisch). Vor allem sind die Vitaminspiegel aufzufüllen. Gemüse aller Art, ausser als Sauerkonserve, haben den Vorzug; sie sind zu dämpfen statt zu sieden. Auch Rohkost soll vielfältig in Form von Gemüsesalaten Verwendung finden. Dunkles Vollkornbrot dominiert.

9.7. *Wettkampfkost*

In der Wettkampfkost geht es darum, zum letzten Mal die Reservekalorien aufzufüllen. Die Nahrung ist vorrangig kohlehydratreich. Es handelt sich um eine Konzentratkost, die blähende Speisen (Hülsenfrüchte, Kohl) ausschliesst und den Darm volumenmässig entlastet. Schon manche Radetappe oder mancher Turnierringkampf ging durch Magen-Darm-Beschwerden nach entsprechenden Kostfehlern vorzeitig zu Ende. Weissbrot hat jetzt den Vorzug. Eine fettarme Wiener Küche mit ihren Süssspeisen kommt zu ihrem Recht. Auch weiche Eier und Joghurt sowie wenig grilliertes Fleisch, ebenso Tatar, bleiben im Programm. Zur Auffüllung der Glykogenspeicher in Leber und Muskulatur wird der Bienenhonig beigezogen.

9.8. Zwischenwettkampfkost

Diese Kostform ist, beispielsweise im Radsport als «schnelle Pulle», nicht selten das scheinbare Geheimnis vieler Trainer oder Aktiver geblieben. Zwischenverpflegung wird nach bestimmten Intervallen in Langdistanzsportarten gereicht, zum Beispiel beim 50-km-Skilanglauf zwischen Kilometer 20 bis 25, 30 bis 35, 40 bis 45. Diese Kost muss schnell resorbierbar sein, süsssauer, um die Speichelproduktion anzuregen, beispielsweise als Hafer- oder Sojaschleim mit Glukose oder Honig verrührt, mit Sanddorn- oder schwarzem Johannisbeersaft vermischt. Bei den Wasa-Läufen wird beispielsweise Heidelbeersaft bereitgestellt.

9.9. Nachwettkampfkost

Der Nachwettkampfkost kommt besonders nach anstrengenden Turnieren, nach Zehnkämpfen oder Etappenrennen grosse Bedeutung zu. Fest- und Siegesbankette verführen oft zu plötzlicher Überfütterung mit Fett und Kohlehydraten, die die Leber zu unerwünschter Fettspeicherung veranlassen können. Man kann nach dem Wettkampf einen Glukose- bzw. Joghurt-Honig-Trink bereitstellen, um entsprechend zu substituieren. Die verlorene Flüssigkeit wird mit ausgeschütteltem Mineralwasser ersetzt, eventuell mit einer Salzbouillon nach massivem Schweissverlust. Als Restitutionskost dient eine eiweissreiche Fleisch- und Milchkost.

9.10. Vitaminbedarf

Der Vitaminbedarf im Sport besteht in erhöhtem Mass besonders an B, C und E. Allerdings ist eine bedenkenlose Vitaminzufuhr in Konzentratform nicht ratsam. Vitamin A (Axerophthol) in Grüngemüsen und Karotten ist als «Schützenvitamin» im Schiesssport angesprochen worden, Vitamin B_1 (Thiamin) in Brot, Gemüse und Hefe als «Energievitamin» für den Muskelstoffwechsel sowie als «Nervenvitamin» zur Verhinderung rascher Ermüdung. Vitamin B_2 (Riboflavin) in Milch, Eiern und Getreide soll insbesondere die O_2-Utilisation (Sauerstoffauswertung) fördern, Vitamin B_6 (Pyridoxin) die Koordination, Vitamin C (Ascorbinsäure) gilt als «Ausdauervitamin». Man hat das «Augenvitamin» A mit 2 mg in der Grundernährung der ersten fünf bis zehn Tage beim Fechten, Boxen, Schiessen, das «Nervenvitamin» B_1 beim Kunstturnen, Fussball, alpinen Skilauf, das «Ausdauervitamin» C bei allen entsprechenden Sportarten anraten wollen. Bei derartigen Empfehlungen ist Vorsicht geboten. Auf alle Fälle können viele Vitamintabletten einen Trainingsmangel nicht ersetzen.

9.11. Flüssigkeitsbedarf

Schliesslich ist der Flüssigkeitsbedarf innerhalb der praktischen Sporternährung zu beurteilen. Das Körperwasser macht bei einem Mann rund 54%, bei einer Frau rund 48% des Gesamtgewichtes aus. Die Wasserbilanz des Körpers muss im Gleichgewicht gehalten werden, besonders bei starker Schweissbildung. Milch und Milchgetränken kommen innerhalb der Sporternährung eine wichtige Rolle zu.

9.12. Energieverbrauch im Sport

Der Tageskalorienbedarf eines Sportlers wird aus dem Körpergewicht und aus dem Energieverbrauch an Hand des Trainingsplanes festgestellt. Für 8 Stunden Schlaf wären bei einem Energieverbrauch von 0,93 Kalorien pro kg/Körpergewicht und Stunde für einen 75 kg schweren Menschen 8×0,93×75=558 Kalorien (2347 Joules) notwendig. Für 18 km Radfahrt in 2 Stunden würde eine Person von 75 kg eben 2×3,54×75=431 Kalorien (1810 Joules) benötigen, für 18 km Skilanglauf in 2 Stunden 2×9,00×75=1350 Kalorien (5670 Joules).

Tabelle 20: Sonderprobleme der Sporternährung.
Kalorienverbrauch (Jouleverbrauch) pro 1 kg Körpergewicht pro Stunde.

	Kalorien	Joule
100 m in 11 Sekunden	200,0	840
400-m-Lauf/Min.	85,0	357
300-m-Lauf/Min.	15,0	63
Radfahren 30 km/Std.	12,0	50
Schwimmen 50 m/Min.	10,7	45
Lauf 9 km/Std.	9,5	40
Skilauf 9 km/Std.	9,0	38
Rudern, Rollsitz 6 km/Std.	7,4	31
Kanufahren	7,0	29
Tischtennis	4,5	19
Reiten (Trab)	4,2	17
Radfahren 9 km/Std.	3,5	14

9.13. Verweildauer der Speisen

Die Verweildauer der Speisen im Magen ist in zweifacher Hinsicht entscheidend. Erstens können beim Genuss schwerverdaulicher Speisen am späten Abend das Einschlafen gestört und der erste Schlaf unruhig werden, zweitens kann eine den Magen zu lange belastende Mahlzeit vor dem

Start oder vor dem Spiel Völlegefühl bewirken, Erbrechen auslösen, die Leistung mindern. Besonders vor langen Radetappen, aber auch vor Langstreckenläufen und Skimarathonveranstaltungen wurden derartige Fehler gemacht. Auch vor hochalpinen Leistungen soll man relativ mässig essen. Die Kaloriendepots müssen in der Vorbereitungszeit aufgefüllt werden.

Für die Verweildauer von Speisen gelten folgende Anhaltspunkte:

1 bis 2 Stunden:	Tee, Brühe, Mineralwasser, Rivella, Kochfisch, gekochter Reis.
2 bis 3 Stunden:	Kaffee mit Milch, Weissbrot, Kochfleisch, Gemüse wie Spinat, gekochte Möhren, Birnen, Bananen.
3 bis 4 Stunden:	Huhn, gekochtes Rindfleisch, Kartoffeln, Äpfel, Schwarzbrot, grüner Salat, Blumenkohl, Käse.
4 bis 5 Stunden:	Braten, Erbsbrei, Bohnen, Hering.
5 bis 6 Stunden:	Gurkensalat, Thunfisch in Öl, Lachs, Speck.
6 bis 8 Stunden:	Fettes Fleisch, Ölsardinen, Gänsebraten, Räucheraal.

Vor allem bei Startfieber und nervöser Unruhe, ebenso bei körperlicher und ernährungsmässiger Umstellung anlässlich von Auslandstarts besonders in Übersee, ist auf leicht verdauliche Kost Wert zu legen.

9.14. Frau und Sporternährung

Insgesamt kann man vom Kalorienbedarf des Mannes ein Viertel bis ein Drittel weniger für den Kalorienbedarf der Frau ansetzen. Sonst ist die Kost der Frau praktisch kaum verschieden von der des Mannes. Lediglich als Kompensation des Eisenverlustes von 10–20 mg während der Menstruation hat eine zusätzliche Eisenzufuhr oral in Tablettenform zusammen mit Fruchtsäften zu den Mahlzeiten zu erfolgen. Wir haben vor allem bei Leistungsschwimmerinnen nach der Menarche bzw. nach den ersten Regelblutungen auf diese Substitution zurückgegriffen. Infolge der praemenstruellen Salz- und Wasserretention, die in den letzten Tagen vor einer Regelblutung gelegentlich sogar Fussödeme bewirken und mit Kopfschmerzen, Reizbarkeit und psychischen Depressionen einhergehen kann, soll eine Drosselung der Flüssigkeits- und Salzzufuhr in den Tagen vor der Menstruation erfolgen. Angelsächsische Experten empfehlen sogar Diuretica, also harntreibende Substanzen in diesen Tagen.

9.15. Der Glykogentrick vor dem Wettkampf

Die bei Wettkämpfen notwendige hohe Belastungsintensität erfordert eine überwiegende Energielieferung durch Kohlehydrate, die als Glykogen in der Muskulatur (350 bis 400 g) und in der Leber (50 bis 60 g) gespeichert sind.

Nach dem Prinzip der Superkompensation können die Glykogenvorräte des Ausdauersportlers bis auf mehr als das Doppelte des Ausgangswertes vergrössert werden. Etwa drei Tage vor einem Wettkampf wird das letzte intensive Dauertraining abgeleistet, das zu einer weitgehenden Entleerung der Glykogenvorräte der Muskulatur führt. In den anschliessenden Tagen wird durch eine kohlehydratreiche Ernährung (ca. 60 Kalorienprozente Kohlehydratanteil) der Glykogenvorrat des Organismus bis über den Ausgangswert hinaus wieder aufgefüllt (Superkompensation). Wenn man zusätzlich noch vor dem Kohlehydratstoss drei Tage einer fett- und eiweissreichen Kost einschaltet, könnte man eine noch deutlichere Vergrösserung der Glykogenspeicher erreichen. Dieses letztere Verfahren ist jedoch weniger praktikabel, da es für den Sportler zu belastend ist und fettreiche Ernährung die Leistungsfähigkeit vermindert.

9.16. Klima und Sporternährung

Es ist aus der Ernährungspraxis von Eskimos und von Afrikanern bekannt, dass körperliche Leistungen in unterschiedlichen klimatischen Breiten unterschiedlicher Kost bedürfen. Im Polargebiet werden Fette und Trane gierig vom Menschen aufgenommen; trotzdem haben Eskimos praktisch keine Herzinfarkte. Der Inhalt von Kuhmägen dient ihnen als vitaminreicher Leckerbissen. Im Äquatorialbereich wiederum sind Fette nur in geringem Masse gesucht; Kongopygmäen decken nur 15% ihres Gesamtkalorienhaushaltes mit Fett. Bei Sportreisen in den Norden wird man dem Sportler 6–8 Kalorien/kg Körpergewicht mehr an Kost anbieten als im Süden, besonders sind Fettanteile um 0,5 g/kg Körpergewicht und Kohlehydrate bis 1 g/kg Körpergewicht zu erhöhen. Diese Massnahmen kommen beispielsweise bei Skirennen in Skandinavien oder Sportwettkämpfen in Finnland/Schweden/Kanada in Betracht. Umgekehrt wären im Süden die Eiweissanteile der Nahrung zu steigern und zwar um 0,5 g/kg Körpergewicht täglich. Fussballspielern in Leningrad werden 2,3 g Eiweiss/kg Körpergewicht, jenen in Tiflis 2,8 g empfohlen. Fette hingegen werden in Leningrad mit 1,8 g und in Tiflis mit 1,5 g veranschlagt, Kohlehydrate im Norden der Sowjetunion mit 10 g, im Süden mit 9 g. Als Gesamttageskalorien rechnet man 67/kg Körpergewicht für einen Spieler in Leningrad und 63/kg Körpergewicht für einen Spieler in Georgien südlich des Kaukasus.

9.17. Höhenmedizin und Sporternährung

Auch für geographische Höhenunterschiede bestehen Kostvarianten. Peruanische Mannschaften, die von Callao/Lima aus Meereshöhe nach Cusco in die Anden reisen, brauchen in der Höhe fettreichere, eiweissreichere Verpflegung. Gleiche Überlegungen gelten für Hochgebirgsexpeditionen und Arktis- bzw. Antarktisforschungen. Auch ein Höhentraining in 1600–

2000 m Höhe beispielsweise im Engadin, in Obergurgl, auf dem Zugspitzplatt oder am Silvrettastausee in Vorarlberg muss die veränderte Kostzusammensetzung berücksichtigen, wenn man optimale Leistungen vorbereiten will. Hohe Aussentemperaturen erfordern ausserdem eine Kost, welche reich an Vitamin C und B_1 ist; diese Anteile sind um rund 50% in alpinen Bereichen zu erhöhen. Da auch in subtropischen und tropischen Klimazonen mit dem Schweiss viel Vitamin C verloren geht, muss der Ersatz durch Zitrusfrüchte kompensiert werden. Der tägliche Kochsalzbedarf wird im hohen Norden mit 15 g/Tag, im Süden mit 20–25 g/Tag in der Sporternährung angesetzt.

9.18. Aberglaube in der Sporternährung

Es ist merkwürdig, wie der Mensch sich in der Geschichte des Sportes bemüht hat, mit Hilfe von Ernährungstricks und teilweise mit abergläubischen Mitteln besondere Leistungen zu erreichen.

Auf der Speisetafel des klassischen olympischen Athleten in Hellas waren gekochte und gebratene Speisen sowie kalte Getränke verpönt. Feigen, Käse und Weizenbrot waren die Grundlagen der Ernährung. Der mehrfache Olympiasieger Milos von Croton war als Knabe mit Kornbrei und Käse grossgezogen worden: «Der Hausherr (Promachos) hatte einen grossen Teller des üblichen Breis bereitstellen lassen und sah dem hungrigen Knaben zu. Ein zweiter Teller voll nahrhaften Breis verschwand kaum weniger rasch. Er (Promachos) gab ihm Brot und Käse mit auf den Weg und verabredete die tägliche Mahlzeit in seinem Haus» *(Widmer)*. Auch enthielten sich die meisten Sportler des Weines während des Trainings. Im Gegensatz zu dieser mehr vegetabilen Kost verzehrten die römischen Athleten neben grossen Mengen anderer Lebensmittel auch viel Fleisch, wohl nicht zuletzt in der Vorstellung, die Tierkräfte gingen auf den Menschenkörper über. Galenos aus Pergamon wandte sich 158 n. Chr. energisch gegen diese römische Fleischathletik, und auch Philostratos empfahl später die Rückkehr zu mehr vegetarischen Trainingskost der griechischen Olympioniken. Diogenes spottete, Athleten wären stumpfsinnig, weil sie aus Schweinefleisch und Ochsenfleisch aufgebaut seien. In der Tat wurde Springern das Fleisch sprungkräftiger Ziegen, Schwergewichtlern fettes Schweinefleisch, Boxern und Werfern Stierfleisch empfohlen. Leichtathleten wurde der Genuss von fettarmen Fischen, die in der bewegten See unter den Klippen gefangen worden waren, angeraten. Im Mittelalter blieb es relativ still um die Sportfragen und damit auch um Probleme einer Leistungsernährung. Allerdings hat man in der Militärkost entsprechende Vorstellungen gehabt und verwirklicht.

In der Neuzeit folgten auf die Fleischeiweiss- und Steakolympiaden der dreissiger Jahre die Obst- und Gemüsespiele der fünfziger, die Milch- und Milchmixolympiade der sechziger, die Honig- und Dextropurspiele der siebziger sowie die Eisen- und Vitaminkonzentratfestivals der achtziger Jahre. Heute sucht man den olympischen Atomtrunk, die spezifisch ausgeklügelte Weltrekordernährung — der Weg zum nutritiven Doping ist nicht weit.

Abergläubische Ernährungsriten haben immer im Sport eine Rolle gespielt, besonders bei Langstreckenläufern, Gehern und Superkraftathleten. Radsportler legten sich Hirschschnitzel auf den Sattel und ritten sie während der Etappe mürbe, um sie am Abend gebraten und schweissgewürzt zu geniessen und am nächsten Tag schnell wie ein Hirsch zu werden. Geher nahmen Rehlosung zu sich, um die rasche Eleganz der Tiere zu erlangen. Ringer tranken rohen Fleischsaft von Stieren, um ihrer Kraft teilhaftig zu werden; besonders Metzgerburschen frönten zuweilen diesem Aberglauben als Gewichtheber oder Boxer. Schachspieler assen die windungsreichen Walnüsse (Baumnüsse), um ihrem windungsreichen Gehirn adäquate Nahrung zu bieten. Man kennt diese Analogien aus der Volksmedizin schon lange, beispielsweise in der Form, dass man sich ableitende Messer ins Bett legte oder von Ameisen oder Bienen stechen liess und damit die stichartigen Rheumatismusschmerzen vertreiben wollte. Heutzutage gibt es eindeutige Ernährungsgrundsätze, die eine moderne Forschung immer mehr fundiert und anwendbar macht. Mit Placebo-Versuchen kann man diese alten abergläubischen Meinungen meist sehr schnell entkräften. Immerhin sind die psychischen Komponenten solcher Vorstellungen z. B. bei einer individuellen Startvorbereitung manchmal nicht zu unterschätzen. Noch heute schwören manche Schützen auf das Glas Alkohol vor dem Match, um die ruhigere Hand zu finden oder weniger gehemmt rechtzeitig abzudrücken.

Man kann es drehen und wenden wie man will — Grundlagen für Erfolge werden ein seriöses Training und eine sportgerechte Lebensweise bleiben. Eine ausgewogene, kluge Sportkost kann als Trainings- und Wettkampfkost wohl mithelfen, Erfolge zu bringen, allein erzwingen kann sie diese jedoch nicht.

9.19. Energieverbrauch im Dauerleistungssport

Der Energieverbrauch in der Dauerleistung ist abhängig:

1. Vom Alter. Die beste Ausnützung der Energie liegt zwischen dem 35. und 40. Lebensjahr. Jüngere oder ältere Menschen haben bei gleicher Leistung einen höheren Energieumsatz.
2. Vom Ermüdungszustand. Bei fortschreitender Ermüdung steigt der Kräfteumsatz.
3. Von der Schnelligkeit der Bewegungen. Der Energieumsatz wird bei wachsender Geschwindigkeit grösser.

So werden für einen 100-Meter-Lauf von 11 Sekunden Dauer etwa 50 kcal (210 Joules)benötigt. Für einen 200-Meter-Lauf muss fast die gleiche Kalorienzahl wie für den 400-Meter-Lauf in Ansatz gebracht werden. Ein Marathonlauf von rund 2½ Stunden beansprucht einen grösseren Kräfteumsatz als ein Büroangestellter für einen ganzen Arbeitstag. Nachfolgend eine Übersicht:

Tabelle 21: Sonderprobleme der Sporternährung.
Energieumsatz bei Laufleistungen.

Übungsart	Energieumsatz in Kalorien	Joule
100-Meter-Lauf	30	125
200-Meter-Lauf	100	418
400-Meter-Lauf	110	460
800-Meter-Lauf	130	543
1 500-Meter-Lauf	140	585
3 000-Meter-Lauf	220	920
5 000-Meter-Lauf	360	1 505
10 000-Meter-Lauf	720	3 010
Marathonlauf 42,3 km	3050	12 749

9.20. Flüssigkeitsbedarf im Dauerleistungssport

Man hüte sich davor, zu wenig Flüssigkeit zu sich zu nehmen. Dies könnte gerade bei starken Schweissverlusten schaden. Den Grundbedarf an Flüssigkeit stillt man in der Trainingsphase durch Milch und Obst. Dazu können ergänzend in und besonders nach der Wettkampfphase genossen werden: Klares Wasser, Fruchtsäfte, Tee, Fruchtsaftgetränke, isotonische Getränke, jedoch keine kohlensäurehaltigen Wasser. Getränke nimmt man am besten heiss zu sich, da sie den Durst besser stillen. Heisse Fleischbrühe ist zu empfehlen. Die Nahrung wird dem persönlichen Geschmack entsprechend gesalzen. Salzbouillon zur Durststillung ist nur nach starkem Schwitzen ratsam. Durch zusätzliche Kochsalzgaben wurden bei Ausdauerleistungen von Bergsteigern und Soldaten günstige Wirkungen beobachtet (Salztee der Tibetaner).

9.21. Brot bzw. Kornprodukte in der Sporternährung

Das Brot hat u. a. grosse Bedeutung in der Diätetik gefunden. Im Rahmen neuerer Erkenntnisse der Medizin über die Bedeutung des Übergewichts und die Notwendigkeit der Behandlung und Prophylaxe übergewichtiger Personen kommen in zunehmendem Masse kalorienverminderte Lebensmittel auf den Markt; bei Brot ist durch Erhöhung des Eiweiss- und Wassergehaltes, durch Austausch von Mehl mit teilweise unverdaulichen Substanzen wie Weizenschalen mit weniger als 10% Stärkegehalt eine Kalorienverminderung bis etwa 25% möglich.

Mehl bzw. Brot ist auch ein wichtiger Kohlenhydratträger in der Sporternährung, z. B. als Vollkornbrot und Vollkornmüsli in jeder Form; vor Wettkämpfen wird Weissmehlprodukten der Vorzug gegeben. Dabei bestehen innerhalb der verschiedenen Sportarten Unterschiede auch hinsichtlich der Ernährungsanforderungen. Für Kraftsportarten wird mehr eine eiweissreiche, für Ausdauersportarten aber eine kohlenhydratreiche Kost gefordert. Die Intensität der Arbeit beeinflusst den Fett- und Kohlenhydratstoffwechsel, wie die Versuche von *Christensen* zeigen. Je mehr die Arbeitsleistung gestiegert wird, desto wichtiger wird das Kohlenhydrat; in der letzten Leistungsphase wird der «Treibstoff» ganz aus dem Kohlehydrat bezogen. Die Aufnahme einer an Kohlenhydraten reichen Diät, also beispielsweise mit Brotkost während einiger Tage erhöht den respiratorischen Quotienten und verbessert die Fähigkeit, schwere körperliche Arbeit über lange Zeit zu verrichten, z. B. auch ausdauernde Skilangläufe oder Bergtouren. Bei Langstreckenläufen wie beispielsweise einem Marathonlauf werden bis zu 800 g Glykogen benötigt. Der Energieverbrauch bei 100 km-Läufern lag bei über 7000 Kalorien, wobei je die Hälfte der Kalorien aus der Kohlenhydrat- und Fettsäureoxidation stammte. Eine leistungsgerechte Sporternährung muss also kohlenhydratreich sein, auch während länger dauernder Turniere. Das Schwarzbrot als Trainings- und das Weissbrot als Wettkampfkost spielen dabei eine wesentliche Rolle im Freizeitsport.

9.22. Milch in der Sporternährung

Auch der Milch kommt innerhalb der Sporternährung grosse Bedeutung zu. Milch enthält Hochwerteiweiss von rund 35 g pro Liter (= 140 Kalorien bzw. 588 Joules), gleich viel Fett (= 325 Kalorien bzw. 1365 Joules) und 40 bis 60 g Milchzucker (= 140 bis 210 Kalorien bzw. 588 bis 882 Joules). Schon aus dieser Überlegung heraus zeigt sich, dass Milch als Kalorienspender im Sport wertvoll ist. Milchfett in mässigen Mengen ist für Sportler mit Ausdauerleistung, besonders Skilangläufer, Langstreckenläufer (Marathon), Alpinisten, Turniersportler, Radrennfahrer, Zehnkämpfer, Schwimmer wertvoll. Dabei ist das emulgierte Milchfett infolge leichter Aufnahme- und Resorptionsfähigkeit besonders akzeptabel. Diese Tatsache ist auf die feine Verteilung der Fettkügelchen in Form einer Emulsion zurückzuführen, die ihrerseits den Angriff der Lipasen des Verdauungstraktes begünstigt. Die oft gehörte Meinung, dass dem Körper kein Fett zugeführt werden muss, weil er es aus Kohlenhydraten und Eiweissen selbst herstellen könne, hat sich als nicht richtig erwiesen; auf bestimmte essentielle Fettsäuren kann der Organismus nämlich nicht verzichten. Ausserdem ist das Fett der Träger der fettlöslichen Vitamine A, D, E und K; eine zu geringe Fettaufnahme kann zu Avitaminosen und damit zum Leistungsabfall führen.

9.23. Zusammenfassung

Der Kalorienbedarf im Sport hängt von Grösse, Geschlecht und Alter des Menschen und Art der Arbeit ab. Der Bedarf erreicht den Gipfel bei Knaben zwischen 15 und 18 Jahren, bei Mädchen zwischen 12 und 15 Jahren. Schon nach dem 25. Lebensjahr beginnt er allmählich zu sinken und erreicht bei 70jährigen Personen Werte, die um 20% niedriger sind als im Alter von 25 Jahren.

Die Ernährung soll kalorienmässig dem Alter und der körperlichen Tätigkeit des Individuums angepasst sowie vor allem abwechslungsreich sein. Sie soll über den ganzen Tag gleichmässig verteilt werden: mit dem Frühstück werden 20–30%, mit der Mittagsmahlzeit 30–35%, mit dem Abendessen 20–25%, mit den Zwischenmahlzeiten 5–10% der Gesamtkalorien gedeckt.

Durch das Nahrungseiweiss werden dem Organismus die benötigten Aminosäuren zugeführt. Als wünschenswerte Eiweissmenge werden für den Erwachsenen täglich 1 g/kg Körpergewicht, beim Freizeitsportler 1,3 g/kg Körpergewicht empfohlen. 50% der Eiweissmenge sollte in Form von hochwertigem tierischem Eiweiss zugeführt werden. Durch Eiweiss sollten 12–15% Kalorienprozent gedeckt werden.

Eine Fettzufuhr von etwa 20–25% der Gesamtkalorien ist wichtig, weil sonst die Resorption der fettlöslichen Vitamine nicht gewährleistet ist. Es müssen ferner in den zugeführten Fetten auch ausreichende Mengen von ungesättigten Fettsäuren enthalten sein. Der optimale Fettbedarf entspricht etwa 1 g Fett pro 1 kg Körpergewicht täglich.

Vitamine sind lebenswichtige organische Verbindungen, die zur Aufrechterhaltung der Stoffwechselvorgänge notwendig sind, die jedoch der Organismus selbst nicht herstellen kann. Sie sind in einer abwechslungsreichen Nahrung in genügenden Mengen vorhanden. Mineralstoffe und Spurenelemente sind für den Aufbau des Körpers notwendige Bestandteile. Der ganze Mineralstoffbedarf lässt sich durch Milch, Milchprodukte, Gemüse, grüne Salate, Früchte, Kartoffeln und Vollgetreideprodukte dekken. Bei Sportleistungen sind die Erfolge nicht zuletzt von einer klug zusammengestellten Ernährung abhängig.

10. Diabetes und Sport

10.1. Einleitung und Abgrenzung

Schon *Joslin,* der Altmeister der Diabetesforschung, hat die Diät, das Insulin und den Sport die drei Säulen der Diabetesbehandlung genannt. Muskelarbeit bzw. körperliche Betätigung sind ein integrierender Bestandteil der Behandlung Zuckerkranker. Die Frage ist jeweils nur in den Grenzbereichen offen, wieweit nämlich insulinpflichtige Jugendliche Leistungssport treiben können und wieweit ältere schwerkranke Diabetiker noch zu mobilisieren sind.

10.2. Muskelarbeit und Diabetes

Physiologisch ist die Muskelarbeit durch den Bedarf an Glukose gekennzeichnet. Bei Körperruhe werden rund 40 g Glukose aus dem Blut aufgenommen und vom Muskel verwertet. Je nach Arbeits- bzw. Sportintensität steigt der Glukoseverbrauch um ein Vielfaches. Dabei kommt es zu einer Senkung des Blutzuckerspiegels. Für diese Leistung ist Insulin erforderlich. Körperliche Arbeit trägt also zur Blutzuckerreduktion und damit letztlich zur Insulineinsparung bei, wobei zu bemerken ist, dass regelmässige Muskelbetätigung zu einer Art Trainingserfolg mit Dauerwirkung hinsichtlich einer besseren Blutzucker-Insulin-Bilanz führt. Nur gelegentliche, stossartige Sportimpulse stabilisieren die genannten Funktionen nicht.

10.3. Psychologische Probleme

Der physiologische Aspekt einer ständigen und gut eingeteilten Sporttätigkeit in der Freizeit ist jedoch nur eine Komponente des Vorteilkomplexes. Die Durchblutungsförderung, die Gewichtsabnahme, die psychische Erholung nach dem Alltagsstress sind weitere positive Faktoren. Der Diabetiker ist nicht krank – er ist ein stoffwechsellabiler Mensch, wie andere Menschen herzlabil, magenlabil oder psycholabil sind, kann aber vollwertig am Leben teilnehmen. Teilnahme am Sport bedeutet Gleichberechtigung und Anteilnahme in der Gemeinschaft und damit volle Integration und Selbstbestätigung.

10.4. *Geeignete Sportarten*

Der Diabetiker kann jeden Sport treiben, der mit kräftigender Muskelarbeit gekoppelt ist (Hantelübungen, Medizinballspiele mit geringen Ballgewichten). Aber auch der Ausdauersport bietet wertvolle Chancen, z. B. Intervalläufe, Radfahren, Schwimmen, Ballspiele. Spezialsportler können sich dem Rudern oder dem Segeln mit Kollegen verschreiben. Immer ist das Bergwandern zu empfehlen, allerdings wie auch beim Nichtdiabetiker in Begleitung von Angehörigen und Kameraden. Für ältere Semester ist das Golfspiel durchaus noch erlernbar – warum soll man nicht den Mut zum Neuen haben?

10.5. *Ungeeignete Sportarten*

Reine Schnellkraftübungen, z. B. technische Disziplinen in der Leichtathletik (Diskus, Kugelstoss, Hammerwurf, Speerwurf) sind nicht so günstig zu bewerten, da sie keine längerdauernde Belastung erfordern und somit den Stoffwechsel nur geringfügig beeinflussen. Wer es allerdings gewöhnt ist, kann auch diese Sportarten regelmässig weiterbetreiben, soll aber eine mittlere Ausdauerleistung als Ausgleich anstreben. Vermieden werden sollen Hebe- und Pressübungen bei älteren Menschen nicht zuletzt wegen der Gefahr einer Hirndrucksteigerung bzw. einer Einflussstauung in die Herzvorhöfe. Einzelgänger im Gebirge sind unerwünscht, ebenso unkontrollierte Fahrten im Kajak/Kanu sowie das alleinige Ausreiten in einsames bzw. unbekanntes Gelände. Diskutiert wird auch, ob Marathonstrecken wegen einer Hypoglykämiegefahr abzulehnen sind; eine Behandlung während des Laufes ist kaum möglich. Auch gefährliches Hochgebirgsklettern sowie Motorrennsport sind abzulehnen. Zu warnen ist auch vor Kraftsportarten, bei denen schon bestehende Gefässschäden verschlimmert und diabetische Retinopathien zu einer Netzhautblutung führen könnten.

10.6. *Leistungssport*

Es gibt viele Beispiele von Diabetikern, die als erfolgreiche Leistungssportler in die Geschichte der Olympischen Spiele und internationaler bzw. nationaler Wettbewerbe eingegangen sind. Im Tennis sind Richardson, Talbot, Bergelin als Daviscupteilnehmer weltbekannt. Auch im Eiskunstlauf sind Diabetiker zu Meisterehren gekommen. Bekannt ist, dass auch auf anderen Gebieten menschlicher Leistungen Diabetiker überragendes geleistet haben, beispielsweise der Musiker G. Puccini, der Maler P. Cézanne, die Schriftsteller H. G. Wells und E. Wallace sowie der Politiker Clémenceau.

10.7. Wintersport

Der Skilanglauf und das Skiwandern bergen wertvolle Chancen in sich, den Kreislauf zu trainieren. Besonders werden sich auch adipöse Personen, um die es sich beim Diabetiker oft auch handelt, relativ unfallfrei beteiligen können, wenn man gerade Pisten ohne koupiertes Gelände und vereiste Abfahrten sucht. Von Vorteil ist auch, dass man jederzeit die Läufe abbrechen kann. Bei der Routenwahl sind also bestimmte Streckenabschnitte auszusuchen. Die Kondition ist dann durch etwas forciertes Tempo zu steigern — allerdings immer unter den genannten, nachfolgend beschriebenen Kautelen. Das alpine Skiabfahren bleibt eine Domäne der Erfahrenen, auch der Diabetiker in kurzen und unfallfreien Bereichen; es bringt allerdings wenig kardialen Trainingseffekt und kaum Gewichtsverlust.

10.8. Grenzproblem Hyperglykämie

Wann ein Typ-I-Diabetiker Sport treiben kann und wie das Insulin zu dosieren ist, hat *Berger* kürzlich umrissen; die magische Grenze für Diabetiker scheint ein Nüchternblutzuckerspiegel am Morgen unter 315 m/dl zu sein. Liegt er am Morgen über diesem Wert, so sollte von Muskelarbeit abgeraten werden. Da es bei schlechter Stoffwechselsituation an Insulin im Blut mangelt und bei abfallendem Insulinspiegel die Glukosebildung in der Leber steigt, fehlt das Insulin für die Glukoseaufnahme in den arbeitenden Muskeln — der Blutzucker steigt.

10.9. Grenzproblem Hypoglykämie

Gefürchteter jedoch ist die Hypoglykämie in Verbindung mit der Muskelarbeit. Die Unterzuckerung des Blutes kann entstehen, wenn kurz vor dem Sport Insulin gespritzt wird. Da der Insulinspiegel jetzt hoch ist, kann die Leber keine Glukose produzieren, welche die Muskulatur jetzt aber gerade in verstärktem Masse in der körperlichen Belastung braucht. Es kann sogar zum hypoglykämischen Schock, zur Bewusstlosigkeit führen. Man hat aus der Angst davor sogar vor Wanderferien, Skilagern und Sportturnieren gewarnt, weil man nicht gewusst hat, wie man diese Hypoglykämie vermeiden kann. Man kann also zusätzlich Kohlehydrate für eine kurze Muskelarbeit zuführen oder die Insulindosis für eine länger dauernde Tätigkeit reduzieren. Der erfahrene Diabetiker wird selbst die Dosierung bei entsprechender Beratung herausfinden und geschickt anwenden können.

10.10. Sport als Therapie

In den letzten Jahren ist die Freude am vielfältigen Freizeitsport als Antwort auf Sitzberuf und Bewegungsmangel in der Bevölkerung gestiegen, auch beim Diabetiker. Allerdings sind bisher erwachsene Diabetiker immer schwer zu motivieren gewesen, an konsequenten Trainingsprogrammen teilzunehmen. Man muss also vor allem die Bereitwilligkeit fördern und variable, lustbetonte Sportarten anbieten. Für den juvenilen Diabetiker ist die Einordnung der sportlichen Tätigkeit in den Therapieplan meist einfacher im Wechselspiel mit der Insulingabe und der Diätregelung. Allerding ist der Sport kein generelles Heilmittel; viele Ärzte sind jeweils sehr skeptisch. Auf alle Fälle ist jeweils eine individuelle Beratung nötig.

Weitere Angaben zur Thematik «Diabetes und Sport» siehe Literaturverzeichnis *(Berger; Burger; Constam; Groop und Koivisto; Jacober u. a.; Kemmer und Berger; Klimt; Petrides u. a.; Petzoldt; Richter und Galbo).*

11. Sport und Partnerschaftsinteressen

11.1. Einleitung

Innerhalb der Forschungen zur Sexualhygiene der Jugend waren geschlechterspezifisch stark variante Vorstellungen und Wünsche zur späteren Heiratsabsicht, zur Partnerimagination, zum Kinderwunsch bzw. zur Familienbildung deutlich geworden. In unseren Pilotstudien an 889 Burschen und 356 Mädchen im Alter von 17–21 Jahren aus verschiedenen Berufen sowie in späteren umfangreicheren Erhebungen an 1800 Jugendlichen aus Schulen und Betrieben der Nord-, Ost- und Zentralschweiz fiel auf, dass die männlichen Probanden beispielsweise mit 83% zu 98% signifikant weniger Heiratsabsicht äusserten als die weiblichen Befragten und Burschen auch im Durchschnitt um zwei Jahre später zu heiraten gedachten als Mädchen. Ebenso war die Zahl der erwünschten Kinder mit durchschnittlich 2,5 Kindern bei den männlichen Jugendlichen deutlich niedriger als mit 2,9 bei den Mädchen. Auch hinsichtlich der Vorstellungen über Schwangerschaftsverhütung, der Kenntnisse über Geschlechtskrankheiten, über die fruchtbaren Tage einer Frau, über Verhalten und Einschätzung des vorehelichen Verkehrs, der Abtreibung usw. waren recht unterschiedliche Interpretationen gefunden worden. Die Frage blieb offen, ob irgendwelche Beziehungen zu anderen Faktoren die unterschiedlichen Sexualvorstellungen beeinflussen; beispielsweise war aufgefallen, dass Jugendliche mit zahlreichen Geschwistern sich durchaus nicht immer auch die meisten eigenen Kinder wünschen. Lehrlinge mit 2 Geschwistern wünschten sich im Durchschnitt 2,7 eigene Kinder, Lehrlinge mit 7–10 Geschwistern hingegen nur 2,3.

11.2. Ziel der Studie, Material und Statistik

In einer empirischen Studie haben *Krapilik* und *Martinovska* aus Prag über das Sexualverhalten von Spitzensportlern berichtet. Über Heiratswünsche, Heiratsalter, Kinderwünsche, Familienbildung und Partnerimagination bei Sportlern ist jedoch noch nichts bekannt. Um einen Einblick zu erhalten, ob und in welchem Mass derartige Sexualvorstellungen zum Sportverhalten und zu den Sportinteressen jugendlicher Sportler in Beziehungen stehen, wurden in einer Pilotstudie 684 Luzerner Kantonsschüler im Alter von 16–20 Jahren befragt. Haben jugendliche Sportklubmitglieder andere Partner- und Ehevorstellungen als Nichtsportler? Bestehen bei ihnen andere Familien- und Kinderwünsche? Wir waren uns bewusst, dass diese Vorstellungen einerseits durch komplexe Zusammenhänge bedingt sind und andererseits durch weitere Reifungsentwicklung noch geändert werden; eine differenzierte Antwort auf diese Fragestellung könnte also nur mittels multiplen Varianzanalysen erfolgen. Mit entsprechendem Vorbehalt ist diese Pilotstudie zu betrachten, die lediglich auf eine derartige Problematik hinweisen will. Wir haben im gleichen Probandenteam auf die Beziehung Drogenkonsum und Sexualvorstellungen der Jugend aufmerksam gemacht *(Biener)*.

Die Schüler wurden in Gruppeninterviews unter Wahrung der Anonymität mit offenen und geschlossenen Fragen erfasst. Die gesammmelten Daten wurden mit dem Computer ausgewertet. Statistische Berechnungen bzw. Signifikanzprüfungen werden im Text angegeben, sofern die Unterschiede nicht schon aus den Prozentangaben evident sind.

11.3. Heiratswunsch bei Sportlern und Nichtsportlern

Wir haben unsere Übersicht erstens darnach aufgegliedert, ob als liebste Freizeitbeschäftigung spontan Sport angegeben wurde und zweitens darnach, ob eine Mitgliedschaft in einem Sportklub bestand. Es zeigte sich in allen Gegenüberstellungen, dass ein Heiratswunsch sowohl bei Sportklubmitgliedern als auch bei Hobbysportlern (Freizeitsportlern ohne Sportklubzugehörigkeit) häufiger geäussert wurde. Genauere Hinweise ergibt Tabelle 22.

Man erkennt bei den Angaben der Freizeitsportler hinsichtlich eines zukünftigen Heiratswunsches einen signifikanten Unterschied, bei den Sportklubmitgliedern immerhin einen häufigeren Trend zu einem Ehewunsch gegenüber Nichtsportlern. Diese Tatsache machte sich auch bei differenzierter Einzeluntergliederung deutlich; von den 158 Probanden, die als Freizeithobby Sport angaben und Mitglieder in einem Sportklub waren, äusserten mit 93,0% deutlich mehr einen späteren Heiratswunsch

Tabelle 22: Sport und Partnerschaftsinteressen.
Kantonsschüler Luzern (n=684).
Heiratswunsch von Sportlern und Nichtsportlern.

			Heiratswunsch ja	Heiratswunsch nein
Sport als Freizeithobby genannt	(n=295)	Signifikanz:	93,9%	6,1%
Sport nicht als Haupthobby genannt	(n=389)	$Chi^2=11{,}51$ df=1 $p < 0{,}001$	85,6%	14,4%
Sportklubmitglieder	(n=257)	ns	90,3%	9,7%
Nichtmitglieder	(n=427)		88,5%	11,5%

als 85,3% von jenen 99 Probanden, die weder Freizeitsport als Hobby nannten noch in einem Sportklub verankert waren.

11.4. Heiratswunschalter bei Sportlern und Nichtsportlern

Aufschlussreich war weiterhin, dass ein zukünftiges Heiratswunschalter von Sportlern um rund ein Jahr später angegeben wird als von Nichtsportlern. Diese Tatsache trifft sowohl für Hobbysportler wie für Sportklubgebundene zu.

Tabelle 23: Sport und Partnerschaftsinteressen.
Kantonsschüler Luzern (n=684).
Zukünftiges Heiratswunschalter von Sportlern und Nichtsportlern.

	Mittleres Heiratswunschalter
Sport als Freizeithobby genannt	27,06 Jahre
Sport nicht als Haupthobby genannt	26,22 Jahre
Sportmitglieder	27,15 Jahre
Nichtmitglieder	26,27 Jahre

Sportler wollen also später heiraten als Nichtsportler. Suchen Nichtsportler eher eine Familienbildung, wollen umgekehrt Sportler — ohne damit eine Wertung anzudeuten — länger eine Ungebundenheit erleben? Eindeutig war bei detaillierter Aufgliederung, wenn Sport als Hobby angegeben wurde und Sportklubzugehörigkeit bestand, ein Heiratswunschalter mit 27,76 Jahren bedeutend später festzustellen als umgekehrt mit 26,02 Jahren bei Probanden ohne Freizeitsporthobby und ohne Sportklubbindung.

11.5. Späterer Kinderwunsch bei Sportlern und Nichtsportlern

Hier zeigte sich genau wie bei einem künftigen Heiratswunsch, dass Nichtsportler doch häufiger eine Familienbildung ablehnen; vielleicht verbergen sich hinter diesen Zahlen Gruppierungen in der Form, dass ein Teil der jugendlichen Nichtsportler Einzelgänger sind und bleiben wollen, ein anderer Teil aber deutlich frühzeitiger als die Sportler heiraten möchte, um dem Alleinsein zu entgehen. Parallelen zum Drogenproblem bieten sich an, wo wir bei perfekten Drogenkonsumenten signifikant seltener Heiratsabsichten fanden als bei Nichtkonsumenten. Drogenkonsumenten wiederum waren signifikant seltener Sportklubmitglieder und umgekehrt. — Die nachfolgende Tabelle zeigt die Gegenüberstellung zu Tabelle 22, mit der sich die Zahlen ziemlich genau decken.

Tabelle 24: Sport und Partnerschaftsinteressen.
Kantonsschüler Luzern (n=684).
Späterer Kinderwunsch von Sportlern und Nichtsportlern.

		Kinderwunsch ja	Kinderwunsch nein
Sport als Freizeithobby genannt	Signifikanz:	92,7%	7,3%
Sport nicht als Hobby genannt	$Chi^2=7{,}99$; df=1; $p < 0{,}005$	85,6%	14,4%
Sportklubmitglieder	ns	89,9%	10,1%
Nichtmitglieder		87,9%	12,1%

Auch hier war bei Gegenüberstellung der Probanden mit Freizeitsport und Sportklubbindung ein Kinderwunsch mit 93,2% signifikant häufiger als mit 85,4% bei Probanden ohne Freizeitsport und ohne Sportklubzugehörigkeit.

11.6. Spätere erwünschte Kinderzahl

Schliesslich interessierte uns noch die Wunschvorstellung nach der Grösse einer späteren Familie. Wünschen sich die Nichtsportler, die ja wesentlich früher heiraten möchten als Sportler, mehr Kinder als jene? Möchten die Nichtsportler, von denen ja wesentlich weniger später einmal heiraten möchten als Sportler, im Mittel kompensatorisch mehr Kinder haben? Das Gegenteil ist der Fall. Nichtsportler wünschen sich trotz Trends zu früherer Heirat eindeutig weniger Kinder als Sportler.

Auch hier war bei Gegenüberstellung der Probanden mit Sport als Hobby und Klubbindung eine mittlere Zahl von 2,8 gegenüber 2,4 bei der Gegengruppe ohne Sportinteressen deutlich unterschieden.

Tabelle 25: Sport und Partnerschaftsinteressen.
Kantonsschüler Luzern (n=684).
Erwünschte spätere Kinderzahl von Sportlern und Nichtsportlern.

	Erwünschte Kinderzahl im Mittel
Sport als Freizeithobby angegeben	2,58
Sport nicht als Hobby angegeben	2,43
Sportklubmitglieder	2,52
Nichtmitglieder	2,45

11.7. Kontrollstudie

In einer Kontrollstudie bei 236 Lehrlingen der Maschinenfabrik Rieter/Winterthur sowie 267 Lehrlingen der Maschinenfabrik Escher-Wyss/Zürich zeigte sich, dass 94% der Sportklubmitglieder einen späteren Heiratswunsch äusserten gegenüber 87% der Nichtmitglieder. Die spätere erwünschte Kinderzahl lag bei den Sportklubmitgliedern im Durchschnitt bei 2,2 Kindern pro Befragten, bei den Nichtmitgliedern hingegen bei 1,9 Kindern. In den jüngeren Lehrjahren waren diese Gegensätze weniger deutlich ausgeprägt als in den älteren. Genauere Übersicht zeigt die nachfolgende Tabelle.

Tabelle 26: Sport und Partnerschaftsinteressen.
Kontrollstudie Maschinenbaulehrlinge (n=684).
Späterer Heirats- und Kinderwunsch von Sportklubmitgliedern und Nichtmitgliedern.

		Späterer Heiratswunsch		
		ja	nein	indifferent
Sportklubmitglieder		94%	6%	–
Nichtmitglieder		87%	12%	1%
	Späterer Kinderwunsch im Mittel			
	total ja	Knaben ja	Mädchen ja	indifferent
Sportklubmitglieder	2,2	0,9	0,7	0,6
Nichtmitglieder	1,9	0,7	0,7	0,5

Wie diese Sexualwünsche und Sexualvorstellungen zu deuten sind, bleibt vorerst dahingestellt. Sportler zeigen schon durch ihr Sportverhalten eine andere Sozialisierungsform. Überhaupt ist die Sexualreife der Jugend von den Problemen der Sozialstruktur her zu beurteilen. Man hat das Sexualverhalten von Sportlern auch mit dem geistigen Elan in Beziehung gesetzt. Eine sozialmedizinische und sexualpädagogische Beurteilung dieser Verhaltensweisen bleibt weiteren Forschungen vorbehalten.

11.8. Zusammenfassung

Bei der Suche nach einer Beziehung zwischen dem Sportverhalten und den partnerschaftlichen Zukunftsvorstellungen Jugendlicher ergab sich bei 1255 Luzerner Kantonsschülern im Alter von 16–20 Jahren, dass Sportklubmitglieder mit 90,3% einen späteren Heiratswunsch äusserten, Nichtmitglieder in 88,5%.

Diejenigen Probanden, welche als liebste Freizeitbeschäftigung Sport angaben, äusserten einen späteren Heiratswunsch in 93,9% signifikant häufiger gegenüber (Chi^2 11,51; $p < 0{,}001$). Nichtsportlern in der Freizeit mit nur 85,6%. Das mittlere Heiratswunschalter wurde von Sportklubmitgliedern mit 27,15 Jahren, bei Nichtmitgliedern mit 26,27 Jahren angegeben. Den Wunsch, später einmal eigene Kinder zu haben, äusserten 89,9% der Sportklubmitglieder und 87,9% der Nichtmitglieder, ebenso mit signifikantem Unterschied 92,7% der in der Freizeit Sport treibenden Probanden gegenüber 85,6% der Vergleichsgruppe (Chi^2 7,99; $p < 0{,}005$). Die durchschnittliche erwünschte Kinderzahl wurde von den Sportlern mit 2,6 gegenüber 2,4 bei Nichtsportlern ermittelt.

In einer Kontrollstudie an 503 Lehrlingen des Maschinenbaues im Kanton Zürich zeigte sich ein gleiches Bild. 94% der Sportklubmitglieder äusserten einen späteren Heiratswunsch, jedoch nur 87% der Nichtmitglieder. Die Sportklubmitglieder wünschten sich später einmal im Mittel 2,2 eigene Kinder, die Nichtmitglieder 1,9 Kinder.

Die Studien zeigen bei grösster Vorsicht einer Deutung, dass mehr Sportler einen Heiratswunsch äussern und eher zu einer etwas grösseren Familienbildung neigen als Nichtsportler, obwohl Sportler altersmässig später heiraten wollen.

12. Aids und Sport

12.1. Allgemeines

Der Name AIDS ist in den USA entstanden, und zwar aus den Anfangsbuchstaben der Krankheitsbezeichnung Aquired Immune Deficiency Syndrome = Erworbene Abwehrschwäche. Das Virus hat man 1984 entdeckt, doch sind derartige Erkrankungen bereits anfangs der sechziger Jahre in Afrika festgestellt worden. Im Sommer 1981 hat man erstmals in den USA über ein gehäuftes Auftreten berichtet. Besonders gefährdet sind Homosexuelle, Drogensüchtige und Personen wie Bluter, Kontaktpersonen von AIDS-Patienten, Prostituierte, ja sogar Neugeborene kranker Mütter. Die Infektion geschieht durch Blut, Samenflüssigkeit und Scheidensekret. Der Erreger findet sich auch im Speichel, in der Tränenflüssigkeit, selten sogar in der Muttermilch, wobei derartige Übertragungen kaum und nur theoretisch möglich sein dürften. Die Patienten können keine Abwehrstoffe mehr gegen Infektionen aller Art bilden. Das voll entwickelte Krankheitsbild zeigt verschiedene schwere Infektionskrankheiten und/oder bösartige Tumoren, wie z. B. das Kaposi-Sarkom, das auch die Haut befällt. Eine Übertragung des AIDS-Virus findet im normalen Familien- und Berufsleben sowie bei den üblichen zwischenmenschlichen Kontakten (Kuss, Händeschütteln, Gespräche) nicht statt, auch nicht durch Nahrungsmittel, in öffentlichen Verkehrsmitteln, in Gaststätten, in Schwimmbädern oder bei Patientenbesuchen in Spitälern. Für eine Ansteckung muss infiziertes Blut oder infizierte Körperflüssigkeit oder eine Scheideninfektionskrankheit (besonders Sperma) mit dem Blut oder der Schleimhaut einer anderen Person in Kontakt kommen. Die Inkubationszeit von der Infektion bis zum Ausbruch der Krankheit kann sich auf Jahre erstrecken (siehe auch *WHO/FIMS-Statement).*

12.2. Übertragung durch Blut im Sport

Immer mehr kommen die Diskussionen auf, ob bei blutigen Kontakten vor allem in Kampfsportarten AIDS-Übertragungen möglich sind. Dürfen AIDS-kranke Sportler in Mannschafts- oder Kampfsportarten starten oder sollen sie auf Einzelsportarten vertröstet werden? Welches Risiko besteht für gesunde Mitspieler? Nach dem gegenwärtigen Stand der Dinge ist weder für den einen oder anderen Gefahr vorhanden, ausser wenn blutende Verletzungen bei beiden Partnern gleichzeitig bestehen, die zu Kontaktinfektionen führen könnten. Bei der Behandlung von Verletzungen sind vorsichtshalber Gummihandschuhe anzuraten, obwohl bisher keine Fälle einer solchen Ansteckung bekannt sind.

12.3. Übertragung durch Schweiss im Sport

Man ist sich heute in Expertenkreisen dahin einig, dass der Schweiss des Sportlers dem Gegner keinen Schaden bringt, auch nicht beim Einreiben des Schweisses in blutige Schürfwunden, beispielsweise beim Ringer und Karatekämpfer, in geplatzte Augenbrauenwunden beim Boxer, in Hautverletzungen auf dem Hallenboden, beim Fussball- oder Handballturnier, in die Konjunktiven beim Abwischen der Augen mit schweissfeuchten Handtüchern, beim Umarmen des Sportfreundes im Siegesjubel.

12.4. Masseure und Pfleger

Wie gesagt, sollten Wunden aller Art, auch Furunkel oder Ekzeme im Zweifelsfall immer mit Plastik- oder Gummihandschuhen gepflegt und behandelt werden. Die Mitarbeiter im Einsatz der Ersten Hilfe auch bei Gross- und Massenveranstaltungen sind konsequenterweise entsprechend zu informieren. Zum Abwaschen von Wunden sollen nicht Schwämme benutzt werden, die dann an andere Mitspieler weitergereicht werden. Das Pflastermaterial muss gewissenhaft vernichtet werden. Masseure sollen sich jeweils vorher überzeugen, ob beim zu massierenden Sportler ein Hautdefekt besteht; er ist entsprechend breit abzudecken. Bei grösseren Hautläsionen wäre der Massagetermin zu verschieben. AIDS-kranke Masseure könnten ihre Arbeit bei entsprechendem Selbstverantwortungsgefühl und unter strikter Vermeidung von auch schon geringsten Hautverletzungen mit nässenden Erosionen durchführen. Eine grosse Zahl von Massierten und Masseuren weiss ja zudem noch gar nicht, ob sie AIDS-positiv sind, da kein Test erfolgt ist.

12.5. Sauna und Trainingsräume

Die AIDS-Viren werden fast ausschliesslich durch Blut und Sexualkontakte übertragen. Eine Übertragung durch verschmutztes Wasser wie bei den klassischen Darmseuchen Cholera, Typhus, Paratyphus, Ruhr ist ebenso wie die Übertragung durch Lebensmittel oder durch Tröpfcheninfektion (Tuberkulose) nicht bekannt. Ausserdem sterben die Viren in der ihnen nicht adäquaten Umgebung relativ rasch ab, z. B. in der Luft oder bei Temperaturen über 56° Celsius *(Martin et al.; McDougal et al.)*. Auch braucht es eine bestimmte Menge von Erregern, um eine Infektion auszulösen, wie man von Krankenschwestern weiss, welche sich bei der Behandlung von AIDS-Patienten verletzt oder gestochen haben und trotz teilweise tiefer Wunden nicht erkrankt sind. In der Sauna kann man also unbedenklich schwitzen. Auch in Trainingsräumen, in Fitnesskellern, beim Circuit unter Benützung gemeinsamer Geräte besteht keine Infektionsgefahr. Vorsichtshalber sollten Verletzungen z. B. Hautablederungen am Barren, am Reck oder an Hantelgriffen vermieden werden; entsprechende Handleder als Halbhandschuhe schützen davor. Auch in Schulturnhallen, im Vereinsturnsport, in Klubs und Hotelfitnessräumen soll man nicht in Überängstlichkeit verfallen — eine exakte Gerätehygiene mit regelmässiger Desinfektion ist schon früher eine Selbstverständlichkeit gewesen, welche jedoch immer wieder vernachlässigt worden ist.

12.6. Schwimmbäder und Sprudelbäder

Übertragungen durch Badewasser sind nicht bekannt geworden. Wenn sich also Fussball-, Handball- oder Eishockeyspieler nach dem Kampf gemeinsam im Whirlpool erholen oder unsere Schwimmer im 50-m-Becken trainieren, ist eine Ansteckung auszuschliessen. Man hat ja auch keine Syphilis- oder Gonorrhöerkrankungen in Hallenbädern nachgewiesen — wenn es vor allem im Badewesen des Mittelalters geschehen ist, hat die Infektion eben im chambre séparée stattgefunden!

12.7. Schwerpunkt Boxen und Ringen

Aus England ist zuerst vom dortigen Profi-Boxerverband der Vorschlag gekommen, seine aktiven Mitglieder zum AIDS-Test zu verpflichten. Da jeweils viele amerikanische Boxer in England kämpfen und die Ausbreitung der Seuche von Amerika her gefürchtet wird, ist die Angst vor einer Infektion durch US-Boxer besonders gross. Besorgnis hat sich ausgebreitet. Man hat die verbindliche Einführung von AIDS-Tests für Sportler gefordert, da beim Boxen Blut fliesse und es auch noch nicht absolut wissenschaftlich abgeklärt sei, ob eine Infektion sogar durch Speichel und Schweiss auf Wunden übertragen werde. Diese Ansicht wird jedoch von den allermeisten Forschern bezweifelt, da weltweit keinerlei Anhaltspunkte gegeben sind; will man allerdings auch eine theoretische absolute Sicherheit anstreben, so müsste man alle Vierteljahre oder alle zwei Monate einen Test durchführen, da in der Zwischenzeit bei sexuellen Kontakten eine Infektion erfolgt sein kann.

12.8. Desinfektion, Prävention

In manchen Sportarten besteht Körperkontakt, wie er sonst im Beruf oder im Alltag nicht vorkommt. Folglich sind theoretische und sicher im Ausnahmefall auch praktische Infektionsmöglichkeiten aller Art gegeben, auch mit dem AIDS-Virus HIV. Entsprechend müssen alle, Aktive wie

Betreuer, Gewehr bei Fuss stehen. Personen mit offenen Wunden und Hautkrankheiten aller Art sind nicht zum Kampfsport zuzulassen. Exakte Fingernagelpflege (Kurzschneiden) ist nötig. Als Desinfektionsmittel und Desinfektionsverfahren für Geräte, Hallenfussböden, Wäsche, Handschuhe usw. haben sich alle diejenigen bewährt, welche sich auch bei Virushepatitis bewährt haben. AIDS-Viren besitzen keine hohe Resistenz gegen diese Mittel, *Rotter et al.* haben bei 70%igem Äthylalkohol bei Händedesinfektion einen Keimrückgang von 10^{-4} nachgewiesen; *Spicher* und *Peters* haben eine Konzentration von nur 35% als wirkungslos gefunden. Auch Formaldehyd in der üblichen Praxis-Konzentration ist gegen das HIV wirksam, ebenso hat es sich gegen Wasserstoffperoxid labil gezeigt *(Martin et al.)*. Hinsichtlich der Stabilität des HIV in feuchter Hitze wird von *Resnick* allerdings zu bedenken gegeben, dass der Titer infektiöser Einheiten bei 56° in 20 Minuten nur auf ein Zehntel abgesunken und erst eine Einwirkungszeit von 10 Minuten bei 93° C gegen HIV wirksam sei. Auch gegen Austrocknung ist das Virus nicht ganz so labil, wie man geglaubt hat *(Resnick et al.; Deinhardt et al.)*.

12.9. Zusammenfassung

Zusammenfassend kann man sagen, dass AIDS-infizierte Personen auf alle Fälle weiter Sport treiben sollen; sie sollten sich aber vor Verletzungen schützen, auch als Einzelläufer z. B. beim OL, beim Bergsteigen, beim Baden in Flüssen und Seen mit steinigem Untergrund. Testpositive Sportler stellen keine gesundheitliche Bedrohung für andere dar, wenn man beidseits fair und verantwortungsbewusst handelt. Dass man schliesslich auf Auslandreisen, im Urlaub oder bei der Siegesfeier jeweils entsprechende Sexualhygiene walten lässt – das gilt nicht nur für Sportler, sondern für alle Menschen *(Moesch)*.

13. Sport und Selbstmordprävention

13.1. Einleitung

Innerhalb der Forschung zur Verhütung von Selbstmorden und Selbstmordversuchen räumt man einer aktiven Sporttätigkeit grosse präventivmedizinische Chancen im Hinblick auf ein Abreagieren von Selbstaggressionen, Vermeidung von Einsamkeit, Kompensation beruflicher oder sexueller Probleme, Selbstvertrauen durch sportliche Selbstbestätigung u. a. ein. Dabei fehlen noch die Beweise; die Literatur über die Frage ist rar. Für den Hochleistungssport hat *Steinbach* einige Hinweise gegeben; man vermutet dort sogar höhere Selbstmordtendenzen infolge verstärkter psychischer Exposition unter Erfolgszwang und Enttäuschung. Wie die Situation im Breitensport aussieht, ist noch unklar. Ist der Sportler vor einer suizidalen Handlung mehr geschützt als ein Nichtsportler? Wie sieht es einerseits bei alten Menschen aus, welche regelmässig Alterssport treiben, und welche Unterschiede lassen sich andererseits bei jungen Menschen als Sportklubmitglieder gegenüber Nichtmitgliedern finden? Wie sieht diese Situation bei der nicht in Sportklubs verankerten, aber in der Freizeit vornehmlich sportlich aktiv tätigen Jugend gegenüber den in der Freizeit passiv bzw. kontemplativ eingestellten, sportlich desinteressierten Kontrollprobanden aus? Kann man überhaupt einen derartigen Vergleich anstellen? Sind sportlich engagierte Jugendliche von vornherein mehr extrovertierte Typen, die primär gar kein Verständnis für eine suizidale Handlung aufbringen und daher weniger gefährdet sind als sportlich nicht engagierte Jugendliche, welche vielleicht primär mehr introvertiert, verschlossen, suizidgefährdet erscheinen? Wohnt dem Sport also primär gar keine präventivmedizinische Chance inne, da sich als Sportler bereits eine suizidal ungefährdete Selektion bestätigt? Stimmen derartige Hypothesen? Wie soll man Beweise liefern?

13.2. Material und Statistik

Um der Beantwortung dieser Fragestellung wenigstens einen Schritt näher zu kommen, haben wir im Laufe der letzten 6 Jahre bei verschiedenen Kollektiven Jugendlicher entsprechende Erhebungen angestellt. Es war uns anlässlich von sportärztlichen Untersuchungen, spiroergometrischen Reihenuntersuchungen für Forschungsvorhaben, anlässlich von Lebenskundevorträgen bei Lehrlingen sowie im Schwesternunterricht möglich, entsprechende Gruppeninterviews durchzuführen. Die Fragebogen umfassten Bereiche aus der Sozialmedizin des Jugendalters, u. a. zum Genussmittelproblem, zum Freizeit- und Sportverhalten und zur psychohygienischen Situation. Innerhalb der letzten Gruppe waren die Selbstmordfragen verankert. Die Befragung erfolgte durch den stets gleichen Interviewer (Autor); die Auswertungen sind teilweise mit Lochkarten, teilweise durch Auszählung, teilweise mit dem Computer erfolgt. Statistische Berechnungen zur Signifikanzprüfung entsprechender Unterschiede besonders zwischen Sportklubmitgliedern und Nichtmitgliedern oder zwischen in der Freizeit aktiv und passiv tätigen Jugendlichen wurden mit dem Chi-Quadrat-Test vorgenommen, ebenfalls bei Vermutung signifikanter Unterschiede in dieser Thematik bei männlichen und weiblichen Probanden.

Zur Verfügung standen folgende Kollektive, geschlechtsspezifisch aufgeteilt nach Sportklubmitgliedschaft und Nichtmitgliedschaft:

Tabelle 27: Sport und Selbstmordprävention.
Jugendliche, Nordschweiz (n=1852).
Untersuchungskollektiv.

	Mitgliedschaft im Sportklub jetzt oder früher		Total
	ja	nein	
Weibliche Jugend (17–21 Jahre) Schwesternschülerinnen Zürich, Winterthur, Luzern, Arztgehilfinnenschulen Zürich	335	425	760
Männliche Jugend (17–21 Jahre) Maschinenfabriken Escher-Wyss/Bührle/Sulzer/ Rieter/Rüti, Lehrlinge Siemens-Albis Zürich	588	504	1092
Total	923	929	1852

Tabelle 28: Sport und Selbstmordprävention.
Jugendliche, Nordschweiz (n=929).
Aktive und passive Freizeitgestaltung von Nichtsportklubmitgliedern.

Nur Nichtsportklubmitglieder	Die bevorzugte Freizeitgestaltung aktiv	passiv
Weibliche Jugend (n=425)	51%	49%
Männliche Jugend (n=504)	56%	44%

Unter den Befragten befanden sich viele ehemalige Sportklubmitglieder, die durch den Wegzug in die Lehre aus dem Heimatklub ausgetreten waren (besonders Schwesternschülerinnen); zuweilen handelte es sich nur noch um eine passive Mitgliedschaft, oder die Mitgliedschaft wurde nur bei Besuchen der Eltern am Wochenende bzw. in den Ferien wahrgenommen. Wir haben diese ehemaligen Mitglieder jedoch noch als Sportler mitgezählt, um einigermassen gleiche Kontrollgruppen zu erhalten. Immerhin hatten auch diese Probanden ihr Sportinteresse gezeigt. Bei den Burschen waren die meisten Sportklubmitglieder gegenwärtig noch aktiv tätig.

In einer weiteren Darstellung haben wir ausserdem die Thematik der Selbstmordwertung auch sportklubunabhängig nach aktiver und passiver Freizeitgestaltung aufgegliedert, haben also die Sportklubmitglieder ausgeklammert und nur die Angaben der Nichtmitglieder ausgewertet. Damit sollte die Fragestellung doppelt abgesichert und kontrollierbar gemacht werden.

Die Gruppen sind also auch hier grössenordnungsmässig vergleichbar.

13.3. Sportklubmitgliedschaft und Selbstmordwertung

Innerhalb der Selbstmordforschung ist die Frage nach der Einstellung zu einem Selbstmordgeschehen aufschlussreich. Äussern sich diese Probanden verstehend oder ablehnend oder urteilen sie unentschieden, neutral? Zweifellos ist aus derartigen Antworten kein Rückschluss auf das eigene Verhalten bzw. auf eine präsuizidale Gefährdung zu ziehen. Aber die Ergebnisse erlauben einen ersten Einblick in diese Problematik.

Die Burschen wie die Mädchen äussern sich also mehrheitlich verständnisvoll einem Selbstmordgeschehen gegenüber, überraschenderweise auch mehr Sportklubmitglieder beiderlei Geschlechts als Nichtsportklubmitglieder. Die Deutung dieser Ergebnisse ist schwierig. Bergen Sportler mehr Aggressionen in sich, die sie – glücklicherweise – im Sport loswerden? Treten primär mehr aggressive Menschen in Sportklubs ein? Handelt es sich dabei um Autoaggressionen oder Fremdaggressionen oder um beides oder um keines von beiden? Spielen ganz andere Zusammenhänge mit?

Tabelle 29: Sport und Selbstmordprävention.
Nordschweiz (n=1852).
Sportklubzugehörigkeit und Selbstmordeinstellung Jugendlicher.

Ein Selbstmord wird beurteilt	Sportklubmitglieder		Nichtsportklubmitglieder	
	weibl.	männl.	weibl.	männl.
Verstehend	66%	60%	61%	55%
Ablehnend	23%	25%	28%	31%
Neutral	11%	15%	11%	14%

13.4. Sportklubmitgliedschaft und Selbstmordgedanken

Um dieser Frage gezielter nachzugehen, haben wir konkret nach bisherigen Selbstmordgedanken gefragt. Auch hier zeigte sich ein leichtes Überwiegen der Sportklubmitglieder in der Form, dass sie häufiger als Nichtsportklubmitglieder angaben, schon einmal Selbstmordgedanken gehabt zu haben. Allerdings war der Unterschied statistisch nicht zu sichern; ein Trend war angedeutet.

Tabelle 30: Sport und Selbstmordprävention.
Nordschweiz (n=1852).
Sportklubzugehörigkeit und bisherige Selbstmordgedanken.

Bisher einmal SM-Gedanken gehabt	Sportklubmitglieder		Nichtsportklubmitglieder	
	weibl.	männl.	weibl.	männl.
Ja	50%	41%	47%	39%
Nein	48%	57%	51%	58%
Keine Antwort	2%	2%	2%	3%

13.5. Aktives Freizeitverhalten und Selbstmordwertung

Um noch genauer in die Problematik einzusehen, haben wir die Nichtsportklubmitglieder nach ihrem Freizeitverhalten aufgeschlüsselt. Dabei waren 51% der Mädchen und 56% der Burschen in ihrer Freizeit bevorzugt aktiv tätig, also klubungebunden mit Wandern, Bergsteigen, Schwimmen, Basteln. Aber auch Tätigkeiten wie Musizieren, Gartenarbeit, Tierzucht haben wir als aktive Hobbies registriert. Als passive Freizeitgestaltung werteten wir beispielsweise Musikhören, Lesen, Bummeln, Flirten, Faulenzen, Träumen, Schlafen. Bei dieser Untergliederung zeigten sich nun überraschende Ergebnisse. Die in der Freizeit eher aktiv orientierten Jugendlichen hatten sich im Gegensatz zu den Sportklubmitgliedern seltener verstehend gegenüber einem Selbstmordgeschehen geäussert als Nichtmitglieder, und zwar sowohl die Burschen als die Mädchen. Der Unterschied war bei der weiblichen Jugend sogar signifikant ($Chi^2 = 4{,}65$; $df = 1$; $p < 0{,}05$). Wir haben dabei zweiseitig (scores +1, 0, –1) getestet. Bei den männlichen Jugendlichen zeigte sich eine schwache Tendenz ($Chi^2 = 0{,}98$: $df = 1$; $p > 0{,}05$);die Richtung des angedeuteten Effektes stimmt überein mit der des signifikanten Effektes bei den Frauen.

An sich sind diese Ergebnisse a priori eher erwartet worden als umgekehrt eine häufiger verstehende Selbstmordeinschätzung seitens der Sportklubmitglieder. Sind also sportlich aktive Nichtmitglieder weniger autoaggressiv, weniger einem Spannungsfeld eigener Widersprüche ausgesetzt, reagieren sie sich zwangslos und freiwillig bei entsprechenden Wi-

Tabelle 31: Sport und Selbstmordprävention.
Jugendliche, Nordschweiz (n=929).
Aktive/passive Freizeitgestaltung und Selbstmordwertung.
Nichtsportklubmitglieder.

Ein Selbstmord wird beurteilt	Frauen		Männer	
	Freizeit aktiv (n=220)	Freizeit passiv (n=215)	Freizeit aktiv (n=264)	Freizeit passiv (n=230)
Verstehend	60%	70%	57%	65%
Neutral	8%	7%	17%	10%
Ablehnend	32%	23%	26%	25%

derwärtigkeiten und Problemen des Alltages ab? Stehen sie weniger unter persönlichem Stress, fehlt bei ihnen der Leistungszwang und die Leistungskontrolle? Warum treten sie nicht in einen Sportverein ein?

13.6. Aktives Freizeitverhalten und Selbstmordgedanken

Wie nunmehr erwartet, haben sich auch hier die in der Freizeit aktiv tätigen Jugendlichen wesentlich seltener geäussert, bisher bereits schon einmal Selbstmordgedanken aus irgendwelchen Gründen gehabt zu haben als die bevorzugt passiv tätigen Jugendlichen und auch als die Sportklubmitglieder.

Tabelle 32: Sport und Selbstmordprävention.
Jugendliche, Nordschweiz (n=929).
Aktive/passive Freizeitgestaltung und bisherige Selbstmordgedanken.
Nichtsportklubmitglieder.

Bisher bereits einmal SM-Gedanken gehabt	Freizeit aktiv		Freizeit passiv	
	weibl.	männl.	weibl.	männl.
Ja	40%	33%	49%	43%
Nein	57%	65%	49%	54%
Keine Antwort	3%	2%	2%	3%

Die Ergebnisse sind in folgenden Feststellungen zusammenzufassen:

- Es haben mehr Mädchen als Burschen mit passiven oder aktiven Freizeitbeschäftigungen Selbstmordgedanken gehabt.

- Es haben mehr Jugendliche mit passiven Freizeitinteressen Selbstmordgedanken gehabt, und zwar sowohl bei den Burschen wie bei den Mädchen.
- Es haben gleichviele Burschen als Sportklubmitglieder wie als Nichtsportklubmitglieder Selbstmordgedanken gehabt.
- Es haben gleichviele Mädchen als Sportklubmitglieder wie als Nichtsportklubmitglieder Selbstmordgedanken gehabt.
- Es haben mehr Mädchen in Sportklubs oder nicht in Sportvereinen Selbstmordgedanken als Burschen gleicher Kohorten.

13.7. Selbstmordeinschätzung und Selbstmordprobleme von Leistungssportlern

Um die Selbstmordwertung, die Einstellung zum Suizid sowie um die persönlichen Sorgen der Leistungssportler zu analysieren, haben wir 115 weibliche und 143 männliche Spitzensportler, die uns innerhalb der letzten 10 Jahre zur sportärztlichen Untersuchung aufsuchten, mit einem Fragebogen einzeln interviewt. Diese Leistungssportler stammten aus verschiedenen Disziplinen (Schwimmen, Fussball, Skifahren, Radsport, Eisschnellauf); sie waren in den Zehn-Besten-Listen ihrer Sportart bzw. in den Nationalligen verankert. Die weiteren Sportler waren uns bereits durch frühere Untersuchungen oder durch sportärztliche Einzelbehandlung bzw. -beratung bekannt und vertraut; sie antworteten anonym entsprechend dem besten Wissen und Gewissen nach eingehender Information, worum es bei diesem anspruchsvollen Interview ging. Da strikte Anonymität gewahrt werden sollte, können wir auch nicht nach Einzeldisziplinen differenzieren, sondern nur ein Gesamtprofil der Suizidbeurteilung dieser beiden Kollektive zeichnen.

13.8. Persönliche Sorgen der Leistungssportler

In einer ersten Fragegruppe wollten wir Auskunft über die Art und Häufigkeit der eigenen Sorgen in Familie und Beruf erhalten, ebenso in finanzieller wie in gesundheitlicher Hinsicht. In der nachfolgenden Tabelle haben wir die Antworten zu bündeln versucht.

Die Einzelantworten sind in verschiedener Hinsicht aufschlussreich. Erstens scheinen männliche Sportler häufiger Probleme mit sich herumzutragen; lediglich Liebes- und Sexualsorgen äussern die Sportlerinnen häufiger. Bei den familiären Sorgen kamen Antworten wie: «Streit mit den Eltern — Kommunikation — Generationenkonflikt — Leistungssport wird in meiner Familie nicht akzeptiert — mein Vater ist schwer krank — gesundheitliche Probleme in der Familie — Eltern geschieden.» Innerhalb der beruflichen Sorgen fallen folgende Antworten auf: «Probleme mit dem Studium — der Chef spinnt — Chef ungerecht — Beförderung erfolgt nicht — Sorge mit meiner Stelle — möchte umsatteln.» Es ist in diesem

Tabelle 33: Sport und Selbstmordprävention.
Leistungssportler Nordschweiz (n=258).
Angaben über persönliche Sorgen.

Art der Belastung	Frauen (n=115)			Männer (n=143)		
	keine	wenig	viel	keine	wenig	viel
Familiäre Probleme (ausser Partnerin)	85%	7%	8%	78%	10%	12%
Liebes- bzw. Sexualprobleme (einschl. Ehe)	64%	14%	22%	76%	13%	11%
Berufliche Probleme	88%	8%	4%	76%	14%	10%
Finanzielle Probleme	93%	4%	3%	89%	6%	5%
Gesundheitliche Probleme	89%	6%	5%	83%	10%	7%

Zusammenhang aufschlussreich, dass 8% der weiblichen und 13% der männlichen Sportler ihren gegenwärtigen Beruf wechseln möchten. Bei den gesundheitlichen Gründen werden zahlreiche Sportverletzungen bzw. Sportschäden angegeben: «Ewige Meniskusschmerzen — Kniebeschwerden — Fussschmerzen — alte Knöchelverletzung». Doch auch andere Leiden werden geklagt : «Chronische Bronchitis — Asthma — ständige Kopfschmerzen — Migräne — bei Überlastung Bruststiche — Blasenleiden — Nierenbeschwerden — starke Regelschmerzen — Bandscheibe.» Als Liebes- bzw. Sexualprobleme werden u. a. von den Frauen angegeben: «Mein Freund ging ins Ausland — mein Freund trinkt — er liess mich sitzen — er lehnt Leistungssport bei den Frauen ab — Liebeskummer — ist untreu» sowie von den Männern: «Weiss nicht, für wen ich mich entscheiden soll — sie ist mir durchgebrannt — sie wohnt im Ausland». Wie weit aus all diesen Sorgen Selbstmordgedanken oder gar Selbstmordabsichten entstehen, ist in einer Studie über die ersten sexuellen Enttäuschungen bzw. Liebeskummer diskutiert worden; die Abschiedsbriefe dieser Jugendlichen sprechen für sich *(Biener)*.

13.9. Psychohygienische Probleme von Leistungssportlern

Eine Antwort auf die Frage, wie weit Einsamkeit bzw. Verlassenheit bei den Leistungssportlern eine Rolle spielen, war das Ziel weiterer Erhebungen. Man kann annehmen, dass durch Sportkameradschaft, gemeinsame Wettkämpfe, regelmässiges Training im Klub, Diskussionen mit Trainern und Aktiven genügend Kommunikationsmöglichkeiten mit entsprechend generalpräventivem Effekt vorhanden sein müssten. Bereiche effektiver Selbstmordgefährdung sind depressive Phasen aller Art, nicht zuletzt nach sportlichen Misserfolgen. Auch Angstträume, Ziellosigkeit, innere Unruhe, verhaltene Aggressionen haben uns im Verlauf der weiteren Befragungen interessiert.

Tabelle 34: Sport und Selbstmordprävention.
Leistungssportler Nordschweiz (n=258).
Psychohygienische Angaben.

	Frauen (n=115)			Männer (n=143)		
	oft	selten	nie	oft	selten	nie
1. Bisherige psychologische Krisen (Pubertät, Schule, Elternstreit)	27%	38%	35%	18%	29%	53%
2. Gefühl von Einengung (Arbeit, Familie, Sport, Sexualität)	18%	25%	57%	19%	30%	51%
3. Gefühl von Einsamkeit	8%	11%	81%	9%	6%	85%
4. Gefühl von Lebensüberdruss	24%	36%	40%	22%	31%	47%
5. Schlaflose Nächte	5%	64%	31%	4%	70%	26%
6. Todesträume gehabt	4%	13%	83%	3%	16%	81%
7. Zeitweise Depressionen	10%	40%	50%	15%	53%	32%

	Frauen	Männer
8. Haben Sie ein Lebensziel vor Augen?	ja 76%	ja 69%
9. Haben Sie vor irgendeinem Problem Angst?	ja 26%	ja 33%
10. Haben Sie ausserhalb des Sportes mitmenschlichen Kontakt	ja 83%	ja 86%
11. Wieviele wirkliche Freunde haben Sie?		
keine	2%	3%
1–2	22%	21%
3–4	37%	34%
mehr als 4	39%	42%

Aufschlussreich sind die verschiedenen Kommentare zu den Einzelantworten: «Lebensüberdruss habe ich manchmal am Wochenanfang – den Verleider habe ich nach sportlichen Misserfolgen, doch macht es mich langsam stärker – Lebensüberdruss bei Migräne.» Man hat Angst beispielsweise vor dem Studium, der Abschluss- und Aufnahmeprüfung, vor Zukunft, vor Krieg und Krisen, dem Alter, dem Tod, jedoch auch vor einer sportlichen Fehlleistung oder vor sexuellen Problemen. Bedenklich stimmen Aussagen, dass man eigentlich nicht weiss, warum man auf der

Welt ist, dass man keinen Sinn im Leben sieht, kein klares Ziel finden kann. Es gibt also auch unter Leistungssportlern nicht wenige, die in einer pessimistischen Lebenseinstellung verharren.

13.10. Selbstmordwertung durch Leistungssportler

Wie sehen nun konkret die Selbstmordwertungen, die Einstellung zum Selbstmordversuch, die Urteile über einen Suizid aus? Um diesen Fragen nachzugehen, haben wir gezielt Fragen am Ende des Interviews eingebaut; die Antworten sind in der folgenden Tabelle gebündelt.

Als Selbstmordgründe, die man bei alten Leuten noch verstehen könnte, werden u. a. Todeskrankheit, Einsamkeit, Kontaktprobleme und soziale Not angegeben, auch das Gefühl überflüssig zu sein oder einfach Angst. Als Selbstmordgründe, die man bei Jugendlichen noch am ehesten akzeptieren würde, nennen die Sportler Streit mit Eltern oder Lehrern, Unverstandensein, Sexualprobleme, Verzweiflung, Krankheit, unerreichte Ziele; die Sportlerinnen geben Hinweise wie: Willkür der Mitmenschen, Zurückstellung, Liebeskummer, unbewältigte Probleme, Krankheit.

In diesem Zusammenhang sind auch die Antworten auf die Frage aufschlussreich: «Wem würden Sie Ihre Sorgen anvertrauen?» Die Sportler (Sportlerinnen) geben Hinweise wie: den Eltern 14% (23%), dem Ehe-

Tabelle 35: Sport und Selbstmordprävention.
Leistungssportler Nordschweiz (n=258).
Selbstmordbeurteilung, eigene Suizidgedanken.

	Frauen (n=115)	Männer (n=143)
1. Beurteilung eines Suizids		
verstehend	40%	43%
ablehnend	14%	17%
neutral	46%	40%
2. Haben Sie schon einmal von einem Suizid oder einem Versuch gehört?		
in der Verwandtschaft	ja 18%	ja 14%
in der Bekanntschaft	ja 27%	ja 21%
3. Hatten Sie schon einmal Suizidgedanken?	ja 5%	ja 17%
4. Wieviel Prozent aller im Jahr Verstorbener haben Selbstmord begangen? (richtige Antwort: rund 3,5%)		
zu viel schätzen	72%	67%
zu wenig schätzen	13%	17%
richtig (3%–5%) schätzen	15%	16%

partner 12% (5%), dem Freund bzw. der Freundin 44% (53%), Bruder oder Schwester 13% (9%); sonstigen Personen wie beispielsweise dem Arzt, dem Chef, einem Kollegen, einem alten Menschen, dem Trainer würden 17% der Männer und 10% der Frauen ihre Sorgen anvertrauen. Es ist weiterhin bemerkenswert, dass neun Zehntel der Sportler (88%) und zwei Drittel der Sportlerinnen (70%) glauben, dass der Sport die Selbstmordzahlen in einer Bevölkerung verringern könnte. In diesem Zusammenhang sagen 82% dieser Männer und 78% dieser Frauen konkret aus, dass der Sport ihnen persönlich schon über entsprechende derartige Probleme hinweggeholfen habe.

13.11. Vergleichsstudie

Gemäss einer zusätzlichen Umfrage bei 26 Elite-Wasserballspielern anlässlich eines sportmedizinischen Fortbildungskurses standen 12 befürwortend und 14 ablehnend einem Selbstmordgeschehen gegenüber. Es ist erstaunlich, dass 20 dieser Sportler der Meinung waren, dass Frauen mehr Selbstmorde begehen als Männer. Von diesen 26 Wasserballspielern hatten 2 bereits einmal mit Selbstmordgedanken gespielt.

13.12. Diskussion

Man kann zur Interpretation der vorliegenden Ergebnisse nicht schlussfolgern, dass Leistungssportler weniger von Selbstmordgedanken belastet wären, wohl aber, dass sie mit Hilfe des Sportes manche psychische Krisen leichter überwinden können; die Aussagen von vier Fünftel dieser Befragten, dass ihnen der Sport entsprechende Hilfe gebracht habe, weisen auf die präventiven Chancen hin. Die relativ vielen Freunde und Kontaktpersonen helfen mit, aus der Einsamkeit herauszuführen. Schliesslich gibt der Sport Selbstvertrauen; er fördert damit die Persönlichkeitsbildung, Minderwertigkeitsgefühle werden abgebaut. Damit werden weitere klassische Suizidmotivationen ausgeschaltet. Man kann zusammenfassend sagen, dass dem Leistungssport zahlreiche, durch die genannten Aussagen belegte generalpräventive Chancen zukommen. Dass in Einzelfällen Suizidneigungen bei zuweilen psychisch diffizil strukturierten Leistungssportlern vorkommen, bleibt dabei unbestritten.

13.13. Zusammenfassung

In einer Studie an 760 weiblichen und 1092 männlichen Jugendlichen im Alter von 17–21 Jahren wurde die Einstellung zum Selbstmordgeschehen untersucht, und zwar aus der Sicht der Sportklubmitglieder und der Nichtmitglieder. Die weiblichen Klubmitglieder standen einem Selbstmord verstehend in 66%, die weiblichen Nichtmitglieder nur in 61% verstehend gegenüber, bei den männlichen Sportklubmitgliedern verhielten sich die Prozentzahlen wie 60% zu 55%. Untergliederte man dieses Kollektiv nach Jugendlichen ohne Sportklubzugehörigkeit, aber mit aktivem sportlichem Freizeitverhalten gegenüber solchen Jugendlichen mit lediglich passiver Freizeitgestaltung, so äusserten sich die Sporttreibenden im Gegensatz zu Nichtsportlern mit signifikantem Unterschied mit 60% zu 70% (Burschen) bzw. 57% zu 65% (Mädchen) verstehend einem Selbstmordgeschehen gegenüber. In einer weiteren Studie an 115 weiblichen und 143 männlichen Spitzensportlern hatten 5% der Frauen und 17% der Männer früher einmal Selbstmordgedanken gehabt; 40% dieser befragten Frauen und 43% dieser Männer standen einem Selbstmord verstehend gegenüber.

14. Sport und Stress

14.1. Einleitung

Innerhalb der Forschungen über das Stressprofil verschiedener Bevölkerungsgruppen haben wir bereits bei Unternehmern, Journalisten, Lehrern, berufstätigen Frauen, Hausfrauen, bei Schülern und Jugendlichen entsprechende Erhebungen durchgeführt *(Biener)*. Stress gilt als Auslösefaktor für den Herzinfarkt. Man fürchtet ihn. Daher werden immer wieder Fragen der Bevölkerung laut, wie man Stress bewältigen, abbauen, verhüten kann. Um eine Prävention zu betreiben, muss man die Epidemiologie kennen. Wer leidet unter Stress? Wie weit ist er verbreitet? Welche Berufsgruppen sind besonders bedroht? Wie ist Stress überhaupt fassbar? Wie soll man ihn definieren? Kann man Stress messen? Ist Stress eine medizinische, soziale, psychologische Grösse, ein Persönlichkeitsproblem? Was dem einen Stress ist, ist dem andern freudiger Ansporn. Der eine scheitert, der andere formt sich und reift daran. Entsprechend divergiert das Schrifttum in Deutung und Bedeutung. Man ringt bei der Definition von der Einstufung als Modeschlagwort bis hin zum ernsten wissenschaftlichen Risikofaktor für schwere psychosomatische Schäden *(Bruggemann u. a.; Caplan; Greif; Karasek; Kasl; Martin u. a.; Semmer; Udris; Ulich)*. Vor allem müht man sich um die Stressabwehr beispielsweise mit autogenem oder mentalem Training besonders auch im Sport *(Porter und Foster)*.

14.2. Material und Statistik

Die folgende Untersuchung hat den Stress bei Fussballtrainern zum Thema. Fussballtrainer gehören zu den exponierten Stresspersonen im Auf und Ab der Punktspiele innerhalb der Fussball-Ligen. Hektik, Enttäuschung oder Triumph bringen ständig Spannung mit sich. Man muss sich immer wieder bewähren. Man ist nicht nur der ständigen Kritik der Vereinspräsidenten, sondern auch der Spieler und vor allem der Öffentlichkeit ausgesetzt. Man fürchtet die Presse bei Niederlagen und Punkteverlusten. Bis weit hinein ins private Leben wirken sich Unruhe und Depressionen aus. Entlassung droht. Der Trainerwechsel ist an der Tagesordnung. Das Traineramt ist unstabil, unberechenbar, existenzunsicher, stressbeladen. Um der Frage nachzugehen, wie Fussballtrainer Stress definieren, empfinden, verarbeiten und überwinden, haben wir 227 Probanden auf verschiedenen Kursen in Sportschulen und Zentralkursen mit Gruppeninterviews erfasst.

14.3. Stressdefinition

Lassen wir eine Definition suchen, so sagen 83% dieser Trainer kurz und sachlich: «Psychische Überforderung». 7% äussern: «Körperliche Überlastung». 10% definieren Stress mit Einzelantworten wie: «Druck von allen Seiten — Angst vor Niederlagen — Sandwichfunktion — Dauerstreit — Siegenmüssen — Erfolgszwang — ständiges Kreuzfeuer der Kritik». Befragungen von Lehrern haben vergleichsweise in 73% seelische und/oder körperliche Überforderung als Antworten ergeben, in 8% Ruhelosigkeit und innere Angst sowie in den restlichen 19% schulspezifische Versagensängste oder Berufsprobleme wie z. B. mangelnde Arbeitsfreude, Erfolglosigkeit, pädagogische Enttäuschungen.

14.4. Privatstress

Wir haben die Frage über Berufs-, Spiel- und Berufsstress im Sinne einer Likert-Skala mit den Antworten: «Sehr stark — stark — mittel — wenig — nicht» vorgegeben. Auf die Frage, ob diese Probanden zur Zeit unter irgendwelchem Familienstress leiden, haben 15% «mittel», 23% «wenig» und 62% «nicht» geantwortet. Als Stress-Antworten imponierten solche wie: «Meine Ehe ist kaputt — ich bin anders liiert — zuviele Kleinigkeiten werden zu wichtig gemacht — Kinder haben Schulprobleme — Frau ist krank». Bei den Lehrern hatten 8% starken Familienstress angegeben, 23% mittel, 26% wenig und 43% keinen.

14.5. Berufsstress

Vom Berufsstress waren jedoch wesentlich mehr Trainer geplagt, übrigens auch Lehrer sowie Unternehmer *(Biener)*. Der Übersicht halber gliedern wir auf (Tabelle 36).

Tabelle 36: Sport und Stress.
Fussballtrainer (n=227).
Berufsstress im Vergleich zu Lehrern und Unternehmern.

Frage: «Fühlen Sie sich zur Zeit beruflich gestresst?»

	Trainer (n=227)	Lehrer (n=325)	Unternehmer (n=118)
Sehr stark	6%	6%	2%
Stark	13%	15%	19%
Mittel	36%	39%	35%
Wenig	15%	24%	33%
Nicht	30%	16%	11%

14.6. *Spielstress*

Von Interesse ist, ob und in welchem Mass die Fussballtrainer sich im Spiel, im Wettkampf gestresst fühlen. Dabei ist aufschlussreich, welche Stress-Situationen häufig sind.

Als typische Stress-Situationen bei offener Fragestellung mit erlaubten Mehrfachantworten wurden genannt: «Niederlagen (63%) – Misserfolge (34%) – wenn Gegner aufholt (29%) – Penaltyschiessen (27%) – nicht verwertete Torchancen (23%) – leichtfertige Fehler (17%) – Leistungsdruck (16%) – Fehlentscheid vom Schiedsrichter (7%) – Taktik klappt nicht (5%)». Als bemerkenswerte Doppel- oder Einzelantworten seien u. a. erwähnt: «Primitive Zuschauer – hartes Spiel mit Verletzungsgefahr – letzte Viertelstunde 1:0 für uns – 1:1 – Trainingsaufwand umsonst – knappe unnötige Niederlage». In einer Studie in der Bundesrepublik sind bei Fussballtrainern in über der Hälfte der Fälle pathologische Herzbefunde erhoben worden; sechs von 10 Trainern seien während der 90 Minuten eines Bundesligaspiels jeweils akut gefährdet (*Stössinger*).

Tabelle 37: Sport und Stress.
Fussballtrainer (n=227).
Spielstress.

Frage: «Fühlen Sie sich während eines Spiels gestresst?»	
Sehr stark	11%
Stark	25%
Mittel	43%
Wenig	14%
Nicht	7%

14.7. *Stressüberwindung*

Aufschlussreich sind die Antworten auf die Frage, wie diese Trainer ihre Stress-Probleme bzw. Stress-Situationen überwinden. Es ist erstaunlich, dass die meisten Antworten auf die Geborgenheit in der Familie bzw. auf die ausgleichende Hilfe der Frau/Partnerin hinweisen: «Zusammensein mit Familie – alles im Familienrat besprechen – mit meiner Frau und meinen Kindern besprechen – mit Familie spazieren – mit Frau diskutieren – meine Frau versteht mich am besten – die besten Ratschläge gibt meine Partnerin – ich komme dabei immer zur Ruhe». Ein weiterer grosser Hilfskomplex ist der Ausgleichssport: «Waldläufe – sportliche Betätigung – ich gehe auf einen Berg – Velotour machen – mein Hobby ist Segeln – ich habe ein Wildwasserkanu – Autofahren». Doch auch autogenes Training, Meditation und Selbstkonzentration werden eingesetzt. Im einzelnen ergeben sich folgende Gruppierungen.

Tabelle 38: Sport und Stress.
Fussballtrainer (n=227).
Stressüberwindung.

Frage: «Wie überwinden Sie Stress?» (Mehrfachantworten)	
Familienberatung	37%
Ehefrau/Partnerin	32%
Sportlicher Ausgleich	27%
Spazieren, mit Hund gehen, Angeln	21%
Yoga, autogenes Training, Entspannung, etc.	17%
Fernsehen, Kino	13%
Gespräche, Gesellschaft, Freunde	11%
Ruhe, Faulenzen, Relaxing	11%
Schlaf	9%
Lesen	7%
Negative Formen (Rauchen, Essen, Alkohol, Toben, etc.)	8%
Positive Formen (Hobby pflegen: z. B. Bienenzucht, Briefmarken u. a.)	10%

Negative Kompensationsformen wie rauchen, essen, trinken werden nur in insgesamt jedem 12. Falle (8%) gewählt. Berufstätige Frauen haben diese negative Zuflucht in jedem 15. Falle gesucht (7%).

14.8. Stressbekämpfung bei Sportlern

Stressprobleme bei Sportlern stellen einen Hauptgegenstand der sportpsychologischen Forschungen dar *(Schilling und Herren)*. Die Frage, wie diese Trainer bei ihren Spielern Stress-Situationen bekämpfen, ist ebenfalls sehr variant beantwortet worden. Meistens werden unterstützende Gespräche gesucht. Viele Trainer versuchen, ihre (scheinbare) eigene Ruhe auf die Spieler zu übertragen: «Selbst möglichst ruhig erscheinen — gutes Zureden — Ruhe suggerieren». Oft werden Trainingspausen verordnet. Aber auch gemeinsame Waldspaziergänge sollen Hilfe bringen. Einige Trainer verordnen Sauna, Massagen, warme Bäder. Auch an das Maskottchen wird erinnert, ebenso scheinen mystische Hilfspersonen bzw. gute Geister zu existieren: «Susanne». Auch wird «Ablenkung durch Fröhlichkeit» propagiert. Im einzelnen gliedern sich die Antworten wie folgt auf.

Tabelle 39: Sport und Stress.
Fussballtrainer (n=227).
Stressbekämpfung bei Spielern.

Frage: «Wie beeinflussen Sie Ihre Spieler gegen den Stress?» (Mehrfachantworten)	
Helfende Gespräche	76%
Eigene Ruhe dagegen setzen	35%
Spielpausen, Trainingspausen	29%
Waldspaziergänge, Ausgleichssport	17%
Physikalische Behandlung (Sauna, Sprudelbäder, Massagen)	16%
Schlafen lassen	15%
Ablenkung durch Filme, TV	12%
Sonstiges (Ablenkung duch Fröhlichkeit, reden, reden lassen, gute Vorbereitung)	16%

14.9. Genussmittel und Stress

Bemerkenswert sind die Hinweise auf den Tabak- und Alkoholkonsum der Trainer, der Stressprobleme bei Rauchern und Nichtrauchern sowie ihre Einstellung zum Genussmittelproblem bei den Spielern. Insgesamt 32% der Trainer sind Raucher, davon 3% Pfeifenraucher. 10% aller Trainer rauchen aber die gefährliche Menge von mehr als 20 Zigaretten am Tag, meistens zwei Päckchen. Weitere 15% rauchen täglich ein Päckchen, die restlichen 4% rauchen angeblich weniger als 20 Zigaretten täglich, meist ein halbes Päckchen. Es ist nachzuweisen, dass diejenigen Trainer, welche sehr starke, starke oder mittlere Stressbelastung angegeben haben, meistens auch Raucher waren. Diese Tatsache ist auch schon in unseren Studien bei Journalisten und bei selbständigen Unternehmern nachgewiesen worden. *Brengelmann* u. a. haben auf die Persönlichkeitsfrage in diesem Zusammenhang hingewiesen.

Nur 4% der rauchenden Trainer, aber 53% der Nichtraucher haben in ihrem Sportverein bzw. bei ihren Spielern bereits einmal über die Problematik des Tabakkonsums diskutiert. Für ein absolutes Rauchverbot in der Mannschaft sind 41% der Raucher, aber nur 27% der Nichtraucher eingetreten; man solle keine Diktatur errichten, nichts verbieten, sondern die Einsicht fördern und zum Selbstverzicht durch Überzeugung kommen. Es ist also erstaunlich, dass mehr Raucher ein Rauchverbot befürworten, allerdings oft mit der Einschränkung: «Bei Junioren — Nichtrauchen direkt vor dem Spiel». Die Nichtraucher-Trainer scheinen in dieser Frage mehr mit Toleranz zu regieren als die Raucher-Trainer, welche das Problem allerdings oft einfach aus der Diskussion verdrängen.

Hinsichtlich des Alkoholkonsums wird die grosszügigere Haltung der Raucher gegenüber den Genussmitteln offenbar. Täglich alkoholische Getränke nehmen 63% der Raucher (und damit die meisten der gestressten

Trainer) und nur 27% der Nichtraucher zu sich, gelegentlich bzw. am Wochenende 37% der Raucher und 73% der Nichtraucher. Nach einem Spiel trinken 61% der Raucher Bier, die anderen 39% Raucher trinken Tee, Mineralwasser, Kaffee. Von den Nichtrauchern konsumieren nach einem Fussballspiel 19% Bier und 2% Wein; 79% der Nichtraucher trinken jedoch alkoholfreie Getränke wie Rivella, Tee, Ovomaltine, Isostar, Mineralwasser. Vergleichsweise ist in unseren Erhebungen an Sportlern und Oberturnern aus dem Kanton Solothurn sowie aus dem Berner Oberland aufgefallen, dass nach dem aktiven Sporttreiben 33% alkoholfreie Getränke (6% Rivella, Cola, Most sowie 7% Milch und 20% Mineralwasser) getrunken haben, 67% aber alkoholhaltige Getränke (50% Bier, 15% Bier und Mineralwasser sowie 2% Wein).

Eine positive Meinung zu den Siegespokalen, aus denen man ja eigentlich Sekt oder Wein trinkt, äussern praktisch alle Raucher-Trainer, die Nichtraucher jedoch nur in 82% oft noch einschränkend: «Es ist so Usus — ein alter Brauch»; 18% allerdings sagen frank und frei: «Solche Pokale sind Unsinn — es ist Quatsch — nicht ideal — ein Fahrrad wäre mir lieber — besser einen Suppentopf!»

Schliesslich interessierte uns noch die Einstellung zu den Drogen. Auf die Frage, wie das gefährlichste Rauschgift heisst, antworteten die Trainer in 82% mit Heroin, in 2% mit Opium, in 7% mit Kokain, in 8% mit Alkohol, in den restlichen Fällen mit Nikotin und LSD. Den Preis von einem Gramm Haschisch in Höhe von 10–15 Franken kannten exakt nur 31% dieser Trainer; ein Drittel schätzte den Schwarzmarktwert auf 20.— bis 50.— Franken, ein Viertel auf 100.— bis 200.— Franken, der Rest hatte keine Ahnung. Probiert hatten eine Droge bereits 40% der Raucher und nur 5% der Nichtraucher. Da es sich fast ausschliesslich um Haschisch bzw. Marihuana gehandelt und dieses als «joint» geraucht wird, ist es klar, dass Nichtraucher ja gar nicht inhalieren können und damit vor diesem Konsum weitgehend gefeit sind. Den Wunsch, eine Droge einmal zu probieren, äusserten weitere 12% Raucher, aber kein einziger Nichtraucher. Da es sich wie gesagt bei den Rauchern auch meistens um die von Stress stark oder mittelmässig geplagten Trainer handelt, liegen die Beziehungen Stress und Tabak, Stress und Alkohol, Stress und Drogen jeweils auf der Hand. Für eine Haschischfreigabe plädierten interessanterweise 54% der Raucher, aber wiederum mit 68% mehr Nichtraucher; als Begründungen wurden wiederum wie bei der vermehrten Ablehnung des Rauchverbotes seitens der Nichtraucher meistens die «demokratischen Prinzipien» und «keine Diktatur» angegeben.

14.10. Zusammenfassung

Um der Frage nachzugehen, wie Fussballtrainer Stress definieren, empfinden, verarbeiten und überwinden, haben wir 227 Probanden an verschiedenen Kursen in Gruppeninterviews erfasst. 11% dieser Trainer fühlten sich während eines Spieles jeweils sehr stark, 25% stark, 43% mittel und

14% wenig sowie 7% nicht gestresst. Ein Drittel der Befragten versucht den Stress zu überwinden durch Familienberatung, ein Drittel durch Diskussion mit der Ehefrau/Partnerin, ein Viertel durch sportlichen Ausgleich. 76% versuchen, bei den Spielern Stressproblemen mit helfenden Gesprächen zu begegnen, 29% mit Trainingspausen, 16% mit physikalischer Behandlung (Mehrfachantworten). Keinen persönlichen familiären Stress haben gegenwärtig 62%, keine bzw. wenig beruflichen Stress bekunden 45%.

15. Anhang: Sporthygiene des Campingwesens

15.1. Geschichte

Wir wissen, dass die Menschen der Steinzeit bereits zeltähnliche Gebilde kannten. Auf Jagdausflügen erlegte Grosstiere konnten nicht heimtransportiert werden; sie wurden an Ort und Stelle zerlegt und gegen die Witterung durch ein Dach aus Zweigen oder Fellen geschützt. Der urzeitliche Mensch musste dann oft weit entfernt von seiner Höhlenbehausung nächtigen und sich ein primitives Zelt errichten. Man hat entsprechende Wandmalereien aus dem Rentierzeitalter vor 15 000 bis 25 000 Jahren gefunden. Sie zeigten eindeutig Zelte mit einem Mittelmast und seitlichen Streben. Die Nomaden und die Hirtenvölker Asiens und Nordafrikas sind bis heute dem Zelt in verschiedener Form treu geblieben. Aber auch alle sesshaften Kulturvölker wie Babyloner, Ägypter und Griechen benutzten Jagd- und Kriegszelte. Die Römer waren Künstler des Zeltbaus, beispielsweise in Form des hausähnlichen «Tabernaculums» oder des Soldatenzeltes «Contubernicum». Im Mittelalter statteten Könige und Fürsten ihre Kriegszelte mit grossem Luxus aus, wie die mit kostbaren Burgunderteppichen belegten Feldherrenzelte Karls des Kühnen oder die Türkenzelte vor Wien bewiesen. Bei Ritterturnieren wurden oft ganze Zeltstädte errichtet. Doch trotz des Rufes Rousseaus «Retour à la nature» und trotz der Empfehlung des Philantropen Basedows, für Schulreisen im Sommer Zelte zu benutzen, und auch trotz des Hinweises Goethes an Eckermann «Der Mensch sollte in Zelten wohnen» liess die Entwicklung des Campingwesens recht lange auf sich warten. Auch die Jugendbewegung des «Wandervogels» kannte diese Art des Übernachtens noch nicht. Erst mit der rapiden Urbanisation, vielleicht auch durch die Indianerromantik wurde in unserem Jahrhundert das Zelt als Zuflucht und Chance des Naturlebens entdeckt. Im Kinderspiel wurde das Indianerzelt (das «Tipi») mit Baumstangen und Ästen imitiert; für den Transport, also für Wanderungen, war es viel zu schwerfällig. Für das Campingzelt der Neuzeit stand eher das Beduinenzelt (die «Kheima») Pate. Auch die grossen mit Fellen verkleideten Rundzelte oder Jurten der Tschukten und Tungusen oder die filzbespannten Gitterjurten der Mongolen und Kirgisen sind für die Wohn- und Urlaubszwecke eines Familiencampings noch nicht nachgeahmt worden, ebenso nicht die zylindrische Jurte der Kalmücken (die «Kibitke»). Heute erstellt die Freizeitindustrie immer neue komfortable und leicht transportable Leinwandvillen oder einfachste Einmannzelte. Dabei wiegt ein kondenswasserfreies Einmann-Zelt aus Vollzwirn-Popeline nur noch 1,5 Kilo. In den letzten Jahren hat sich das Caravaning als logische Folge in Form fahrbarer Zelte immer mehr entwickelt. Die Inneneinrichtung eines Wohnwagens lässt heute — wie ein Fürstenzelt des Mittelalters — praktisch keine Luxuswünsche mehr offen. Ganze Campingstädte entstehen — und damit neue Probleme: pädagogische, juristische und medizinische.

15.2. Gegenwärtige Situation

Die Anfänge des Campings als Sport und als touristische Aktivität gehen auf das Jahr 1900 zurück. Der erste Klub, die «Association of Cycles Campeurs», der sich später zum bedeutendsten Camping-Klub Grossbritanniens entwickelte, wurde 1901 gegründet. In der Schweiz gab es 1955 insgesamt 700 000 Übernachtungen auf Campingplätzen, 1968 bereits 3,8 Millionen, 1989 über 5 Millionen. Der Anteil des Campings an den Gesamtübernachtungen in Hotels, Motels und Pensionen beträgt rund 12%. In der Schweiz sind 1986 413 Campingplätze laut Verzeichnis des Schweiz. Camping- und Caravaning-Verbandes (SCCV) in Betrieb gewesen. 49% aller Campeure in der Schweiz stammten aus der Schweiz selbst, 16% waren Holländer, 9% Engländer, 8% Franzosen, 8% Deutsche und der Rest sonstige Staatsangehörige. Die internationale Verflechtung ist also perfekt. Nach unseren Repräsentativerhebungen an 1260 Berufstätigen *(Biener und Schär)* von 20 bis 65 Jahren aus 44 Stichprobenbetrieben aus der Nordschweiz waren genau 100 im Jahr mit einem Zelt oder einem Wohnwagen in den Ferien gewesen. Von diesen Personen waren 68 unter und 32 über 42 Jahre alt, wobei das Gesamtkollektiv altersmässig gleichmässigen Streuungen unterworfen war. Insgesamt 70 dieser Befragten waren mit einem Zelt, 30 mit einem Wohnwagen in den Ferien.

15.3. Allgemeine Hygiene

Bei dieser Entwicklung muss zwangsläufig die Frage nach der Hygiene in derartigen Wohnformen gestellt werden.

Es blieb nicht aus, dass immer mehr Bestimmungen und Verordnungen erlassen wurden, um unter anderem die sanitären Einrichtungen zu optimieren, um die Trinkwasserfrage zu sichern und den Ausbruch von Krankheiten zu verhüten. Es ist klar, dass diese Fragen wie bei jedem Projekt der Kommunalhygiene nur durch sorgfältige Vorausplanung zu steuern sind.

15.4. Hygiene des Campingareals

Bereits das Campingareal ist unter hygienischen Gesichtspunkten auszuwählen. Der Terraingrund muss gut wasserdurchlässig und trocken sein. Das Gebiet muss verkehrstechnisch erschlossen sein. Die zuführende sowie die Zentralstrasse soll Hartbelag oder Schotter tragen. Der Platz soll eine gute Morgenbesonnung und mittags Schatten von Bäumen aufweisen. Ungünstig ist eine Buschbepflanzung wegen geringer Schattenbildung und der Verführung zu wilden Deponien. Als günstig erweisen sich ausladende Hochstammbäume wie Föhren oder Platanen, jedoch weniger Obstbäume wegen der Bienen- und Wespenbedrohung. Der Campingplatz muss im Windschutz durch Bepflanzung oder Hügel liegen. Coupiertes Gelände ist für den Campingplatz ungünstig. Am besten eignet sich eine Hanglage mit Kinderspielwiese, Sportgeräten und Bademöglichkeiten.

15.5. Wohnhygiene

Der Raum ist grosszügig zu bemessen, besonders für moderne Zelte; 350 bis 400 Personen pro Hektar drängen sich bereits «wie in einer Sardinenbüchse». In Naturschutzgebieten und Arealen für die Gewässerfassung dürfen Campingplätze nicht angelegt werden. In einem Aufnahmegebäude mit Vordach und Materialraum kann das Bureau, der Schalter, der Tresor und ein hygienisch einwandfreier Verkaufskiosk Platz finden, ebenso das Sanitätszimmer und eine Telefonkabine. Im Sanitärtrakt müssen Duschen und WC vorhanden sein, und zwar für 50 Personen ein WC und ein Pissoir, für 60 Personen eine Dusche. Die Waschgelegenheiten müssen 2–3 Zapfstellen für jeweils 50 Personen bieten; Anschlüsse für elektrische Rasierapparate dürfen nicht fehlen. Es müssen überdachte Plätze für Schlechtwetter das Essen und die Freizeitgestaltung im Freien ermöglichen. Oft ist ein Campingrestaurant vorhanden. Solide Betonbauten mit einem gewissen kleinen Komfort haben sich für alle diese Zusatzgebäude bewährt; sie sind leicht sauberzuhalten, praktisch und ausdauernd. Besonders die WC-Anlage soll in massiver Bauweise und möglichst nicht aus Holz erstellt werden. Da (nicht immer böswillige) Destruktionen erfolgen, sollen alle Armaturen solide sein nach dem Modell «Elefantenhaus». Schlaucheinrichtungen zum Abspritzen der Gebäude und der Keramikplatten dürfen nicht fehlen. Die Abfallbeseitigung muss in geschlossenen Kübeln erfolgen, um Hunden, Katzen und Ungeziefer den Zugang zu verwehren. Pro Campeur wird heute mit mehr als 50 l pro Tag Wasserverbrauch gerechnet. Die Abwasserbeseitigung muss geregelt sein, ebenfalls die Abfalldeponie, besonders von Konservenbüchsen, Gläsern und Plastikpackungen. Parkplätze sind ausserhalb des Zeltplatzes anzulegen, Verunstaltungen durch Räder oder Ölverlust sind zu vermeiden. Der Zeltwart hat die Benützerordnung für den Campingplatz in 3 Sprachen auszuhängen.

15.6. Sanitärprobleme

Gemäss der auf internationaler Ebene geltenden Klassifizierung werden vier Kategorien von Campingplätzen unterschieden:

1. Kategorie: Sehr gute Ausrüstung mit besonders gepflegten sanitären Anlagen und elektrischen Anschlüssen für Wohnwagen und Waschmaschinen.
2. Kategorie: Bequeme sanitäre Einrichtungen und geschlossene Waschanlagen, Warmwasserduschen, Waschtröge für Geschirr und Wäsche.
3. Kategorie: Den allgemeinen Anforderungen entsprechende sanitäre Anlagen, WC mit Wasserspülung, einfach gedeckte Waschanlage, meistens Kaltwasserdusche, Steckdosen für elektrische Rasierapparate.
4. Kategorie: Einfache sanitäre Ausrüstung.

15.7. Trinkwasser, Abwasser, Abfälle

Die Kapazität eines ausgebauten öffentlichen Campingplatzes ist auf rund 300 Personen pro ha der Gesamtfläche zu begrenzen; die Zahl der aufgenommenen Wohneinheiten (Zelt, Wohnwagen oder gleichwertige Bauten) sollen ein Maximum von 100 nicht überschreiten. Wenn die Aufnahmekapazität eines Campingplatzes 300 Personen übersteigt oder wenn die Distanzen zu gross sind, ist der Bau von 2 oder mehreren kompletten Hygieneblöcken zu empfehlen. Die Sanitäranlagen müssen nach Geschlechtern getrennt errichtet werden. Zusätzliche Wasseranschlüsse sind gleichmässig über den Platz zu verteilen. Die Trinkwasserversorgung soll nach Möglichkeit aus dem öffentlichen Netz erfolgen; die Wassermenge soll wie gesagt mit minimal 40 bis 60 Liter/Tag eingeplant werden. Quellfassungen bedürfen einer Spezialbewilligung und der Zustimmung der Gesundheitsbehörde. Die Umgebung der Wasseranschlüsse ist zu betonieren und mit einem unterirdischen Wasserabfluss zu versehen. Die Kehrichtabfuhr hat im Sommer bei stark besetzten Zeltplätzen jeden Morgen zu erfolgen; statt Abfalleimer können Gestelle mit Plastik- oder Papiersäcken bzw. Container benützt werden. Im Reglement für ausgebaute öffentliche Campingplätze ist u. a. das Verbot festgehalten, Abwasser auf den Boden zu giessen; unter dem Ablauf der Wohnwagen sind Eimer aufzustellen. Zur Verhütung von Gewässerverschmutzung ist auch der Aushub von Abflussgruben untersagt. Das Waschen und Reinigen von Fahrzeugen ist nur auf den dafür bezeichneten Standplätzen — wenn überhaupt vorhanden — erlaubt. Auch zur Lärmbekämpfung werden Hinweise gegeben: Die Nachtruhe reicht von 22.00 — 07.00 Uhr.

15.8. Gesetzgebung

In der Verordnung über Allgemeine Wohnhygiene des Kantons Zürich sind entsprechende Hinweise für Wohnwagen (§ 43) eindeutig verankert; die Gemeinden erlassen die erforderlichen Vorschriften über die Versorgung mit Wasser, über die Aborte sowie die Beseitigung der festen und flüssigen Abfälle. Sie können den Standort der Wohnwagen auf öffentlichem und privatem Grund vorschreiben. Für Zeltplätze gilt, dass die Plätze in zureichender Weise mit Wasserzapfstellen zum Kochen und Waschen sowie mit Abortanlagen und Einrichtungen zur Beseitigung der festen und flüssigen Abfälle zu versehen sind. Sie dürfen im Verhältnis zu den vorhandenen Anlagen nicht überbelegt werden.

15.9. Zeitpunkt und Ort des Campings

Es muss auch aus hygienischen Gründen zwischen Zeltplätzen des Flachlands und von Gebirgsgegenden unterschieden werden; die Betriebsperiode der Flachlandplätze kann sich von Ostern bis Anfang Oktober erstrecken, während die Gebirgscampingplätze meist nur von Juni bis September zugänglich sind. Immer mehr haben sich Wintercampings eingebürgert; der Sanitärblock einer derartigen Anlage muss abgeschlossen und heizbar sein.

15.10. Zusammenfassung

Zusammenfassend ist zu sagen, dass beim Camping nicht nur die hygienischen, sondern auch die sonstigen präventivmedizinischen Bedingungen wie Unfallverhütung, Lärmarmut und Luftsauberkeit erfüllt sein müssen, um ungetrübte Sport- und Ferienfreuden zu erleben.

Ausgewählte und weiterführende Literatur

Aus Platzgründen wurde auf klassische Literatur verzichtet, um zusätzlich neue weiterführende Texte anzugeben.

*Adrian, M. J. (Edit.):*Sports Woman. Karger Verlag, Basel 1987.

Aigner, A. (Hrsg.): Sportmedizin in der Praxis. Hollinek Verlag, Wien 1985.

Alyea, E. P., Parish H. H. Jr.: Renal response to exercise — urinary findings. J. Amer. med. Ass. *167,* 807 (1985).

American College of Sports Medicine: Guidelines for Exercise Testing and Prescription. Pa: Lea and Febiger, Philadelphia 1986.

Appenzeller, O., Appenzeller, J., Standefer, J., Skipper, B., Atkinson, R.: Opioida and endurance training. Annuals Sports Med. *2,* 22 (1984).

Arber, H.: Sportmedizinisches Profil des Eishockeyspielers. In: *Biener, K.:* Sportmedizin der Einzelsportarten, Band 3. Habegger Verlag, CH-4552 Derendingen/SO 1985.

Arentz, T., de Meirleir, K., Hollmann, W.: Die Rolle der endogenen opioiden Peptide während Fahrradergometriearbeit. Deutsche Z. Sportmed. *7,* 210 (1986).

Åstrand, P., Cuddy, T. E., Saltin, B., Stenberg, J.: Cardiac output during submaximal and maximal work. J. appl. Physiol. *19,* 268 (1964).

Avery, J. G.: Motorcycle accidents in teenage males. A modern epidemic. Practitioner, *222,* 369 (1979).

Bär, H. W., Pförringer, W., Rosenmeyer, B.: Sporttraumatologie, Sportarten-typische Schäden und Verletzungen. Beiträge zur Sportmedizin, Band 15. Perimed Fachbuch-Verlagsgesellschaft mbH, D-Erlangen (1984).

Bar-Or, O.: Die Praxis der Sportmedizin in der Kinderheilkunde. Übersetzt und bearbeitet von G. und R. Rost. Springer Verlag, Berlin/Heidelberg 1986.

Baum, E., Kaiser, R., Siegfried, I.: Ergebnisse einer Gesundheitsaktion zum Thema Trimming 130. Med. Welt. *36,* 990 (1985).

Benestad, A. M.: Trainierbarkeit alter Menschen. Acta med. Scand. Vol. *178,* 321 (1965).

Beregard, S., Holmgren, A, Jonsson, B.: Circulatory studies in well trained athletes at rest and during heavy exercise with special reference to stroke volume and the influence of body position. Acta Physiol. Scand. *57,* 25 (1963).

Berger, M.: Diabetiker treiben Sport — was sie beachten müssen. Med. Trib. *26/27,* 7 (1984).

Berger, M.: die Muskelarbeit in der Therapie des Diabetes mellitus. Fortschr. Med. *28,* 1553 (1976).

Berger, M., Tsotsalas, M.: Therapie der Hypoglykämie im Erwachsenenalter, Dtsch. med. Wschr. *108,* 1070 (1983).
Berghold F., Pejcl, R.: Fehleinschätzungen der Fahrtgeschwindigkeit im Pistenskilauf. Österr. J. Sportmed. *18,* 11 (1988).
Berglund, B.; Hemmingson, P.; Birgegard, G.: Detection of autologous blood transfusions in cross-country skiers. Internat. J. Sports Med. *8,* 66 (1987).
Bernbeck, R., Dahmen, G.: Kinder-Orthopädie. 3. Auflage, Thieme Verlag, Stuttgart 1983.
Berkmann, N., Moubri, M. et Dhermy, P.: Complications oculaires dues à une balle de golf. B. S. O. F. *2,* 139 (1980).
Berthold, F., Thierbach, P.: Zur Belastbarkeit des Halte- und Bewegungsapparats aus sportmedizinischer Sicht. Med. u. Sport *21,* 165 (1981).
Betts, J.: Common medical problem in sub-aqua sport. Brit. Med. J. *225,* 1169 (1981).
Biedert, R.: Knieverletzungen beim Jogging. Schweiz. Z. Sportmed. *36,* 11 (1988).
Biener, K.: Sportmedizin. Band 1: Fussball, Handball, Leichtathletik, Rad, Reiten, Schwimmen, Tennis, Tischtennis, Turnen. Habegger Verlag, Derendingen/SO (1982). Band 2: Leichtathletik, Kunstturnen, Landhokkey, Schiessen, Skifahren, Probleme der Skiunfälle. Habegger Verlag, Derendingen/SO (1983). Band 3: Kanu, Rudern, Judo, Orientierungslauf, Eishockey, Wasserball. Habegger Verlag, Derendingen/SO (1985).
Biener, K. und Müller, P.: Eishockeysportunfälle. Münch. Med. Wschr. *115,* 564 (1973).
Biener, K.: Sporthygiene und Präventive Sportmedizin. 2. Auflage. Huber Verlag, Bern 1987.
Biener, K.: Jugend und Tabak. 2. Auflage. Habegger Verlag, Derendingen/SO 1986; Jugend und Drogen. 2. Auflage (Hufelandpreisarbeit) 1982; Jugend und Alkohol 1984; Sport und Genussmittel 1980 (alle gleicher Verlag).
Biener, K.: Lebensalter und Sport. Habegger Verlag, Derendingen/SO 1986.
Biener, K.: Freizeit und Sport. Habegger Verlag, Derendingen/SO 1986.
Biener, K., Berbig, R., Müller, J., Lüthi, W., Stadlin, K.: Fussball. Sportmedizin, Sporternährung, Sportunfälle. Habegger Verlag, Derendingen/SO 1985.
Biener, K.: Jugend und Sexualität. 2. Auflage. Habegger Verlag, Derendingen/SO 1988.
Biener, K.: Pädagogische Sexualmedizin. 2. Auflage. Habegger Verlag, Derendingen/SO 1983.
Biener, K. und Schär, M.: Gesundheit und Krankheit in der Industriegesellschaft. Huber Verlag, Bern 1986.
Biener, K., Fasler, S.: Sportunfälle; Huber Verlag, Bern 1978.
Biener, K. und Mitarbeiter: Selbstmorde bei Kindern und Jugendlichen. 5. Auflage. Pro Juventute Verlag, Zürich 1988.

Biener, K.: Stress. Epidemiologie und Prävention. 2. Auflage. Huber Verlag, Bern 1990.
Biener, K., Schudel, W., Albonico H. und G.: Sport und Ernährung. 5. Auflage. Habegger Verlag, Derendingen/SO 1987.
Biener, K.: Präventive Gerontologie. Huber Verlag, Bern 1990.
Biener, K.: Gesundheitserziehung: Intervention und Evaluation. Springer Verlag, Heidelberg 1990.
Biermann, J., Neumann, G.: Körpertraining und Abbau von Risikofaktoren im mittleren Lebensalter. Med. u. Sport *24,* 178 (1984).
Bing, R. J.: Cardiac metabolism: its contributions to alcoholic heart disease and myocardial failure. Circulation *58,* 965 (1978).
Bing, R. J., Tillmanns, H., Ikeda, S.: Metabolic effects of alcohol on the heart. Ann. N. Y. Acad. Sci. *252,* 243 (1976).
Bing, R. J., Tillmanns, H.: The effect of alcohol ont the heart. In: Metabolic Aspects of Alcoholism, ed. by Lieber C. S., MTP Press 1977.
Birdwood, G.: Gefahren der Drogenaufklärung. Unesco-Kurier *5,* 11 (1973).
Birkhölzer, W., Kirschner, P., Schweikert, D. H.: Rollbrett — gefährliches Spielzeug? Dtsch. med. Wschr. *104,* 345 (1979).
Blacklock, N. J.: Bladder trauma in the long-distance runner: ‹10 000 metres haematuria›. Brit. J. Urol. *49,* 129 (1977).
Blackwelder, W. C. et al.: Alcohol and mortality: the Honolulu heart study. Amer. J. Med. *68,* 164 (1980).
Blair, S. N. et. al.: Physical Fitness and All-Cause Mortality. A Prospective Study of Healthy Men and Women. JAMA *262,* 2395 (1989).
Blickenstorfer, H.: Sportmedizinisches Profil des Reitsportlers. Medizinische Dissertation, Zürich. In: *Biener, K.:* Sportmedizin, Band 1. Habegger Verlag, Derendingen/SO 1982.
Böhmer, D.: Sportverletzungen — Sportschäden. Thieme Verlag, Stuttgart 1986.
Bowerman, J. W.: Sportverletzungen. Radiologie und Pathogenese. Übersetzt von W. Hess und P. F. Winter. Bearbeitet von W. Hess. Enke Verlag, Stuttgart 1985.
Brenke, H., Dietrich, L., Berthold, F.: Trainingsmethodische Hinweise zur Vermeidung von Schäden am Stütz- und Bewegungsapparat. Med. u. Sport *25,* 57 (1985).
Bringmann, W.: Die kardiovaskuläre Adaptation für Prävention und Therapie. Med. u. Sport *26,* 162 (1986).
Brocher, J. E. W.: Die Prognose der Wirbelsäulenleiden. 2. Auflage. Thieme Verlag, Stuttgart 1973.
Broustet, J. P.: Sportkardiologie. Aus dem Französischen übersetzt von K. Scheele. Enke Verlag, Stuttgart (1980).
Bruggemann, A., Groskurth, P., Ulich, E.: Arbeitszufriedenheit. Huber Verlag, Bern 1978.
Brüggemann, D. und Albrecht, D.: Schulfussball. Spielen lernen, mitgestalten. Hofmann Verlag, Schorndorf 1986.

Buhl, H., Neumann, G., Gerber, G., Gottschalk, K.: Der extreme Dauerlauf — Fallstudie eines 24-Stunden- bzw. 100 km-Laufes, 1. Mitteilung. Med. u. Sport *13,* 354 (1978).
Bühlmann, A.: Oxymetrie, Arbeitsversuche und Bestimmung der Arbeitsfähigkeit. Schweiz. med. Wschr. *81,* 371 (1951).
Bühlmann, A.: Gasaustausch bei schwerster körperlicher Arbeit. Aus: Bad Oeynhausener Gespräche IV: Physiologie und Pathologie des Gasaustausches in der Lunge. Springer Verlag, Berlin/Heidelberg 1961.
Bullen, B. A., Skrinar, G. S., Beitins, I. Z., von Mering, G., Turnbull, A., McArthur, J. W.: Induction of menstrual disorders by strenuous exercise in untrained women. New Engl. J. Med. *312,* 1349 (1985).
Burch, G. E.: Alcoholic cardiomyopathy. Ther. Umschau *38,* 450 (1981).
Burger, W.: Probleme der Diabetestherapie im Kindes- und Jugendalter, Euromed *1,* 15 (1983).
Burki, A.: Sportmedizinisches Profil des Radrennsportlers. Medizinische Dissertation, Zürich. In: *Biener, K.:* Sportmedizin Band 1. Habegger Verlag, Derendingen/SO 1982.
Busch, D.: Handbuch der Drogenerziehung. Katzmann Verlag, Tübingen 1972.
Buskirk, E. R., Hodgson J. L.: Age and aerobic power: the rate of change in men and women. Fed. Proc. *46*, 1824 (1987).
Caluori, P.: Sportmedizinische Untersuchungen und Erhebungen bei Tennisspielern. Medizinische Dissertation, Zürich. In: *Biener, K.:* Sportmedizin, Band 1. Habegger Verlag, Derendingen/SO 1982.
Campbell, R. C.: Statistische Methoden für Biologie und Medizin. Thieme Verlag, Stuttgart 1971.
Cantwell, J. D.: Gastrointestinal disorders in runners. J. Amer. med. Ass. *246,* 1404 (1981).
Caplan, R. D.: Occupational differences in job demands and strain. Institute for Social Research, University of Michigan, 1976.
Carlberg K. et al.: Menstrual dysfunction in athlets. In: *Appenzeller O., Atkinson, R.* (Hrsg.): Sports medicine. Urban & Schwarzenberg Verlag, München 1981.
Centre for Disease Control: Surgeon General's Workshop on Health Promotion and Aging: Summary Recommendations of Physical Fitness and Exercise Working Group. JAMA *262*, 2507 (1989).
Chandran, S.: Ocular hazards of playing badminton. Brit. J. Ophthal. *58,* 757 (1974).
Chassaing, J.: Hameçon triple dans un Œil. B. S. O. F. *9,* 961 (1972).
Chevaleraud, J. P.: Œil et Sports. Masson Edit., Paris 1983.
Christensen, E. H., Nielsen, M., Hannisdahl, B.: Investigations of the circulation in the skin at the beginning of muscular work. Acta Physiol. Scand. *4,* 162 (1942).
Consensus Conference: Popular marathons, half marathons, and other long distance runs: recommendations for medical support. Brit. med. J. *288,* 1355 (1984).
Constam, G.: Diabetiker: Sport aktivieren. Med. Trib. *2,* 7 (1973).

Cooper, C., Barker, D. J., Wickham, C.: Physical activity, muscle strength, and calcium intake in fracture of proximal femur. Brit. Med. J. *297*, 1443 (1988).
Corbitt, R. W., Cooper, D. L., Erickson, D. J., Kriss, F. C., Thornton, M. L., Craig, T. T.: Female athletics. J. Amer. med. Ass. *228,* 1266 (1974).
Costill, D. C.: Physiology of marathon running. J. Amer. med. Ass. *221,* 1024 (1972).
Craft, A. W., Shaw, D. A., Cartlidge, N. E. F.: Bicycle injuries in children. Brit. med. J. *IV,* 146 (1974).
Dänzer, W.: Emil Zatopek erzählt. Sri Chinmoy Laufclub, Zürich 1980.
DeBusk, R. F., Convertino, V. A., Hung, J., Goldwater, D.: Exercise conditioning im middle-aged men after 10 days of bed rest. Circulation *68,* 245 (1983).
Deinhardt, F., et al.: Stabilität von LAV/HTLV-III. Bundesgesundheitsbl. *29,* 28 (1986).
Demeter, A.: Sport im Wachstums- und Entwicklungsalter. Barth Verlag, Leipzig 1981.
Der Läufer 8, 26 (1989).
*Dishman, R. K. (Edit.):*Exercise adherence. Human Kinetics Books, Champaign/Illinois 1988.
Donald, K. W., Bishop, J. M., Wade, O. L.: Changes in the oxygen content of axillary venous blood during leg exercise in patients with rheumatic heart disease. Clin. Sci. *14,* 531 (1955).
Donald, K. W., Wormald, P. N., Taylor, S. H., Bishop, J. M.: Changes in the oxygen content of femoral venous blood and leg blood flow during leg exercise in relation to cardiac output response. Clin. Sci. *16,* 567 (1957).
Doxanas, M. T., Soderstrøm, C.: Racquett ball as an ocular hazard. Arch. Ophthal. *98,* 1965 (1980).
Dressler, F., Mellerowicz, H.: Atmung und Kreislauf gesunder Schulkinder bei einer submaximalen ergometrischen Leistung von 1 Watt/1 kg Körpergewicht. Kinderheilk. *85,* 31 (1961).
Dudel, H.: Faktoren sportlicher Leistung bei Schulkindern. Barth Verlag, München 1965.
Duke, M.: Tennis players and eye injuries. J. Amer. med. Ass. *236,* 2287 (1976).
Durand, M.: L'enfant et le sport. Presses universitaires de France, Nov. 1987.
Easterbrook, M.: Eye injuries in squash: a preventable disease. C. M. A. J. *5,* 118 (1978).
Editorials: Physical Activity, Physical Fitness and Health: Time to Act. JAMA *262,* 2437 (1989).
Ehrler, W.: Trainingsgewohnheiten und Motive von langjährig aktiven Ausdauerläufern. Med. u. Sport *21,* 23 (1981).
Ehrler, W.: Lebensgewohnheiten und Gesundheitsverhalten von Ausdauerläufern. Med. und Sport *23,* 161 (1983).
Ekelund, L. G., Haskell, W. L., Johnson, J. L., Whaley, F. S., Criqui, M. H., Sheps, O. S.: Physical fitness as a predictor of cardiovascular

mortality in asymptomatic North American men: the Lipid Research Clinics Mortality Follow-up Study. New Engl. J. Med. *319*, 1379 (1988).
Ellington, D.: Nutrition for athletes. Anna Publishing Inc., Florida 1978.
Farrell, P. A.: Exercise and Endorphins, male responses. Med. Sci. Sports Exerc. *17*, 89 (1985).
Favory, A., Sedan, J.: Traumatologie oculaire du boxeur. Arch. Ophthal. (Paris) *11*, 5 (1951).
Feuerlein, W.: Alkoholismus – Missbrauch und Abhängigkeit. 2. Aufl. Thieme Verlag, Stuttgart 1979.
Feuerlein, W.: Früherfassung und Diagnose des Alkoholismus. Bull. Schweiz. Akad. Med. Wiss. *35*, 173 (1979).
Fitzgerald, W.: Labile hypertension and jogging: New diagnostic tool or spurious discovery? Brit. med. J. *282*, 542 (1981).
Fogoros, R. N.: Gastrointestinal disturbances in runners. J. Amer. med. Ass. *243*, 1743 (1980).
Franke, M.: Die gesundheitliche Situation der Jugend. Juventa Verlag, München 1965.
Fred, H. L., Natelson, E. A.: Grossly bloody urine of runners, South. Med. J. *70*, 1394 (1977).
Freed, D. L. J., Banks, A. J., Longson, D., Burley, D. M.: Anabolic steroids in athletics: Crossover double-blind trial on weightlifters. Brit. med. J. *II*. 471 (1975).
Friederich, H.: Sportmedizinisches Profil des Handballspielers. Medizinische Dissertation, Zürich. In: *Biener, K.:* Sportmedizin, Band 1. Habegger Verlag, Derendingen/SO 1982.
Frey, M.: Sportärtzliche Untersuchungen. Sozial- und Präventivmed. *20*, 159 (1975).
Furer, W., Howald, H.: Untersuchung über den Einfluss von Alter, anthropometrischen Messgrössen und trainingsmethodischen Kennziffern auf die Leistung bei überlangen Läufen am Beispiel des Bieler 100 km-Laufes 1980. Sportlehrer-Diplomarbeit, Bern 1982.
Gädeke, R., Gehrmann, J.: Drogenabhängigkeit bei Kindern und Jugendlichen. Bücherei des Pädiaters, Heft 69. Enke Verlag, Stuttgart 1973.
Garrick, J. G., Requa, R. K.: Girls' sports injuries in high school athletics. J. Amer. med. Ass. *239*, 2245 (1978).
Geiger, R., Matter, P., Brandenberger, H., Biener, K.: Alkohol und Skilauf. Münch. med. Wschr. *119*, 109 (1977).
Gekeler, J.: Arthrose durch Leistungssport? Therapiewoche *29*, 4167 (1979).
Gibbons L. W. et al.: Medical examination and electrocardiographic analysis of elite distance runners. Ann. NY. Acad. Sci. *301*, 283 (1977).
Giffin, C. S.: The wrestler's ear. Arch. Otolaryngol, *111*, 161 (1985).
Giger, A.: Sportmedizinische Profil des Leichtathleten. Medizinische Dissertation, Zürich. In: *Biener, K.:* Sportmedizin, Band 2. Habegger Verlag, Derendingen/SO 1983.
Goldmann, B.: Androgenic anabolic steroids in sports. IFBB, Montreal/Canada 1981.

Götze, H. G. et al.: Der Einfluss eines vierwöchigen Konditionstrainings auf die organische Leistungsfähigkeit jugendlicher Skoliose-Patienten. Dtsch. med. Wschr. *99,* 1761 (1974).
Gorbounor, G. D.: Influence des charges d'entraînement sur la sphère psychique des nageurs. Theor. Prak. Fiz. Kult. *29,* 26 (1966).
Greif, S.: Psychischer Stress am Arbeitsplatz. Schweiz. Z. Psychol. *38,* 244 (1979).
Grey, M.: Verletzungen im Fussballsport. Deutscher Ärzte-Verlag, Köln 1986.
Groop, C., Koivisto, A.: Die prognostische Bedeutung des körperlichen Trainings bei juvenilen Diabetikern. Dtsch. Z. Sportmed. *32,* 203 (1980).
Grupe, O. und Mitarbeiter: «Sport in unserer Welt — Chancen und Probleme». Referate, Ergebnisse, Materialien. Wiss. Kongress, München. Im Auftrag des Organisationskomitees für die Spiele der XX. Olympiade München 1972. Springer Verlag, Berlin/Heidelberg 1973.
Gubelmann, P.: Accidents de ski alpin. Etude de 1703 patients traités à l'Hopital de district de Monthey (VS), de 1974 à 1983. Rev. Méd. Suisse Romande. *105,* 1059 (1985).
Gunnar, R. M. et al.: Clinical signs and natural history of alcoholic heart disease. Ann. N. Y. Acad. Sci. *252,* 264 (1976).
Häberlin, A.: Die psychologischen Grundlagen der Haltung. In: Beurteilung und Wertung der Haltung bei Kindern und Jugendlichen. 8. Magglinger Symposium, ETS Magglingen 1967.
Hamard, H., Marsault, M., Schmelck, E.: Accidents oculaires par plomb de chasse. A propos de 95 observations. Arch. Ophthal. (Paris) *37,* 741 (1976).
Hamper, S., Hüllstrung, B., Körner, H., Stöhr, M.: Zur Motivation des Drogenverzichts. Dtsch. med. Wschr. *98,* 1247 (1973).
Hansen, K. N., Bierre-Knudsen, J., Brodthagen, U., Jordal, R., Pauley, P. P.: Muscle cell leakage due to long distance training. Eur. J. App. Physiol. *48,* 177 (1982).
Heer, M., Repond, F., Hany, A., Sulser, H.: Haemorrhagische Kolitis, Gastritis, Haematurie und Rhabdomyolyse bei einer Joggerin, ein globales Ischämiesyndrom? Schweiz. Rundschau Med. *50,* 1538 (1986).
Heipertz, W.: Sportmedizin. 7. Auflage. Thieme, Stuttgart-New York 1985.
Heipertz, W., Schmitt, E.: Wirbelsäulenerkrankungen. Diagnostik und Therapie. Unter Mitarbeit von D. Ruckelshausen. 2. Auflage. Springer Verlag, Berlin/Heidelberg 1984.
Heller, R. F., Chinn, S., Pedoe, H. D. T., Rose, G.: How well can we predict coronary heart disease? Findings in the United Kingdom heart disease prevention project. Brit. med. J. *288,* 1409 (1984).
Hellbrügge, Th., Rutenfranz, J., Graf, O.: Gesundheit und Leistungsfähigkeit im Kindes- und Jugendalter. Thieme Verlag, Stuttgart 1960.
Herren, D., Charrière, J., Howald, H.: Conconi-Test und anaerobe Schwelle. Schweiz. Z. Sportmed. *35*, 107 (1987).
Hettinger, Th.: Muskelpsychologische Grundlagen der menschlichen Hal-

tung. In: Probleme der Haltungsbeurteilung. Hrsg. von der Arbeitsgemeinschaft zur Förderung haltungsgefährdeter Kinder und Jugendlicher, e. V., Düren/BRD 1966.

Hollmann, W.: Zentrale Themen der Sportmedizin. Springer Verlag, Berlin/Heidelberg 1977.

Hollmann, W., Hettinger, Th.: Sportmedizin — Arbeits- und Trainingsgrundlagen. 2. Auflage. Schattauer Verlag, Stuttgart 1980.

Hollmann, W., Liesen H.: Beurteilung und Grösse der körperlichen Leistungsfähigkeit. In: Leistungsmedizin, Sportmedizin für Klinik und Praxis. Hrsg. von K.-D. Hüllemann. Thieme Verlag, Stuttgart 1976.

Holme, I., Helgeland, A., Hjermann, I., Leren, P., Lund-Larsen, P. G.: Physical activity at work and at leisure in relation to coronary risk factors and social class. A 4year mortality follow-up the Oslo study. Acta med. Scand. *209,* 277 (1981).

Holmgren, A., Linderholm, H.: Oxygen and carbon dioxide tension of arterial blood during heavy and exhaustive exercise. Acta Physiol. Scand. *44,* 203 (1958).

Holter, N. J.: Tennis balls and eye injuries. J. Amer. med. Ass. *237,* 1312 (1977).

Honegger, E.: Sportmedizinisches Profil des Schwimmers. Medizinische Dissertation, Zürich. In: *Biener, K.:* Sportmedizin, Band 1. Habegger Verlag, Derendingen/SO 1982.

Hornung, R., Scholl-Schaaf M., Schmidtchen G.: Drogen in Zürich. Huber Verlag, Bern 1983.

Hotz, A.: Intelligenz im sportlichen Handeln als umfassende Präsenz im Hier und Jetzt. Sportinformation *3,* 12 (1986).

Hunding, A., Jordal, R., Paulev, PE.: Runner's anemia and iron deficiency. Acta. Med. Scand. *209,* 315 (1981).

Ikäheimo, M. J., Palatsi, I. J., Takkunen, J. T.: Noninvasive evaluation of the athletic heart: sprinters versus endurance runners. Amer. J. Cardiol. *44,* 24 (1979)

Illingworth, C., Brennan, P., Jay, A., Al-Rawi, F., Collick, M.: 200 injuries caused by playground equipment. Brit. med. J. *IV,* 332 (1975).

Ingram, D. V., Lewkonia, I.: Ocular hazards of playing squash racket. Brit. J. Ophthal. *57,* 434 (1973).

International Federation of Sports Medicine: Eye injuries and eye protection in sports. Schweiz. Z. Sportmed. *36,* 140 (1988).

Israel, S.: Wasser- und Elektrolytsubstitution bei schweissbedingter Dehydratation. Med. u. Sport *22,* 2 (1982).

Israel, S., Buhl, B., Krause, M., Neumann, G.: Konzentration der Immunoglobuline A, G und M im Serum bei Trainierten und Untrainierten sowie nach verschiedenen sportlichen Ausdauerleistungen. Med. u. Sport *22,* 225 (1982).

Israel, S., Gürtler, H.: Die Wirkung eines sportlichen Trainings auf das Herz-Kreislauf-System von Kindern und Jugendlichen. Zschr. Inn. Med. *32,* 649 (1977).

Itin, P. et al.: From the heavens, revenge on joggers. New Engl. J. Med. *311,* 1703 (1984).
Jacober, B., Schmülling, R. M., Eggstein, M.: Kohlenhydrat- und Lipidmetabolismus bei Typ I Diabetikern während starker Belastung. Int. Sports. Med. 4, 104 (1983).
Jäger, W.: Grundausbildung ist im 7er-Fussball besser. Sport (Schweiz), 27. 8. 1986.
Jellinek, E. M.: Alcoholism, a genus and some of its species. J. Canad. Med. Ass. *83,* 1341 (1960).
Jellinek, E. M.: The Disease Concept of Alcoholism. Yale University Press, New Haven 1960.
Jentschura, G.: Haltungsschäden bei Kindern und Jugendlichen. Enke Verlag, Stuttgart 1977.
Jung, K., Stolte, W.: Ernährungsverhalten älterer Langstreckenläufer. Condition *13,* 22 (1982).
Jung, K.: Sportliches Langlaufen. IDEA Verlag, D-8039 Puchheim 1984.
Jüngst, B. K., Kath, R., Stopfkuchen, H., Schranz, D.: Verletzungen im Handballsport. Ergebnisse einer Befragung. Münch. med. Wschr. *125,* 531 (1983).
Kannel, W. B., Sorlie, P.: Some health benefits of physical activity. The Framingham Study. Arch. Intern. Med. *139,* 857 (1979).
Karasek, R. A.: Job demands, job decision attitude, and mental strain: Implications for job redesign. Administrative Science Quarterly, *24,* 285 (1979).
Karasek, R. A.: Zum Vergleich arbeitsplatzbedingter Stressfaktoren bei Arbeitern und Angestellten: Beziehungen zwischen sozialer Schicht, Arbeitsplatzmerkmalen und psychischer Beanspruchung. In: Frese, M. (Hrsg): Stress im Büro. Huber Verlag, Bern 1981.
Kasl, S. V.: Epidemiological contributions to the study of work stress. In: Cooper, C. L. & Payne, R. (Eds.): Stress at work. Chichester. Wiley Publ., Chichester 1978.
Kemmer, F. W., Berger, M.: Der Diabetiker beim Sport: Hinweise und Richtlinien für die tägliche Praxis. Therapeutische Umschau *40,* 875 (1983).
Kemper, H. C. (Edit.): Growth, Health and Fitness of Teenagers. Karger Verlag, Basel 1985.
Kieser, W.: Krafttraining, Copypress Verlag, Zürich 1978.
Kindermann, W.: Trimming 130 und Aerobic: Eine kritische Analyse. Dtsch. med. Wschr. *109,* 31 (1984).
Klatsky, A. L., Friedman, G. D., Siegelaub, A. B.: Alcohol consumption before myocardial infarction: Results from the Kaiser-Permanente epidemiologic study of myocardial infarction. Ann. Int. Med. *81,* 294 (1974).
Klatsky, A. L. et al.: Alcohol consumption and blood pressure. Kaiser-Permanente Multiphasic Health Examination Data. New Engl. J. Med. *296,* 1194 (1977).
Kleinmann, D.: Sportmedizin für die Praxis. Aus allgemein-internistischer und physiotherapeutischer Sicht. Hippokrates Verlag, Stuttgart 1980.

Klimt, F.: Diabetes mellitus und Sport. Der Kinderarzt *4*, 531 (1985).
Klimt, F.: Leistungsmedizin im Kindes- und Jugendalter, Band 8. Bereich Sportmedizin der Universität, Marburg 1985.
Kohl, H. W., La Porte, R. E., Blair, S. N.: Physical activity and cancer: an epidemiological perspective. Sports Med. *6*, 222 (1988).
Köhler, E., Israel, S.: Leistungsdeterminierende Faktoren bei überlangen Läufen. Med. u. Sport *20,* 3 (1980).
Konopka, P.: Sport, Ernährung, Leistung. Wander GmbH, Bern 1984.
Kozararevic, D. et al.: Frequency of alcohol consumption and morbidity and mortality. Lancet *I:* 613 (1980).
Kraus, H., Raab, W.: Krankheiten durch Bewegungsmangel. Barth Verlag, München 1964.
Krissoff, W. B., Eiseman, B.: Injuries associated with hang gliding. J. Amer. med. Ass. *233,* 158 (1975).
Krapilik, J.; Martinovska, A.: Zwischen Rekord und Verzicht. Sexualmedizin *1,* 31 (1975).
Krüger, A., Wildmann, J.: Anstieg des ß-Endorphinspiegels bei Wiederholungsbelastung, Deutsche Z. Sportmed. *8,* 245 (1986).
Lacher, R.: Sportmedizinisches Profil des Orientierungsläufers. Medizinische Dissertation, Zürich. In: *Biener, K.:* Sportmedizin, Band 3. Habegger Verlag, Derendingen/SO 1985.
Laetsch, R.; Biener, K.: Schulsportunfälle. Therapiewoche *28*, 546 (1978).
Lane, N. E., Bloch, D. A., Bloch, H. H., et al.: Long-Distance running, bone density and osteoarthrosis. J. Am. Med. Ass. *255,* 1147 (1986).
Lauschner, E.: Start und Landung – Belastungen für den Piloten? Münch. med. Wschr. *121,* 1219 (1979).
Leon, A. S., Connett, J., Jacobs, D. R., Rauramaa, R.: Leisure-time physical activity levels and risk of coronary heart disease: The Multiple Risk Factor. International Trial. JAMA *258*, 2388 (1987).
Lewis, M., Neblett, M. D.: Otolaryngology and sport scuba diving. Ann. Otol.-Rhinol.-Laryngol. (Suppl.), *115,* 1 (1985).
Lie, H., Mundal, R., Eriksson, J.: Coronary risk factors and incidence of coronary death in relation to physical fitness. Seven-year follow-up study of middleaged and elderly men. European Heart J. *6,* 147 (1985).
Lindgärde, F., Lilljekvist, R.: Failure of long-term acclimatization in smokers moving to high altitude. Acta med. Scand. *216,* 317 (1984).
Lindgren, J.: Continuous measurement of arterial oxygen saturation in man. Cardiologia *13,* 226 (1948).
Lüthi, W.: Sportmedizinisches Profil des Fussballspielers. Medizinische Dissertation, Zürich. In: *Biener, K.:* Sportmedizin, Band 1. Habegger Verlag, Derendingen/SO 1982.
Maidorn, K.: Der arterielle Druck bei ergometrischer Leistung. In: Ergometrie. Grundriss der medizinischen Leistungsmessung, hrsg. von H. Mellerowicz, 3. Auflage. Urban & Schwarzenberg Verlag, München/Berlin/Wien 1979.
Maier, E.: Zur Problematik der Haltungsschwäche und ihrer Bekämpfung. Oeff. Ges. Dienst *29,* 37 (1967).

Margreiter, R., Lugger, L. J.: Hang-gliding accidents. Brit. med. J. *I,* 400 (1978).
Maron, B. J., Roberts, W. C., McAllister, H. A., Rosing, D., Epstein, S. E.: Sudden death in young athletes. Circulation *62,* 218 (1980).
Marks, V.: Alcohol and carbohydrate metabolism. Clin. Endocr. Metab. *7/II,* 333 (1978).
Marti, B.: Trainingsumfang und Dauerleistungsvermögen von 4358 Teilnehmern eines 16 km-Volkslaufes (Berner Läuferstudie '84). Schweiz. Ztschr. Sportmed. *34,* 141 (1986).
Marti, B.: Sport aus praeventivmedizinischer Sicht. Therap. Umschau *44,* 835 (1987).
Marti, B.: Beweggründe für Training und Laufbeginn bei Teilnehmern eines 16-km-Volkslaufes. Z. Sozial- und Präventivmed. *30,* 214 (1985).
Marti, B., Gutzwiller, F., Wietlisbach, V.: Physische Aktivität und Sport der Schweizer Bevölkerung. Schweiz. Rundschau Med. *75,* 1420 (1986).
Martin, E., Udris., I., Ackermann, U., Oegerli, K.: Monotonie in der Industrie. Huber Verlag, Bern 1980.
Martin, S. L., et al.: Desinfection and inactivation of the human T-lymphotropic virus type III/Lymphadenopathy-associated virus. J. Inf. Dis. *152,* 400 (1985).
Matthias, H. H.: Untersuchung und Beurteilung der Haltung des Schulkindes. Hrsg. von der Arbeitsgemeinschaft zur Förderung haltungsgefährdeter Jugendlicher und Kinder, e. V., Düren/BR 1966.
Matthias, H.: Reifung, Wachstum und Wachstumsstörungen des Haltungs- und Bewegungsapparates im Jugendalter. Karger Verlag, Basel 1966.
Matthys, H.: Medizinische Tauchfibel. Springer Verlag, Stuttgart 1981.
McDonald, C. D., Burch, G. E., Walsh, J. J.: Alcoholic cardiomyopathy managed with prolonged bed rest. Ann. Int. Med. *74,* 681 (1971).
McDougal, J. S., et al.: Thermal inactivation of the acquired immunodeficiency syndrome virus, human T-lymphotropic virus-III/Lymphadenopathy-associated virus, with special reference to antihemophilic factor. J. Clin. Investigat. *76,* 875 (1985).
McIlroy, M. B.: The clinical use of oximetry. Brit. Heart J. *21,* 293 (1959).
McIntosh, HD.: Jogging: Thou shall not kill thyself. J. Amer. med. Ass. *241,* 2547 (1979).
McLatchie, G.: Verletzungen im Kampfsport. Deutscher Ärzte-Verlag, Köln 1986.
McMahon, LF. et al.: Occult gastrointestinal blood loss in marathon runners. Ann. int. Med. *100,* 345 (1984).
Meißner, A., Hahn, F., Rahmanzadeh, H.: Analyse von Schulsportunfällen. Klinikarzt *1,* 37 (1988).
Mellerowicz, H.: Das körperliche Leistungsvermögen der heutigen Jugend. Juventa Verlag, München 1965.
Mellerowicz, H.: Ergometrie; Grundriss der medizinischen Leistungsmessung. Verlag Urban & Schwarzenberg Verlag, München 1979.
Mellerowicz, H.: Der Kreislauf des Jugendlichen bei Arbeit und Sport. 2. Auflage. Karger Verlag, Basel 1980.

Merrill, J. R., Callaway, J. J., Blake, T. M.: Concentration of hemoglobin in man during rest and exercise. Amer. J. Clin. Path. *30,* 209 (1958).
Meusel, H.: Training: Ziele – Unterricht – Organisation. Limpert Verlag, Bad Homburg 1982.
Millar, G. T.: Golfing eye injuries. Amer. J. Ophthal. *64,* 741 (1967).
Millikan, G.A.: The oximeter, an instrument for measuring continuously the oxygen saturation of arterial blood in man. Rev. Sci. Instr. *13,* 434 (1942).
Milony, P.: The long distance runner: A definitive study. Urizen Books, New York 1978.
Moesch, H.: L'athlète en voyage et le SIDA – quels risques? Schweiz. Z. Sportmed. *36,* 87 (1988).
de Mondenard, J.-P.: Tennis: médicine sportive. Amphora, Paris 1987.
Mondon, H., Lefrancois, A., Lai, C. et Hamard, H.: Traumatismes oculaires au squash. Bull. Soc. Ophthal. France. *81,* 303 (1981).
Morris, J. N., Everitt, M., Pollard, R., Chave, S. P. W., Semmence, A. M.: Vigorous exercise in leisure-time: protection against coronary heart disease. Lancet *II,* 1207 (1980).
Neff, G.: Unfallgefährdung beim Skilauf. Therapiewoche *29,* 4181 (1979).
Nelson, R.: Traumatisme oculaire par explosion de balle de golf. Brit. J. Ophthal. *54,* 670 (1970).
Neumann, G.: Nutzen des Ausdauertrainings für die Prophylaxe und Therapie ausgewählter Herz-Kreislauf- und Stoffwechselerkrankungen. Med. u. Sport *26,* 167 (1986).
Nilsson, N. J.: Oximetry. Physiol. Rev. *40, 36* (1960).
Noakes, T. D. et al.: Autopsy-proved coronary atherosclerosis in marathon runners. New Engl. J. Med. *301,* 90 (1979).
Nöcker, J.: Physiologie der Leibesübungen. 4. Auflage. Enke Verlag, Stuttgart 1980.
Nöcker, J.: Die Ernährung des Sportlers. Hoffmann Verlag, Schorndorf 1986.
North, I. M.: Ocular hazards of squash. Med. J. Austral. *1,* 165 (1973).
Northcote, R.J., Ballantyne, D.: Sudden cardiac death in sport. Brit. med. J. *287,* 1357 (1983).
Nowacki, P. E., Alefeld, G.: Training und Sport als Mittel der präventiven Medizin in der technisierten Umwelt. Med. Welt *36,* 886 (1985).
Nowacki, P. E., Böhmer, D.: Sportmedizin. Aufgaben und Bedeutung für den Menschen in unserer Zeit. 26. Deutscher Sportärztekongress, Bad Nauheim. Thieme Verlag, Stuttgart 1980.
O'Grady, R.: Granulome et balle de golf. Amer. J. Ophthal. *76,* 148 (1973).
Oh, S.: Neue Unfallursachen von Kopfverletzungen beim Skifahren – Fallberichte. Schweiz. Z. Sportmed. *36,* 123 (1988).
Paar, O., Glas, B.: Schulsportunfälle. Münchn. Med. Wschr. *131,* 550 (1989).
Paffenbarger, R., Hyde, R., Wing, L., Hsieh, C.: Physical activity, all-

cause mortality and longevity of College alumni. New Engl. J. Med. *314,* 605 (1986).
Pancaldi, R.: Sportmedizinisches Profil des Kunstturners. Medizinische Dissertation, Zürich. In: *Biener, K.:* Sportmedizin, Band 1. Habegger Verlag, Derendingen/SO 1982.
Panush, R. S., Smith, C., Caldwell, J. R. et al.: Is running associated with degenerative joint disease? J. Am. Med. Ass. *255,* 1152 (1986).
Parker, B. M.: The effects of ethyl alcohol on the heart. J. Amer. med. Ass. *228,* 741 (1974).
Pearn, J.: How long does it take to become fit? Brit. med. J. *281,* 1522 (1980).
Pedriel, G.: Les traumatismes oculaires dans la pratique du football. B.S.O.F. *71,* 769 (1971).
Perko, D.: Sportmedizinisches Profil des Damenhandballsportes, Medizinische Dissertation, Zürich. In: *Biener, K:* Sportmedizin, Band 1. Habegger Verlag, Derendingen/SO 1982.
Petrides, P., Wiss, L., Löffler, G., Wieland, O.: Diabetes mellitus. 5. Auflage. Urban und Schwarzenberg Verlag, München 1985.
Petzoldt, R.: Diabetes und Sport. Med. Trib. *1,* 7 (1973).
Peyresblanques, J.: Tennis, coup droit dans l'œil. B.S.O.F. *11,* 975 (1976).
Pfander, F.: Das Knalltrauma. Springer Verlag, Stuttgart 1978.
Pförringer, W., Keyl, W.: Sportverletzungen bei Squash. Epidemiologie und Prävention. Münch. med. Wschr. *120,* 1163 (1978).
Pförringer, W.: Wenn die Füsse schreien könnten. Expression *1,* 23 (1986).
Porter, A. M.: Do some marathon runners bleed into the gut? Brit. med. J. *287,* 1427 (1983).
Porter, K., Foster, J.: Mentales Training. BLV Verlagsgesellschaft München 1987.
Powell, K. E., Thompson, P. D., Caspersen, C. J., Kendrick, J. S.: Physical activity and the incidence of coronary heart disease. Ann. Rev. Public Health *8,* 253 (1987).
Prokop, L.: Einführung in die Sportmedizin. Fischer Verlag, Stuttgart 1983.
Prokop, L. (Hrsg.): Frauen-Sportmedizin. Hollinek Verlag, Wien 1988.
Prokop, L. (Hrsg.): Kinder-Sportmedizin. Fischer Verlag, Stuttgart 1986.
Pruett T. L. et al.: Coecal volvulus: A different twist for the serious runner. New Engl. J. Med. *312,* 1262 (1985).
Pullen, W. F., Rosenberg, G. S., Cabaza, C. H.: Sudden hearing loss in divers and fliers. Laryngoscope Sep. *89/9,* 1373 (1979).
Regan T. J. et al.: The role of ethanol in cardiac disease. Ann. Rev. Med. *28,* 393 (1977).
Reich, C.: Application of experiences in megavitamin therapy to bodybuilding. Medical Centre Calgary, Canada 1972.
Reid, S. E., Reid, S. E. jr.: Football, neck muscles and head impact. Surg. Gynec. Obstet. *147,* 513 (1978).
Renstrøm, P., Peterson, L.: Verletzungen im Sport. 2. Auflage. Deutscher Ärzte Verlag, Köln 1987.

Resnick, L. et al.: Stability and inactivation of HTLV-III/LAV under clinical and laboratory environments. J. amer. med. Assic. *255,* 1887 (1986).
Reuter, U., Höcher G.: Schüler und Gesundheit. Verhalten, Einstellung, Wissen. Klett Verlag, Stuttgart 1977.
Reutherborg, U.: Gruppenübungen in der Krankengymnastik und Gymnastik. Aus dem Schwedischen übersetzt von H. Schniewind. Fischer Verlag, Stuttgart 1980.
Richter, E. A., Galbo, H.: Diabetes, Insulin, and Exercise. Sports Med. *3,* 275 (1986).
Rieckert, H. (Hrsg.): Sportmedizin — Kursbestimmung (Bericht 30. Dtsch. Sportärztekongress, Kiel 1986). Springer Verlag, Heidelberg 1987.
Roaf, R.: Wirbelsäulendeformitäten. Übersetzt von K. Uhthoff und D. Vollkammer. Thieme Verlag, Stuttgart 1983.
Rolland, A., Bertezene, P., Davet, J., Dupeyron G. et Lecaillon, B.: Traumatologie sportive de l'orbite et de la paupière. B.S.O.F. *6,* 529 (1980).
Rosemeyer, B., Pförringer, W., Hinterberger, J.: Sportschuhe: Biomechanische Untersuchung. Münch. med. Wschr. *121,* 269 (1979).
Roskamm, H., Brandts, N., Reindell, H.: Zur Trainierbarkeit der Herz- und Kreislaufleistungsfähigkeit. Cardiologia *48,* 441 (1966).
Ross, H.: Eating for superior athletic performance. Dept. of Biochemistry, Mc Master University, Hamilton Ontario, Canada 1977.
Rossmann, E. D.: Konzepte für das sportliche Training von Jugendlichen. Hofmann Verlag, Schorndorf 1987.
Rotermundt, F.: Verletzungen bei Boxsportlern im Hals–Nasen–Ohrenbereich. Med. u. Sport, *9,* 14 (1976).
Rotermundt, F., Behncke, K.: Gesundheitssport und Erkrankungen im Hals-, Nasen- und Ohrenbereich. Med. u. Sport. *20,* 118 (1980).
Rotter, M. et al.: Eignung dreier Alkohole für eine Standard-Desinfektionsmethode in der Wertbestimmung von Verfahren für die hygienische Händedesinfektion. Zbl. Bakt. Hyg., I. Abt. Orig. B *164,* 428 (1977).
Rubin, E.: Alcoholic myopathy in heart and skeletal muscle. New Engl. Z. Med. *301,* 28 (1979).
Rüddel, H., Neus, H., Schulte, W.: Beziehungen zwischen Leistung und Blutdruckverhalten. Med. Welt. *32,* 1131 (1981).
Rutenfranz, J.: Longitudinal approach to assessing maximal aerobic power during growth: the European experience. Med. Sci. Sports 18, 270 (1986).
Ryback, L. P., Johnson, D. W.: Tympanic membrane perforations from water sports: Treatment and outcome. Otolaryngol-Head-Neck-Surg. Vol *91,* 659 (1983).
Samitz, G., Bachl, N., Baron R., Prokop, L.: Ein präventives Trainingskonzept für das mittlere und höhere Lebensalter. Österr. Z. Sportmed. *19,* 35 (1989).
Saraux, H., Offret, H. et Meyer, B.: Fracture par «blow-out» de l'os planum avec incarcération du muscle droit interne. B.S.O.F. *12,* 1175 (1980).
Scharll, M.: Orthopädische Krankengymnastik. Lexikon und Kompendium. 7. Auflage. Thieme Verlag, Stuttgart 1984.

Scharll, M.: So lernt das Kind sich gut zu halten. 10. Auflage. Thieme Verlag, Stuttgart 1982.
Schätzle, W., Haubrich, J.: Pathologie des Ohres. In: Spezielle pathologische Anatomie, Bd. 9. (Doer, W., Seifert, G. und Uelinger, E.). Springer Verlag, Berlin 1982.
Schaub, N. et al.: Ischaemische Kolitis als Ursache einer Darmblutung bei Marathonlauf? Schweiz. med. Wschr. *115,* 454 (1985).
Scheele, K., Rettenmaier, U., Hellmuth, B., Weicker, H.: Sportartspezifische Verletzungen und Schäden bei den Leichtathleten. Deutsche Z. Sportmed. *12,* 391 (1979).
Scheibe, B., Buhl, H., Keil, E.: Wiederherstellung nach extremer Ausdauerbelastung. Med. u. Sport *21,* 12 (1981).
Scheier, H.: Haltungsfehler und Spätfolgen, in Beurteilung und Wertung der Haltung bei Kindern und Jugendlichen. 8. Magglinger Symposium, ETS Magglingen 1967.
Schenk E. A., Cohen J.: The heart in chronic alcoholism. Path. Microbiol. *35,* 96 (1970).
Scheuer, J., Tipton, CM.: Cardiovascular adaption to physical training. Ann. Rev. Physiol. *39,* 221 (1977).
Schild, H.: Jogging in der Schweiz. Benteli Verlag, Bern 1979.
Schilling, G., Herren, K. (Hrsg.): Zum Stand der Sportpsychologie. ETS Magglingen 1985.
Schlierf G., Kahlke, W.: Fettstoffwechsel, In: Klinische Pathophysiologie, Hrsg. von W. Siegenthaler, 4. Auflage. Thieme Verlag, Stuttgart 1979.
Schmid, J.: Bodybuilding-Wettkampfregeln. Schweizerischer Amateur-Body-Building-Verband, o.J.
Schotz, S., Bloom, S. S., Helmsworth, F. W., Dodge, H. C., Birkmire, E. L.: The ear oximeter as a circulatory monitor. Anesthesiology *19,* 386 (1958).
Schotz, S., Bloom, S. S. Helmsworth, F. W., Dodge, H. C., Birkmire, E. L.: The ear oximeter as a circulatory monitor. (The infrated pulse, a moment-to-moment guide to cardiac output). Brit. J. Anaesth. *31,* 190 (1959).
Schürch, P., Rinke, I., Hollmann, W.: Über das Verhalten der individuellen freien Fettsäuren unter dem Einfluss von Ausdauertraining, kohlenhydratarmer fettreicher Diät und Alkohol. Deutsche Z. Sportmed. *3,* 68 (1981).
Schwalb, H., Strobl, G.: Sport und kardiale Risikofaktoren im mittleren Lebensalter. Med. Klin. *73,* 1203 (1978).
Schwarzenegger, A.: Bodybuilding für Männer. Heyne Verlag, München 1982.
Seelenfreund, R.: Rushing the net and retinal detachment. J. Amer. Med. Ass. *235,* 2723 (1976).
Sehling, M., Pollert, R., Hackfort, D.: Doping im Sport. BLV Verlagsgesellschaft München, Wien, Zürich 1989.
Semmer, N.: Stress at work, stress in private life and psychological well-

being. In: Bachmann, W. & Udris, I. (Eds): Mental load and stress in activity-European approaches. VEB Deutscher Verlag der Wissenschaften, Berlin 1982.
Slattery, M. L., Jacobs, D. R.: Physical fitness and cardiovascular disease mortality: the US-Railroad Study. Am. J. Epidemiol, *127*, 571 (1988).
Sleight, M. W.: Speedboat propeller injuries. Brit. med. J. *II,* 427 (1974).
Sperryn P. N.: Running and the doctor. Organorama 2,9 (1986).
Spicher, G., und Peters, J.: Wirksamkeitsprüfung von Desinfektionsmitteln an Oberflächen in Modellversuchen. II. Mitt. Abhängigkeit der Versuchsergebnisse von der Methodik der Desinfektion (Sprühen, Verteilen, Wischen). Zbl. Bakt. Hyg., I. Abt. Orig. B *170,* 431 (1980).
Stansbie, D., Aston, J. P., Powell, N. H., Willis, N.: Creatine kinase MB in marathon runners. Lancet I, 1413 (1982).
Stason, W. B. et al.: Alcohol consumption and nonfatal myocardial infarction. Am. J. Epidemiol. *104,* 603 (1976).
Stegemann, J.: Leistungsphysiologie. Physiologische Grundlagen der Arbeit und des Sports. 2. Auflage. Thieme Verlag, Stuttgart 1977.
Steinbach, M.: Mündliche Mitteilung (1986).
Steinbrück, K., Gärtner, B. M.: Totalendoprothese und Sport. Münch. med. Wschr. *121,* 1247 (1979).
Steinbrück, K., Paeslack, V.: Trampolinspringen — ein gefährlicher Sport? Verletzungsanalysen und prophylaktische Massnahmen. Münch. med. Wschr. *120,* 985 (1978).
Stiernberg, C. M., Strunk, C. L.: Ear injuries in sports. Tex. Med. *82,* 32 (1986).
Strauss, R. H.: Sportmedizin und Leistungsphysiologie. Aus dem Englischen übersetzt von A. Kuhlow. Enke Verlag, Stuttgart 1983.
Stewart J.G. et al.: Gastrointestinal blood loss and anemia in runners. Ann. intern. Med. *100,* 843 (1984).
Sullivan S.N.: The gastrointestinal symptoms of running. New Engl. Z. M. *304,* 915 (1981).
Thompson P. D. et al.: Incidence of death during jogging in Rhode Island from 1975 through 1980. J. Amer. med. Ass. *247,* 2535 (1982).
Tigges, J.: Prophylaktische Massnahmen zur Vermeidung von Sportunfällen und Sportschäden bei Leichtathletik, Fussball, Tennis und Squash. Therapiewoche *29,* 4172 (1979).
Toussaint, D. et Maenhaut-Closson, M.: Hémorrhagies rétiniennes récidivantes par strangulation. Bull. Soc. Belg. Ophthal. *160,* 630 (1972).
Trageser, K.-H., Böhmer, D. (Hrsg.): Unfallursachen und Unfallverhütung im Sport. 2. Auflage. perimed Verlag, Erlangen 1987.
Trost, B. N.: Haltungsschwäche, Lungenfunktion und Freizeitverhalten bei Schulkindern. Band 13 der Schriftenreihe: Sozialmedizinische und Pädagogische Jugendkunde. Karger Verlag, Basel 1976.
Udris, I.: Stress in arbeitspsychologischer Sicht. In: *Nitsch, J. R. (Hrsg.)*: Stress. Huber Verlag, Bern 1981.
Udris, I.: Redefinition als Problem der Arbeitsanalyse. In: *Frey, F. und*

Ulich, E. (Hrsg.): Beiträge zur psychologischen Arbeitsanalyse. Huber Verlag, Bern 1981.
Udris, I.: Soziale Unterstützung: Hilfe gegen Stress? Z. Psychosozial. *1,* 5 (1982).
Ulich, E.: Über das Prinzip der differentiellen Arbeitsgestaltung. Management-Zeitschrift *47,* 566 (1978).
Ulmer, W. T.: Die Untersuchung der Lungenfunktion (Möglichkeiten und Probleme). Z. Kreislaufforsch. *49,* 461 (1960).
Villiger, B.: Ergebnisse der medizinischen Tests beim Alpine-Marathon, vorläufige Mitteilung. Der Läufer *11,* 28 (1986).
Vinger, P. F.: Ocular injuries in hockey. Arch. Ophthal. (Chicago) *94,* 74 (1976).
Virmani, R. et al.: Nontraumatic death in joggers: a series of 30 patients at autopsy. Amer. J. Med. *72,* 874 (1982).
von Wartburg, J. P.: Pathobiochemie des Alkoholismus. Bull. Schweiz. Akad. Med. Wiss. *35,* 163 (1979).
von Wartburg, J. P.: Alkoholstoffwechsel. Ther. Umschau *38,* 414 (1981).
Vuori, I. et al.: Sudden death and physical activity. Cardiology *63,* 287 (1978).
Wagenhäuser, F. J.: Die Klinik der Haltungsstörungen und des Morbus Scheuermann. Z. f. Präventivmed. *14,* 17 (1969).
Wassmer, A.: Otorhinologische Probleme unter Hyperbaren- und Unterwasserbedingungen. Schweiz. Z. Sportmed. *35,* 133 (1987).
Weber, K.: Der Tennissport aus internistisch-sportmedizinischer Sicht. Schriftenreihe Deutsche Sporthochschule, Köln 1987.
Weber, R., Müller, G.: Stellenwert des Sports in der Rehabilitation ehemaliger Alkoholabhängiger. Diplomarbeit am Inst. für Leibeserziehung und Sport der Universität, Basel 1980.
Wechsler, D.: Die Messung der Intelligenz Erwachsener. 3. Auflage. Huber Verlag, Bern 1967.
Weider, B.: Protein, the athlete's friend. IFBB, Montreal/Canada 1981.
WHO/FIMS-Statement: AIDS und Sport. Deutsche Z. Sportmed. *40,* 110 (1989).
Wilke, J.: Was muss der Facharzt für Sportmedizin von der HNO-Heilkunde wissen? Med. u. Sport, *4,* 12 (1972).
Williams, R.: De sanitate urbanorum. Brit. med. J. *IV,* 1617 (1979).
Witt, A. N., Rettig, H., Schlegel, K. F., Hackenbroch, M.: Orthopädie in Praxis und Klinik. In 7 Bänden. 2. Auflage. Thieme Verlag, Stuttgart 1984.
Wolff, R., Busch, W., Mellerowicz, H.: Vergleichende Untersuchungen über kardiovaskuläre Risikofaktoren bei Dauerleistern und der Normalbevölkerung. Deutsche Z. Sportmed. *1,* 1-10 (1979).
Wollein, W., Bachl, N., Prokop, L.: Endurance capacity of trained older aged athletes. European Heart J. *5, Suppl. E,* 21 (1984).
Wood, E. H.: Oximetry. Aus: Medical Physics, *Vol 2.* (Ed. Ono Glasser). Year book Publishers, Chicago 1950.

Wright, J.: Endocrine effects of alcohol. Clin. Endocr. Metab. *7/II,* 351 (1978).
Wurster, K. G., Keller, E. (Hrsg.): Frau im Leistungssport. Springer Verlag, Berlin 1988.
Wybitul, K., Thiel, M., Keller, E., Lindenmaier, M., Merten, R.: Der plötzliche Tod beim Sport. Med. Welt *34,* 1098 (1983).
Yuill, G. M.: Icarus' syndrome: New hazards in flight. Brit. med. J. *I,* 823 (1977).
Ziegler, W. J., Jung, K., Matter, P., Meier, P.: Risikobewusst Skifahren. Habegger Verlag, Derendingen/SO 1987.
Zijlstra, W. G.: Fundamentals and application of clinical oximetry. Van Goreum & Comp., Assen 1952.
Zimmermann, K.: Zur Bedeutung des Krafttrainings für Gesundheit und psychophysische Leistungsfähigkeit. Theorie Prax. Körperkultur *38,* 123 (1989).
Zoelly, A.: Sportmedizinisches Profil des Landhockeyspielers. In: *Biener, K.:* Sportmedizin, Band 2. Habegger Verlag, Derendingen/SO 1983.
Zonderland, M. L., Erich, W. B., Peltenburg, A. L., Bernink, M. J., Havekes, L., Thijssen, J. H.: Plasma Lipoprotein profile in relation to sex hormones in premenarcheal athletes. Internat. J. Sports Med. *7,* 241 (1986).

Sachregister